Systematik der Inneren Medizin

7. Auflage

Systematik der Inneren Medizin

Daten - Fakten - Übersichten

Mit Schlüssel zum Gegenstandskatalog

Von Claus Overzier

7. Auflage
93 Abbildungen, 38 Tabellen
3 farbige Tafeln

1983
Georg Thieme Verlag Stuttgart · New York

Prof. Dr. CLAUS OVERZIER,
Facharzt für Innere Medizin, Röntgenologie und Strahlenheilkunde
Chefarzt der Medizinischen Klinik, Städt. Krankenanstalten Köln (Holweide),
Akademisches Lehrkrankenhaus der Universität Köln

CIP-Kurztitelaufnahme der Deutschen Bibliothek

Overzier, Claus:
Systematik der Inneren Medizin : Daten – Fakten – Übersichten ;
mit Schlüssel zum Gegenstandskatalog / von Claus Overzier. – 7. Aufl. –
Stuttgart ; New York : Thieme, 1983.

Wichtiger Hinweis: Medizin als Wissenschaft ist ständig im Fluß. Forschung und klinische Erfahrung erweitern unsere Kenntnisse, insbesondere was Behandlung und medikamentöse Therapie anbelangt. Soweit in diesem Werk eine Dosierung oder eine Applikation erwähnt wird, darf der Leser zwar darauf vertrauen, daß Autoren, Herausgeber und Verlag größte Mühe darauf verwandt haben, daß diese Angabe genau dem Wissensstand bei Fertigstellung des Werkes entspricht. Dennoch ist jeder Benutzer aufgefordert, die Beipackzettel der verwendeten Präparate zu prüfen, um in eigener Verantwortung festzustellen, ob die dort gegebene Empfehlung für Dosierungen oder die Beachtung von Kontraindikationen gegenüber der Angabe in diesem Buch abweicht. Eine solche Prüfung ist besonders wichtig bei selten verwendeten Präparaten oder solchen, die neu auf den Markt gebracht worden sind.

1. Auflage 1966
2. Auflage 1968
3. Auflage 1970
4. Auflage 1972
5. Auflage 1975
6. Auflage 1980

1. spanische Auflage 1970
1. italienische Auflage 1972
1. holländische Auflage 1975

Printed in Germany
Satz und Druck: Druckhaus Dörr, Inh. Adam Götz, D-7140 Ludwigsburg, gesetzt auf Linotype System 5 (202)
Buchbinder: F. W. Held, D-7407 Rottenburg

ISBN 3-13-384207-2 1 2 3 4 5 6

Vorwort zur 7. Auflage

Der schnell vergriffenen 6. Auflage soll die 7. Auflage im gleichen Sinne folgen:

> *„Ich habe in Lernbegierde mein Leben geführt, weil ich sehe, daß dies die beste Art zu leben ist."*
>
> Conrad Peutinger (1465–1547), Jurist
> und Humanist in Augsburg.

Köln, September 1983 — Claus Overzier

Vorwort zur 6. Auflage

Die 5. Auflage hatte eine ungewöhnlich hohe Stückzahl. Anders konnte der Verlag die erheblichen Druckkosten für die schwierig zu setzende *Systematik* nicht auffangen. Mir gab das Gelegenheit, alle Abschnitte des Buches sehr ausführlich zu überarbeiten. So kann wieder ein Buch mit dem neuesten Stand des praktikablen Wissens vorgelegt werden. Altes klinisches Erfahrungsgut wird mit gesicherten neuen Erkenntnissen verbunden. Viele Untersuchungsmethoden wurden gestrichen, weil sie heute überflüssig sind. Von manchen einfachen Proben sollte man sich aber nicht trennen, nur ihren Wert richtig einordnen. Methodisch hat die Innere Medizin die Ultraschalldiagnostik und Echokardiographie hinzugewonnen. Bei intimer Kenntnis des klinischen Bildes liefern sie wertvolle Informationen. Allzu spezielles oder noch nicht bestätigtes Gedankengut wurde nicht aufgenommen, denn die *Systematik* soll *neben* den großen Lehr- und Handbüchern stehen, nicht sie ersetzen. Bei den ständig steigenden Anforderungen kommt der Arzt ohne eine schnelle Orientierungshilfe in der Praxis nicht aus, insbesondere nicht der Facharzt anderer Richtung bei den auch für ihn wichtigen Fragen der Inneren Medizin und Gesamtmedizin. Den Studierenden soll die *Systematik* begleiten: als roter Faden vom Beginn bis zur zusammenfassenden Wiederholung am Ende des Studiums.

Besonders erfreulich ist es, daß das von mir angegebene Prinzip der *Systematik* auch von der Kinderheilkunde und kürzlich von der Chirurgie übernommen wurde. Vivant sequantes!

Ich hoffe, daß die neue Auflage viele neue Freunde gewinnt. Möge die Freude, die ich bei der Niederschrift erlebte, sich auf die jungen und auf die erfahrenen Leser übertragen. Wir lernen nie aus:

> *„Immer aufmerken, immer denken, immer lernen,*
> *darauf beruht der Anteil, den wir am Leben nehmen,*
> *das erhält die Strömung des unsern und bewahrt es vor Fäulnis."*
>
> Ernst Freiherr von Feuchtersleben,
> Zur Diätetik der Seele (1838).

Köln, im Sommer 1980 — Claus Overzier

Vorwort zur 5. Auflage

Die schnelle Auflagenfolge ermöglicht es, das Buch auf dem Stand des derzeitigen Wissens zu halten. Allzu Aktuelles, das nur zu schnell wieder verblaßt, und Ausgefallenes wurde dem Sinn des Buches entsprechend gemieden. Das Kapitel „Plasmalipide", zahlreiche Abschnitte und Übersichten sowie 13 Abbildungen und 17 Tabellen wurden eingefügt. Trotz Fortfall mittlerweile entbehrlicher Angaben hat das Buch daher eine Erweiterung erfahren. Die Kurzform, auf die der bedrängte Arzt und Student heute angewiesen ist und die dem Buch in den vergangenen Jahren viele Freunde sicherte, blieb aber erhalten. Den neuen internationalen Maßeinheiten (mmol, Joule) wurden für die Übergangszeit die alten beigefügt.

Für die Studierenden, die einen erfreulich großen Anteil meiner Leser ausmachen, habe ich ein Vergleichsverzeichnis zum Gegenstandskatalog angefügt. Jedem Einsichtigen wird aber klar sein, daß dieses Buch weit über den Inhalt des Gegenstandskatalogs hinausgeht und gehen muß. Auf welches Niveau würden unsere Studierenden und Ärzte sinken, würden sich Lehren und Lernen auf den Inhalt des Gegenstandskataloges beschränken?!

Fräulein Dr. med. Brigitte Overzier danke ich für die Mitarbeit auch an dieser Auflage.

Köln, im Sommer 1975 — CLAUS OVERZIER

Vorwort zur 1. Auflage

Klinik lernt man aus der Demonstration am Krankenbett. Lehrbücher können dieses Bemühen nur unterstützen. Dieses Buch soll das systematische Gerüst geben, ohne das keine Übersicht und kein tiefes Eindringen in die Materie möglich ist. Es soll ein Wegbegleiter im Kolleg sein und Mitschriften auf das Mindestmaß der Ergänzungen beschränken, damit alle Sinne für das gesprochene Wort frei bleiben. Entsprechend dieser Aufgabe wird das Wesentliche herausgestellt und die Therapie nur im Prinzipiellen berücksichtigt. Nach diesem Überblick über das Ganze fällt es leicht, an Hand von Monographien auf Einzelgebieten in die gewünschte Tiefe zu dringen.

Mainz, im September 1966 — CLAUS OVERZIER

Inhaltsverzeichnis

Einleitung

Die Untersuchung des Patienten beginnt bei seinem Gang in das Sprechzimmer: Der Arzt muß bereits hierbei gut beobachten. Er sieht krankhafte Gesichtszüge, Hautverfärbungen, Lähmungen usw.; er sieht den ganzen Menschen.

KRETSCHMER hat verschiedene **konstitutionelle Grundtypen*** unterschieden; sie haben für den Internisten die Bedeutung besonderer Anfälligkeit für gewisse Krankheiten.

Der leptosome (asthenische) Typ ist schmal aufgeschossen mit engem Brustkorb, spitzem epigastrischen Winkel, schmalen Schultern und schmalem länglichen Gesicht, im ganzen zierlich. Er neigt zu Ulcus ventriculi et duodeni und ist anfällig für Tuberkulose.

Der athletische Typ, muskelkräftig und mit schwerem Knochenbau, gilt als widerstandsfähig.

Der pyknische Typ neigt zu Fettansatz mit relativ engem Brustkorb bei vortretendem Bauch und fünfeckigem Gesicht. Er stellt den wesentlichen Teil genuiner Hypertoniker und Apoplektiker; er neigt mit Fettsucht auch zum Diabetes.

Der dysplastische Typ ist „endokrin dysharmonisch", offenbar endokrin mangelhaft entwickelt, ohne daß noch endokrine Störungen im einzelnen nachweisbar sein müssen.

Die *Anamnese (Vorgeschichte)* bringt einen wesentlichen Teil der internistischen Diagnose. Sie sollte daher sorgfältig aufgenommen werden, wobei man Umschweifigkeiten der Patienten steuert, ohne Suggestivfragen zu stellen. Soweit der Patient die Vorgänge (z. B. Ohnmacht, Krämpfe) nicht selbst schildern kann, ist eine „objektive Anamnese" der Angehörigen beizufügen. Die Anamnese läßt eine *Verdachtsdiagnose* stellen und lenkt die *Zusatzuntersuchungen* in die entsprechenden Bahnen. Zuvor ist aber eine *gründliche körperliche Untersuchung* notwendig, zu der nachfolgendes Krankenblattschema einige Hinweise gibt.

---

* Nicht mehr allgemein anerkannt.

Krankengeschichte

Überweisungsgrund: Fragestellung

Familien-Anamnese:

Eigene Anamnese (Vorgeschichte)*:

Kinderkrankheiten, sonstige frühere Krankheiten (einschließlich Operationen und Unfälle), jetzige Erkrankung.

Objektive Anamnese: Angaben der Angehörigen, z. B. über Krampfanfälle.

Geburten	Fehlgeburten	(bei Männern: der Ehefrau) Zwillinge in der Familie
Menarche	Periode	Menopause
Alkohol	Nikotin	Venerische Infektionen

Befund

Alter	Größe	Gewicht

Ernährungszustand (EZ) adipös, normal, kachektisch
Kräftezustand (KZ)

Temperatur	Atmung	RR (Riva-Rocci), Puls
Hautfarbe	Schleimhäute	Sekundärbehaarung
Ikterus	Palmarerythem	Spider naevi
Zyanose	Ödeme	
Lymphknoten		

Kopf:

Nervenaustrittspunkte (NAP)

Ohren	Nase
Augen	
Mundhöhle:	Schleimhäute
Zunge	Tonsillen
Gebiß	

Hals:

Einflußstauung	Lymphknoten
Schilddrüse	Nackensteifigkeit

---

* Zweck der Anamnese:
- *Aufstellung von Verdachtsdiagnosen (Arbeitshypothese),*
- *Zusammenhänge mit früheren Erkrankungen, Erbbelastung, Umweltschäden,*
- *Erkennung möglicher Gefährdung durch diagnostische oder therapeutische Maßnahmen,*
- Bewertung der Persönlichkeit des Patienten und
- seiner Einstellung zu der Erkrankung bei gesicherter Diagnose.

Thorax:

Form	Atemexkursion
Lungen: Grenzen	Verschieblichkeit
Klopfschall	Atemgeräusch
Herz: Grenzen	Spitzenstoß
Töne, Aktion	

Abdomen:

Bauchdecken	
Leber	Milz
pathologische Resistenzen	Nierenlager
Bruchpforten	
rektale Untersuchung	Prostata
Genitale	Hodengröße

Wirbelsäule

Gliedmaßen

ZNS:

Hirnnerven	
li./re.:	Pupillen-R: Licht, Konvergenz
TSR (Trizepssehnenreflex)	RPR (Radiusperiostreflex)
PSR (Patellarsehnenreflex)	ASR (Achillessehnenreflex)
	BDR (Bauchdeckenreflexe)
pathologische Reflexe	
Motilität	Sensibilität

Sensorium, Psyche

Vorläufige Diagnose

Verlauf

Diagnose

Therapievorschlag

Epikrise.

Untersuchung von Tumorpatienten

- **Anamnese:** allgemein, speziell.
  - Seit wann Beschwerden, Schmerzen?
  - Gewichtsverlauf.
- **Gesamtuntersuchung:**
  - Primärtumor (Ausbreitung),
  - Regionale Lymphknoten,
  - Fernmetastasen, Ergüsse: Lunge (physikalisch),
Leber, Milz (Größe, Resistenzen),
Abdomen (Resistenzen),
Skelett (Druck- oder Klopfschmerz).
- **Basis-Laboruntersuchungen:**
  - Blutsenkung, Blutbild (bei unreifen Zellen: Knochenmark),
  - Alkalische Phosphatase (Leber, Skelett?),
  - GOT, γ-GT (Leber),
  - Harnstoff, Kreatinin (Nierenfunktion),
  - Urinstatus,
- ▪ **US.**: Ultraschalluntersuchung des Abdomens,
- o **Rö.**: Thorax, Skelett,
- o Skelettszintigramm (bei Mamma-, Prostata-, Schilddrüsen-, Bronchus-Karzinom; Hypernephrom).
- **Spezielle Laboruntersuchungen** (nur gezielt!):
  - Immunglobuline: Serum- und Urinelektrophorese,
  - Bence-Jones-Protein (Myelom, malignes Lymphom),
  - Karzinom-Embryonales Antigen CEA-RIA (Gastrointestinaltumor??): Prognose, Verlauf, Rezidiv?
  - α-Feto-Protein (Hepatom, Teratom),
  - Saure- und Prostata-Phosphatase (Prostatakarzinom),
  - Amylase, LDH,
  - Hisdaminase (medulläres Karzinom, Schilddrüse?),
  - Vanillinmandelsäure (Phäochromozytom, Neuroblastom),
  - Erythropoetin (Hypernephrom, Hepatom, Hodenkarzinom, zerebelläres Hämangiotheliom),
  - Insulin (Insulinom),
  - Hydroxyindol-Essigsäure (Karzinoid).
- HCG-Titer im Serum (Hoden-, Chorionkarzinom),
- Hormonales paraneoplastisches Syndrom (besonders Bronchuskarzinom):
  - Adrenokortikotropin: ADH (Schwartz-Bartter),
  - Parathormon,
- Melanin und Vorstufen.
- **Probeexzision (-punktion)** zur histologischen Diagnose.

Herz

„Herzfehler" nennt man nur die erworbenen Veränderungen der Klappen und die angeborenen Mißbildungen der Klappen, Wände und Anschlußgefäße. Sie erzeugen Strömungswirbel; diese sind als Geräusche *auskultierbar*.

Erkrankungen der Muskulatur und des Reizleitungssystems sind keine „Herzfehler". Herzmuskelerkrankungen werden aus Anamnese und klinischem Befund, Reizleitungsstörungen aus dem Elektrokardiogramm erkannt. – Die weitere Diagnostik stützt sich auf sekundäre Veränderungen des Herzens und seiner Leistungen.

Untersuchungsmethoden

Blutdruckmessung (arteriell) in kPa RR (nach Riva Rocci) durch Auskultation in der Ellenbeuge nach Stauung des Oberarmes durch eine aufblasbare, mit einer Hg- oder Federmanometer verbundenen Manschette (diese in Herzhöhe). Bei Nachlassen des Luftdrucks: *Erstes Strömungsgeräusch = systolischer Blutdruck,* das weitere Nachlassen gibt die Strombahn ganz frei: *Geräusche verschwunden = diastolischer Blutdruck.* Beim Erwachsenen liegt (mit dem Alter ansteigend) der normale systolische Wert zwischen 15 und 20 kPa*, der diastolische zwischen 10 und 12 kPa**.

Herzspitzenstoß und Venenabfluß beobachten.

Wichtigste Faktoren für die Größe des Blutdrucks sind der *Strömungswiderstand* der Gefäße und das *Herzzeitvolumen.*

Herzzeitvolumen = Schlagvolumen × Frequenz/min (in Ruhe: 4–7 l).

Palpation des Pulses der A. radialis u. a.:

- *Pulsus rarus aut frequens:* Zahl/min (normal 60–90),
  z. B. AV-Block III (40/min), Sick-Sinus-Syndrom (wechselnd ∾ 50/min), ventrikuläre oder supraventrikuläre Tachykardien.

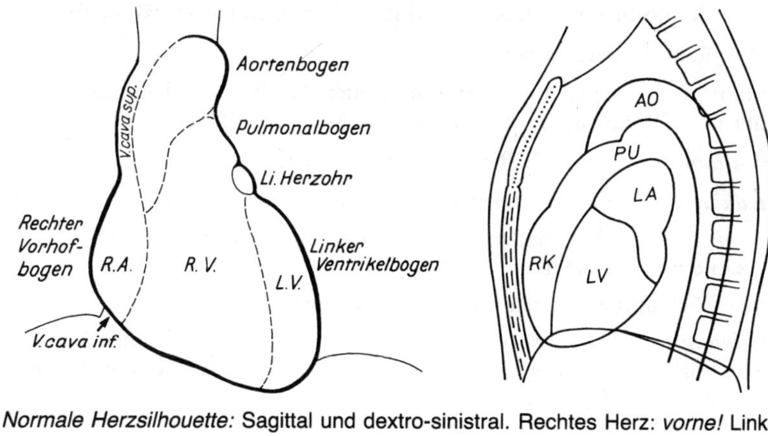

Abb. 1 *Normale Herzsilhouette:* Sagittal und dextro-sinistral. Rechtes Herz: *vorne!* Linkes Herz: *hinten!*

---

* systolisch ≈ 110 und 150 mmHg. ** diastolisch ≈ 70 und 90 mmHg.

- *Pulsus magnus (altus) aut parvus (humilis):* Blutdruckamplitude (= Differenz Systole/ Diastole),
  z. B. Aorteninsuffizienz, Hyperthyreose, Fieber / Aortenstenose, Schock, Kreislaufzentralisation.
- *Pulsus durus aut mollis:* Spannungszustand der Gefäße,
  z. B. Hypertension / Hypotonie.
- *Pulsus celer aut tardus:* Druckablauf,
  z. B. Aorteninsuffizienz, Hyperthyreose, Fieber / Aortenstenose.
- *Pulsus regularis aut irregularis:* Herzrhythmik,
  z. B. Norm, aber auch AV-Block III / Flimmern, Flattern (Extrasystolen).
- *Pulsus paradoxus:* Kleinerwerden bei Inspiration (path. > 1,33 kPa*),
  z. B. chronisch-kompressive Perikarditis (konstriktive Perikarditis).
- *Pulsus alternans: Wechsel groß/klein,*
  z. B. bei geschädigter Herzkraft.
- *Pulsus bisferiens:* steil ansteigend, zwei Gipfel,
  z. B. Aortenvitien und subvalvuläre muskuläre Aortenstenose.

Venendruck: Herztätigkeit stark von zufließender Blutmenge, diese vom Venendruck abhängig. Handvenen des ruhig Sitzenden sollen bei Hebung des Armes über 5. Rippe kollabieren.

Blutige Messung mit NaCl-Lösung gefülltem Steigrohr: normal in V. basilica 100 (50–140), in V. femoralis 110 (40–180) mmH_2O; erhöht bei Rechtsinsuffizienz, Constrictio pericardii, Vitien (stärker bei Dekompensation).

Venenpuls: Aufschluß über Füllungsdruck des Herzens und Herzrhythmus, sowie Herzhypertrophie (vergrößerte a-Welle im Venenpuls: indirektes Zeichen für pulmonale Hypertonie, Trikuspidalstenose oder Pulmonalstenose). – Lebervergrößerung: positiver Leberpuls bei Trikuspidalinsuffizienz.

Perkussion der Herzfigur: bei Perikarderguß *Zunahme,* bei Lungenemphysem *Abnahme* der absoluten Dämpfung.

Palpation der Herzspitze: Hebender Spitzenstoß bei Hypertrophie; Linksverlagerung bei Dilatation des linken Ventrikels.

Auskultation der normalen Herztöne (und pathologischen Herzgeräusche):

Mitralklappe über der Herzspitze,

Aortenostium im 2. rechten Interkostalraum oder daneben auf dem Sternum oder Erbscher Punkt (3. ICR parasternal links), bes. bei Aorteninsuffizienz.

Pulmonalostium im 2. linken ICR neben dem Sternum,

Trikuspidalklappe am rechten Sternalrand über dem 6. Rippenknorpel.

- *1. Herzton:* Anspannungston, nicht Muskelton! Schluß der AV-Klappen, Schwingung der Blutsäule und Muskeln.
- *2. Herzton:* Schluß der Aorten- und Pulmonalklappen.
- *Mitralöffnungston:* 0,12 Sekunden nach 2. Ton (bei Absinken des Ventrikeldrucks unter den Vorhofdruck), *hörbar nur* bei Mitralstenose durch Zeitverschiebung infolge Erhöhung des Vorhofdrucks.

---

* 10 mmHg

- *3. Herzton:* Auftreffen des Vorhofblutes auf Restblutmenge, *hörbar nur* bei vermehrtem Restblut (Insuffizienz).
- *4. Herzton:* Schwingungen infolge Vorhofaktion, *hörbar nur* bei erschwerter Vorhofentleerung (bei Hypertrophie des linken, mehr noch des rechten Ventrikels).

Phonokardiographie: unten, **Mechanographie:** S. 9, **Elektrokardiographie:** S. 10, **Ultraschall: Echo-Kardiographie** (-KG): S. 10.

o **Röntgen:** Herzsilhouette (in 2 m Abstand) Abb. 1 und S. 32 f, Herzhinterraum (gegebenenfalls mit Ösophaguskontrast: Verdrängung in Vorhofhöhe bei Mitralvitien), Kymographie. (Zahlreiche Spezialverfahren zur präoperativen Herzfehlerdiagnostik, s. S. 32 f.)

Schellong-Test (einfache Belastungsprüfung). *Stehverhalten normal:* RR gleichbleibend oder Amplitude gering verkleinert; Pulsfrequenz bis 20/min höher. *Pathologisch:* Abfall des RR über 2 kPa*, dauernder Abfall des diastolischen Wertes. *Arbeitsversuch* unzuverlässig.

Phonokardiographie

Ergänzt und dokumentiert Auskultation (registriert *über* 20 Hz).

t = 35 Hz Nennfrequenz, 50 Hz optimale Frequenz,
m_1 = 70 Hz Nennfrequenz, 100 Hz optimale Frequenz,
h = 250 Hz Nennfrequenz, 400 Hz optimale Frequenz.
Über 1. ICR re. 2. oder 3. ICR li., Herzspitze und Punctum maximum des Geräuschs.

Herztöne (Abb. 2): kardiologisch Geräusche tiefer Frequenz.

1. Herzton: Muskelton, > 0,1 s. *Breiter* bei intraventrikulärer Ausbreitungsstörung. *Große Amplitude:* hyperkinetisches Syndrom, Mitralstenose. *Kleine Amplitude:* linksventrikuläre Insuffizienz.

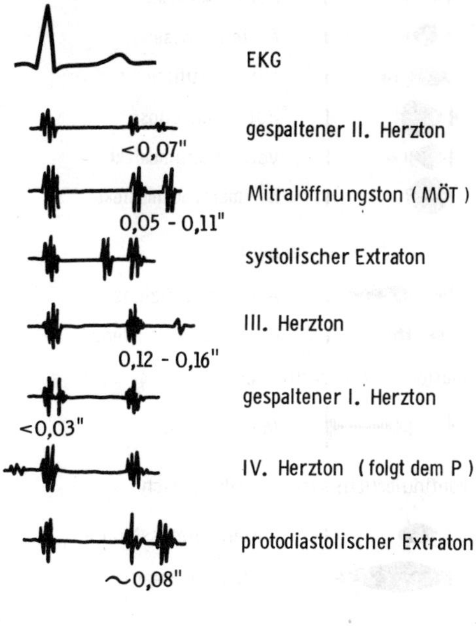

Abb. 2 Herztöne, Intervallangaben in Sekunden.

* 15 mmHg

2. Herzton: Aorten- und Pulmonalklappenschluß. Spaltung bei Überlastung des rechten und linken Ventrikels bzw. Erregungsausbreitungsstörung. *Aortale Komponente groß* bei linksventrikulärer Hypertonie, *klein* bei Aortenstenose. *Pulmonale Komponente groß* bei pulmonaler Hypertonie, *klein* bei Pulmonalstenose.

3. Herzton: Füllungston 0,12–0,16 s nach Beginn des 2. Herztones. Physiologisch bei asthenischen Jugendlichen. Sonst: Linksherzüberlastung.

4. Herzton: folgt dem P. Bei Erwachsenen: Cave Linksherzdekompensation.

Mitralöffnungston (**MÖT**) 0,05–0,12 s nach Beginn des 2. Herztones. Bei Mitralstenosen, abnehmend mit Schweregrad: Stadium 1 = 0,09 s; 2 = 0,08–0,07 s; 3 = 0,07–0,055 s; 4 = 0,05 s.

Protodiastolischer Extraton: 0,08 s nach Beginn des 2. Herztones. Bei Perikardkonstriktion.

Systolischer Extraton, Klick: Ektasie der Aorta, Perikardkonstriktion.

Systolische Geräusche (Abb. 3): *akzidentell* bei Jugendlichen; *funktionell* bei Myokardinsuffizienz (relative Klappenfehler, Ventrikelaneurysma); *organisch* bei Vitien. Geräuschcharakter wechselt mit Schwere des Herzfehlers.

Spindelförmige systolische Geräusche: Herzspitze = Mitralinsuffizienz; Aorta, A. carotis = Aortenstenose; Pulmonalis = Pulmonalstenose; hyperkinetisches Syndrom.

Frühsystolisches Decrescendogeräusch: unbedeutend oder bei Septumdefekt, subvalvuläre Aortenstenose (IHSS).

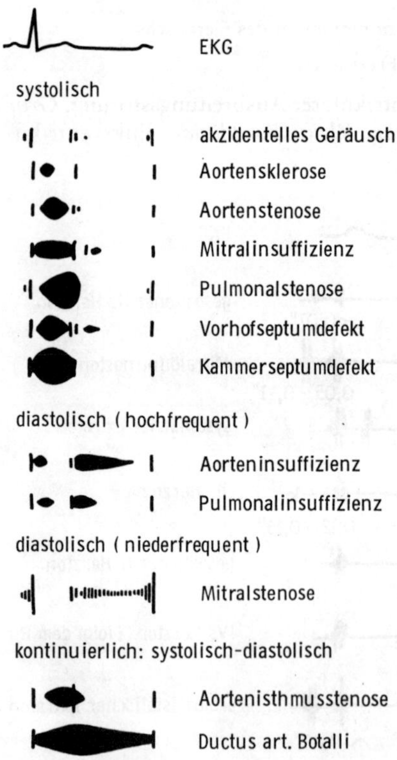

Abb. 3 Herzgeräusche, s. auch Abb. 19, S. 31

Spätsystolisches Crescendo-Decrescendo-Geräusch bei Ductus Botalli mit pulmonaler Hypertension, Ventrikelaneurysma, subvalvulärer Aortenstenose (IHSS), Aortenisthmusstenose, Pulmonalstenose.

Holo-(pan-)systolische Geräusche bei Septumdefekt.

Diastolische Geräusche:

Hochfrequent (früh- oder mediodiastolisch) bei Aorten- oder Pulmonalinsuffizienz.

Niederfrequent (früh-, mittel-, spätdiastolisch): Mitral- oder Trikuspidalstenose.

Kontinuierlich: Gefäßgeräusch oder Rechts-Links-Shunt-Vitium.

Mechanokardiographie

Ergänzt und dokumentiert Palpation (registriert unter 20 Hz).

Karotispulskurve: z. B. Aortenvitien.

Kurvenanstiegsgeschwindigkeit: Maß für Austreibungsphase des li. Ventrikels (halbe Pulswellengeschwindigkeit *normal = 0,04 s). 0,05 s* bei leichter Aortenstenose, Aorteninsuffizienz mit Linksschenkelblock; *0,06 s* bei stärkerer Aortenstenose; *sägezahnähnlich („Hahnenkamm")* bei schwerer Aortenstenose.

Kurvengipfel: *normal in Mesosystole.* In *Spätsystole* bei Aortenstenose. *Steilanstieg zu hohem, konischem Gipfel* bei Aorteninsuffizienz. *Kollaps im Gipfel* bei subvalvulärer Aortenstenose (IHSS).

Inzisur: Aortenklappenschluß. *Flach oder fehlend* bei Aorteninsuffizienz.

Apexkardiogramm: z. B. MÖT, IHSS, Perikardkonstriktion, enddiastolischer Druck.

o-Punkt (opening-point): Öffnung der Mitralklappe. MÖT identifizierbar.

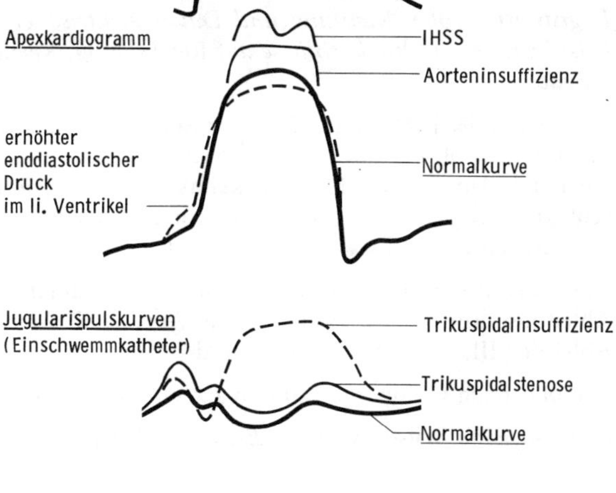

Abb. 4 Druckkurven.

a-Welle: Vorhofwelle, *normal bis* 1/12 des Gesamtausschlags. *Größer* bei erhöhtem enddiastolischem Druck im li. Ventrikel; *fehlt* bei Vorhofflimmern.

Kurvenmaximum: *Plateauförmig* bei Aorteninsuffizienz Stadium 3 und 4; *doppelgipflig* bei subvalvulärer Aortenstenose (IHSS); *systolische Retraktion, Dip, Plateau* bei Perikardkonstriktion.

Jugularis- oder **Leberpulskurve:** Druck im re. Vorhof; z. B. Trikuspidalvitium, Perikardkonstriktion (vgl.: Einschwemmkatheter).

a-Welle: z. B. Vorhofkonstriktion. Fehlt bei Vorhofstillstand; überhöht bei Einflußhindernis. *Liegt beliebig* bei totalem AV-Block und Vorhofflimmern.

x-Tal: Austreibungsphase der ventrikulären Systole (Klappenebene ↓, re. Vorhof füllt sich). *Fehlt* bei Trikuspidalinsuffizienz.

Echokardiographie (Echo-KG)

- **TM-Echokardiographie (Time-Motion-Verfahren),**
- **Zweidimensionale Echokardiographie (B-Scan).**

Ortung und Aufzeichnung der intrakardialen Grenzflächen während des Herzzyklus.

- Lage und Dicke von Herzwänden und Herzklappen,
- Größe der Herzinnenräume,
- Änderung der Lage und Größe im Herzzyklus,
- Amplitude, Geschwindigkeit,
- Ventrikelwandbewegungen.

Sensitivität und Spezifität der M-Mode-Echokardiographie sind hoch:

Aortenklappen	**Mitralstenose (!)**
Aortenklappeninsuffizienz	**Papillarmuskel/Sehnenfadenabriß**
Aortenwurzelstenose	**Perikarderguß (!)**
Hypertonie, pulmonale	**Systolenintervalle (kl. u. gr. Kreislauf)**
Kardiomyopathie, hypertrophisch-obstruktive	**(Trikuspidalstenose)**
Mitralringverkalkung	**Vitien, kongenitale**

Elektrokardiographie (EKG)

Registriert Größe, Richtung und Dauer elektrischer Potentialdifferenzen des Herzmuskels: hieraus sind Rückschlüsse auf Reizbildung, Reizleitung und Funktion des Myokards möglich.

Vektortheorie. Jede erregte Muskelfaser ist auf Grund ihrer wechselnden Membranspannung ein Dipol, der nach Größe, Richtung und Polung als Elementarvektor symbolisiert wird. Die Unzahl der Herzmuskelfasern neutralisiert sich größtenteils; die Hauptausschlagrichtung des Integralvektors entspricht zur Zeit der Erregung der Kammern der elektrischen Herzachse.

Ableitung des EKG: *bipolar in den Standardableitungen* (Abb. 5) des Einthovenschen Ableitungsdreiecks: Ableitung I: re. Arm → li. Arm; Ableitung II: re. Arm → li. Bein; Ableitung III: li. Arm → li. Bein und

unipolar nach Goldberger an den *Extremitäten:* aVR, aVL, aVF und

unipolar nach Wilson von der *Brustwand:* V_{1-9} (Übersicht: $V_{1, 2, 4, 6}$).

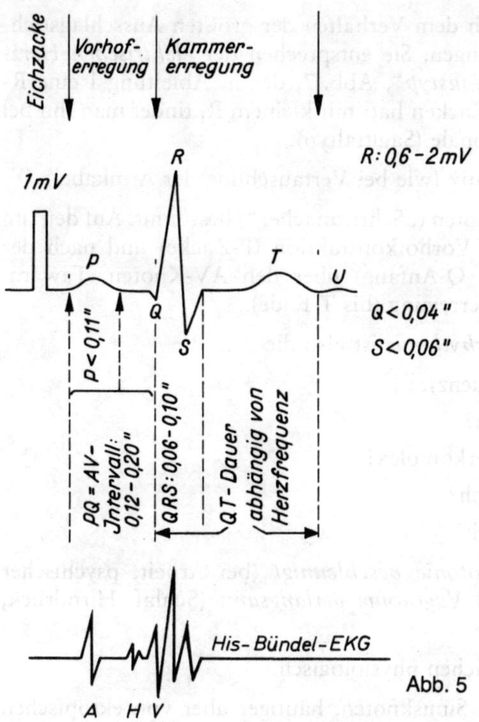

Abb. 5

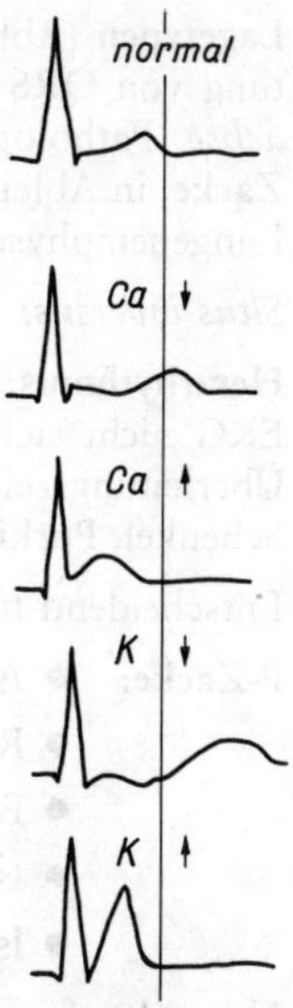

Abb. 6

Abb. 5 *Normales Extremitäten-EKG* (siehe hierzu Abb. 7). *His-EKG:* A = atriales Potential, H = His-Bündel-Potential, V = Kammerpotential.

Abb. 6 *EKG-Verhalten bei pathologischer Erniedrigung bzw. Erhöhung von Kalzium oder Kalium.* (Siehe auch Text S. 20)

Die unipolare Ableitung erfolgt mit differenter (herznaher) Elektrode gegen eine indifferente (herzferne) Elektrode. Letztere ist indifferent, weil sie auf dem als Nullpotential definierten Potential zwischen Maximum und Minimum des Spannungsabfalls der Herzmuskelfaser liegt. Das „central terminal" wird durch sternförmiges Zusammenfassen von drei Extremitätenkabeln über je 100 000 Ohm Widerstand erreicht. Abgeleitet wird beim ruhig liegenden Patienten, gegebenenfalls zusätzlich nach Belastung oder – zur Überprüfung der Orthostase – im Stehen. Die Papiergeschwindigkeit wird auf 50 mm/sec (25 mm/sec) eingestellt. Gemessen wird die Zeitdauer der EKG-Abschnitte, beurteilt der Kurvenverlauf und die Höhe der Ausschläge (Eichzacke 1 mV = 10 mm).

Belastungs-EKG mit Ergometrie (z. B. Fahrrad) stufenweise nach Lage des Falles 50–200 Watt (unter Monitor): ischämische Reaktion (= ST-Senkung)? Extrasystolen? (Defibrillator bereithalten!)

Persantin-Test zur ♦ DD.: echte *Koronarinsuffizienz*/funktionelle Pseudostenokardie.

Atropin-Test (1 mg i. v.): normal Frequenzanstieg, kaum bei *Sinusknoten-Syndrom.*

His-Bündel-EKG, abgeleitet durch intrakardialen Katheter. Es unterteilt das spezifische Reizleitungssystem und zeigt die Impulsübermittlung des im Normal-EKG isoelektrischen PQ-Intervalls: Lokalisationsdiagnostik für Prognose und Therapie.

Lagetypen (Abb. 7) unterscheidet man nach dem Verhalten der größten Ausschlagsrichtung von QRS in den Extremitätenableitungen. Sie entsprechen der *elektrischen Herzachse.* Pathologisch ist der *„überdrehte Linkstyp"*, Abb. 7, der in Ableitung I eine R-Zacke, in Ableitung II und III aber tiefe S-Zacken hat: mit kleinem R_I findet man ihn bei Lungenemphysem, chronischem Cor pulmonale (Sagittaltyp).

Situs inversus: P und T in Ableitung I negativ (wie bei Vertauschung der Armkabel).

Herzrhythmus: normalerweise vom Sinusknoten („Schrittmacher") bestimmt. Auf den (im EKG nicht sichtbaren) Sinusreiz folgt die Vorhofkontraktion (P-Zacke) und nach der Überleitungszeit (Beginn der P-Zacke bis Q-Anfang) über den AV-Knoten, Tawara-Schenkel, Purkinjesche Fasern die Kammererregung (bis T-Ende).

Entscheidend für die *Beurteilung des Herzrhythmus* ist also die

P-Zacke:
- Abstand der P-Zacken (Frequenz)?
- Regelmäßigkeit der P-Zacken?
- Folgt dem P stets ein Kammerkomplex?
- Ist der PQ-Abstand stets gleich?
- Ist die Form von P stets gleich?

Normaler Sinusrhythmus: bei *Sympathikotonie beschleunigt* (bei Arbeit, psychischer Erregung, Hyperthyreose, Fieber) und bei *Vagotonie verlangsamt* (Schlaf, Hirndruck, Ikterus, Digitalisierung).

Respiratorische Arrhythmie ist bei Jugendlichen physiologisch.

Störungen des Herzrhythmus können vom Sinusknoten, häufiger aber von ektopischen Reizbildungszentren ausgehen.

Sinusknoten-Syndrom (Sick-Sinus-Syndrom): Ausfall oder Dysfunktion des Sinusknotens, bradykarde oder tachykarde supraventrikuläre Rhythmusstörungen (isoliert oder im Wechsel). Klinisch: Schwindel, Palpitationen, Synkopen, Adams-Stokes-Anfälle. Diagnose: Anamnese, Langzeit-EKG, (His-EKG).

Th.: Schrittmacher *und* Digitalis.

Vorhofextrasystolen (Abb. 8, S. 13) haben meist eine normalgeformte QRS-Gruppe, der eine P-Zacke vorausgeht. Diese P-Zacke fällt vorzeitig ein und ist je nach dem Ausgangspunkt normal, diphasisch oder negativ. Der Vorhofextrasystole folgt eine unvollständige kompensatorische Pause. Die Bedeutung der Vorhofextrasystolen hängt vom klinischen Gesamtbefund ab.

Kammerextrasystolen (Abb. 9, 10) geht kein P voraus, der QRS-Komplex ist verbreitert, und es folgt eine vollständige kompensatorische Pause. Man unterscheidet *rechtsventrikuläre und linksventrikuläre Extrasystolen.* Die rechtsventrikuläre Extrasystole zeigt im EKG das Bild des Linksschenkelblocks, weil der rechte Ventrikel vor dem linken erregt wird; die linksventrikuläre Extrasystole zeigt das Bild des Rechtsschenkelblocks. *Eine fest gekoppelte Extrasystolie* bezeichnet man als *Bigeminie* (eine Extrasystole auf jeden Normalschlag) bzw. *Trigeminie* (zwei Extrasystolen). Kammerextrasystolen sind häufiger bei organischen Schäden (z. B. Herznarben); Bigeminus und besonders Trigeminus schränken die Herzleistung stark ein. Funktionelle Extrasystolen verschwinden meist bei Belastung.

Polytope Extrasystolen, ausgehend von verschiedenen Reizbildungszentren, sind polymorph und klinisch ernster zu bewerten.

♦ DD.: *Ventrikuläre Ersatzschläge* bei langen diastolischen Pausen, als solche harmlos.

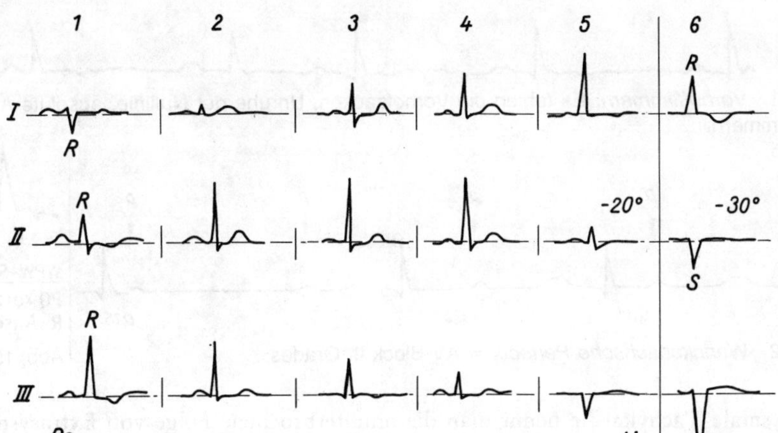

Abb. 7 *EKG-Lagetypen* in den Extremitätenableitungen: 1. Rechtstyp, 2. Steiltyp, 3. Normaltyp, 4. Indifferenztyp bis Linkstyp, 5. Deutlicher Linkstyp; Hauptausschlagrichtung und Amplitude von QRS bestimmen den Lagetyp und entsprechen der elektrischen Herzachse, 6. Überdrehter Linkstyp (meist pathologisch): R überwiegend in I, tiefe S-Zacke in II und III.

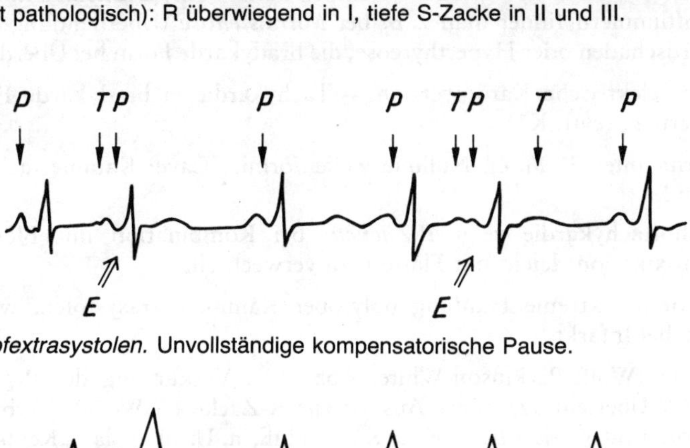

Abb. 8 *Vorhofextrasystolen.* Unvollständige kompensatorische Pause.

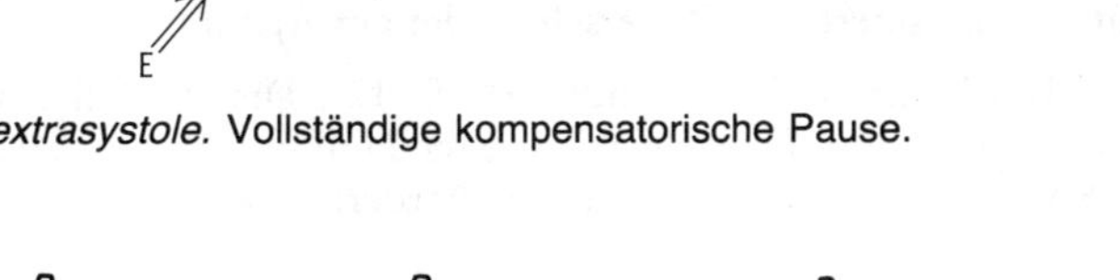

Abb. 9 *Kammerextrasystole.* Vollständige kompensatorische Pause.

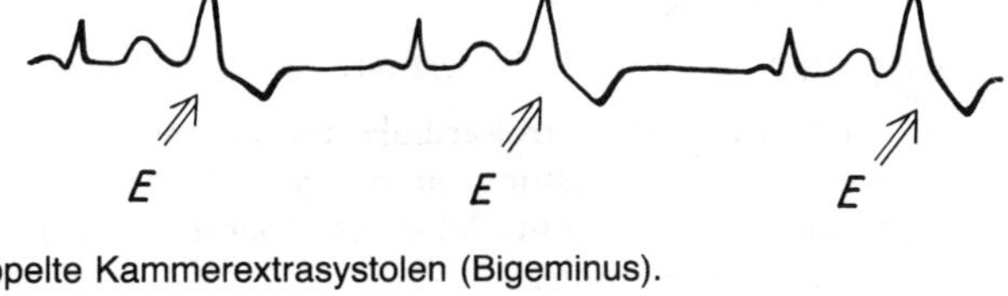

Abb. 10 Gekoppelte Kammerextrasystolen (Bigeminus).

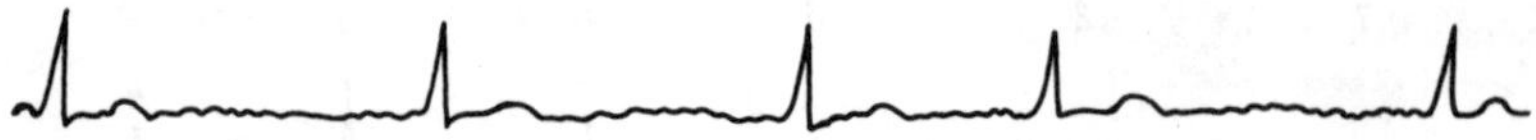

Abb. 11 *Vorhofflimmern.* Es fehlen die Vorhofzacken, Unruhe der Nullinie, absolute Arrhythmie der Kammern.

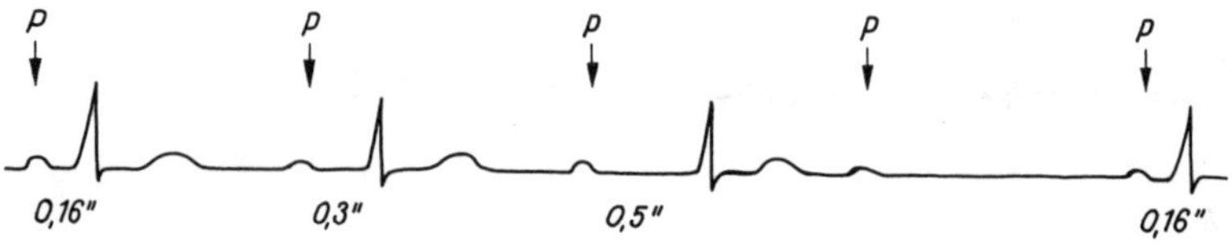

Abb. 12 *Wenckebachsche Periodik* = AV-Block II. Grades.

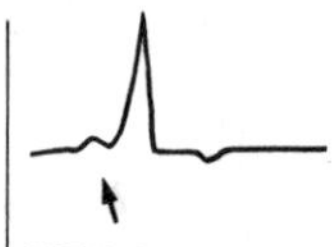

Abb. 13

Paroxysmale Tachykardie nennt man die ununterbrochene Folge von Extrasystolen mit Frequenz 120–200/min; sie kann Minuten oder Stunden anhalten und ist dann bedrohlich. (WPW-Syndrom?)

Vorhofflimmern (Abb. 11): Vorhoferregungen von 300–500 bzw. 500–1000/min. Im EKG fehlen P-Zacken; die kleinen Flimmerpotentiale bedingen nur eine Unruhe der Nullinie. Wenige werden übergeleitet: *Absolute Tachy- oder Bradyarrhythmie der Kammern.* Vorhofflimmern findet man z. B. bei *Mitralstenose* (Überdehnung des Vorhofs), Altersmyokardschaden oder Hyperthyreose, die bradykarde Form bei Überdigitalisierung.

Th.: Chinidin, elektrische Kardioversion. – Tachykardie in bradykarde Form bringen: Volldigitalisierung, (evtl. K^+).

Vorhofflattern: unter 300/min, Nullinie wellenförmig. Cave: Kammertachykardie. Th.: wie vorstehend.

♦ DD.: **Vorhoftachykardie** zeigt *P-Zacken;* bei Kombination mit Block (in 80%: Digitalisintoxikation) leicht mit Flattern zu verwechseln.

Kammerflimmern: extreme Häufung polytoper Kammerextrasystolen, wohl häufigste Todesursache bei Infarkt.

WPW-Syndrom (Wolff-Parkinson-White, Abb. 13): Verkürzung der PQ-Dauer durch akzelerierte AV-Überleitung, träger Anstieg zur R-Zacke (Δ-Welle), Verbreiterung von QRS. *Angeboren* oder *erworben* durch Kurzschluß, u. Ü. über das „Kentsche Bündel". Klinisch: Neigung zu paroxysmaler Tachykardie, sonst bedeutungslos.

♦ DD.: Herzinfarkt, maskiert (WPW verschwindet auf Ajmalin!).

Sinuatrialer (SA-)Block: „Sick-Sinus-Syndrom" (S. 12). Der Ausfall einer Vorhof-Kammer-Aktion (SA-Block) wird auf die verschiedensten Funktionsstörungen des Sinusknotens zurückgeführt. Kann Hinweis auf schwere Myokarderkrankung sein.

Störungen der Vorhoferregung

Flache P-Zacken findet man bei Vagotonie,

hohe P-Zacken bei Sympathikotonie (z. B. Hyperthyreose),

spitzhohe P-Zacken in II und III als **P-dextrokardiale** (**P-pulmonale**) durch Hypertrophie des re. Vorhofs bei pulmonaler Überbelastung, *breite, gesplitterte P-Zacken* in I und II, biphasisches P_{V1} als **P-sinistrokardiale** (**P-mitrale**) durch Überdehnung des linken Vorhofs bei Mitralvitien, Aortenvitium, Hypertonie.

Störungen der Erregungsleitung

Totaler Block nennt man die vollständige Unterbrechung,

partieller Block, eine erheblich verzögerte oder temporär unterbrochene Vorhof-Kammer-Überleitung.

Sinu-aurikulärer Block: die gesamte Herzerregung fällt aus. Werden mehrere Erregungen blockiert, dann treten Ersatzsystolen an die Stelle oder es erwacht ein neues Reizbildungszentrum im AV-Knoten oder in der Kammer.

Atrioventrikulärer Block (AV-Block): häufigste Überleitungsstörung.

AV-Block I. Grades: Nur Überleitungszeit verlängert (PQ > 0,2″).

AV-Block II. Grades: a) *Wenckebachsche Periodik* (Abb. 12): Zunehmende Verlängerung der PQ-Zeit bis schließlich ein Kammerkomplex ausfällt, dann folgt nach einer Pause die neue Periode.

b) Nur noch jede 2., 3. oder 4. Vorhoferregung wird übergeleitet (2:1-Block, 3:1-Block, 4:1-Block).

AV-Block III. Grades: Totaler Block zwischen Vorhöfen und Kammern, d. h. beide schlagen unabhängig voneinander. Für die Kammern springt ein eigenes Reizzentrum ein: AV-Knoten und Hissches Bündel = Frequenz 50 oder Purkinjesches Netz der Ventrikel = 30.

Klinisch zeigt ein totaler AV-Block:

- *Langsame Pulsfrequenz* um 40/min,
- *Pulsation einflußgestauter Halsvenen,* Pfropfungswellen,
- *„Kanonenschlag“:* ein lauter 1. Ton an der Herzspitze etwa regelmäßig nach 4–8 Aktionen. Bei unmittelbar vor der Kammersystole einfallender Vorhofkontraktion werden die weit offenstehenden AV-Klappensegel mit hörbarem Knall zugeschlagen.
- *„Systoles en Echo“:* dumpfe Schallphänomene durch Vorhofkontraktion in langen Diastolen,
- *Adams-Stokessche Anfälle* (sekundenlange Bewußtlosigkeit, dann Zyanose und Erstikkungskrampf, evtl. Tod) treten bei Entstehung eines totalen AV-Blocks auf. Zwei Entstehungsmechanismen:
  - *Asystolische Form:* Kammerstillstand bei meist weiterlaufender Vorhoftätigkeit oder
  - *tachykarde Form:* kurzdauernde Anfälle von Kammerflimmern und -flattern.

Th.: Bei zu langsamer Frequenz oder Adams-Stokesschen Anfällen *Schrittmacher;* in leichten Fällen ohne Synkopen *Alupent, Atropin;* im Adams-Stokes-Anfall *Herzmassage,* Mund-zu-Mund-Beatmung.

Ventrikuläre Erregungsleitungsstörungen (Abb. 14)

Die Dauer der Kammererregung kann verlängert sein durch

- Hypertrophie einer oder beider Kammern,
- Leitungsverzögerung oder -blockierung in einem der beiden Schenkel des Erregungsleitungssystems,
- Störung der Erregungsausbreitung in den Purkinjeschen Fasern,
- Schädigung der kontraktilen Muskulatur.

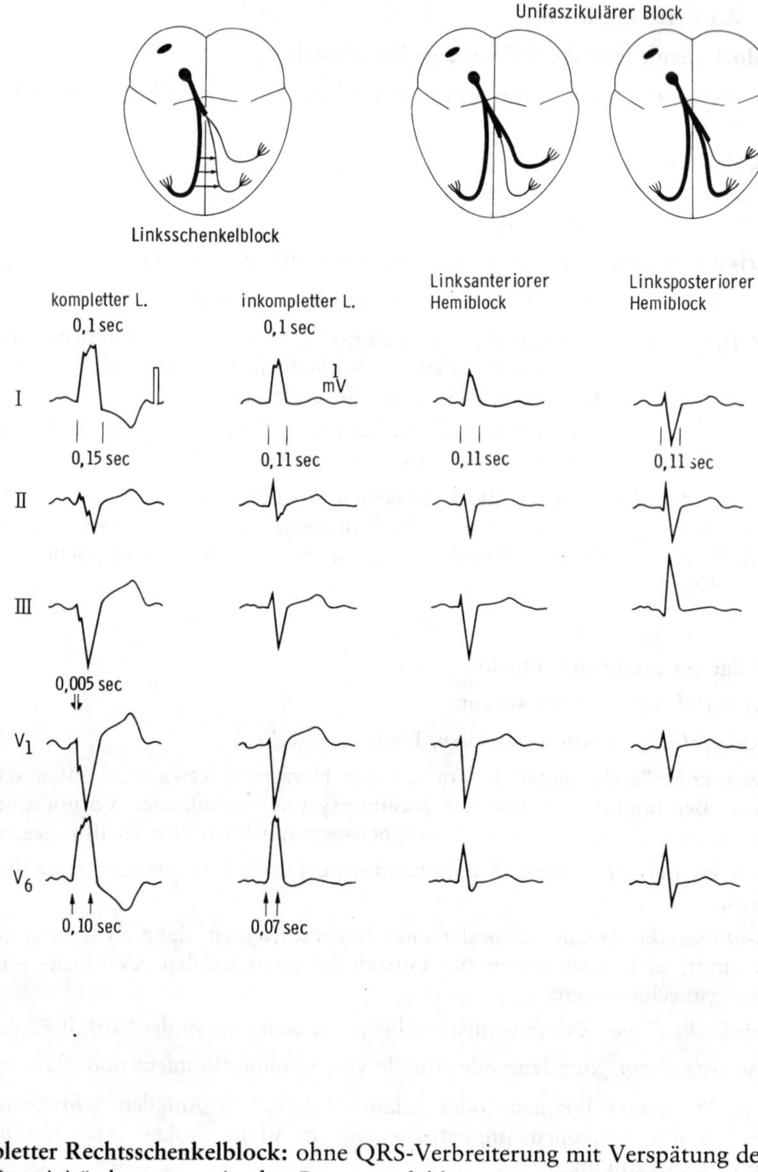

Abb. 14

Inkompletter Rechtsschenkelblock: ohne QRS-Verbreiterung mit Verspätung der endgültigen Negativitätsbewegung in den Brustwandableitungen. Meist ohne klinische Bedeutung. Bei kongenitalem Vitium fast pathognomonisch für Vorhofseptumdefekt (Volumenbelastung des rechten Herzens).

Rechtsschenkelblock: QRS $> 0{,}12''$ und breites S_I. Bei chronischer Rechtsherzüberlastung und entsprechenden angeborenen Herzfehlern.

Linksschenkelblock: QRS $> 0{,}12''$. Infolge koronarsklerotischer, seltener rheumatischer oder diphtherischer Läsion des Hisschen Bündels.

♦ DD.: QRS-Verbreiterung $< 0{,}11''$: Hypertrophie.

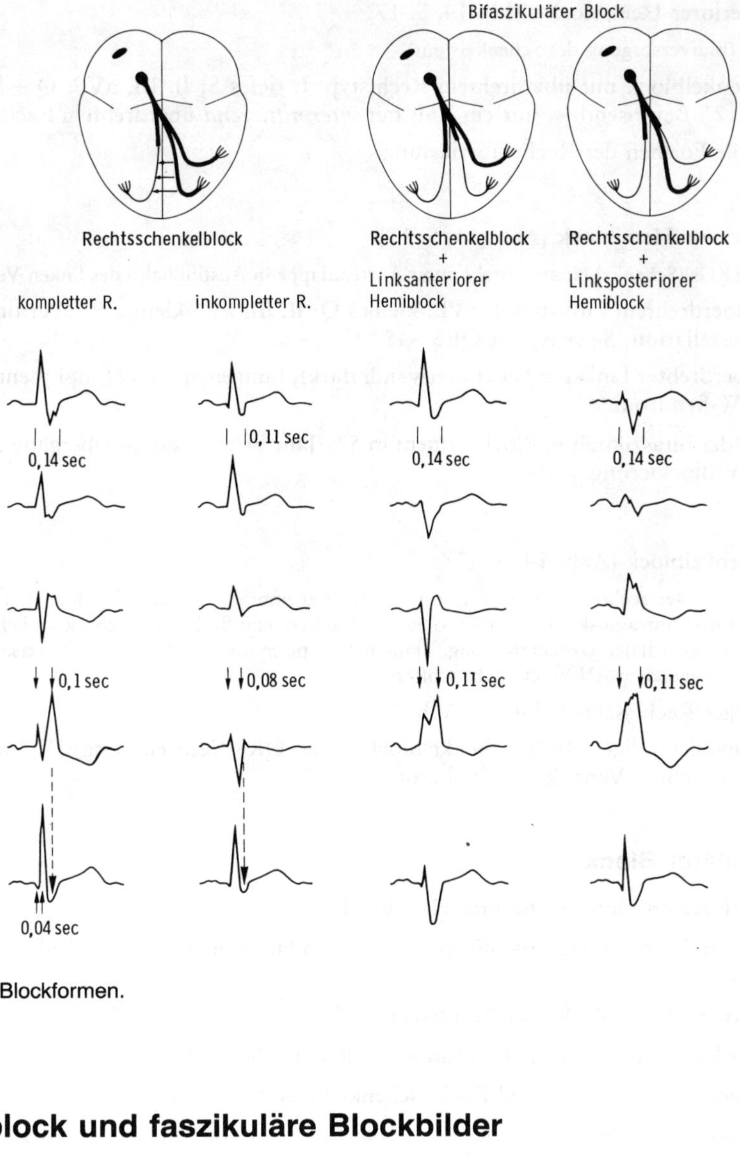

Abb. 14 Blockformen.

Hemiblock und faszikuläre Blockbilder

Das His-Bündel teilt sich in einen Faszikel nach rechts und in zwei nach links.

Unifaszikulärer Block

A. coronaria dextra (Ramus interventricularis posterior) versorgt: AV-Knoten, His-Bündel, linksposterioren (sowie peripheren Teil des rechten) Schenkels. 10% Zusatzversorgung durch A. coronaria sinistra. *Oft bei Hinterwandinfarkt.*

A. coronaria sinistra (Ramus interventricularis anterior) versorgt links anterioren und (proximalen Teil des) rechten Schenkels. *Oft bei Vorderwandinfarkt.*

Linksposteriorer Hemiblock (Abb. 14, S. 17)

Sehr selten (Blutversorgung des Schenkels gut).

Rechtsschenkelblock mit überdrehtem Rechtstyp. I: tiefes S; II, III, aVF: Q + hohes R. QRS > 0,12″. Beweisend ist nur ein RSB mit *intermittierend* überdrehtem Rechtstyp.

♦ DD.: Alle Formen der Rechtsüberlastung.

Linksanteriorer Hemiblock (Abb. 14, S. 17)

3–5% der EKGs (Schenkel länger, direkt unter Aortenklappe in Ausflußbahn des linken Ventrikels).

RSB mit überdrehtem Linkstyp. I, aVL: kleines Q; II, III, aVF kleines R, aber tiefes S bei Q_I-S_{III}-Konstellation; $S_{II} > R_{II}$. (α QRS –45 °.)

♦ DD.: überdrehter Linkstyp bei Hinterwandinfarkt, Lungenembolie, Emphysembronchitis, WPW-Syndrom.

Prognose der bifaszikulären Blockformen: in 5%/Jahr belastet durch Übergang in höhergradige AV-Blockierung.

Rechtsschenkelblock (Abb. 14, S. 17)

4% der EKGs. Der rechte Schenkel liegt im oberen und unteren Drittel nahe dem Endokard (im mittleren Drittel intramuskulär); daher oben und unten empfindlich: Rechtsschenkelblock bei plötzlicher intrakardialer Druckerhöhung, akutem Cor pulmonale oder Herzkatheterisation. Prognose ohne zusätzlichen AV-Block nicht schlecht.

Vollständiger Rechtsschenkelblock (Abb. 14, S. 17)

♦ DD.: unvollständiger Rechtsschenkelblock (ohne QRS-Verbreiterung): Volumenbelastung des rechten Ventrikels, Myokarditis.

Bifaszikulärer Block

Linksanteriorer und linksposteriorer Hemiblock

EKG: vollständiger Linksschenkelblock. (Dem einen Hemiblock kann der andere auch erst später hinzutreten.)

Linksanteriorer Hemiblock und Rechtsschenkelblock (Abb. 14, S. 17)

EKG: überdrehter Linkstyp und vollständiger Rechtsschenkelblock.

Linksposteriorer Hemiblock und Rechtsschenkelblock (Abb. 14, S. 17)

Selten (linksposteriorer Hemiblock selten, anatomisch weit entfernt): in 70% Hinweis auf großen Infarkt. Prognose schlecht: oft AV-Block, Adams-Stokes-Anfall.

Neben dem Hauptstamm kann zusätzlich ein Faszikel peripher blockiert sein und der Teilschenkel auf einem Umweg aktiviert werden.

EKG: Rechtstyp und Rechtsschenkelblock.

Trifaszikulärer Block

EKG: totaler AV-Block, je tiefer der Sitz, desto langsamer die Eigenfrequenz des tertiären Schrittmachers und um so größer die Gefahr der Asystolie.

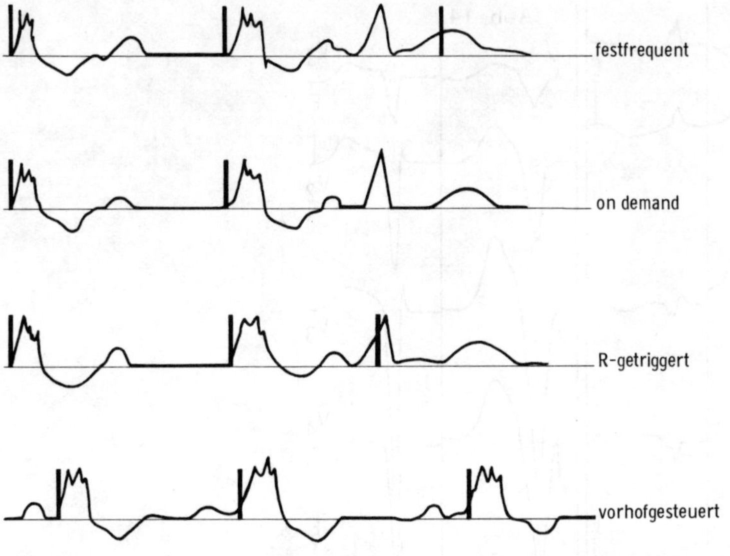

Abb. 15 *Schrittmacherausführungen.*

♦ DD.: zu zentralem AV-Block: Trifaszikuläre (periphere) Form hat • niedrige Ventrikelfrequenz (20–30/min), • Schenkelblock (breiter QRS-Komplex), • Störung der Erregungsrückbildung. Sicher bei Entstehung aus uni- oder bifaszikulärem Block. Schrittmacher-Indikation.

EKG nach Herzinfarkt

Lokalisation, Größe und Heilungsverlauf eines Infarkts sind im EKG (mit V-Ableitungen) sehr genau festzustellen (Abb. 17, S. 21). In den ersten 12–24 Stunden nach dem Infarktereignis kann das EKG aber „stumm" sein: Es zeigt den Infarkt erst mit Beginn der Myolyse an.

Frühstadium: ST-Hebung mit hohem Abgang infolge Verletzungsstrom der Randzone des Infarkts.

Vorderwand: Hebung in Ableitung I und II, V_{1-4} u. a.
Hinterwand: Hebung in Ableitung II und III, V_6 u. a.

Reaktives Folgestadium: Herabrücken der ST-Strecke mit *spitz-negativem T („koronares T")* infolge Veränderung der Erregungsrückbildung. ST wird isoelektrisch, weil Verletzungsströme von der Infarktnarbe nicht mehr ausgehen (etwa nach 6 Wochen).

Dauerstadium: oft nur noch an einem *tiefen* Q_{III} zu erkennen. Gelegentlich bleibt aber das reaktive Folgestadium über Jahre bestehen.

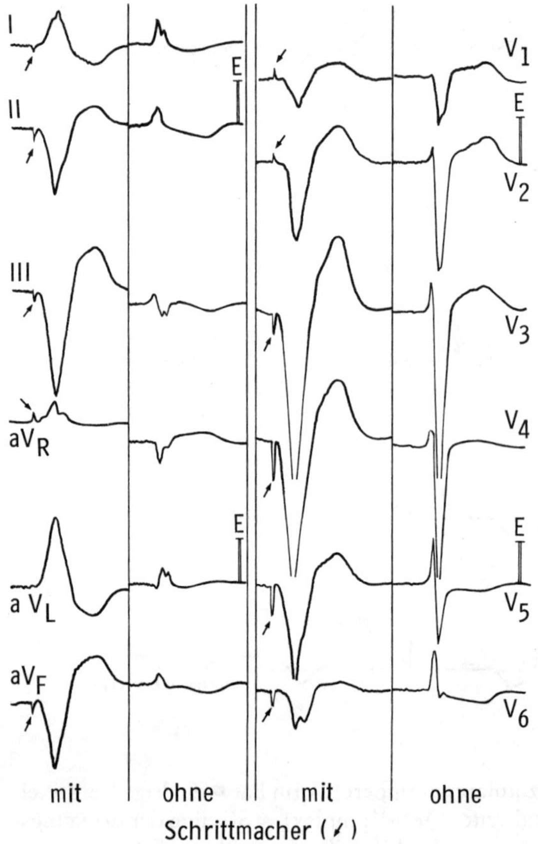

Abb. 16 *EKG mit und ohne Schrittmacher vom gleichen Patienten* ↑ Spike = elektrisches Potential des Schrittmachers, dem die künstlich induzierte Erregungsausbreitung folgt: (nach Lage der Reizelektrode linksventrikulärer Reizung = *rechtsschenkelblockähnliches Bild,* bei rechtsventrikulärer Reizung *(hier)* = *linksschenkelblockähnliches Bild.*

Verhalten von T (QT) bei Ca^{2+}- bzw. K^+-Ionenverschiebung

Die QT-Dauer ist frequenzabhängig. Deutliche Abweichungen findet man (Abb. 6, S. 11) bei

Hypokalzämie (Tetanie, Sprue): QT-Verlängerung auf Grund von ST-Verlängerung,

Hyperkalzämie (Parathyreoideaadenom: Osteodystrophia fibrosa cystica von Recklinghausen, Knochenmetastasen): QT-Verkürzung (♦ DD. ebenso bei Digitalisüberdosierung),

Hypokaliämie (Conn-Syndrom, Coma diabeticum aut hepaticum, Erbrechen, Durchfälle, renales K^+-Verlustsyndrom, iatrogen: nach Diuretika): QT verlängert, ST bzw. T deformiert, eventuell U mit T verschmolzen,

Hyperkaliämie (Urämie): hohes, zeltförmiges T.

Störungen im Ablauf der Erregungsrückbildung

Außer den bereits beim Infarkt-EKG beschriebenen Veränderungen sind wichtig

Senkung der ST-Strecke (evtl. mit negativem T): bei Hypoxämie (Angina pectoris), Infekten und Myokarditis, im Belastungs-EKG = Ischämiereaktion,

ST-Senkung und QT-Verkürzung (ohne T-Negativität): bei Digitalisüberdosierung.

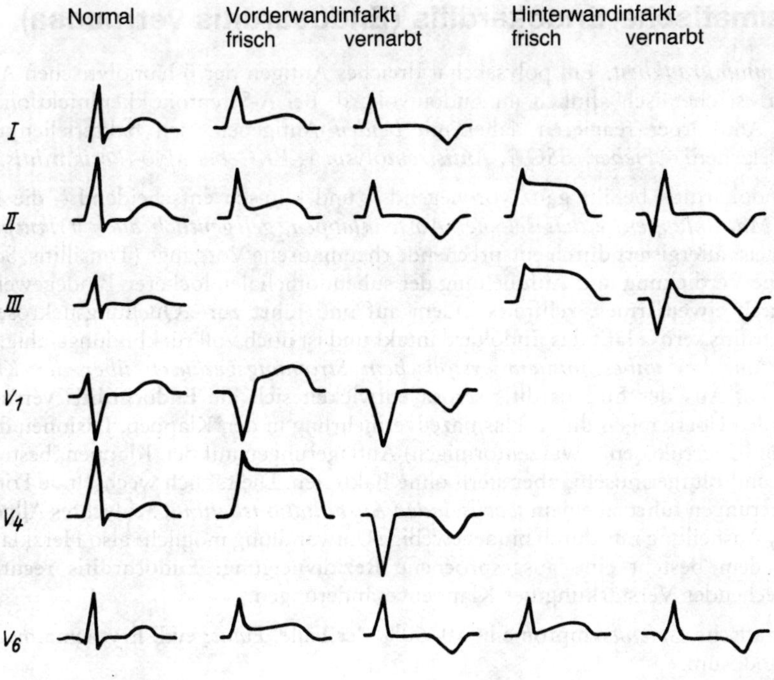

Abb. 17 *Herzinfarkt:* Verlauf.

Entzündliche Herzerkrankungen

Wichtigste Ursache ist eine *rheumatische, hyperergische Entzündung, ausgelöst durch einen Streptokokkenherd* (Tonsillitis, Zahnwurzelgranulom). Die rheumatische Karditis ist die örtliche Auswirkung einer Systemerkrankung: Andere rheumatische Krankheitszeichen, ein akuter Gelenkrheumatismus mit schmerzhafter Schwellung der großen Gelenke, gelegentlich auch eine Chorea minor (Basalganglien), können gleichzeitig auftreten. Verdeckt durch diese Erkrankungen, oder (in der Hälfte der Fälle) isoliert, verläuft die Herzentzündung bei geringen Beschwerden *oft unbemerkt* und wird erst später aus den Folgeerscheinungen bekannt. Prädilektionsalter ist das 10.–14. Lebensjahr. Wenn auch meist eine rheumatische Pankarditis vorliegt, so überwiegt doch ein Herzteil und entsprechend sind die Folgen:

Endokarditis → erworbene Herzklappenfehler;
Myokarditis → akute Herzinsuffizienz, Myokardschaden;
Perikarditis → Concretio pericardii, Panzerherz.

Die Endokarditiden im Bereich der Aortenklappe sind rheumatischer, septisch-endokarditischer, selten luischer Genese. Bei Endokarditis oder Myokarditis kann das Reizleitungssystem geschädigt werden.

Rheumatische Endokarditis (Endocarditis verrucosa)

Autoimmunkrankheit: Ein polysaccharidreiches Antigen der β-hämolytischen A-Streptokokken ist chemisch ähnlich im Endomyokard. Bei A-Streptokokkeninfektion sich bildende Antikörper reagieren daher mit *beiden* Antigenen, den bakteriellen und dem körpereigenen. – *Fieber, BSG ↑, Antistreptolysin ↑, EKG bei Myo-/Perikarditis.*

Die Endokarditis befällt ganz vorwiegend – und klinisch entscheidend – die Klappen: *Meist Mitralklappen, etwas seltener Aortenklappen, gelegentlich auch Trikuspidalklappen.* Meist allergisiert durch entsprechende rheumatische Vorgänge (Tonsillitis, Scharlach) tritt eine Verdickung und Aufquellung der subendothelialen lockeren Bindegewebsschichten durch eiweißarmes, zellfreies Ödem auf und führt zur „Quellungsnekrose". Diese **Endocarditis serosa** läßt das Endokard intakt und ist noch voll rückbildungsfähig. Klinisch ist sie nur bei *unbestimmtem systolischem Strömungsgeräusch über der Klappe* zu vermuten. Aus der Endocarditis serosa entwickelt sich die **Endocarditis verrucosa** mit fließenden Übergängen durch Plasmazellvermehrung in den Klappen, Läsionen des Endothels und „verrukösen" (warzenförmigen) Auflagerungen auf den Klappen, bestehend aus *Fibrin* und Blutgerinnseln, aber steril ohne Bakterien. Die täglich wechselnde Form dieser Auflagerungen führt zu einem *wechselnden Auskultationsbefund.* Schlechtes Allgemeinbefinden. Ausheilung nur durch bindegewebige Umwandlung möglich: also Herzklappenfehler. Zudem besteht eine ausgesprochene Rezidivneigung: **Endocarditis recurrens** mit entsprechender Verstärkung der Klappenveränderungen.

Rheumatische *Gelenk*symptome in 50–60% der Fälle. *Haut:* evtl. Erythema marginatum bzw. nodosum.

Prognose: Lebenserwartung ab Beginn des rheumatischen Fiebers 20 bis 30 Jahre, zu verlängern durch operative Klappenkorrektur.

Erste klinische Erscheinungen
- *früh* bei Mitralstenose,
- *spät* bei Aortenklappenfehlern.

Th.: Kortikoide, antibiotische Abdeckung. Im Intervall: Herdsanierung (Tonsillektomie; jeder devitale Zahn ist herdverdächtig: Röntgen!).

Bakterielle Endokarditis (Endocarditis ulcerosa acuta)

Der wesentliche Unterschied zu den vorher beschriebenen Formen ist die *schwere Klappenzerstörung durch virulente Bakterien:* Streptokokken (60%), Enterokokken (10%), Staphylokokken (10%), Pneumokokken, Gonokokken u. a., gegen die praktisch eine Anergie besteht. Betroffen werden besonders vorher rheumatisch veränderte Klappen und angeborene Herzfehler, fast immer mehrere Klappen.

Akute Verlaufsformen: Bakterien in Reinkultur auf den Klappen, geringe Thrombenbildung, mangelnde Organisationsneigung.

- Schweres Krankheitsbild im Rahmen einer Sepsis,
- *septische Temperaturen* (morgens niedrig, abends hoch),
- Auskultationsbefunde *wechselnd* (besonders Diastole):
  - *Klappenzerstörung,*
  - Myokardbeteiligung häufig (EKG, rasche Herzvergrößerung),

- *Milz: groß,* septisch-weich,
- *Bakteriämie* (Blutkulturen im Fieberanstieg arteriell und venös abnehmen!),
- *Bakterienembolien,* Fundus oculi: *direkt sichtbar!*
  Nieren: *Mikrohämaturie,* Albuminurie,
  Milz: *schmerzhaftes Reiben,* auskultierbar,
  Haut: *schmerzhafte Blutpunkte,* Nekrosen,
  Gehirn: passagere Ausfälle, *Abszesse,*
- *septische Anämie* (Spätsymptom),
- unbehandelt: *Tod in wenigen Wochen.*

Subakute Verlaufsform: isoliert, kardial bei allen Erregern möglich, besonders bei Enterokokken und Streptococcus viridans: sehr umfangreiche *polypös-globulöse Thromben auf den Klappen;* Bakterieneinlagerungen daher mit Antibiotika schwerer erreichbar. Klinisch schleppender Verlauf besonders bei *Endocarditis (Sepsis) lenta.*

Th.: Höchstdosierte Antibiotika nach Testbefund der Bakterienkultur.

Endokarditis bei Drogenabhängigen: *Primäre Staphylokokkenendokarditis der Trikuspidalis.* Leises, mittelfrequentes, holo- oder frühsystolisches Geräusch über 4./5. ICR li. parasternal, *im Inspirium verstärkt.* Infektion durch i.v.-„Fixen". Cave: Lungenembolie.

Abakterielle Sonderformen der Endokarditis

Endocarditis Libman-Sacks *bei Lupus erythematodes disseminatus acutus.*

Cassidy-Scholte-Syndrom *bei Dünndarmkarzinoid.*

Myokarditis

Viele Virusarten (Coxsackie A, B, Influenza, ECHO, Ornithose, Mumps, Mononukleose, Mycoplasma pneumoniae, Zytomegalie u. a.), Diphtherie, *Rheumatismus* und in der *„idiopathischen" Gruppe* bes. *Alkohol,* können eine Myokarditis bedingen. Die rheumatische Form zeigt im perivaskulären Bindegewebe des Herzmuskels die typischen Aschoff-Rheumaknötchen.

Klinisch wird nur die massive Myokarditis durch „myogene" Dilatation und Insuffizienz oder durch einen das Reizleitungssystem schädigenden Sitz evident *(EKG: PQ-Verlängerung, AV-Block, Schenkelblock, Erregungsrückbildungsstörung, Extrasystolen, Vorhofflimmern).* Auskultatorisch: *Protodiastolischer Galopp* (0,1–0,14" nach 2. Ton bei vermindertem diastolischen Tonus), *präsystolischer Galopp* (Vorhofton bei Kammerhypertrophie), später evtl. *relative Mitralinsuffizienz.* – Erhöhung von CK-MB; GOT, LDH vieldeutig, hilfreicher der indirekte *Immunfluoreszenztest* (Antikörper gegen Sarkolemm, Kernmaterial oder Myofibrillen).

♦ DD. **Myokardosen** sind *Stoffwechselstörungen des Herzmuskels durch Eiweiß- oder Mineralverschiebungen,* die zu verschiedenen EKG- und Echo-KG-Veränderungen und Herzinsuffizienz führen können.

- **Primäre Kardiomyopathien:**
  - **kongestive K.** verminderte systolische Pumpfunktion, Dilatation,
  - **hypertrophe K.** Ventrikelfunktion und Herzgröße normal; Septumhypertrophie, diastolische Füllungsbehinderung.
- **Sekundäre Kardiomyopathien:** bei Systemerkrankungen (Hämochromatose, Amyloid).

Perikarditis

Ätiologie: Kollagenosen; Bakterien, Viren, Pilze; Urämie, Tumormetastasen, lokal über Herzinfarkt.

Pericarditis fibrinosa: zottige Fibrinauflagerungen auf dem Perikard (Cor villosum) bedingen ohrnahes Reibegeräusch im Herzrhythmus (*„Lokomotivgeräusch"*, lauter beim Valsalva-Versuch = Pressen nach maximaler Inspiration: intrathorakale Drucksteigerung). EKG-Veränderungen durch Begleitmyokarditis: konkordante ST-Elevation bei erhaltener ST-T-Konfiguration ubiquitär oder in wechselnden Ableitungen. Der Patient hat *akut* Fieber und Schmerzen, die nachlassen bei Übergang in die

Pericarditis exsudativa: Der Erguß verhindert das Reiben, macht die „Herzfigur" („Herzbeutelfigur") *zeltförmig*, läßt die Herztöne leiser werden und bedingt *Niederspannungs-EKG*. Probepunktion.

■ Echo-KG: Erguß *früher* darstellbar als durch EKG und Rö.!

⧫ DD.: Herzinfarkt (EKG monophasisch lokal deformiert, Q-Zacken (Nekrose), CK-MB ↑, kein Fieber (oder später).

Ein großer Erguß bedingt durch *Herzbeuteltamponade:* Anschwellen der Jugularvene, Blutdruckabfall durch kleine Auswurfmenge, Tachykardie, Zyanose, Atemnot und Tod (Punktion!). In der Heilungsphase wird der Erguß resorbiert oder organisiert:

Pericarditis productiva (meist tuberkulös), führt zu Perikardschwielen und strangförmigen oder flächenhaften Verwachsungen mit dem Herzbeutel, evtl. mit Kalkspangen, **Panzerherz.** Einflußstauung, systolische Auswurfmenge verkleinert (RR niedrig).

Zeichen bei Herzbeuteladhäsion, Erguß oder Tamponade:

Echo-KG	■ *Frühester* Hinweis auf Erguß. – Bei Panzerherz: Kalk.
Rö.	o Zeltform des Herzschattens bei Erguß, o flache Kymogrammzacken, o Valsalva-Versuch negativ (Preßversuch verkleinert Herzschatten nicht), o gegebenenfalls Kalkschatten bei Panzerherz.
EKG	• Niederspannung: $QRS_{I-III} < 1/2$ mV.
Klinik	• Leistungsschwäche, Atemnot, Zyanose, • Einflußstauung der Halsvenen, • Kussmaulscher Venenpuls = Venendruck paradox (steigt inspiratorisch, sinkt exspiratorisch), • Leberstauung, chronisch: Cirrhose cardiaque, Aszites, • Nierenstauung: Proteinurie, • Hypoproteinämie infolge EW-Verlust durch Darm und Nieren → nephrotisches Syndrom, • arterieller Pulsus paradoxus (systolischer Druck sinkt inspiratorisch > 1 kPa* [Norm bis 1]), • protodiastolischer Galopp, protodiastolischer Druckabfall, • Mitbeteiligung des subepikardialen Myokards: hoher ST-Abgang (Stunden bis 2 Tage) → ST isoelektrisch, T negativ → T spitz-negativ (kann bleiben oder normal werden),

* 8 mmHg

♦ DD. *Fehldiagnose „Herzinfarkt" bei Coxsackie-B-Perikarditis (meist junge Leute! Komplementbindung, Antikörpertiter),*

- bei Adhäsion: systolische Einziehung interkostal über Herzspitze.

Th.: Gemäß Ursache. Erguß: Punktion; Panzerherz: Dekortikation.

Angina pectoris und Herzinfarkt

Koronarinsuffizienz – bei Enge und/oder Starre der Koronarien, meist Arteriosklerose, subintimalen Blutungen oder Intimaproliferation, seltener bei Anomalien* – bedingt ein mangelhaftes Sauerstoffangebot an den Herzmuskel bis zum Schmerzanfall (Angina pectoris) oder extrem zur Nekrose (Infarkt). Die Arteriosklerose kann bei Gerinnungsbereitschaft die Thrombose fördern oder bei Belastung allein die Sauerstoffversorgung des Herzmuskels behindern. Blutdruckabfall (z. B. bei Lungenembolie), Anämie oder Herzhypertrophie (= langer Diffusionsweg) führen ebenso zu O_2-Defizit. *Grundschäden und akute Situation erklären Infarkt und Rezidivneigung.*

Arteriosklerose wird durch Fehlernährung gefördert. Bei *Fettkonsumption* < 10% des Nahrungsbrennwertes sind Herzinfarkte statistisch gesichert seltener, bei > 40% häufiger. Der Fettverbrauch in Deutschland beträgt 40% der Jouleaufnahme; gesundheitlich richtiger wären 20–25%. Das Infarktrisiko ist bei Bluthochdruck um 50%, bei Diabetes um 75% erhöht. Beide fördern auch die Arteriosklerose. Bei 50–70% der Patienten mit koronaren Herzerkrankungen ist die Triglyzerid- und Cholesterin-Konzentration im Blut erhöht. Klinisch-therapeutisch wichtig ist die (autosomal-dominante) Hypercholesterinämie II: Typ IIa (Triglyzeride normal, Cholesterin über 6 mmol/l). ♦ DD. sek. Form: Hypothyreose, Cholostase. – Typ IIb (häufiger) mit Glukose-Toleranzstörung, Hyperurikämie, Adipositas (s. S. 247).

Zigarettenverbrauch von 20 und mehr Stück täglich erhöht die Infarktanfälligkeit dreifach. Unter Herzinfarktkranken sind *siebenmal mehr Raucher* als Nichtraucher.

70% der Patienten überstehen den ersten Herzinfarkt. Die Infarktnarbe ist nicht durchblutet und funktionell nicht aktiv. Sie stört aber relativ wenig, wenn sie nicht besonders ausgedehnt ist, wichtige Teile des Erregungssystems unterbricht oder sich aneurysmatisch erweitert. Ziel der Behandlung ist, die Umgebung des Infarkts durch *Erweiterung vorhandener und Ausbildung neuer Anastomosen bestmöglich zu durchbluten, ein Fortschreiten der Koronarsklerose zu verhindern und akute äußere Infarktsituationen zu vermeiden.*

Prognose: besonders ungünstig sind die **Angina decubitus** (Anfall auch bei Ruhe) und die **Crescendoangina** (Anfälle in verkürzten Abständen). – 65 000 Infarkttote/Jahr, vorwiegend Männer, in Westdeutschland.

Angina-pectoris-Anfall:

- Heftigste Schmerzen hinter dem Sternum;
- Gefühle des Eingepreßtseins (Angina = Enge);
- Ausstrahlung der Schmerzen in den linken Arm (Ulnarseite: zu den kleinen Fingern), bei Hinterwandinfarkt auch rechten Arm; evtl. zum Hals, den Zähnen oder Oberbauch;
- Vernichtungsgefühl: „Es geht zu Ende".

---

* o Rö.: *Koronarographie* bei jüngeren Patienten! Evtl. hierbei auch *Herzmuskelszintigraphie zur Erfassung stummer* (Narben-)Zonen.

- Akuter Sympathikotonus: Schweißausbruch, blasse Haut, Tachykardie, Blutdruckanstieg – Harndrang: Urina spastica.

Kann in leichter und kurzer Form ohne Schädigung des Myokards verlaufen (Angina pectoris), bedingt aber bei schwerem und langdauerndem Auftreten eine Nekrose (Herzinfarkt). Andererseits entsteht ein Infarkt in 20% stumm, vorwiegend bei Diabetikern (Gefäßschaden!).

Infarktzeichen

- EKG-Veränderungen (S. 19, 21), evtl. erst nach 24 Stunden;
- Hypotonie (abhängig von Ausdehnung und oft fehlend),
- Transaminasenaktivität (Abb. 18 und Text S.169),
- Retention harnpflichtiger Substanzen;
- Hyperglykämie und Glukosurie, kurzfristig;
- Leukozytose, nach 1–2 Tagen abklingend;

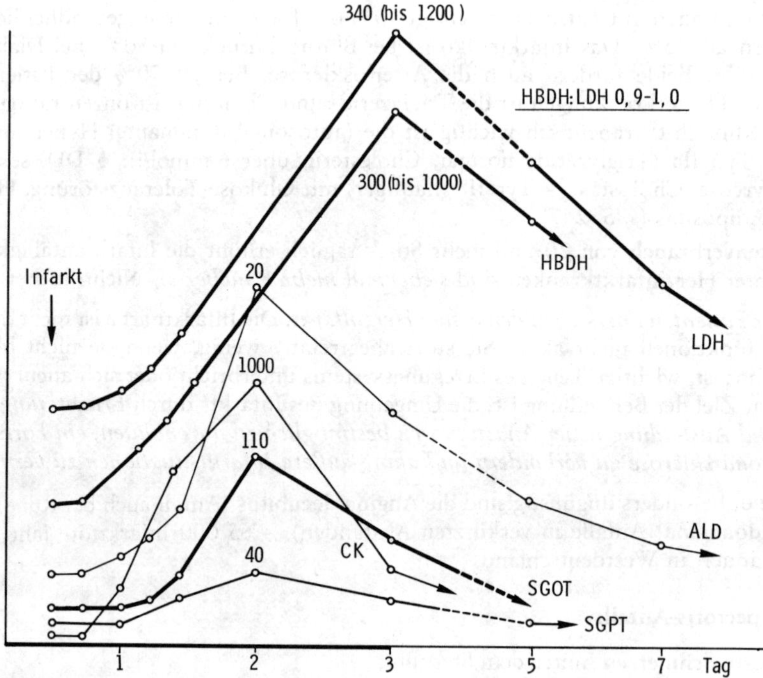

Abb. 18 *Herzinfarkt. Enzymaktivität in U/ml.* Die Aktivität gibt einen Hinweis auf die Größe des Infarkts.

♦ DD.: CK-MB herzmuskeltypisch (> 6% der Muskel-CK).
CK-MB ↑ bis ~ 3 Tage nach Herzinfarkt (länger: Rezidiv, Ausbreitung).
CK-MB ↑, CK ↑ nach Reanimation; CK ↑ nach i. m. Injektion.
CK-MB normal, EKG kurze „Infarkt“-Bewegung: Lungenembolie.
GOT, GPT, AP ↑: Leber; Fibrinolysebehandlung.
(γ-GT von Herzinfarkt unbeeinflußt!)
LDH > 1200, CK ↑: Schlafmittelvergiftung.

Andrea Platz

- Senkungserhöhung, nach 1–2 Tagen einsetzend;
- Pulsus alternans: Kontraktionsstörung der linken Kammer,
- „funktionelles Aneurysma“: abnorme Herzkontraktion tastbar,
- Spaltung des 2. Tones,
- Papillenmuskeldysfunktion (Nekrose): Mitralgeräusch kurzfristig;
- latente → eventuell manifeste Herzinsuffizienz;

o Rö. (Bettaufnahme): Linksinsuffizienz? Frisch: Ausfall im Myokardszintigramm.

- Perikarditisches Reiben, nur bei Vorderwandinfarkt, etwa ab 2. Tag.

⧫ DD.:
- Perikarditis (Coxsackie), • Lungenembolie;
- Reiben bei Hämoperikard unter Antikoagulantien!
- Aneurysma dissecans aortae (Schmerz steigt herab).

Akuter Myokardinfarkt		mit kardiogenem Schock
• Blutdruck	=	↓
• Herzfrequenz	(↑)	↑
• Schlagvolumen	(↓)	↓
• Herzzeitvolumen	↓	↓↓↓
• Schlagarbeitsindex	↓	↓↓
• *peripherer Widerstand*	↑↑	↑↑↑
• *Füllungsdruck*	↑ 2,2 kPa (16 mmHg)	↑↑ 3,2 kPa (24 mmHg)
• Pulmonalarteriendruck	↑	↑↑
• Lungengefäßwiderstand	↑	(↑)

Kardiogener Schock:

- Arteriovenöse O_2-Differenz 30% niedriger als bei Infarkt ohne Schock (Herzzeitvolumen ↓↓↓!),
- Hyperlaktämie (wenn beeinflußbar: Prognose besser).

Hohe Letalität:

- Herzzeitvolumenindex $< 1{,}75$ l/min m^2,
- linksventrikulärer enddiastolischer Druck $> 2{,}25$ kPa*.

Deshalb: *Kontinuierliche Messung des Pulmonalarteriendrucks* (korreliert mit enddiastolischem Druck im li. Ventrikel, sofern Widerstand im Pulmonalkreislauf [Mitralstenose, Lungengefäßerkrankung] nicht erhöht).

Lokalisation des Herzinfarkts:

EKG (Abb. 17, S. 21); Narbenphase: o Myokardszintigraphie, EKG-getriggerte Herzinnenraum-Szintigraphie.

* ≈ 17 mmHg

Vorderwandinfarkt durch Verschluß des R. interventricularis anterior der linken Kranzarterie, bevorzugt Spitze der linken Kammer und vorderen unteren Teil des Septum interventriculare.

Seitenwand: Linker R. circumflexus.

Hinterwandinfarkt durch Verschluß der rechten Kranzarterie, bevorzugt Basis der linken Kammer, mittleren Teil des Septum interventriculare und (selten) der rechten Kammer.

Folgen des Herzinfarkts:

30% sterben im akuten Anfall bzw. anschließend,
6–10% beträgt die jährliche Sterberate der Überlebenden.

Prognose: Vorderwand- schlechter als Hinterwandinfarkt.

Todesursachen:
- Kammerflimmern (Sekundenherztod),
- Adams-Stokes-Anfall,
- Herzwandruptur (Herzbeuteltamponade),
- Septumruptur (akuter li.-re. Shunt),
- Papillarmuskelabriß (akute Mitralinsuffizienz),
- Lungenödem (plötzliches Linksversagen),
- allgemeine Herzinsuffizienz,
- kardiogener Schock (ohne Herzinsuffizienz).

Ausheilung (Nekrose, leukozytärer Randwall, fibrinöse Umwandlung → Narbe, Ausbildung von Kollateralen), klinisch etwa 6–10 Wochen:
- Neigung zu Reinfarkt,
- Funktionsausfall der Muskulatur, (Aneurysma),
- eventuell der Reizleitung (EKG).

o Rö.: Kymo (Aneurysma?), Kino-Angio-Kardiographie mit Ventrikulographie, Myokard-Perfusionsszintigraphie.

- EKG bei Aneurysma: Persistierende ST-Hebung in V_{1-3} ≈ Vorderwand; V_{3-6} ≈ anterolateral; II, III, aVF präkordial.
- Herzspitzenstoßkurve.

Th.: *A.P.-Prophylaxe:* β-Sympatolytica, Nitro-retard. *A.P.-Anfall:* Nitroglyzerin. ***Infarkt:*** Schmerzmittel, Luminal, Sauerstoff; bei Kammerextrasystolen Xylokain und Frequenzbeschleunigung mit Atropin (½–2 mg i.v.) bzw. Alupent, wenn zu Beginn bradykard; bei AV-Block II. Grades früh Schrittmacher; bei Vorhofflattern Kardioversion; Digitalis; evtl. Aderlaß; Heparin → Marcumar.

Operativ: koronarer By-Paß; Aneurysmektomie.

Postmyokardinfarkt- und Postkardiotomie-Syndrom

Fieber, Retrosternalschmerz, Perikarditis, Pleuritis, Arthralgie, Leukozytose, BSG-Erhöhung, Herzverbreiterung *nach beschwerdefreiem Intervall* von 3 Wochen bis Monaten, *sofort auf Kortikosteroide ansprechend.* (In 4% nach Infarkt bzw. 10–40% nach Operation.)

♦ DD.: Reinfarkt, Lungeninfarkt, rheumatische Reaktivierung.

Prinzmetall-Angina

- *Belastungsunabhängige* Herzschmerzen,
  - zur gleichen Tageszeit *(meist morgens),*
  - *stärker und länger* als klassische Angina,
  - *Arrhythmien* (in 50%);
- ST-Strecke *nur im Anfall* monophasisch angehoben;
- *kein Enzymanstieg.*

o *Koronarographie* mit Provokation: *Spasmus.*

- Prognose: *sehr ernst (Infarkt).*

♦ DD.: **Klassische Angina:** belastungsabhängige Schmerzen, ST-Senkung, meist ohne Arrhythmien,

Myokardinfarkt: Schmerzen und ST-Hebung dauernd, evtl. zunehmend; Enzymanstieg, Arrhythmien.

Th.: Nitroglyzerin dauernd und akut. Operativ: aortokoronarer Bypass.

Hyperkinetisches Herzsyndrom

Junge Patienten, „leistungsgemindert", herzbezogene Beschwerden.

Erhöht: • Pulsfrequenz (Ruhe und Belastung), • Herzminutenvolumen, • Herzmuskeldurchblutung und • -kontraktilität.

Herabgesetzt: peripherer Strömungswiderstand. – Ursache: Beta-Rezeptorenstimulation?

♦ DD.: Hyperthyreose, Anämie, Myokarditis, Dumping-Syndrom.

Th.: Beta-Rezeptorenblocker.

Roemheldscher Symptomenkomplex

Bei vorgeschädigtem Herz: Beklemmung bis Angina pectoris, paroxysmale Dyspnoe und Tachykardie, Extrasystolen, Blutdruckabfall, Absinken des Schlag- und Minutenvolumens. Infolge reflektorischer Mangeldurchblutung des Herzens, ausgelöst durch große Magenblase (Aerophagie) oder überfüllten Magen. EKG o. B.

Herzfehler

Erworbene Herzklappendefekte, im weiteren Sinne auch *angeborene* Defekte der Klappen, der Trennwände und großen Gefäße, werden als Herzfehler bezeichnet, nicht aber Schädigungen des Myokards oder z. B. Infarktnarben. Herzfehler bedingen hämodynamische Störungen, die durch *typische Geräuschphänomene* auskultatorisch die Diagnose ermöglichen. Bei entsprechender hämodynamischer Wirksamkeit und längerem Bestehen des Fehlers treten am Herzen bestimmte *Umbauvorgänge* ein: Überlastete Herzanteile werden erweitert und ihre Muskulatur hypertrophiert. Hierdurch verändert sich die Herzsilhouette perkutorisch und röntgenologisch faßbar. *Blutdruck und Pulsablauf* geben weitere Hinweise. Der Klinik stehen darüber hinaus zahlreiche technische Möglichkeiten zur Verfügung: *Phonokardiographie, Echokardiographie; Herzkatheterismus* zur Bestimmung der *Sauerstoffpartialdrucke* und der *Blutdruckkurven* in den einzelnen Herzabschnitten, zur *Röntgenkontrastdarstellung und zur Ballonsondierung (Größenmessung) von Öffnungen; Farbverdünnungskurven; Venen- und Arteriendruckschreibungen; szintigraphische Darstellung des Herzinnenraumes* usw. – Hierdurch ist eine genaue Diagnostik möglich geworden und auch notwendig, um alle internistischen und chirurgischen Behandlungsmöglichkeiten rechtzeitig einsetzen zu können.

Erworbene Herzklappenfehler haben ganz überwiegend eine rheumatische, seltener eine septische Genese; für die Aortenklappe folgt dann als zweithäufigste Ursache die heute seltene luische Genese. – Die rheumatische Genese ist bei etwa 40% der Patienten durch anamnestische Angaben einer akuten Polyarthritis gesichert (meist im 10.–14. Lebensjahr), oft findet man aber nur „häufige Anginen“ in der Vorgeschichte oder nur serologisch positive Rheumafaktoren. Ferner kann jede Form der Endokarditis und Endokardfibrose, auch ein traumatischer Klappenriß, zu einem Herzfehler führen.

Stenose = Verengung der Klappe, bei Öffnung kann nicht genügend Blut hindurchströmen;

Insuffizienz = Schlußunfähigkeit der Klappe, hierdurch Blutrückstrom auch in der Schließphase der Klappe. (Diese *Klappen*insuffizienz nicht verwechseln mit der *Herz*insuffizienz, der Herzmuskelschwäche!)

Kombinierte Klappenfehler weisen Stenose *und* Insuffizienz auf. Dies ist tatsächlich meist der Fall und leicht verständlich, weil bindegewebig vernarbte Klappen sowohl geschrumpft (insuffizient) als auch starr und verwachsen (stenotisch) sind: Ausdrucksweise z. B. „kombiniertes rheumatisches Mitralvitium“. – Man spricht aber auch von kombinierten Klappenfehlern, wenn zwei oder mehrere Klappen betroffen sind: z. B. „kombiniertes rheumatisches Aorten- und Mitralvitium“.

Kompensierte Klappenfehler beeinträchtigen die Gesamtleistung des Herzens nicht: Durch Hypertrophie gleichen sich die überlasteten Herzabschnitte der Mehrbelastung an.

Dekompensierte Klappenfehler haben die Anpassungsfähigkeit verloren, das Herz bzw. der überlastete Herzabschnitt ist insuffizient geworden.

„Relativ“ sind Fehler ohne organische Klappenveränderung.

Relative Insuffizienz: Klappenring durch muskuläre Insuffizienz zu weit, daher normale Klappe für den Klappenschluß zu kurz.

Relative Stenose: Klappenöffnung zu eng *für überhöhtes Blutangebot* (infolge falscher Hämodynamik an anderer Stelle oder ausgeprägter Insuffizienz derselben Klappe).

- **Austreibungsgeräusch:** abhängig von Füllung, fehlt bei Extrasystolen,
- **Refluxgeräusch:** konstant.

Geräuschphänomene erworbener Herzfehler (Abb. 19):

Mitralinsuffizienz (Abb. 20): *Systolisches Sofortgeräusch im ersten Drittel (oder in den beiden ersten Dritteln) der Systole, bei schwerer Insuffizienz die ganze Systole ausfüllend; Punctum maximum: Herzspitze,* in die Axilla fortgeleitet.

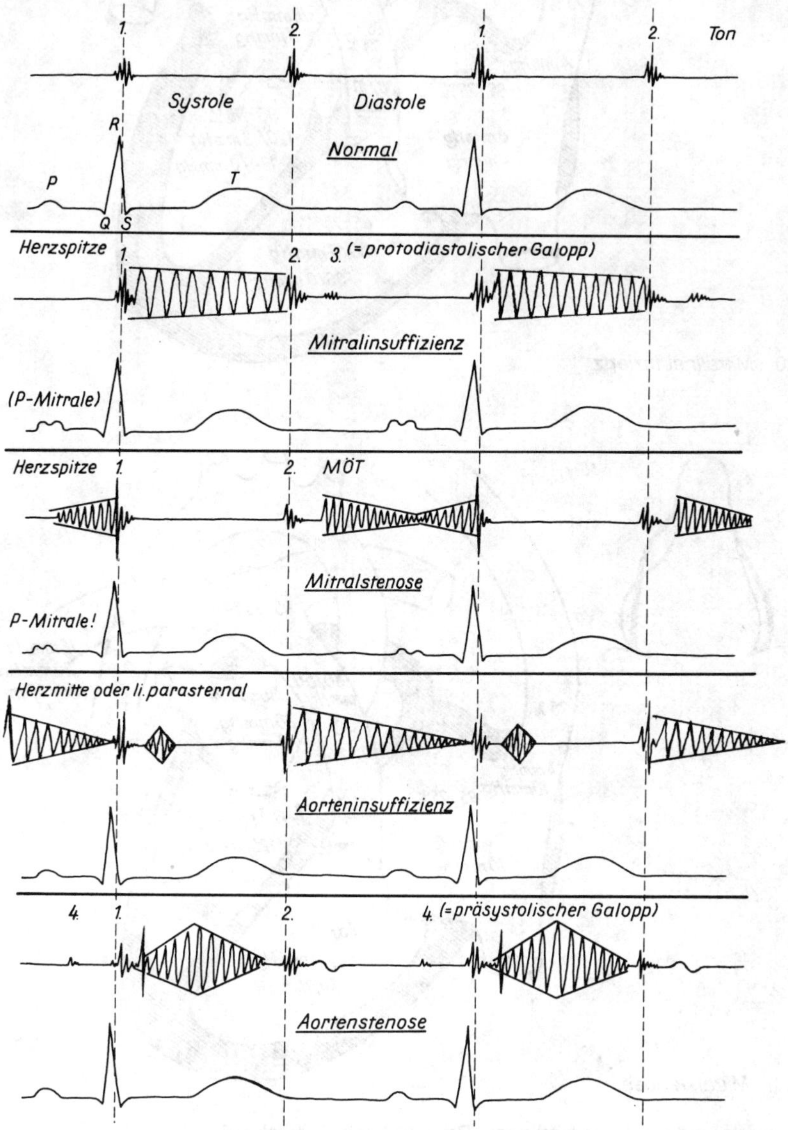

Abb. 19 *Geräuschphänomene erworbener Herzfehler.*

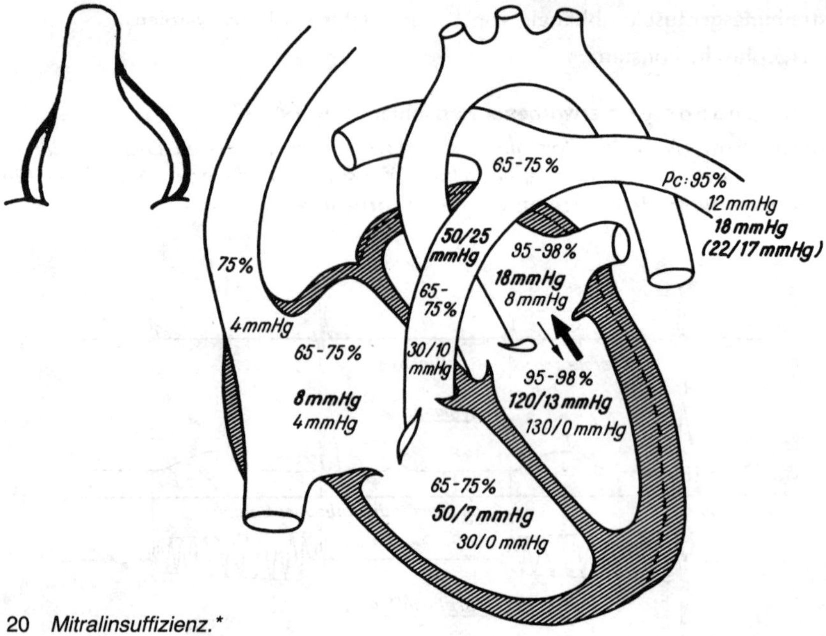

Abb. 20 *Mitralinsuffizienz.**

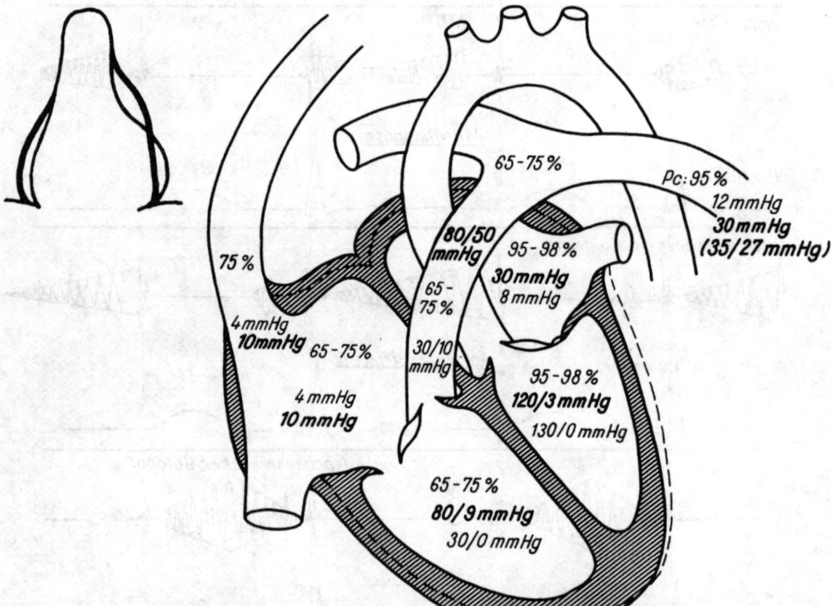

Abb. 21 *Mitralstenose.*

* *Druckwerte und Sauerstoffsättigung.* Pc = Pulmonalisdruck.
Vergleichstabelle mm Hg = kPa S. 370.

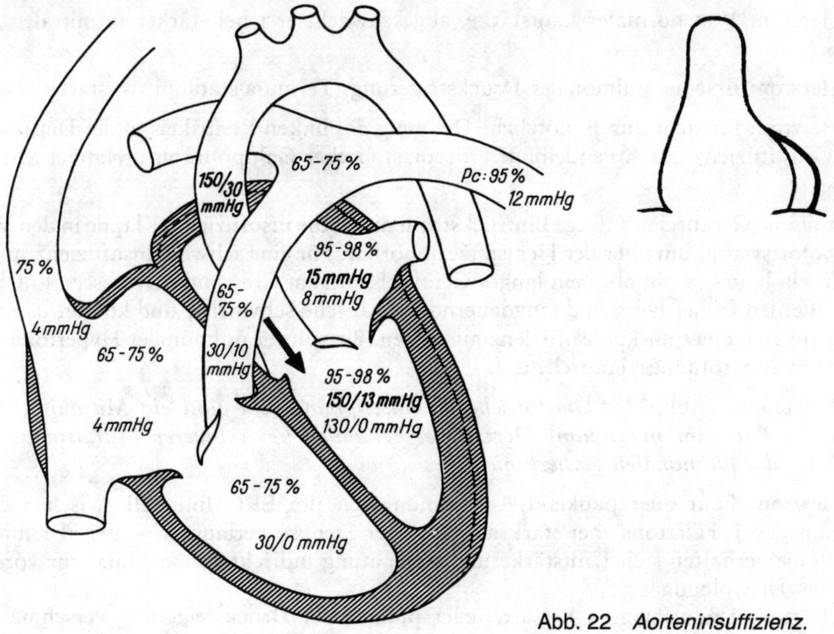

Abb. 22 *Aorteninsuffizienz.*

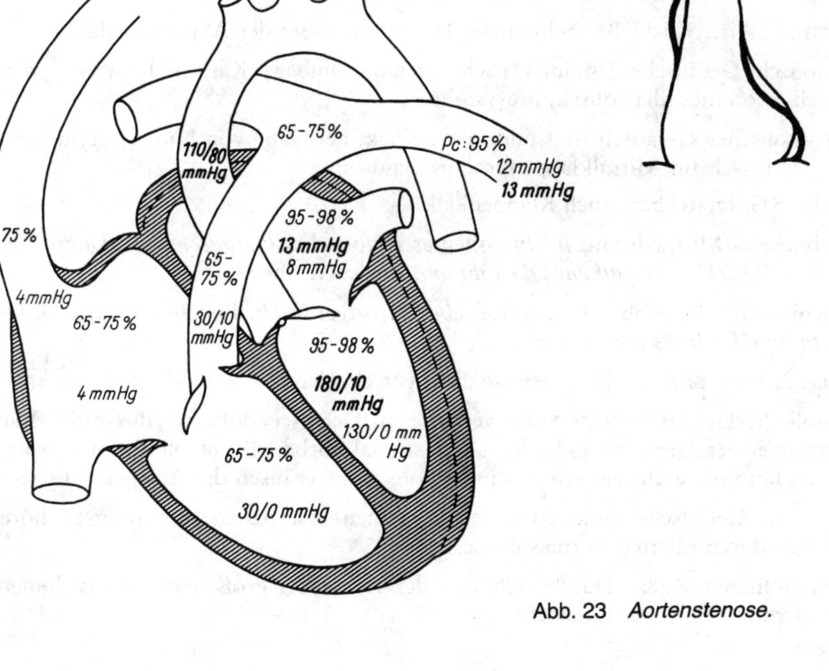

Abb. 23 *Aortenstenose.*

1. Herzton: Von normaler Lautstärke, abgeschwächt erst bei stärkerem mitralen Rückfluß.

2. Herzton: Erst bei pulmonaler Drucksteigerung (Terminalstadium) verstärkt.

3. Herzton: Entsteht durch plötzliche Dehnung des linken Ventrikels in der Diastole oder Linksinsuffizienz durch Pendelblut: Protodiastolischer Galopp infolge relativer Mitralstenose.

Systolische Geräusche: Infolge Blutrückstrom durch die insuffiziente Klappe in den Vorhof als Sofortsystolikum über der Herzspitze abhörbar. Für eine schwere Insuffizienz sprechen nicht ein lautes, wohl aber ein langes Geräusch und ein Crescendo-Decrescendo-Charakter. Werden früher laute und langdauernde Geräusche schwächer und kürzer, dann kann dies auf eine Herzmuskelinsuffizienz hinweisen. Bei starker pulmonaler Hypertonie treten pulmonale Strömungsgeräusche auf.

Mitralstenose (Abb. 21): *Diastolische Geräuschphänomene und ein Mitralöffnungston (MÖT); Punctum maximum: Herzspitze. Sekundär bei schwerer Mitralstenose auch Zeichen der pulmonalen Hypertonie.*

1. Herzton: Laut oder paukend; Umformungszeit (im EKG Intervall zwischen Q und Beginn des 1. Herztons) bei stark ausgeprägter Stenose verlängert. – Bei absoluter Arrhythmie verhalten sich Lautstärke und Verspätung indirekt proportional zur vorausgehenden Diastolendauer.
2. Herzton: Unauffällig. – Bei arterieller pulmonaler Drucksteigerung verschmelzen 1. Anteil (Aortenklappenschluß) und 2. Anteil (Pulmonalklappenschluß).

Mitralöffnungston (MÖT): Entsteht durch die plötzliche Bremsung der ventrikelwärts gerichteten Bewegung des Mitralklappensegels in der Protodiastole, also zum Zeitpunkt der Überschneidung von Ventrikel- und Vorhofdruck. Der MÖT ist am deutlichsten in der Spitzenregion zu hören und bedingt zusammen mit dem 1. und 2. Herzton den „Wachtelschlag".

Frühsystolischer Klick: Bei pulmonaler Hypertonie über der A. pulmonalis.

Diastolische Geräusche: Dumpf, als Schwirren oft fühlbar („Katzenschnurren"); protodiastolisch, protomesodiastolisch, präsystolisch.

Spätsystolisches Geräusch (mit oder ohne Klick, bei Gabe von Nitroglyzerin verstärkt): charakteristisch für Mitralklappenprolaps-Syndrom.

■ Echo-KG darstellbar, auch Klappenkalk.

Kombiniertes Mitralvitium: *hochfrequentes systolisches Geräusch mit „Doppelung" des 2. Tones (MÖT) und rauhem Diastolikum,* sonst wie oben.

Aorteninsuffizienz (Abb. 22): *Diastolisches Sofortgeräusch; Punctum maximum über der Herzmitte oder links parasternal.*

1. und 2. Herzton: Für die Diagnose nicht entscheidend.

Diastolische Geräusche: Als Sofortgeräusch in Decrescendoform „fließend" (Blutrückstrom) über der Herzmitte oder links parasternal hörbar. Eventuell über Herzspitze sog. Austin-Flint-Geräusch (ein seltenes präsystolisches Geräusch der Aorteninsuffizienz).

Systolische Geräusche: Sind auch bei der reinen Insuffizienz durchweg zu hören; sie entstehen durch relative Aortenstenose.

Frühsystolischer Klick: Durch Dehnung der Aorta bei größerem Pendelvolumen oder Veränderung der Aorta ascendens.

Aortenstenose (Abb. 23): *Lautes systolisches Strömungsgeräusch: Punctum maximum über der Aorta mit Ausstrahlung in die Karotiden und zur Herzspitze, oft als Schwirren fühlbar.*

1. Herzton: Meist abgeschwächt.

2. Herzton: Bei mittelgradiger Stenose durch erhöhte Schwingung der Klappe verstärkt, bei schwerer Stenose (und Klappenverkalkung) abgeschwächt. – (Bei schwerer Stenose wird durch enddiastolische Drucksteigerung im linken Ventrikel oft ein linksseitiger aurikulärer Galopp hörbar: 4. Herzton.)

Frühdiastolischer Klick, sofern Klappen schwingungsfähig sind (bei leichten und mittelschweren Stenosen).

Systolisches Geräusch: Laut, scharf oder schabend; Punctum maximum im 2. ICR rechts parasternal mit Ausstrahlung in die Karotiden und zur Herzspitze. Bei schwerer Stenose überwiegt der Crescendoanteil mit Höhepunkt in der Mitte oder der zweiten Hälfte der Systole. Die Lautstärke gibt keinen Hinweis auf die Schwere der Stenose. Ein vorher lautes Geräusch wird bei Myokardinsuffizienz leiser.
Karotispulskurve: verzögerter systolischer Anstieg, *Hahnenkammfigur*.

■ Echo-KG: systolische Klappenöffnung vermindert; Kalk in der Diastole als klappenparallele Echos; Aortendurchmesser erweitert; Hypertrophie des linken Ventrikels.

Trikuspidalinsuffizienz: Akustisch wie Mitralinsuffizienz. (Klinisch: Systolischer Halsvenen- und Leberpuls, **o** Rö.: Starke Verbreiterung des Herzens nach rechts!).

Trikuspidalstenose: Geräusch vom 2. Herzton abgesetzt; wird mit Einatmung lauter, wobei Herzfrequenz sinkt.

Pulmonalinsuffizienz: Geräusch vom 2. Herzton abgesetzt; wird mit Einatmung lauter, wobei Herzfrequenz sinkt. *Relative* Insuffizienz bei hohem Pulmonalarteriendruck (z. B. bei schwerer Mitralstenose).

Pulmonalstenose: Systolisches Austreibungsgeräusch des rechten Ventrikels über der Pulmonalklappe.

Klinische Symptomatik erworbener Herzklappenfehler (außer Geräuschphänomenen)

Mitralinsuffizienz (Abb. 20): Häufig, meist mit Stenose kombiniert, dann absolut häufigster Klappenfehler (♀ > ♂). Nach rheumatischer Erkrankung oft beschwerdefreies Intervall von 2–3 Jahrzehnten. Erste Beschwerden sind oft bereits erste Zeichen der Dekompensation: Atemnot (Dyspnoe), Herzstolpern (Extrasystolie), absolute Arrhythmie *(Vorhofflimmern)*, Husten (Stauungsbronchitis), Zyanose, Nykturie, Ödeme, Stauungsleber. In der Systole fließt Blut durch die schlußunfähige Klappe aus der linken Kammer in den linken Vorhof zurück („Pendelblut“), wodurch beide dilatieren und hypertrophieren:

- Nach links verlagerter, hebender Spitzenstoß,
- **o** Rö.: Links breit mit verstrichener Herztaille, dann vorspringendem Pulmonalbogen, Herzhinterraum in Vorhofhöhe eingeengt. (Verdrängung des Ösophagus, erkenntlich nach Breischluck im 1. schrägen Durchmesser).
- *EKG: P-mitrale* (Abb. 19, S. 31) oder Vorhofflimmern (Abb. 11, S. 14), besonders bei kombinierten Vitien.

Mitralstenose (Abb. 21): Häufig, besonders bei *Frauen*. Häufigster *reiner* Klappenfehler (♀ > ♂). Nicht selten ohne nachweisbare rheumatische Erkrankung. Führt frühzeitig zu

Herzklopfen, Atemnot, ebenso zur Dekompensation: Die hauptsächliche *Beanspruchung* trifft den relativ muskelschwachen linken *Vorhof,* der das Blut in der Diastole durch die stenotische Klappe pressen muß, und (rückwirkend über eine Druckerhöhung im Lungenkreislauf) die *rechte Kammer* (→ Rechtsherzhypertrophie):

- Mitralgesicht: Leichte Lippenzyanose, gerötete Wangen,
- kleiner Puls infolge mangelhafter Füllung der linken Kammer,
- epigastrische Pulsationen (infolge Rechtshypertrophie),
- Emboliegefahr,
- o Rö.: linker Vorhof vergrößert, Herztaille vorgewölbt, Pulmonalisbogen prominent, schmale Aorta, evtl. verkalkte Mitralklappen,
- EKG: P-mitrale (Abb. 19, S. 31) oder Vorhofflimmern sehr häufig.

Aortenklappeninsuffizienz (Abb. 22): Bei *Männern dreimal häufiger als bei Frauen.* Ätiologie in der Reihenfolge der Häufigkeit: Rheumatisch, bakteriell-endokarditisch, arteriosklerotisch, selten luisch. Bei der arteriosklerotischen und luischen Form bestehen entsprechende Aortengefäßveränderungen. Blut strömt in der Diastole in die linke Kammer zurück. Die linke Kammer ist muskelkräftig, kann gut hypertrophieren und die Last lange übernehmen: *Lange körperliche Leistungsfähigkeit, nach erster Dekompensation aber kurze Lebenserwartung.* Die luische Form ist wegen der Gefäßprozesse prognostisch sehr viel ungünstiger: Lues + Hypertonie erweitern die Aortenwurzel (verstärken so die Insuffizienz) und sind Ursache für Aneurysma (dissecans) aortae.

- *Große Blutdruckamplitude mit niedrigem diastolischen Wert,* z. B. bei RR 20/6,5 kPa = 13,5* (ebenso wie die folgenden Zeichen: Ausdruck des plötzlichen Druckanstiegs und -abfalls),
- *Pulsus celer et altus:* rascher Ablauf der hohen Pulswelle,
- *Kapillarpuls:* sichtbare Pulswellen unter den Nägeln,
- Fingerpuls: fühlbare Pulswellen in den Fingern,
- Hautblässe (im Gegensatz zu Mitralvitien),
- nach links verlagerter, hebender Spitzenstoß,
- o Rö.: aortenkonfiguriertes Herz, „Schuhform", linksbreit mit kräftig gerundetem linken Kammerbogen und betonter Taille.
- EKG: Linkshypertrophie, ausgeprägter Linkstyp, in I. Ableitung hohes R, evtl. mit Senkung der ST-Strecke unter Nullinie und T-Abflachung.

(⧫ DD. des *akuten* Aneurysma dissecans aortae: Herzinfarkt.)

Aortenklappenstenose (Abb. 23), sehr häufig, *bei Männern doppelt so häufig wie bei Frauen,* meist rheumatisch (dann in der Hälfte der Fälle mit Mitralvitien kombiniert), gelegentlich Folge einer Bang-Endokarditis, sklerotisch oder angeboren. Die muskelkräftige linke Kammer preßt das Blut in der Systole durch die Stenose: Nur bei sehr schwerer Stenose frühes Versagen; meist lange Beschwerdefreiheit, Erschöpfung der Reservekraft plötzlich und therapieresistent.

- *Kleine Blutdruckamplitude,* z. B. bei RR 16/13,5 kPa = 2,5**,
- *Pulsus tardus et parvus,* träger Ablauf einer kleinen Pulswelle;

---

* bei RR 150/50 mmHg = 100
** ≈ 120/100 mmHg = 20

- blasse Hautfarbe, bes. Gesichtsblässe wie Anämie,
- Angina pectoris (relatives O_2-Defizit bei Linkshypertrophie),
- synkopale Anfälle bei Belastung (zerebrale Hypoxie),
- systolisches Schwirren über Karotiden und Aorta fühlbar, allein aber nicht beweisend,
- mäßig links verlagerter, hebender Spitzenstoß,
- o Rö.: kräftig gerundete linke Kammer und betonte Taille, aber nur wenig links verbreitert (konzentrische Linkshypertrophie); poststenotische Aortenerweiterung;
- EKG: Linkshypertrophie; später Linksschenkelblock; Kammerflimmern (letal).

Idiopathische hypertrophische Subaortenstenose (IHSS): bei asymmetrischer Kammerhypertrophie; sehr stark hypertrophiertes Herz (verkleinertes Kammervolumen). Rasches, lautes systolisches Geräusch über Präkordium; Vorhofton. Doppelgipfliger Puls.

■ US. Präkordialer Schmerz (♦ DD.: Angina pectoris). – Th.: β-Blocker. *Kein Digitalis!*

■ **Trikuspidalinsuffizienz:** *meist relativ,* selten rheumatisch, dann kombiniert mit anderen Vitien. – (Isoliert bei Dünndarmkarzinoid und bei Libmann-Sacks-Endokarditis.)

- Systolisches Geräusch, mit Einatmung zunehmend;
- Einflußstauung mit positivem (systolischem) Jugularvenenpuls;
- große, systolisch pulsierende Leber;
- o Rö.: rechts ausladende Herzkontur;
- EKG: Rechtshypertrophie, evtl. P-pulmonale.

Trikuspidalstenose: rheumatisch *(nicht isoliert);* bei Fixern, von infizierten Venenkathetern oder nach fibröser Endokardose (Dünndarmkarzinoid: Hedinger-Syndrom) isoliert.

- Auskultatorisch ähnlich Mitralstenose – aber:
- Riesen-a-Welle im Venenpuls;
- o Rö.: starke Erweiterung des rechten Vorhofs ohne Lungenstauung;
- EKG: Ausgeprägtes P-pulmonale.
- *Beweis:* Druckgradient zwischen rechtem Vorhof und rechter Kammer in der Diastole.

Pulmonalinsuffizienz: *äußerst selten;* **-stenose:** *nur kongenital.*

Angeborene Herzfehler

mit Verbindung zwischen großem und kleinem Kreislauf

Fehler mit „Links-Rechts-Shunt" (arteriell → venös).

Symptome:
- *Überfüllung des Lungenkreislaufs,*
- o prominenter Pulmonalisbogen,
- o tanzende Hili,
- o überfüllte Lungenarterien.

Verlauf:
- Druckerhöhung im Lungenkreislauf,
- Druck rechte Kammer höher als linke Kammer:
- *Shunt-Umkehr (Zyanose).*

Vorhofseptumdefekt (Abb. 24, S. 38): bei Frauen häufiger als bei Männern, gehört zu den *häufigsten kongenitalen Fehlern;* isoliert, besonders aber auch kombiniert mit anderen Fehlern; meist als

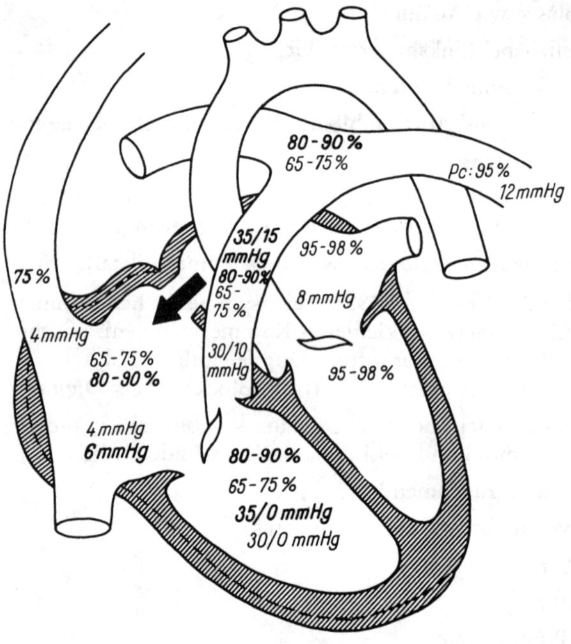

Abb. 24 *Vorhofseptumdefekt.*

Ostium-secundum-Defekt (Gegend des Foramen ovale). QRS rechtsbetont: inkompletter Rechtsschenkelblock.

Ostium-primum-Defekt im unteren Anteil des Septum (meist in die Mitralklappe hineinreichend: Mitralinsuffizienz). QRS linksbetont: überdrehter Linkstyp (bei linksanteriorem Hemiblock).

Blut strömt vom linken zum rechten Vorhof herüber: Dilatation, später Hypertrophie des rechten Vorhofs, dann auch der rechten Kammer (zur Bewältigung der Volumenarbeit): großer Pulmonalbogen. Erst in fortgeschrittenen Stadien stärkere Druckerhöhung in der Lungenstrombahn. – Systolisches Geräusch über Pulmonalarterie, weit gespaltener 2. Ton. EKG: inkompletter Rechtsschenkelblock.

Lutembacher Syndrom: Vorhofseptumdefekt mit Mitralstenose, letztere kann erworben sein. Selten. Vorwiegend bei Frauen. Die Mitralstenose fördert noch den Übertritt des Blutes vom linken in den rechten Vorhof, der erheblich erweitert wird.

Ventrikelseptumdefekt (Abb. 25): Häufige Mißbildung, nur 10% isoliert. Systolisches Geräusch. Nur bei großem Defekt Herz linksverbreitert, zentrale und periphere Lungenarterien erweitert, Zyanose. EKG: Links-Rechts-Hypertrophie.

Prognose: ohne Operation schlecht (Endokarditisgefährdung).

Eisenmenger-Syndrom: nach neuer Definition *großer Defekt mit Shuntumkehr durch Erhöhung des Gefäßwiderstandes.*

Offener Ductus Botalli (Abb. 26): Bleibt diese fetale Verbindung, die sich normalerweise in der 3. Woche nach der Geburt schließt, offen, dann fließt Blut aus der Aorta (und auf der normalen Bahn) in die Pulmonalis. Systolisch-diastolisches Geräusch mit Maximum zur Zeit des 2. Tones, große arterielle Druckamplitude. Der Pulmonalisdruck erreicht in

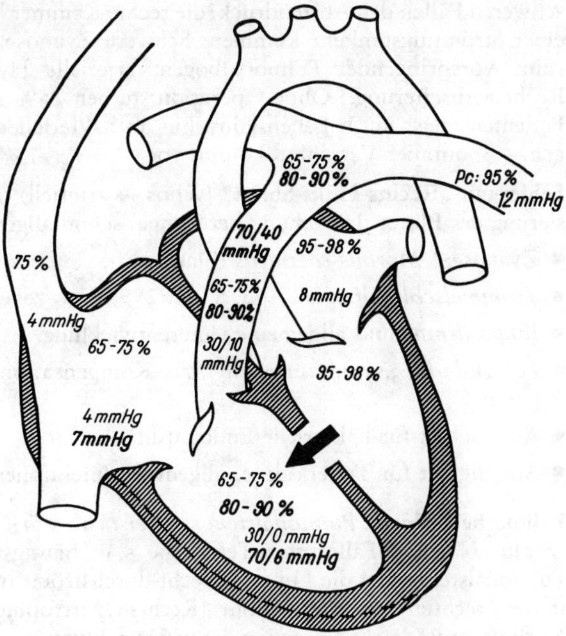

Abb. 25 *Ventrikelseptumdefekt.*

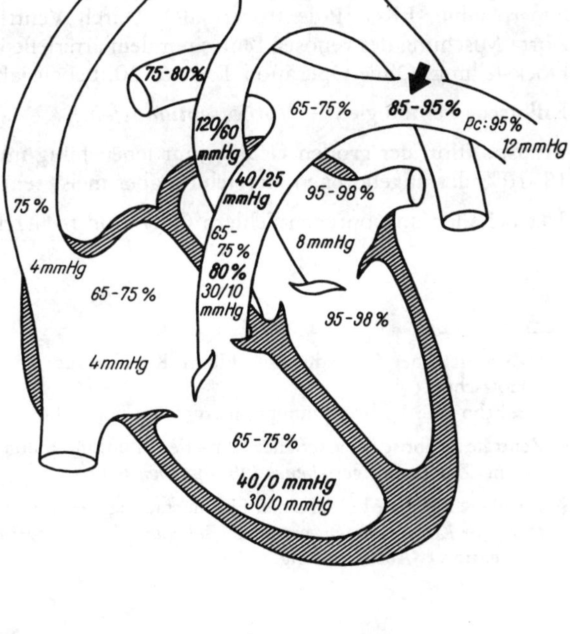

Abb. 26 *Ductus arteriosus apertus.*

schweren Fällen den Aortendruck, die rechte Kammer hypertrophiert und es kann sogar zu einer Strömungsumkehr kommen: Schwere Zyanose. (o Rö.: Zunächst Linksverbreiterung, vorspringender Pulmonalbogen, arterielle Hyperämie der Lunge; später auch Rechtsverbreiterung.) Ohne Operation sterben 25% im frühen Kindesalter, die anderen Patienten meist im 3. Lebensjahrzehnt an bakterieller Endokarditis und Linksherzversagen. – Spontaner Verschluß kommt vor.

Fehler mit „Rechts-Links-Shunt“ (venös → arteriell) sind infolge der schlechten Arterialisierung des Blutes (Umgehung der Lunge) schon allgemeinklinisch gekennzeichnet durch

- *Zyanose:** *Morbus caeruleus* (Blausucht),
- *Trommelschlegelfinger* (Abb. 87, S. 299) und -zehen, Uhrglasnägel,
- *Infantilismus* und allgemeine Unterentwicklung,
- *Polyglobulie* „symptomatisch“ (als Kompensationsversuch zur besseren O_2-Versorgung).
- Anfälligkeit für bakterielle Endokarditis,
- Anfälligkeit für Tuberkulose, allgemein: Infektionen.

Fallotsche Trilogie: *Pulmonalstenose (meist valvulär), Vorhofseptumdefekt, Rechtshypertrophie.* Nach der Fallotschen Tetralogie (s. u.) häufigster „Morbus caeruleus“. Wegen der Pulmonalstenose ist die Lunge schlecht durchströmt (o Rö.: *Helle Lungenfelder!),* Druck in der rechten Kammer erhöht (Rechtshypertrophie, EKG: P-dextrocardiale): Durch Vorhofseptumdefekt Mischung des venösen Blutes mit dem arteriellen des linken Vorhofs. Im Gegensatz zur Tetralogie *Spätzyanose* im Schulalter. Tod durch Rechtsüberlastung, seltener durch Endokarditis.

Fallotsche Tetralogie: *Ventrikelseptumdefekt, reitende Aorta, Pulmonalstenose, Rechtshypertrophie.* 15% aller angeborenen Herzfehler, 70% aller Fälle von „Morbus caeruleus“. (Die Pulmonalstenose liegt meist „infundibulär“, d. h. im Ventrikel.) Infolge der Pulmonalstenosen ist die Lunge schlecht durchströmt (o Rö.: Helle *Lungenfelder!* Cœur en sabot**: gehobene, abgerundete Herzspitze), Druck in rechter Kammer erhöht (Rechtshypertrophie, EKG: P-dextrocardiale). Durch Ventrikelseptumdefekt*** und reitende Aorta Mischung des venösen Blutes mit dem arteriellen. *Zyanose von Geburt an;* als Kind Hockstellung. Ohne Operation Tod vor 20. Lebensjahr.

Fallotsche Pentalogie: (+ *Vorhofseptumdefekt).*

Transposition der großen Gefäße: nur lebensfähig mit Kammer-(Vorhof-)Septumdefekt. 18–20% der angeborenen Herzfehler, aber meist sehr früher Tod.

Th.: Bei allen angeborenen Fehlern Operation rechtzeitig erwägen!

---

* **Zyanose:** über 5% reduziertes Hb im Kapillarblut.
** Holzschuh.
*** ■ Echo-KG, Farbverdünnung, o Angiokardiographie.

♦ **Zentrale Zyanose** bei arterieller Hypoxie, Shuntblut, pulmonaler Gasaustauschstörung, Methämoglobin: *Zunge und geriebenes Ohrläppchen blau.*

♦ **Periphere Zyanose** bei zentraler Einflußstauung, vermindertem Herzminutenvolumen, Arteriosklerose: *nur Körperspitzen, erst nach Belastung blau* (vergrößerte arteriovenöse O_2-Differenz durch vermehrte O_2-Ausschöpfung).

Aortenisthmusstenose

Erwachsenenform: *10% aller kongenitalen Herz-Gefäß-Mißbildungen.* Viermal häufiger bei Männern als bei Frauen (bei diesen oft im XO-*Turner-Syndrom:* Minderwuchs, primäre Amenorrhö!). Verschieden starke, bis stricknadeldicke Einengung der Aorta descendens in Höhe der Lig. arteriosum Botalli oder etwas tiefer: Blutversorgung der unteren Körperpartien teilweise über Kollateralen (A. thoracica interna et lateralis – Aa. intercostales bzw. A. epigastrica inferior et superficialis).

- *Hoher Blutdruck an oberen Extremitäten, niedriger an unteren* (Differenz 7–14 kPa*!),
- warme Hände – kalte Füße,
- Femoralispulse schwach oder fehlend,
- *Interkostalarterien pulsieren* tastbar und erzeugen Rippenusuren,
- *systolisches Geräusch im Rücken links paravertebral,*
- häufig frühsystolischer Klick,
- o Rö.: Rippenusuren (s. o.), „Schuhform" des Herzens; Einengung der Aorta evtl. schon ohne Aortographie sichtbar.
- EKG: Linkshypertrophie.

Beschwerden treten meist erst ab 20. Lebensjahr auf: Leistungsschwäche, Nasenbluten, Schwindel, Claudicatio intermittens. Tod meist bis zum 40. Lebensjahr an Aortenruptur, Endokarditis, Herzinsuffizienz oder Apoplexie. – Oft Kombination mit offenem D. Botalli.

Th.: Rechtzeitige Operation (Plastik).

♦ DD.: *„Juvenile Hypertonie"* ist häufig Isthmusstenose! – *Adrenales Hypertonie-syndrom ausschließen!*

Infantile Form: Selten. Stenose oberhalb des Ductus arteriosus Botalli, fast immer mit anderen schweren Mißbildungen kombiniert. Tod im 2.–3. Lebensjahr.

Herzinsuffizienz (Kardiale Dekompensation)

Erfüllt das Herz die geforderte Leistung (Bluttransport) nicht mehr, dann ist es „insuffizient". *Herzinsuffizienz ist also die Manifestation einer kardial ausgelösten peripheren Minderdurchblutung.* Das Herz *dilatiert.* Wesentliche Ursachen: *Druck-, Volumenbelastung, Myokardschaden, Rhythmusstörungen.*

Herzmuskelinsuffizienz bedingt • intraventrikuläre *enddiastolische Druckerhöhung,* • Verlängerung der Kreislaufzeit, • Mißverhältnis zwischen aktiver Blutmenge und Herzzeitvolumen, • Muskeldilatation und • biochemische Veränderungen.

Der zuvor normale, nicht hypertrophierte Herzmuskel wird z. B. durch infektiös-toxische Einwirkungen, durch O_2-Mangel oder durch einen großen Infarkt insuffizient.

Gestaut wird das Blut immer vor dem leistungsschwach gewordenen Herzteil. Bei der voll entwickelten Herzinsuffizienz unterscheidet man zwei Grundtypen, die klinisch allerdings bei diffusen Myokardschäden gemeinsam auftreten *(„Globalinsuffizienz"):*

Linksinsuffizienz bei Linksherzversagen und guter Rechtsherzleistung (Hypertonie, Aortenklappenfehlern, Mitralfehlern, Infarkt).

---

* 50–100 mmHg.

Stauung im „kleinen" = Lungenkreislauf:

- Atemnot (mit den Steigerungsgraden: Belastungsdyspnoe → Ruhedyspnoe → Orthopnoe): vgl. S. 102;
- Husten (Stauungsbronchitis → Hämoptoe)
- 3. Herzton kommt vor (oder wird verstärkt);
- Zyanose (O_2-Austausch gestört infolge Flüssigkeitsdurchtränkung, bei längerer Dauer auch Bindegewebseinlagerung: Pneumonose);
- Pleuraerguß (rechts eher als links), Nachweis: ■ Echo-KG;
- Lungenödem (S. 121) mit schwerster Atemnot (**„Asthma cardiale"**) bei akutem Linksversagen (Infarkt);
- *Belastung des linken Vorhofs* → Vorhofflattern und -flimmern.

o Rö.: o Kerley-B-Linien (horizontale Streifen laterobasal) = *Frühzeichen* der Linksinsuffizienz. o Verbreiterung des Herzens nach links, o Verdichtung der Hili, o Umverteilung der pulmonalen Durchblutung (Abnahme unten, Zunahme oben), o Zwerchfellhochstand (Lungenvolumen reduziert, Compliance vermindert), o Erguß.

Rechtsinsuffizienz bei Rechtsherzversagen (chronischem Emphysem, Pulmonalsklerose, Lungenzirrhose und grober Verschwartung, schweren Thoraxdeformitäten, angeborenen Herzfehlern mit Links-Rechts-Shunt),

Stauung im „großen" = Körperkreislauf:

- *Nykturie* bei beginnender Insuffizienz: Der tagsüber arbeitende Patient hat abends „dicke Füße" und schwemmt nachts aus (Entlastung des Herzens durch Bettruhe);
- Belastungs- und Ruhezyanose;
- *Einflußstauung* in den Hals- und Armvenen, dort kein Abfluß bei Anheben über die Horizontale; erhöhter Venendruck (über 130 mm Wasser);
- *Leberstauung:* Spontanschmerz (Kapselstauung), Druckschmerz, Vergrößerung, Urobilinogenvermehrung im Harn, Subikterus;
- *Nierenstauung:* Stauungsproteinurie (bis ≈ 2–3 g/d), evtl. Zylinder;
- *Stauungsgastritis:* Übelkeit, Appetitlosigkeit; Enteritis: Durchfälle;
- *Anasarka, lageabhängige Ödeme:* Unterschenkel (Dellen über dem Schienbein eindrückbar) – beim liegenden Patienten: im Rücken –,
- *Pleuraergüsse,* wegen größerer Oberfläche rechts beginnend,
- *Perikarderguß* (■ Echo-KG; o Rö.: zeltförmige Herzfigur; EKG: Niederspannung),
- *Aszites* (verstrichener Nabel, überhängende Flanken, Undulation).

– *Belastung des rechten Vorhofs* → Sinustachykardie.

„Cor pulmonale", das *rechtsüberlastete Herz infolge von Widerständen im Lungenkreislauf.* Ursachen:

- Gefäßkonstriktion bei alveolärer Hypoventilation: Asthma bronchiale, Thoraxdeformität, zentrale Atemstörung, erniedrigtes $pO_{2\ Luft}$,
- ausgedehnter Parenchymverlust: chronische Bronchitis, Emphysem, diffuse interstitielle Lungenfibrose, Lungenresektion,
- multiple Gefäßobstruktionen: Lungenembolien (besonders nach Menocil), Endophlebitis obliterans, Arteriitis pulmonalis, familiäre Pulmonalsklerose.

Verlauf	*akut*	Lungenembolie,
	subakut	miliare Lungenkarzinose, Miliartuberkulose,
	chronisch	diffuser Lungenschaden (Parenchym oder Gefäße), z. B. Emphysem:

- *Vitalkapazität eingeschränkt.*
- 2. *Pulmonalton betont,* später gespalten, Diastolikum im 2. ICR links bei Pulmonalklappeninsuffizienz, evtl. Graham-Steel-Geräusch bei relativer Trikuspidalklappeninsuffizienz.
- *Epigastrische Pulsation,*
- *Sahlischer Venenkranz.*
- EKG (oft spät!): *Rechtsherzhypertrophie* bzw. -belastung mit P-pulmonale, positives R in V_1, kompletter oder inkompletter Rechtsschenkelblock. (Etwas früher: Drehung der elektrischen Längsachse zum Steil- bis Rechtstyp oder überdrehtem Rechtstyp).
- Vektor-EKG (zuverlässiger!): *Drehung des QRS-Hauptvektors* in der Horizontalebene *nach rechts* dorsal, später rechts ventral.

o Rö. Stadium I: konzentrische Hypertrophie des rechten, Inaktivitätsatrophie des linken Ventrikels *(„kleines Cor pulmonale")*.
Stadium II: Dilatation der rechtsventrikulären Ausflußbahn und Anhebung des dilatierten Conus pulmonalis *(„normal großes Cor pulmonale")*.
Stadium III: Hypertrophie des rechten Ventrikels, links randbildend.
Stadium IV: dekompensierte *myogene Dilatation des rechten Ventrikels* mit Rechts- und Linksherzverbreiterung, evtl. rechtsseitiger Pleuraerguß.

o Erweiterung des absteigenden Astes der *rechten Pulmonalarterie über 16 mm* (ohne direkte Korrelation zum Druckanstieg in Pulmonalis!),

o Kalibersprung zwischen Lappen- und Segmentarterien *(„Hilusamputation"). Helle, gefäßarme Lungenperipherie.* Dilatation und Anhebung des Conus pulmonalis. Linksherz und evtl. Rechtsherzverbreiterung.

- Rechtsherzkatheter (Druckmessung der Arteria pulmonalis):
  normal: Druck in Ruhe 3,33/1,33 kPa (Mitteldruck 2), unter Belastung bis 2,7 kPa*,
  latentes C. p.: Druck in Ruhe normal, unter Belastung erhöht,
  manifestes C. p.: Druck in Ruhe erhöht.
- Spätstadium: *Dekompensierte Rechtsherzinsuffizienz* mit Zyanose, Trommelschlegelfinger, Rechts- und Linksherzverbreiterung, Stauungsleber, evtl. Cirrhose cardiaque, Beinödeme, Pleuraerguß.

Th.: Digitalis, Diuretika, Antibiotika, Aldosteron-Antagonisten, Broncholyse, Bikarbonat bei respiratorischer Azidose, O_2, Marcumar bei Polyglobulie, kurzfristige Senkung des pulmonalarteriellen Druckes mit Isosorbitinitrat, Theophillin, Isoptin.

Pulsdefizit bei der schnellen Form der absoluten Arrhythmie (Vorhofflimmern, häufig bei Mitralfehlern): Die Kammersystolen schlagen teils leer, so daß auskultatorisch (und elektrokardiographisch) mehr Systolen registriert werden als Pulswellen in der Peripherie ankommen. Die Differenz ist das „Defizit", dessen Verkleinerung bzw. Fortfall den Therapieerfolg anzeigt.

Th.: Digitoxin hemmt AV-Überleitung, bessert Myokardkontraktion.

---

* in Ruhe 25/10 mmHg, Mitteldruck 15, unter Belastung bis 20 mmHg.

Digitalistherapie

- Herzmuskelkontraktion beschleunigt und verstärkt,
- Schlagvolumen vergrößert,
- Enddiastolischer Druck gesenkt,
- Herzfrequenz vermindert:
  - Nutzeffekt erhöht: Ausschwemmung von Ödemen.
- Erregungsausbreitung verzögert,
- Refraktärphase verkürzt

} = Extrasystolie.

- EKG: ST-Senkung, QT-Verkürzung, PQ-Verlängerung.

Tabelle 1

	Digitoxin	Digoxin	β-Acethyl-digoxin	β-Methyl-digoxin
Beispiel	Digimerck	Digacin	Novodigal	Lanitop
Bioverfügbarkeit	90%	70%	80%	80%
Halbwertzeit p. o.	164 h	32 h	37 h	50 h
i. v.	–	39 h	39 h	72 h
mittlere Erhaltungsdosis täglich	0,1 mg	0,25 mg	0,3 mg	0,2 mg
Halbwertzeit bei eingeschränkter				
Nierenfunktion	–	↑	↑	↑
Leberfunktion	–	–	–	↑

Alle Herzglykoside sind grundsätzlich in der *Wirkung gleich,* aber in der *Pharmakokinetik verschieden.* Unterschiedliche Metabolisierung in der Leber bedingt *bei Hepatitis oder Leberzirrhose signifikant höheren Glykosidspiegel.* Von Leberfunktion und Applikationsweise unabhängig sind die Halbwertzeiten von Digitoxin, Digoxin und β-Acethyldigoxin; *angepaßt werden muß β-Methyldigoxin.* Nur Digitoxin wird renal und biliär ausgeschieden; die Dosierung der anderen Glykoside muß *bei Niereninsuffizienz angeglichen* werden.

Digitoxin (Digimerck): oral individuell dosierbar, kumuliert (Vorteil: guter Spiegel, Nachteil: Überdosierung).

Digoxin (Lanicor): kürzere Wirkungsdauer (Dosierung einfacher: klingt schneller ab). Ebenso:

α-/β-**Acetyldigoxin** (Lanadigin/Novodigal): 70–80% enterale Resorption,

β-**Methyldigoxin** (Lanitop): 80–90% enterale Resorption.

Indikationen: Herzinsuffizienz-Stauung; Vorhofflimmern, -flattern; Paroxysmale Vorhof-, AV-Tachykardie. Bei Notfall: β-Methyldigoxin (Wirkungseintritt so schnell wie Strophanthin).

Die enterale Resorption ist immer vom Zustand des Pat. abhängig, z. B. bei enteraler Stauung herabgesetzt.

Vergiftungserscheinungen durch Herzglykoside. *Therapie absetzen!*

- Starke Bradykardie (unter 60/min);
- Bigeminie;
- EKG: *QT durchhängend, verkürzt; AV-Block I°;* dann: supraventrikuläre und nicht gekoppelte ventrikuläre Extrasystolen; stärker: höhergradige AV-Blockierung, Bigeminie, supraventrikuläre Tachykardie, Vorhoftachykardie mit Block.
- Digoxin-Spiegel im Serum (max. 2,5 nm/ml).
- Anorexie → Salivation → Nausea → Erbrechen;
- Farbensehen.

Th.: K^+-Substitution! Symptomatisch bei *Bradykardie:* Alupent oder Schrittmacher, bei *Bigeminus:* Phenhydan.

Vorsichtsmaßnahmen

Kontrolle des Glykosidspiegels in Zweifelsfällen.

Cave Digitoxin → Strophanthin: Digitoxin kumuliert! Zusätzliches Strophanthin mit Sofortwirkung kann Herzstillstand bedingen! Wenn Umsetzen notwendig, entsprechende Vorsichtspause einlegen.

Cave Digitalistherapie bei Kalziumgabe (und Hyperparathyreoidismus): Herzstillstand! Abstand, auch niedrige Dosis wählen!

Cave Hypokaliämie (K^+-Verlust nach Diuretika, Kortison, bei Durchfällen, schweren Leberschäden, Coma diabeticum): Erhöhte Digitalisempfindlichkeit des K^+-verarmten Herzmuskels. EKG-Befund! (S. 20 und Abb. 6, S. 11).

Cave Urämie: Neigt auf Herzglykoside zu Kammerflimmern. Kleine Dosis wählen!

Cave Altersherz: (Niereneinschränkung): niedriger dosieren.

Cave Herzblock: evtl. erst Schrittmacher.

Komplikationen nach Klappenersatz

- Bakterielle Endokarditis:
  50% Staphylokokken (aureus, epidermidis),
  Rest: Candida albicans, gramnegative Erreger (Pseudomonas, Proteus, Escherichia coli). – Mortalität 40–70%.
- Postkardiotomiesyndrom (S. 29).
- Mechanische Hämolyse:
  Schizozyten, Retikulozyten, LDH ↑, Haptoglobin ∅, Harn: Hämosiderin → Hämoglobin.
- Thromboembolie.
- Prothesendysfunktion.

Gefäße

Untersuchungsmethoden

Arterielles System

- **Hautfarbe** der Extremitäten: bei arteriellem Verschluß blaß;
- **Hauttemperatur** (ebenso): erniedrigt (Tastbefund, Hautthermometer);
- **Pulswelle:** Qualitäten des Radialispulses (S. 5 f), Nachweis des Pulses der A. dorsalis pedis, poplitea und femoralis;
- **Oszillographie:** Registrierung der über Luftmanschette übertragenen Pulswellen, in verschiedenen Höhen der Extremitäten abzuleiten, vor und nach Belastung (30mal Zehenstand): Abb. 27.

■ **Doppler-Sonographie.** Bei Reflexion von Schallwellen am strömenden Blut entsteht ein *Doppler*-Effekt: Änderung der Strömungsgeschwindigkeit (Arterienstenose, Verschluß) erkennbar, poststenotischer systolischer Druck an einzelnen Gefäßen meßbar (bes. A. tibialis posterior und A. dorsalis pedis).

- **Pulsationsabhängige Rheographie** (Leitfähigkeitsmessung).

o **Rö.: Kontrastdarstellung** durch intraarterielle Kontrastmittelgaben bei automatisierter Serienaufnahmetechnik:

- **Messung der Durchströmungsgeschwindigkeit:** durch Aufleuchten von Lippe-Hand-Fuß oder aus Bluttropfen im Wood-Licht nach Injektion von 10 ml 10%iger Na-Fluoreszinlösung;
- **^{133}Xenon-Clearance:** wissenschaftlich;
- **Augenhintergrund:** sehr wichtig bei Systemerkrankung: (S. 49).

Venöses System

- **Hautfarbe** der Extremitäten: bei venöser Thrombose livide;
- **Hauttemperatur:** bei Thrombophlebitis erhöht;
- **Extremitätenumfang** (ebenso) vergrößert;

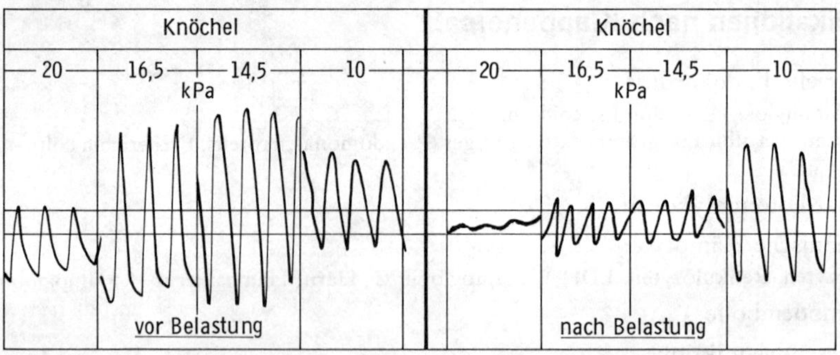

Abb. 27 *Stenose der A. femoralis (Oszillogramm):* Ruhepuls unauffällig; nach 30mal Zehenstand wesentlich kleiner (normal: größer!).

- **Tastbefund** der oberflächlichen Venen;
- **Leerlaufzeit** (normal 2–5 s), Wiederauffüllungszeit (5–10 s) und Füllrichtung; Venendruck: S. 6;
- **Venenverschlußplethysmographie;**
- ■ **Doppler-Sonographie:** Phlebothrombosen, Venenklappeninsuffizienz.
- o **Rö.: Kontrastdarstellung (Phlebographie).**

Lymphgefäßsystem

- o **Rö.: Darstellung** durch Injektion von Lipiodol ultrafluid.

Blutdrucksteigerung

Der arterielle Druck ist von verschiedenen Faktoren abhängig; ihre Veränderungen ermöglichen das

Einteilungsprinzip (pathophysiologisch):

- **Minutenvolumenhochdruck,** *Prototyp: Hyperthyreose* (hyperkinetische Form), aber auch einfach-emotionell, nach körperlicher Arbeit, bei Aorteninsuffizienz, totalem AV-Block. Hierbei: hoher Systolendruck, niedriger Diastolendruck, also große Blutdruckamplitude.
- **Elastizitätshochdruck,** *Prototyp: Arteriosklerose der großen Gefäße,* aber auch andere Elastizitätsabnahme, z. B. Mesaortitis luica. Hierbei: hoher Systolendruck, normaler Diastolendruck.
- **Widerstandshochdruck,** *Prototyp: Chronische Nephritis,* alle Formen mit Engstellung der Arteriolen. Häufigste Hochdruckform und von größter pathognomonischer Bedeutung. Hierbei: hoher Systolendruck (oft bereits vorausgehend), hoher Diastolendruck.

Einteilung der Hypertonie (klinisch): (Augenhintergrund [S. 49])

- **Stadium I:** Leichte, labile Hypertonie ohne Organbeteiligung;
in Ruhe nicht über 19/12 kPa*. *[Augenhintergrund o. B.]*
- **Stadium II:** Mäßig schwere, noch nicht stabile Hypertonie ohne Organveränderung aber mit starken subjektiven Beschwerden (Kopfschmerzen, Schwindel, Stenokardie). [Chronisch-progressive Arteriopathie: reduzierte Kaliber, deutliche Reflex- und Kaliberunregelmäßigkeiten, degenerative Wandveränderungen der Arteriolen.]
- **Stadium III:** Schwere, überwiegend stabile Hypertonie mit manifester *Nierenschädigung.* [Arteriolopathie typisch verstärkt.]
- **Stadium IV:** Schwere, progrediente maligne Hypertonie, besonders stark erhöhter diastolischer Druck und zunehmende *Niereninsuffizienz.* [Arteriolopathie, sowie Papillen- und Netzhautödem.]

Der *normale* systolische Blutdruck nimmt mit dem Alter zu.

Der normale diastolische Wert liegt immer unter 13,5 kPa**.

WHO-Definition: Obere Normgrenze 19/12 kPa*** für alle Altersgruppen.

---

* 140/90 mmHg.
** 100 mmHg.
*** 140/90 mmHg.

Primäre oder essentielle Hypertonie (genuiner Hochdruck)

Aus klinischen und prognostischen Gründen ist die Unterscheidung **renaler** (S. 259 f) und (hier) **nicht-renaler Hochdruck** von kardinaler Bedeutung. Weitere diagnostische Klärung immer anstreben (S. 51 ff)!

Häufigkeit: Essentielle Hypertonie 80%, renale 15%, endokrine 3%, kardiovaskuläre 1,5%, neurogene 0,5%.

Der „essentielle“ Hochdruck ist nicht-renaler Genese; sonst ist aber über die Entstehung dieses Hochdrucks wenig Verbindliches bekannt: daher die Umschreibung „essentiell“ bzw. „genuin“. Es besteht *Heredität;* die Manifestierung der Anlage kann durch äußere Einflüsse gefördert werden: *Luxuskonsumption (Fettsucht), familiäre oder berufliche Konfliktsituationen, wiederholter Stress* (bei Stadtbevölkerung häufiger als bei Landbevölkerung), unregelmäßiges Leben. Zur essentiellen Hypertonie neigende Personen sind vasolabil, zeigen überschießende Reaktionen auf Pharmaka und Nikotin, Dermographismus, nicht selten Diabetes mellitus, polyzythämische Reaktionen und emotionelle Polyurie. Man faßt daher heute die Genese der „essentiellen“ Hypertonie als komplexes Geschehen auf, aus Störungen der zentralen Schaltstellen der Vasomotoren, des Zwischenhirns, der Hypophyse und der (stets hypertrophierten) Nebennierenrinden. Diesen primär funktionellen Veränderungen, die zu einer Erhöhung des peripheren Widerstandes führen, können dann sekundär morphologisch faßbare Veränderungen – durch den Hochdruck bedingt – folgen.

Klinisch sind die Patienten meist *Pykniker oder Athletiker* aus Hypertonikerfamilien. Man unterscheidet den

labilen, essentiellen Hochdruck, der gerade durch den sehr plötzlichen Wechsel zwischen normalen und erhöhten Werten *(Volumenhochdruck)* etwa ab 40. Lebensjahr Beschwerden macht:

● Schwindel, ● Blutandrang zum Kopf, ● Kopfschmerzen,

um dann nach Monaten oder Jahren überzugehen in den

stabilen, essentiellen Hochdruck, systolisch *und diastolisch* hoch *(Widerstandshochdruck),* Neigung zu Kopfschmerzen, aber weniger aktuellen Hochdruckbeschwerden als Hochdruckfolgen.

Klinische Zeichen der Hypertonie

● Herzumbau mit Linkshypertrophie

- ● linksverbreitert; hebender Spitzenstoß;

o Rö.: aortal konfiguriert (kräftiger linker Ventrikel, betonte Taille);

- ● 2. Aortenton verstärkt, oft klingend;
- ● evtl. systolisches Geräusch über der Spitze: Relative Mitralinsuffizienz.
- ● Puls: Hart, schwer unterdrückbar.
- ● EKG: Linkstyp mit gegensinniger Anfangs- und Nachschwankung in I und III, hohem R in V_{4-6}.
- ● Schließlich: Kardiale Dekompensation (dann auch Rechtshypertrophie).

● Gefäßschäden

Tabelle 2 **Augenhintergrund bei arterieller Hypertonie***

Stadium	*Papille*	*Hauptäste*	*Arteriolen*	*Präkapillaren*	*Venen*	*Venolen*	*Kapillaren*	*Parenchym*
I	n (hyperämisch)	n (Reflexe +)	Kaliber noch n	n	Füllung (+)	(geschlängelt)	auf Papille sichtbar	n
II	n	Kaliber noch n, teils eng; Reflexe +, unregelmäßig; (Wandveränderungen)	Kaliber noch n, teils eng; Reflexe +, unregelmäßig	eng, Reflexe unregelmäßig	Füllung (+)	(geschlängelt)	und peripapillär	(Blutungen: nahe Kreuzung, hinterer Pol) (hypoxämische „chronische", selten „akute" Herdchen)
III	unscharf (prominent)	verengt; Reflexe hart, unregelmäßig; Wandveränderungen unregelmäßig	Reflexe hart, unregelmäßig; Wandveränderung deutlich, teils „rosenkranzartig"	eng! Wandveränderungen überall deutlich	Füllung (+)	(geschlängelt)	Ektasie	Gruppenblutung nahe Kreuzung; (Prä)thrombosen; tiefe Kapillarblutung, hypoxämische chron. Verfettungsherde (Sterne)
IV	Ödem, Stauung	Gefäße verschwinden teils im peripapillären Ödem					Ektasie!	akute Herde

n = normal, ( ) = gering * Nach den Richtlinien der Amerikanischen Ophthalmologischen Gesellschaft, auch in Deutschland eingeführt

- Hyperplasie der elastischen Strukturen der Intima und der Muskulatur der Media in der Aorta, den Arterien und den Arteriolen, dann
- Arteriosklerose allgemein, klinisch besonders wichtig:
  - Nieren: „Sekundäre Nierenbeteiligung“ →
  - arteriosklerotische (vaskuläre) Schrumpfniere (S. 270),
  - Pankreas: Diabetes mellitus,
  - Gehirn: „hypertensive Enzephalopathie“, Erweichungsherde,
  - Augenhintergrund: s. unten,
  - periphere Gefäße: Durchblutungsstörungen,
  - Herz: Chronische Koronarinsuffizienz, Dekompensation.
- Gefäßrupturen (Medianekrose, weniger durch Innendruck).
- Gehirn (Apoplexie = Hirnschlag), bes. A. cerebri media oder lenticulostriata → Innere Kapsel: Halbseitenlähmung (s. S. 335 f u. 349 ff),
- seltener Aorta: Herzbeuteltamponade.

- Augenhintergrund: Fundus hypertonicus (Tab. 2, S. 49).
- kein pathologischer Harnbefund, dieser erst
  - bei kardialer Dekompensation: Stauungsalbuminurie.

Th.: Regelung der Lebensverhältnisse; joulenormale, fettarme Ernährung; Flüssig keits- und Kochsalzbeschränkung, Diuretika; vegetative Dämpfung bei labilem Hypertonus (Mutterkornpräparate, Tranquillizer); spezielle Antihypertonika (Rauwolfiaalkaloide, α-Methyldopa, Phthalazinderivate u. a.), β-Rezeptorenblocker. – Bei sekundärem Hyperaldosteronismus (Hypokaliämie, S. 207): Spironolaktone.

Maligne Hypertonie

Foudroyanter Verlauf eines Hochdrucks über 17,5 kPa diastolisch,* vorwiegend bei *jungen* Menschen. Früh deletär *(zerebrales Hyperperfusionssyndrom)* mit fokalen und generalisierten Krampfanfällen, zentraler Amaurose, Koma, Massenblutung. *Niereninsuffizienz.* Augenhintergrund nicht pathognomonisch, jedoch *Nierenbiopsie.* Stadien:

I. Adaptation:	*elastisch-muskuläre Hyperplasie der Gefäße;*
II. Alteration:	Verquellung, *fibrinoide Nekrose: Thrombose;*
III. Reaktion:	Zellproliferation, Intimafibrose/Sklerose: *Obliteration des Lumens.*

Hypovolämie, intravasale Gerinnung, intravasale Hämolyse (LDH ↑, Haptoglobin ↓, Schizozyten), Na^+↓, Plasma-Renin-Aktivität ↑.

Th.: Vasodilatantien, Antisympathikotonika. *Cave:* Natriumdepletion mit Diuretika!

Goldblatt-Mechanismus (S. 270)

* 130 mmHg

♦ Differentialdiagnose der Hypertonie

Die weitaus häufigste Form ist die *essentielle* Hypertonie; prognostisch ungünstiger sind *renale* Formen, da progredient und in Urämie übergehend.

Nichtrenale Hypertonien

Essentielle (genuine) Hypertonie: Weitaus häufigster Typ = 80%.

Endokrine Hochdruckformen

- *Phäochromozytom:* Krisen- oder Dauerhypertonie, Vanillinmandelsäure.
- *Conn-Syndrom:* Hypokaliämie (EKG), Alkalose, (Hypernatriämie), Aldosteron erhöht.
- *Cushing-Syndrom:* Vollmondgesicht, Stammfettsucht, Striae, Muskelschwäche, Kortikoide hoch.
- *Adrenogenitales Hypertoniesyndrom:* Kinder, Mädchen heterosexuell, Desoxykortikosteron vermehrt.
- *Akromegalie:* Wachstum der Akren, grobes Gesicht, Zerstörung der Sella, Perimeterbild (?).
- *Hyperthyreose:* hohe Amplitude, Tachykardie, ASR-Zeit kurz, T_3/T_4-Test.
- *Klimakterium:* Hitzewallungen.
- Iatrogen: • Ovulationshemmer, • Steroide.

Neurogene Hochdruckformen (selten)

- *Zentral:* Enzephalitis (bes. Fleckfieber), Poliomyelitis, Tumor, Hypoxie bzw. Hyperkapnie.
- *Intrakranielle Drucksteigerung:* Kopfschmerz, Augenhintergrund, Liquordruck.
- *Lähmung der Blutdruckzügler:* Neuritis glossopharyngei bei Diphtherie.

Kardiovaskuläre Hochdruckformen

- *Aortenisthmusstenose:* RR „oben hoch – unten tief", Rippenusuren.
- *Arteriovenöses Aneurysma:* bei Morbus Osler oder posttraumatisch.
- *Shunt im Knochenmark (?):* Morbus Paget.
- *Aorteninsuffizienz: große Amplitude, Kapillarpuls, diastolisches Geräusch.*

Andere nicht-renale Hochdruckbedingungen

♦ *Herzminutenvolumenerhöhung:* paroxysmale Tachykardie, hyperkinetisches Herzsyndrom,

♦ *totaler AV-Block:* Bradykardie unter 40/min, EKG,

♦ *Stauungshochdruck:* kardiale Dekompensation, RR sinkt nach Kompensation.

♦ *Viskositätserhöhung:* Polycythaemia vera.

Renale (und renovaskuläre) Hypertonien (S. 259 ff)

Diastolische Hypertonie (Widerstandshochdruck, Renin-Angiotensin-Aldosteron-Mechanismus).

- *Glomerulonephritis:* Harn-, evtl. Blutbefund.
- *Pyelonephritis:* vorwiegend bei Frauen, Anamnese.
- *Schwangerschaftsnephropathien:* Eklampsie bes. Erstgebärender nach Mens VI, Pseudourämie (Krämpfe), Harn-Eiweiß +++.
- *Maligner Hochdruck:* rasche Verlaufsform, bes. 30–40jährige mit Arteriolonekrose.
- *Periarteriitis nodosa* mit Nierenbeteiligung: Eosinophilie, Oberbauchkrisen.
- *Kimmelstiel-Wilson-Syndrom:* nach längerem Diabetes.
- *Zystenniere:* tastbar, Urämie beginnt etwa 30. Lebensjahr.
- *Gichtniere:* Tophi, Knochendestruktionen, Harnsäure im Serum hoch.
- *Bleiniere:* Anamnese, Bleisaum des Zahnfleischs, basophil punktierte Erythrozyten, Anämie.
- *Nierenarterienstenose* (Goldblatt-Mechanismus): Arteriographie.
- *Hydronephrose:* ein- oder beidseitig nach Ureterenverlegung.
- *Jede Form der Schrumpfniere:* entzündlich, pyelonephritisch, arteriosklerotisch oder nach Amyloidnephrose.

♦ Differentialdiagnose: Rotes Gesicht (Rubeosis faciei)

- **Roter Hochdruck:** Pykniker, RR.
- **Polyzythämie:** *blaurote Konjunktiven;* Ery, Hb, RR erhöht; Milz.
- **Cushing-Syndrom:** *Vollmondgesicht,* Stammfettsucht, „Büffelnacken", blaurote Striae, RR erhöht, Krankheitgefühl (!), Hormonbefunde.
- **Steroid-Cushing:** während längerer, hoher Kortison-*Behandlung.*
- **Mitralgesicht:** „Rote Bäckchen", leichte *Lippenzyanose,* bei älterer Mitralstenose.
- **Diabetikergesicht:** nur bei vollem Gesicht und blondem Haar. Harnbefund, Blutzucker.
- **Lupus erythematodes:** schmetterlingsförmige Gesichtsröte, LE-Zellen, viszerale Beteiligung: Hämaturie.
- **Flush** *(1–2 Minuten):* bei Dünndarmkarzinoid, bes. unter Metastasierung, Trikuspidalstenose?
- **Hitzewallungen** klimakterischer Frauen (1–2 Minuten).
- **Morbus Boeck:** Hautknötchen, *Lungen(Leber)-Boeck.*
- **Schweres Lungenemphysem:** Dyspnoe, physikalischer Lungenbefund.
- **Akne rosacea,** auch blutrot, oft Teleangiektasien, nach Alkohol-, Kaffee- u. a. *Abusus,* durch Witterungseinflüsse; ovarielle Störung?
- **Dermatomyositis:** *lila-weiß-fleckige Haut,* bes. um die Augen, viszerale Beteiligung. *Kreatin- und Kreatininausscheidung* erhöht, Fieber.
- **Erysipel,** akut flammende Röte *mit progredienten, scharfen Grenzen,* Fieber.
- **Infektionskrankheiten:** Röteln, Masern (mit blassen Stellen), Scharlach, Fleckfieber, Pneumonie u. a.
- **Pulmonale Hypertonie:** Menozilschaden nach Einnahme des Appetitzüglers.

Hypotonie

Konstitutionell, nicht als eigentliches Krankheitsbild, zeigen Astheniker gelegentlich einen niedrigen Blutdruck um 13,5 kPa*. Die Klagen sind: Leistungsschwäche, auch Schwindel und Ohnmachten, Neigung zum orthostatischen Kollaps (Hirnanämie).

Th.: Ordinal retard, Katovit, Docabolin, Bürstenmassage, Hydrotherapie, körperliches Training.

⧫ DD.: **Sekundäre Hypotonie** *(kardiovaskulär:* Adams-Stokes-Syndrom, über Karotissinus oder Vagus; *endokrin:* NNR-, Hypophysen-Insuffizienz, Hypothyreose; *infektiös-toxisch; neurogen:* Hirntumor, Tabes, Syringomyelie).

Kreislaufkollaps (Schock)

Herabsetzung des Blutvolumens oder *vasomotorische Dysregulation der Gefäße* bedingen:

- Absinken des arteriellen und venösen Drucks,
- Blässe der Haut,
- Schweißausbruch,
- subjektives Kältegefühl,
- Tachykardie (oder starke Bradykardie),
- flache, schnelle Atmung,
- Übelkeit, Erbrechen,
- Bewußtseinsstörung, Ohnmacht (Hirnanämie),
- träge, weite Pupillen.

Kompensierter Schock. *Zentralisation des Kreislaufs:*

Die peripheren arteriolokapillaren Gefäße werden gedrosselt, die Blutdepots ausgepreßt und der Windkesselraum der Aorta und großen Gefäße unter übermäßige Spannung gesetzt. Diese sympathikotone Regulation ermöglicht die Blutversorgung lebenswichtiger Teile.– Niedriger onkotischer Druck in den Kapillaren veranlaßt dorthin Plasma*einstrom.*

Dekompensierter Schock: Vergrößerung des Totraums, Kurzschlußdurchblutung, Gerinnungsstörung in der Lungenstrombahn erschweren O_2-Aufnahme, bedingen Verbrauchskoagulopathie und Anfall von Milchsäure (metabolische Azidose, Viskositätsanstieg: Plasma*abstrom* ins Gewebe). Beeinflußbarkeit der Hyperlaktämie spricht für bessere Prognose.

Kardiogener Schock** bei Herzinfarkt (selten bei Rhythmusstörung, myogener Herzinsuffizienz): hochgradige Erniedrigung des Schlag- und Herzzeitvolumens, Tachykardie, Erhöhung des peripheren Widerstandes und des *zentralen Venendruckes.*

Bakteriotoxischer Schock: Endotoxine gramnegativer Erreger setzen Histamin frei: arterioläre Vasodilatation, Venenkonstriktion (Mangeldurchblutung *trotz normalem oder erhöhtem Herzzeitvolumen).*

---

* ≈ 100 mmHg. ** s. auch S. 27

Anaphylaktischer Schock durch plötzlichen Verlust von Blutflüssigkeit in das Gewebe bei allergischer Reaktion, besonders nach Zweitimpfung mit Serum gleicher Tierart, nachdem Patient durch frühere Impfung sensibilisiert wurde. *Eventuell tödlich!*

Th.: Infusion, Adrenalin, Kortikoide i.v., Sauerstoff.

Traumatischer Schock: *Volumenmangelschock* durch Verlust von Blut und Plasma aus Wunden, Gewebszertrümmerungen, Frakturen, Blutungen in Körperhöhlen. *Psychosensible Komponente* (Angst, Schmerz, Prellung sensibler Teile): kann zusätzlich Dysregulation des Blutes bedingen.

Schocklunge: S. 121

Therapie des Schocks

Sofortmaßnahmen: Patient hinlegen. Kopf tief und seitlich drehen, Freihalten der Atemwege, Sauerstoffzufuhr (Nasenkatheter). Wärmeschutz ohne Überwärmung.

Volumensubstitution > 1 l (bis zentraler Venendruck sich bei 12–15 cm H_2O hält), Vorsicht bei kardiogenem Schock (enddiastolischer linker Ventrikeldruck stark erhöht):

Gelatine, Dextran, Albumin, Blut nur bei starkem Blutverlust.

Behandlung der Schockursache.

Kortikoide i. v. (Trasylol, Digitalis, Alupent, hohe Dosen),

zentrale Dämpfung und Schmerzstillung,

periphere Kreislaufmittel nur nach Ausschluß bzw. Behebung eines Blutvolumenmangels.

Harndauerkatheter, Bilanzierung.

Orthostatischer Kollaps, besonders junger Astheniker nach langem Stehen (Soldaten bei Parade) oder plötzlichem Aufrichten, ebenfalls gefördert durch Infekt. – **Einfache Ohnmacht** s. S. 346.

Th.: Flachlegen zur Hirndurchblutung. (♦ DD.: Epilepsie).

♦ Differentialdiagnose: Hypotonie, Kollaps

- **Flüchtige zerebrale Ischämien bei Aneurysmen;**
- **Anzapfsyndrom (subclavian-steal):** Verschluß der proximalen A. subclavia wird über A. vertebralis kompensiert; *bei vermehrter Armdurchblutung (Arbeit)* zerebrale Ischämie;
- **Aortenbogensyndrom:** entzündlicher Verschluß der Arterienabgänge, Hypotonie an Armen, Entzügelungshochdruck distal *(„umgekehrte Aortenisthmusstenose“);*
- **Karotissinussyndrom:** Druck auf Karotissinus (Kleidung, Kopfbewegung);
- **Kinetosen:** Reisekrankheiten, Seekrankheit;
- **Morbus Menière; Vestibulariskrisen;**
- **Ventilationskollaps;** Tonusverlust der membranösen Trachealhinterwand;
- **V. cava-inferior-Kompression** (Spätgravidität, unter der Geburt);
- **Dumpingsyndrom:** nach Magenresektion;

- **Morbus Addison;** • **Bartter-Syndrom** (vermindertes Ansprechen auf Angiotensin bei sekundärem Hyperaldosteronismus);
- **Hypophyseninsuffizienz;** • **Marasmus.**

Arteriosklerose

Die Arteriosklerose beginnt anatomisch bereits mit dem 20. Lebensjahr. Ihre klinische Bedeutung erhält sie erst durch große Ausdehnung oder durch Sitz kleinerer Plaques an entscheidender Stelle.

Ursachen dieser „Zivilisationskrankheit" sind:

- Hohes Lebensalter (Gefäßabnutzung);
- hoher Blutdruck (Ursache und Folge, Überbeanspruchung der Gefäße);
- fett- und lipoidreiche Nahrung (Rückgang in Notzeiten);
- Stoffwechselanomalien (Diabetes, Gicht, Fettsucht, Myxödem);
- Gifte: Nikotin, Blei;
- Infekte mit hyperergischer Reaktionslage;
- Geschlechtsdifferenz: Männer stärker befallen,
Frauen bis zum Klimakterium praktisch frei.

Hyalinose, Lipoidose und Kalzinose der Intima sind die lokalen anatomischen Kriterien, denen klinisch ein Anstieg des Blutcholesterins, weniger der β-Lipoproteide entspricht. Die Arteriolensklerose ist eine Standortvariante der Arteriosklerose.

- HDL- und LDL-Cholesterinspiegel geben Hinweise auf Prognose und Behandlungsbedürftigkeit.

Aortensklerose

Häufigste Lokalisation der Arteriosklerose. Sitz besonders im

Aortenbogen, der elongiert wird und ektasiert, wobei der Aortenknopf „vorspringt" und eine Kalksichel zeigt (**o** Rö.). Die starre Gefäßwand beeinträchtigt die *Windkesselfunktion: Mäßiger Blutdruckanstieg* (betonter, klingender 2. Aortenton), die Wandrauhigkeit erzeugt *Strömungswirbel (evtl. systolisches Geräusch)* und kann thrombotische Auflagerungen begünstigen (hiervon: *arterielle Embolien in Organe und Extremitäten)*. Übergreifen der Arteriosklerose auf den Bereich der Aortenklappe führt zur *Aorteninsuffizienz,* nie zur Aortenstenose. – Aneurysma dissecans s. S. 58.

Bauchaorta (**o** Rö.): Meist ohne Beschwerden, selten – durch Zirkulationsstörungen 20–30 Min. nach opulenten Mahlzeiten – krampfartige Oberbauchschmerzen von 1–2 Stunden Dauer *(Angina abdominalis, Dyspragia intermittens angiosclerotica intestinalis:* Verengung der A. mesenterica superior und Truncus coeliacus; **o** Rö.). Die klinische Bedeutung der Bauchaortensklerose ist gering.

Leriche-Syndrom *(Verschluß* der Aorta abdominalis oder der Aortenbifurkation): Schwäche der Beine, Impotenz, Schmerzen in Hüft-, Becken- und Oberschenkelmuskulatur.

Zerebralsklerose

Arteriolosklerose (meist mit Mediaveränderungen) führt zu zahlreichen kleinen *Erweichungsherden = Enzephalomalazie:* Nachlassen der Merkfähigkeit und geistigen Spannkraft, Abbau der Persönlichkeit, Unruhe, Schwindel. *Flüchtige Insulte,* die besonders nachts auftreten, führen zu passageren Lähmungen und leichten Sprachstörungen. Ihre Auslösung sah man früher in Gefäßspasmen, heute in Zirkulationsstörungen (Ernährungsstörungen).

Th.: Theobromin, Encephabol. Akut: Plasmaexpander, Diuretika.

Arteriosklerose (meist herdförmige Intimaveränderungen der Basisarterien, *besonders der A. cerebri media)* führt nach lokaler Gefäßnekrose bei hohem Blutdruck, besonders tagsüber, zur *Rhexisblutung = Apoplektischer Insult* (S. 346). Ferner neigen Gefäßvarianten beim Abgang der A. vertebralis zur Arteriosklerose.

Verschluß supraaortaler Äste

A. carotis externa: Claudicatio masticatoria, Gesichtsatrophie, Paradontose; *A. carotis interna:* diesseitig Sehstörungen, gegenseitig motorische/sensorische Ausfälle, Aphasie, Apoplexie;

A. subclavia: Parästhesien, Kältegefühl, Claudicatio brachialis;

A. vertebralis-basilaris: Schwindel, Nystagmus, beidseitige, kortikale Sehstörungen, Hemianopsie, Hirnnerven- und Pyramidenbahnschaden.

Aortenbogen-Syndrom: auch durch Arteriitis (Takayashu-Syndrom: A. carotis, subclavia, Truncus brachiocephalicus meist einseitig und bei jungen Frauen). ♦ DD.: Lues, Halsrippe.

Subclavian-steal-Syndrom: A. subclavia zwischen Aorta und Vertebralis. Poststenotischer Druckabfall, Stromumkehr in der homolateralen A. vertebralis über vertebrovertebralen Shunt oder Circulus arteriosus cerebri = Kollateralstrombahn des Armes. RR seitendifferent.

Carotis-interna-Syndrom: meist der Karotisgabel. Auskultation; Bewußtseinsstörung bei Abdrücken der anderen Seite.

Arteriosklerose der Extremitätengefäße

Bei Mediaverkalkung „Gänsegurgelarterie": besonders an der Schläfe, am Oberarm und im Femoralisbereich sichtbare bzw. tastbare, harte, geschlängelte Arterien; **o** Rö.: im Unterschenkelgebiet (nativ) durch feine Kalkeinlagerungen. *Diabetiker stark disponiert.* In der Intensität hiervon unabhängig, entwickelt sich eine Intimaveränderung (Schwellung, Plaquebildung), die erst zur Durchblutungsstörung und Verschluß führt:

- Minderung bzw. Ausfall peripherer Pulse (A. dorsalis pedis: Fußrücken, A. poplitea: Kniekehle, A. femoralis: Leistenbeuge),
- kühle Haut, blasse Farbe,
- beim Anheben der Beine zunehmende Blässe, Schmerz;
- oszillographisch: kleine Ausschläge, auch nach Belastung, evtl. dann zunächst sogar Strichlinie,

▪ Doppler-Sonographie,

o Rö.: erweiterte, geschlängelte Beckenarterien, Wandunebenheiten, Füllungsdefekte, korkzieherähnlich geschlängelte Kollateralarterien. Leerbild: Wandverkalkung.

Klinische Bedeutung fast nur an den Beinen:
Claudicatio intermittens, „intermittierendes Hinken". Durch Gangbelastung hypoxämische Wadenschmerzen (zu geringes O_2-Angebot bedingt metabolische Veränderungen). Patient muß stehen bleiben: Kurze Ruhe ermöglicht weiterzugehen.

Gangrän, meist an der Großzehe, der Ferse oder an Druckstellen beginnender Gewebstod, ist die äußerste Folge der Durchblutungsstörung. Eine *arterielle Thrombose* auf dem Boden der Arteriosklerose gibt den letzten Anlaß. Der nekrotische Bezirk ist schwarz, eingetrocknet:

Trockene Gangrän; infiziert entsteht dann die gefährlichere

feuchte Gangrän, die schneller fortschreitet und auch Ausgangspunkt eines Erysipels oder einer Sepsis werden kann.

Th.: Ruhebehandlung, eventuell Ganglienblockade (Sympatektomie), „vasoaktive" Substanzen nur sehr bedingt wirksam; Diabetes einstellen, Nikotin verbieten; Rekanalisation nach Dotter, Gefäßplastik. – Große Gangrän: Ablatio im gut durchbluteten Gebiet (arteriographisch feststellen: Unterschenkelmitte oder höher).

Stadien der Verschlußkrankheiten

I = völlige Kompensation ohne Beschwerden,
II = verminderte Durchblutungsreserve (Belastungsschmerz, Claudicatio intermittens),
III = Durchblutungsnot und Schmerzen auch in Ruhe,
IV = Nekrosen.

Arteriolensklerosen betreffen ganze Organe: besonders wichtig die Arteriosklerose der Nieren (S. 270) und des Gehirns (S. 346).

Thrombangiitis (Endangiitis) obliterans: Morbus von Winiwarter-Buerger

Entzündlich-thrombotischer Prozeß. Symptomatik (Claudicatio, Gangrän) oft nicht von Arteriosklerose zu trennen:

- *Männliche Patienten* (nur 2% Frauen) *mittleren Lebensalters,*
- venös-entzündliche Beteiligung, dann
  - schnelle Progredienz,
  - hohe Senkung, evtl. Fieber,
- stark schmerzhafte Ulzerationen,
- Herdgeschehen: Angina, Zahnherde,
- *Nikotinabusus* oder feuchte Kälte (Sensibilisierung der Gefäße).

o Rö.: schlanke, gerade Beckenarterien, glattwandige enge Oberschenkelarterien ohne Wandverkalkung.

Th.: Venen-Bypass, Endarterektomie (Perforationsgefahr, Rezidivneigung).

Die Thrombangiitis obliterans betrifft zwar meist die *unteren Extremitäten,* prinzipiell aber alle Gefäßbezirke. Gefürchtet ist besonders auch die *zerebrale Form* mit Hemiparesen, Aphasie, Hemianopsie und Hirnatrophie. Ophthalmologisch: Juvenile rezidivierende Glaskörperblutungen.

Prognose: Extremitäten benigne, Fibrose („Ausbrennen"), aber auch Amputation.

Th.: Fokalsanierung unter Penizillinschutz, Butazolidin, Kortison; sonst wie bei Arteriosklerose.

Bedeutung der Arteriographie zur Ermittlung der Verschlußstelle Abb. 28, S. 59.

Arteriitis luica

Die Gefäßmanifestation der **tertiären Syphilis** betrifft vorwiegend die *Aorta.* Da die Erreger durch die Vasa vasorum eindringen, wird die Adventitia und die *Media* befallen, nur sekundär durch Arteriosklerose die Intima. Die entzündlichen lymphozytären Herde zerstören die elastischen Fasern: Diese Stellen geben dem Innendruck nach, es bilden sich umschriebene, seltener diffuse Wandausbuchtungen.

Aortenaneurysma: Prädilektionsstellen entsprechen den Blutwellen in Aorta ascendens und Aortenbogen (bei Lues nie Aorta abdominalis).

- brennender Retrosternalschmerz,
- systolisches Geräusch (auch links paravertebral), 2. AT betont,
- Pulsationen im Jugulum,
- Abwärtsbewegung des Kehlkopfs synchron mit Puls: Oliver-Cardarelli-Symptom (Aneurysma reitet auf li. Hauptbronchus),
- Stimmlähmung durch Schädigung des (den Aortenbogen umschlingenden) linken N. laryngeus recurrens.
- Schluckstörungen durch Kompression des Ösophagus,
- Blutdruck- und Pulsdifferenz an den Armen durch Verziehung bzw. thrombotische Verlegung der Gefäßabgänge,
- Druckusuren an den Wirbelkörpern, evtl. Rippen,
- Aortenklappeninsuffizienz (oder *narbige* Aortenstenose) bei Übergreifen auf die Klappen,
- Luesreaktionen: positiv,
- Tod: Ruptur nach 1–2 Jahren, Herzinsuffizienz oder

Koronarstenose *durch beetartige luische Schwellung der Aorta* mit Einengung des Ostiums. Kann bei Penizillintherapie zunehmen: Herzinfarkt (Herxheimersche Reaktion).

Aneurysmen der Aorta

(⧫ DD.: Tumor, mitgeteilte Pulsationen täuschen!)

Luisches Aneurysma: s. o. umschrieben, nie Bauchaorta, Luesreaktionen.

Arteriosklerotisches Aneurysma: diffus, Kalkeinlagerungen.

Aneurysma der Bauchaorta: im hohen Alter als letztes Stadium einer progressiven *Arteriosklerose* („unklares Abdomen"), evtl. pulsierend tastbar. ■ US: Diagnose, Größe, Größe der Wandthrombus! Th.: Operation!

Aneurysma dissecans (arteriosklerotisch, traumatisch): Zystische Medianekrose + Hypertonie → intramurales Hämatom. Akut *absteigender* Retrosternalschmerz, Schock, evtl. RR-Differenz, Pulsation tastbar. ■ US.
o Rö.: Angiographie, Doppelkontur. ⧫ DD.: Herzinfarkt.

Arterielle Thrombose

Thrombose ist die intravitale Blutpfropfbildung: Lamellär agglutinierte Thrombozyten lagern sekundär Leukozyten, Fibringerinnsel und Erythrozyten ein. Die Thrombose entsteht autochthon; vom Blutstrom mitgerissen, nennt man sie Embolie.

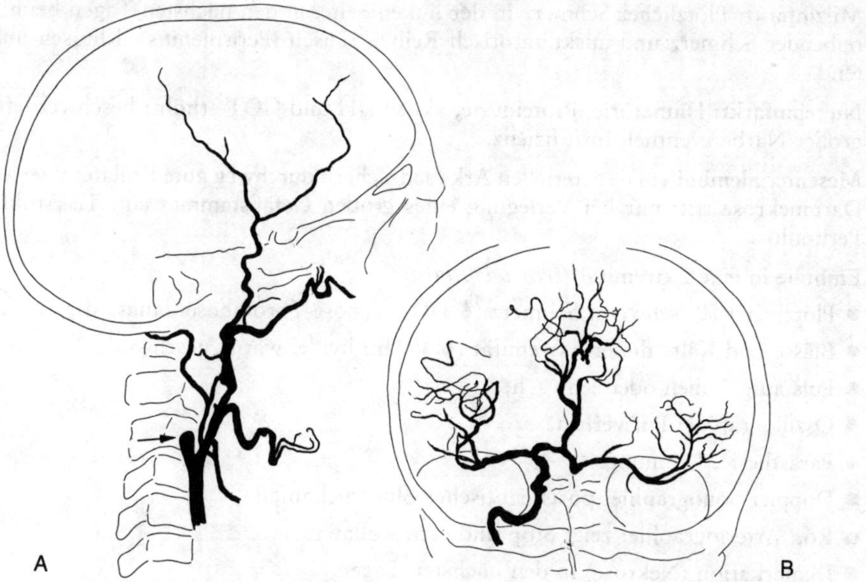

Abb. 28 *Verschluß (Thrombose) der linken A. carotis interna* (A), jedoch weitgehende Versorgung des Ausfallgebietes von rechts (B). Methodisch zu ergänzen durch Ultraschall-Doppler-Sonographie, Szintigraphie und Computertomogramm.

Arteriographie auch bei intrazerebralen Prozessen, z. B. arteriellen Gefäßaneurysmen, Hämangiomen, Tumoren.

Karotisthrombose (Abb. 28) ist die klinisch bedeutungsvollste Form: Die zerebralen Ausfälle hängen von dem Sitz und insbesondere der Blutversorgung durch die andere Seite ab; beides ist durch Arteriographie festzustellen. Wichtige klinische Symptome:

- *Karotispuls fehlt auf betroffener Seite,*
- *Bewußtlosigkeit bei Abdrücken der anderen Seite.*

o Rö.: Arteriogramm, Hirnszintigramm.

Th.: Operativ, eventuell künstliches Gefäß.

Arterieller Thrombus im Herz in situ belanglos, über Infarkt evtl. sogar vor Herzwandruptur schützend; entstehen im übrigen bei Endokarditis, Vorhofflimmern, Herzinsuffizienz: *Gefährlich als Embolie.*

Arterielle Thromben auf sklerotischer Aorta nur wegen der Emboliegefahr bemerkenswert.

Arterielle Embolie

Thromben des Herzens bei Vorhofflimmern, Herzinfarkt, Herzinsuffizienz, Endokarditis), seltener der *Aortenwand* (Arteriosklerose, Aneurysma) können sich loslösen und in periphere Gefäße geschleudert werden, z. B.

Milzinfarkt: Plötzlicher Schmerz in der linken Seite, in den nächsten Tagen beim Atmen reibender Schmerz und auskultatorisch Reibegeräusch (Perisplenitis). Klinisch unbedeutend.

Niereninfarkt: Hämaturie, Proteinurie, akut LDH und GOT erhöht; beschwerdefrei. Bei großer Narbe eventuell Insuffizienz.

Mesenterialembolie: Die arteriellen Arkaden sichern durchweg gute Kollateralversorgung. Darmnekrose tritt nur bei Verlegung eines großen Gefäßstammes ein: Teerstuhl, Ileus, Peritonitis.

Embolie in eine Extremität *(sehr wichtig!):*

- Plötzlicher (!), schwerer Schmerz (⧫ DD.: Venöse Thrombose: langsam),
- Blässe und Kälte dieser Extremität (⧫ V.Th.: livide, warm, geschwollen),
- Puls aufgehoben oder schwach,
- Oszillographie: Pulsverlust,
- Parästhesie, Lähmung.
- ■ Doppler-Sonographie: poststenotischer Blutdruckabfall.
- o Rö.: Arteriographie: zeigt Stop und evtl. Kollateralen,
- Demarkation (Nekrose) in den nächsten Tagen.

Th.: Embolektomie sofort bis 8 Stunden oder Streptokinasebehandlung (möglichst frühzeitig, aber auch Spätlyse versuchen), gefäßerweiternde Mittel; ist Gangrän nicht zu vermeiden: Amputation nach Demarkation.

„Reitender Embolus“: das Gerinnsel bleibt an der Bifurkation einer Arterie hängen. Reichen die Enden in die A. iliaca dextra et sinistra, dann ist eine (mehr oder weniger deutliche) Durchblutungsstörung beider Beine und der Beckenorgane (Blasenstörung, Impotenz) die Folge; bei tiefer Verlegung der A. iliaca interna et externa: Entsprechendes einer Seite. – Leriche-Syndrom S. 55.

Zerebrale Embolie, besonders bei Mitralvitium mit Vorhofflimmern, Endokarditis: Halbseitenlähmungen.

Embolie in die A. centralis retinae: Erblindung.

Embolie in die Koronararterie: Herzinfarkt.

Paradoxe Embolie nennt man die Verschleppung eines venösen Gerinnsels in die arterielle Strombahn: durch ein *offenes Foramen ovale,* wenn Druck im rechten Vorhof größer als im linken ist.

Morbus Osler s. S. 75

Die nun folgenden Störungen werden als **Vasoneurosen** bezeichnet:

Raynaud

- *Funktioneller,* primär spastischer **Morbus Raynaud:** Bei *Frauen* des 3. und 4. Lebensjahrzehnts sehr viel häufiger als bei Männern. Anfallsweise Taubheitsgefühl in stark schmerzhaften, blassen Fingern; *symmetrisch.* Anfälle durch *kaltes Wasser* auslösbar.

- *Morphologisch* bedingtes sekundäres **Raynaud-Syndrom:** *bläuliche Verfärbung* der Finger mit *Gangrän* der Spitzen („Rattenbiß"), z. B. bei Sklerodermie (Immunfluoreszenz: antinukleäre Faktoren), Vibrationskrankheit.

♦ DD.: **Ergotismus,** z. B. gynergenähnlich. Karpaltunnelsyndrom.

Akrozyanose, harmlose Störung Jugendlicher (bes. Mädchen) im Entwicklungsalter mit Spasmus der Arteriolen bei Atonie der Venolen.

Digitus mortuus, ebenfalls bei Jugendlichen und im Klimakterium. Harmlose, anfallsweise Leichenblässe eines Fingers, nach Minuten dann reaktive Hyperämie. Kein Schmerz. Nicht auslösbar.

Erythromelalgie, lokale oder diffuse Rötung der Haut mit schmerzhaftem Spannungs- und Hitzegefühl durch arteriellen und venösen Tonusverlust.

Vinylchlorid-Krankheit (bei PVC-Arbeiten): Thrombopenie (Frühsymptom), Raynaud, knotige bis flächenhafte derbe Hautveränderungen, bandförmige Osteolysen der Fingerendphalangen. Übergang in Angiosarkom möglich (szintigraphische Kontrollen von Leber und Milz!).

Klassische Migräne

Durch *zerebrale Gefäßspasmen oder -dilatation* ausgelöster Kopfschmerz besonders bei intelligenten, strebsamen Personen:

- Betrifft ganz vorwiegend *Frauen,* • meist *hereditär,*
- beginnt in der Pubertät, nur gelegentlich später,
- periodisch (besonders prämenstruell),
- *Übelkeit* und evtl. Erbrechen,
- Flimmerskotom, Lichtempfindlichkeit, evtl. Gesichtsfelddefekte,
- *Halbseitiger* (!) heftiger, pulsierender Kopfschmerz,
- Ohrensausen und Geräuschempfindlichkeit,
- zerebrale Ausfallserscheinungen: Aphasie, Hirnnervenlähmungen (Doppelbilder),
- Polyurie (zentral: Urina spastica),
- Ausklang: dumpfer, nicht pulsierender Kopfschmerz.

Horton-Syndrom

- *Plötzlich* (oft nachts) ohne Prodrome,
- *Kopfschmerz,* sehr heftig, meist *einseitig,*
- *Gesichtsstörung, Tränenfluß, Schwitzen homolateral,*
- keine Nausea, kein Erbrechen,
- *kurze Dauer* (max. 3 Stunden),
- *in Schüben* mit monatelangen Intervallen,
- *auslösbar* mit Histamininjektion oder Alkoholgenuß,

Sonderformen durch:

- Na-Glutamat-Gewürz: „chinese restaurant syndrome“,
- Tyramine im Käse (bei Pat. unter Monaminoxydase-Hemmern),
- Na-Nitrit in Fleischwaren: „hot-dog-headache“,
- Schokolade (unbekannte Ursache).

Dauer-Migräne: Vegetative Aura, Geräusch- und Lichtempfindlichkeit, gesteigerte Erregbarkeit, *depressive Verstimmung* bei Psycholabilen, besonders als Erlebnisreaktion. Dauerschmerz.

Th.: Ergotamin, Koffein, Lebensführung – und symptomatisch.

Quinckesches angioneurotisches Ödem

Allergie auf Immunseren, Nahrungsmittel oder Bakterien. Plötzliche Schwellung der Haut, *vorwiegend im Bereich der Augen,* lebensbedrohlich als Glottisödem; selten auch chronisch.

Th.: Kalzium i.v., Kortison.

♦ DD.: Nephritische Ödeme.

Varizen (Stammvarizen)

Bei *(evtl. dominant-erblicher) Gefäßwandschwäche* (meist allgemeiner Bindegewebsschwäche: Senkfüße, Neigung zu Brüchen) werden die Venen durch den Innendruck ausgeweitet; Insuffizienz der Klappen erhöht den Innendruck.

Varikosis der Unterschenkel: Primär : sekundär = 10 : 1.

- *Primäre Form:* Ursache unbekannt (Bindegewebsschwäche? Schwangerschaft? Stehender Beruf? Übergewicht?). Vorsorge: Stützstrümpfe!
- *Sekundäre Form:* infolge Verschluß tiefer Venen (Thrombophlebitis, Narben, Tumor) oder angeborener Klappenmangel oder erworbene Klappeninsuffizienz. Klinisch wichtiger: Komplikationen!

Thrombose (Embolie), Ödem, Ernährungsstörung, Schmerzen, Fibrosierung, Pigmentverschiebung, Ulcus cruris.

Ösophagusvarizen und Hämorrhoiden = Pfortaderstauung bei Leberzirrhose (Abb. 63, 65, S. 179 f): Lebensbedrohliche Ösophagusblutung. (♦ DD.: Ulcus oder Carcinoma ventriculi.)

♦ DD.: Morbus Osler (S. 75).

Postthrombotisches Syndrom: chronisch-venöse Insuffizienz durch Verlegung oder Kompression der Venen oder Schlußunfähigkeit der Klappen nach Erweiterung oder Entzündung der Venen. **o** Phlebographie!

Thrombose, Thrombophlebitis

Gefährdung gerinnungsphysiologisch nicht erkennbar! Erhöhte Gefährdung bei Tumor („paratumoröse Thrombose"), Entzündung (besonders Pneumonie) und nach Operation.

Prophylaxe: Calziparin, Azetylsalizylsäure, Marcumar, Wickel.

Varizen der Unterschenkel neigen besonders zu Entzündungen: heftige krampfartige Schmerzen (spontan bzw. auf Betastung der Venenstränge). Die tiefliegenden, nicht tastbaren Venen transportieren 6/7 des Blutes: ihre Thrombose führt zur Schwellung.

Oberflächliche Beinvenen-Thrombose: wickeln. Prophylaxe und Therapie der Entzündung mit Butazolidin (i.m.: hindert evtl. später notwendige Streptase-Marcumar-Therapie!).

Tiefe Beinvenenthrombose

- *Dumpfer Schmerz,*

Inspektion

- *Hautvenen-Zeichnung* verstärkt,
- *Ödem,* zuerst in Gelenknähe,
- Ödem bis zur Leistengegend: Beckenvenenthrombose!

Palpation

- *Spannung der Wade* verstärkt (Wade anheben),
- *Ballotement* verstärkt (mit Wade „spielen"),
- *Venenstränge* tastbar,
  V. femoralis unter Leistenband bei Oberschenkel- und Beckenvenenthrombose!),
- *Meyersche Druckpunkte:* medial der Tibiakante (V. saphena magna),
- *Payrscher Druckschmerz:* Fußsohle,
- *Homan-Zeichen:* Wadenschmerz bei schneller Dorsalflexion des Fußes.
- *Lowenberg-Zeichen:* Schmerz im befallenen Bein, wenn Blutdruckmanschette über Wade auf 6,5–9 kPa* aufgeblasen wird,

Radiofibrinogentest

- o bei *Bein*venenthrombose (Einbau von ^{125}J Fibrinogen in entstehenden Thrombus, Messung nach 6 Stunden).

■ *US-Doppler-Messung*

- ■ bei *Becken*venenthrombose (Strömungsgeschwindigkeit perkutan auskultatorisch: Kurve).

o *Rö.: Phlebographie!*

- o Sofort bei Verdacht auf frische Thrombose der tiefen Beinvenen,
- o Kontrolluntersuchung während der Fibrinolyse,
- o Beurteilung eines Postthrombose-Syndroms.
- o *Konturzeichen:* Thrombus von Kontrastmittel umflossen = noch nicht adhärent,
- o *Kuppelzeichen:* Thrombus ragt in das Gefäßlumen = etwa 2 Tage alt,
- o *Radiergummiphänomen:* Keine Darstellung, nur Kollateralen = kompletter Verschluß.

---

* 50–70 mmHg.

Th.: Kompressionsverband. *Heparin* 10 000 E i.v. und ~ 5 Tage ~ 40 000 E/die mit Perfusor. Dann Übergang auf *Marcumar* für ~ ½ Jahr. – Bei frischer Thrombose (bes. Beckenvenen) Thrombolyse: *Streptokinase* 250 000 initial (Infusion) und 100 000 E/h (Perfusor) oder Urokinase ~ 5 Tage, dann Heparin, Marcumar.

Sog. „Thrombose par effort" (Armvenen, V. subclavia) durch Überanstrengung.

Hämorrhoiden bei Entzündung sehr schmerzhaft und blutend.

Th.: Stuhlregulation; salzarme, koffein- und alkoholfreie Diät; Adstringentien.

Lymphangitis

Schmerzhafter roter Streifen von peripher gelegener Hautwunde zu druckschmerzhaft geschwollenem regionalen Lymphknoten bei akuter Infektion.

Th.: Antibiotika, evtl. Operation.

Lymphangitis carcinomatosa, z. B. des Ductus thoracicus (mit Verlegung, Folge: Chylöser Pleuraerguß) oder der Lunge (♦ DD.: grobfleckige Lungenstauung, Silikose, Tuberkulose) bei Metastasierung entlang den Lymphbahnen (Tastbefund; o Rö.: Lymphographie).

Lymphödem

Abflußstauung nach:

Thrombophlebitis-Lymphangitis,

Ausräumung karzinomatös-metastatischer Regionallymphknoten (Anschwellung des Armes nach Ausräumung der Achsellymphknoten) bei *Mammakarzinom,*

Verödung durch Röntgenbestrahlung oder

Elephantiasis: Tropenkrankheit Filariasis (Einwandern der Würmer).

Blut

Untersuchungsmethoden und Normalwerte*

Erythrozyten 4,6–5,0 × 10^{12}/l
Hämoglobin 9,4–10,1 mmol/l Hb (Fe)
Mittleres Zeitvolumen 92–94 fl
Hb_E = 1,86–1,99 f mol Hb (Fe)

Leukozyten 5–8 × 10^9/l
Neutrophile 0,5–0,7, Eosinophile 0,02–0,04, Basophile 0–0,01, Lymphozyten 0,20–0,30, Monozyten 0,04–0,10, [Einheit = 1 = absolute Werte/l]
Kerngeschlechtsdiagnostik: Chromatin-positiv (1 bis) ~ 12 Trommelschlegel auf 500 polymorphkernige neutrophile Leukozyten. (S. 87 und Tafel II, $_{22}$ nach S. 84.)

Thrombozyten 200–300 × 10^9/l

Retikulozyten 0,010 [1]

Entwicklungsreihen im Knochenmark (Tafel II nach S. 84, und S. 87 f)

Alkalische Leukozytenphosphatase Norm 80 bis 150**

Hämatokrit 0,35–0,55 [1]

Osmotische Resistenz der Erythrozyten:

Minimumresistenz = beginnende Hämolyse	0,42–0,46% NaCl,
Maximumresistenz = totale Hämolyse	0,30–0,34% NaCl.
Hämatokrit	♂ 0,40–0,48 [40–48%]
(Zellkörpervolumenanteil im Blut)	♀ 0,36–0,42 [36–42%]

Blutvolumen 8% des Körpergewichts, z. B. 5 l bei 70 kg (Messung nach dem Verdünnungsprinzip mit ^{131}J-Humanalbumin).

Blutsenkungsgeschwindigkeit nach Westergren ~ 7/12 mm (Wert 1. u. 2. Stunde, Zitratblut). Sehr wichtig, wenn auch vieldeutig (erhöht z. B. bei Entzündung, Tumor; besonders hoch bei Plasmozytom).

Blutungszeit bis 3 min (4 mm Stich mit Franckescher Nadel in Ohrläppchen, vorsichtig abtupfen): Verlängert bei Thrombozytopathien.

Gerinnungszeit 5 min (1 Tropfen physiologische NaCl-Lösung + 1 Tropfen Blut: Fibrinfaden ziehen): Verlängert bei Koagulopathien.

Rekalzifizierungszeit bis 3 min (Gerinnung von Oxalatplasma nach Kalziumchloridzusatz).

Heparintoleranztest 2′15″ (Heparinzusatz bei der Rekalzifizierungszeitbestimmung läßt leichte Gerinnungsstörungen besser erkennen).

---

* Siehe *H. Lippert:* SI-Einheiten in der Medizin. 2. Aufl. Urban & Schwarzenberg, München 1978
** nicht bei *Lippert*

Thromboplastinzeit nach Quick (sog. *Prothrombinzeit*) 100%, niedriger bei Gerinnungsstörungen des exogenen Systems (Mangel an Prothrombin, Faktor I, II, V, VII oder X, Leberschäden, Vitamin-K-Mangel, Kumarintherapie: hier therapeutischer Bereich 14-26%).

Partielle Thromboplastinzeit (PTT) 30–45″. Bei Störung von Faktor I, II, V, VIII–XII, besonders bei Hämophilie, um > 15″ verlängert. Heparintherapie: hier therapeutischer Bereich bei 1½–2facher Verlängerung.

Thrombelastogramm (TEG) zur graphischen Registrierung der Gerinnungsvorgänge (oder Fibrinolyse): z. B. verlängerte Reaktionszeit bei Koagulopathien, schmale Amplitude bei Thrombopathien und Thrombopenien:
R Reaktionszeit 4–6 min
K Thrombusbildungszeit 6 min
ε Thrombuselastizität 90–150 min

Plasmathrombinzeit (PTZ): Wirkungskontrolle von Heparin, spricht an bei 0,5–0,8 E/ml Plasma; zur Thrombosetherapie 2–3fache Verlängerung anstreben.

B_{12}-Testmethoden s. S. 78.

Blutgruppen und Bluttransfusion*

AB0-System: Mit Test-Seren und Test-Ery Ermittlung der Blutgruppen AB0 (und Untergruppen A_1, A_2) durch Agglutinationsverhalten und der Serumeigenschaften α (= Anti-A), β (= Anti-B). Gruppe A und 0 sind mit je ca. 40% die häufigsten.

Rhesusfaktoren: Kaninchen bilden nach Injektion von Rhesusaffenerythrozyten ein Antirhesusserum, das Blut von 85% aller weißen Menschen agglutiniert: Rh-positiv (Rh). Die 15% Rh-negativen (rh) können bei wiederholter Transfusion von Rh-Blut gegen diese sensibilisiert werden. So sensibilisierte rh-Mütter schädigen ihr Rh-Kind (von Rh-Vater); sie werden aber auch durch das Kind sensibilisiert (und schädigen selbst ab 2. Schwangerschaft): Fetale Erythroblastose, Hydrops congenitus, eventuell Fruchttod.

Rh-Untergruppen C, D, E, c, d, e enthalten D=Rh als wichtigste. Von den 6 Blutkörperchenantigenen erbt man 3 von jedem Elternteil. rh-Spenderblut Cde, cdE oder CdE darf nicht auf rh-Empfänger cde übertragen werden.

Kreuzprobe vor jeder Transfusion ist Pflicht; besser: *indirekter Dreistufen-Coombs-Test und Bromelase-Test.*

Thrombozytenkonzentrate können, besonders bei wiederholter Gabe, Antikörper erzeugen, die sie zerstören. Besser: *HLA-Antigen berücksichtigen!*

Hämolytische Transfusionsreaktionen:

- *AB0-bedingt: akute* Hämolyse bei *erster* Transfusion;
- *Rh/rh-bedingt:* chronische Hämolyse *nach Abschluß* der *wiederholten* Rh-Transfusion auf rh-Empfänger.

* Richtlinien der Bundesärztekammer: Ärztl. Mitt. 1. 2. 79.

Rückenschmerzen,	Fieber,	Ikterus,
Übelkeit,	Schüttelfrost,	Hämoglobinurie,
Blässe,	Blutdruckabfall,	Anurie,
↓ kalter Schweiß,	↓ Tachykardie,	↓ Rest-N ↑

Th.: Schock bekämpfen, Austauschtransfusion. (Blutrest sicherstellen!)

Risiko jeder Transfusion bleiben die *Hepatitis-Übertragung* und die *Antikörperbildung* (z. B. gegen Nierentransplantat). GOT und GPT nach 6 Wochen kontrollieren!

Elektrophorese

Eine Trennung der *Bluteiweißkörper (Albumine;* α_1-, α_2-, β- *und* γ-*Globuline)* ist durch ihre *verschiedene Wanderungsgeschwindigkeit im elektrischen Feld* möglich. Hierzu bringt man einen Tropfen Serum auf einen Filterpapierstreifen in entsprechendes pH-Milieu. Nach der Auftrennung wird das Eiweiß angefärbt; aus der Extinktionskurve werden die quantitativen Anteile ermittelt. Die Normalwerte stehe auf S. 367.

Akute Entzündung: α_1- + α_2-Dysproteinämie,

chronische Entzündung: α_1- + γ- oder nur γ-Dysproteinämie;

Leberzirrhose (S. 178), Nephrose (S. 264), Multiples Myelom = Plasmozytom (Abb. 29, S. 68; S. 94).

Immunelektrophorese: Diese Kombination der elektrophoretischen Auftrennung von antigen wirkenden Eiweißgemischen mit nachfolgender immunologischer Differenzierung durch diffundierende, präzipitierende Antikörperseren beruht auf drei methodischen Prinzipien:

- *Elektrophoretische Auftrennung* (im Agargel, sonst wie oben),
- *laterale Diffusion des aufgetrennten Eiweißgemisches und zugesetzter Antiseren,*
- *immunologische Präzipitatbildung von antigenen Substanzen mit ihren Antikörpern.*

IgG-Globulin

↑
- Leberzirrhose,
- chronische Hepatitis,
- Glomerulonephritis,
- rheumatoide Arthritis,
- Morbus Crohn,
- chronische Entzündung.

↓
- Nephrose,
- lymphatische Leukämie,
- multiples Myelom (ohne M-Gradient),
- Hypogammaglobulinämie:
- Infektanfälligkeit,
- akute Entzündung.

IgA-Globulin

↑
- Leberzirrhose,
- Glomerulonephritis,
- rheumatoide Arthritis,
- Kollagenosen,
- Morbus Crohn.

im frühen Kindesalter bei

↓
- nephrotischem Syndrom,
- Antikörpermangel (kongenital).

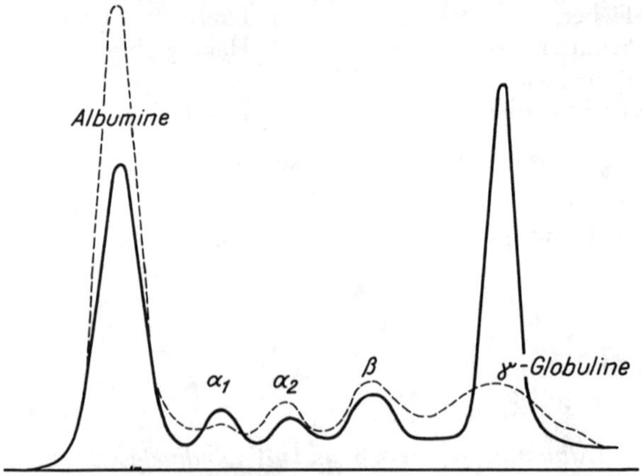

Abb. 29 *Serumelektrophoresekurve bei Plasmozytom oder Morbus Waldenström.* Hohe schlanke γ-Zacke = M-Gradient. (Gestrichelte Linie: Normalkurve zum Vergleich). Weitere Klärung durch Immunelektrophorese.

IgM-Globulin

↑ • Antikörper der frühen Immunisierungsphase,
- Morbus Waldenström,
- akute und chronische Hepatitis,
- Cholangitis / Cholangiolitis,
- chronische Pyelonephritis,
- (Glomerulonephritis),
- akutes rheumatisches Fieber,
- Morbus Crohn.

IgD-Globulin

↑ • Myelom.

IgE-Globulin

↑ • Allergien.

Blutgerinnung und Fibrinolyse

Die Blutgerinnung läuft in *drei Phasen* ab: Bildung von

- **Prothrombinaktivator** (**Thromboplastin, Thrombokinase**) durch Freisetzung von *Gewebsthromboplastin* bei Trauma oder des *Plasmathromboplastins* und Reaktion mit verschiedenen *Gerinnungsfaktoren.*
- **Thrombin aus Prothrombin + Ca^{2+}.** Prothrombin stammt überwiegend aus der *Leber,* deren Zellen *Vitamin K* als Koenzym zur Synthese benötigen. (Das fettlösliche Vitamin K wird nur bei normaler Fettverdauung resorbiert.)
- **Fibrin aus Fibrinogen.** Unter Mitwirkung eines thrombozytären Faktors verflechten sich die entstandenen Makromoleküle netzartig und schrumpfen in der Nachphase der Gerinnung: *Retraktion des Blutkuchens unter Auspressen von Serum.*

Die Fibrinolyse läuft ebenfalls in *drei Phasen ab: Bildung von*

- **Aktivator** durch Freisetzung aus *Gewebezellen* (z. B. Harnepithelien: Urokinase) oder endovasal als *Blutaktivator* durch Reaktion zwischen Lysokinasen (z. B. der Leukozyten) und einem Proaktivator.

- **Plasmin aus Plasminogen,** der nicht-fibrinolytischen Vorstufe im Plasma, durch Einwirkung des Aktivators. Plasminogen wird wahrscheinlich in der *Leber* gebildet.
- **Fibrinopeptide aus Fibrin** durch Proteolyse. Auch diese wirken gerinnungshemmend:

Fibrinolyse = Abbau des Fibrins + Hemmung seiner Neubildung.

Gerinnungshemmende Behandlung (Antikoagulantientherapie) kann mit natürlichem *Heparin* bzw. halbsynthetischen *Heparinoiden* erfolgen (Bindung von Thrombin = Verhinderung der Fibrinbildung oder mit *Kumarin* bzw. *Indandionderivate* (Verdrängung des als Koenzym wirkenden Vitamin K = Hemmung des Prothrombinkomplexes).

Vorgehen z. B.: Erst Dauerinfusion von 40 000 IE Heparin/die, dann 1–2 Tage überschneidend Übergang auf *Marcumar,* dessen Dosis von ~ 1–2 Tabletten nach Quick-Wert-Optimum 14–26% einzurichten ist. *Antiphlogistika:* Phenylbutazon, Salizylate, Aminophenazon *beeinflussen den Quick-Wert.* Kontrolle der Heparinisierung mit PTT (S. 66).

Blutung unter Antikoagulantien: • Nase, • Harntrakt (Harn), • Magen-Darm/Hämorrhoiden, • ZNS (!).

Th.: (bei Marcumar): Prothrombinkomplex, Vitamin K_1 (Konakion);

(bei Heparin): Protaminsulfate.

Thrombolytische Behandlung kann durch *Aktivierung der Fibrinolyse* erfolgen, besonders mittels *Streptokinase* (Bildung des Blutaktivators: Umwandlung von Plasminogen in Plasmin). Fibrin wird aufgelöst, Thrombus zerfällt. – Frühere Streptokokkeninfekte können Antistreptokinase gebildet haben! Testen!

Vorgehen z. B.: Möglichst Streptokinase-Resistenz-Test. Sonst sofort 750 000 IE Streptokinase i.v., dann 100 000 IE/h Infusion (bei Blutung: Trasylol oder EACA). Übergang auf Marcumar.

Tabelle 3 **Gerinnungsstörungen (spontan und iatrogen):**

Gerinnbarkeit verstärkt (Thromboseneigung)	*Gerinnbarkeit herabgesetzt (Blutungsneigung)*	*Fibrinolyse verstärkt (Hyperfibrinolyse)*
Pneumonie	Hämophilie A und B, angeborener Faktorenmangel	Akute Leukosen
Pankreastumor	Thrombopathien	Metastasierende Karzinome
Zerfallendes Karzinom	Verbrauchskoagulopathie Faktorenmangel bei Hepatopathie	Hepatopathie
Plötzlicher Abbruch der Antikoagulantientherapie	Antikoagulantientherapie	Thrombolytische Therapie
Kortikoidtherapie		
Verletzung bzw. Operation (Prostata, Milz, Darm)		Thorax- und größere Bauchoperation, Prostataoperation

Behandlung mit Fibrinolyseinhibitoren mit natürlichem Proteinaseinhibitor *Trasylol* (Inaktivierung von Trypsin, Chymotrypsin, Plasmin, Plasminaktivator und einige Gerinnungsfaktoren) oder mit *ε-Aminokapronsäure (EACA)*. Bedeutung bei akuter Pankreatitis und hyperfibrinolytischen Zuständen.

Vorgehen z. B.: Trasylol ½–1 Mill. KIE i.v. sofort, dann ~ alle 4–6 h 200 000–400 000 E i.v. (auch zur Schockbehandlung) oder ε-Aminokapronsäure 1–2 g i.v. sofort, dann 10–24 g/d Infusion oder oral. (Kombination besser verträglich.)

Hämorrhagische Diathesen können bedingt sein durch

- **Koagulopathien** (Störung des Gerinnungsvorganges),
- **Thrombozytopathien** (Zahl und Funktion der Thrombozyten) oder
- **Vasopathien** (Gefäßwandschäden).

Daher:
- verlängerte Gerinnungszeit,
- verlängerte oder normale Blutungszeit,
- pathologischer Gefäßfaktortest (Rumpel-Leede).

Prothrombinmangel

Ursachen des Prothrombinmangels (auch S. 68 f) sind:

Mangelhafte Prothrombinbildung: *Funktionsstörung in der Leberzelle (schwere Hepatitis, akute Leberdystrophie, Leberzirrhose).*

Erbgang: I, II, V, VII, X, XII, XIII autosomal rezessiv;
XI autosomal-dominant;
VIII, IX rezessiv geschlechtsgebunden.

Th.: Prothrombinkonzentrat der Faktoren II, VII, IX, X im Handel.

Mangelhafte Vitamin-K-Aufnahme: *Fettresorptionsstörung (Verschlußikterus, Darmkrankheiten);* K ist fettlöslich, stammt aus der Nahrung und aus der Synthese eigener Kolibakterien.

Bei diesen Krankheitsgruppen muß z. B. bei Zahnextraktionen mit Blutung gerechnet werden: Vorher Blutungs- und Gerinnungszeit, gegebenenfalls Prothrombinwert bestimmen.

Th.: Thrombinpräparate bzw. Vitamin K.

Fibrinogenmangel

Erworben durch schwere *Leber- oder Knochenmarkschädigungen;*
angeboren (rezessiv vererbbar) sehr selten. – Kommt auch in Verbindung mit Mangel an Prothrombin, Faktor V und VII vor.

Hämophilie (Echte Bluterkrankheit)

X-chromosomal rezessive Erbkrankheit, pränatal nicht erkennbar. X-chromosomale Vererbung wird nur wirksam, wenn kein normales Allel gegenübersteht: *Söhne erkranken immer* (XY); Töchter sind *Konduktorinnen* (XX), krank nur bei beidseitiger Belastung (XX). – Erbanlage erlischt; Besserung nach Pubertät. Die Differenzierung in

Hämophilie A (Fehlen von Faktor VIII), [Fallanteil ≈ 75%],

Hämophilie B (Fehlen von Faktor IX, Christmas disease) u. a. [Fallanteil ≈ 25%]

hat große therapeutische Bedeutung; die Konduktorinnen haben 50% des Faktorspiegels (ein X-Defekt!). Thrombozyten und Blutungszeit normal, Gerinnungszeit verlängert. Quick normal, PTT verlängert. *Klinisch bedingen Zahnextraktionen, Nasenbluten und geringfügige Verletzungen lebensgefährliche Blutungen.* Häufige Blutungen in die Gelenke führen zu den *Blutergelenken* mit Versteifung und (**o** Rö.:) typischer Arthroseform mit Osteoporose.

Tabelle 4 **Faktoren und Gerinnungsstörungen**

Faktor	Name	angeboren	erworben
I	Fibrinogen	Afibrinogenämie	Verbrauchs-koagulopathie, Fibrinolyse
II	Prothrombin	Hypoprothrombinämie	Vitamin-K-Mangel, Leber-parenchymschäden, Kumarin
III	Gewebsthrombokinase	keine Gerinnungsstörung	
IV	Kalzium		
V	Proakzelerin	Parahämophilie	Leberparenchymschäden, Verbrauchskoagulopathie, Fibrinolyse
VI	Akzelerin = aktiver Faktor V		
VII	Prokonvertin	Hypoprokonvertinämie Leberparenchymschäden, Vitamin-K-Mangel, Kumarin	
VIII	Antihämophiler Faktor A	Hämophilie A, Angiohämophilie A	Fibrinolyse, Verbrauchs-koagulopathie, Makro-globulinämie
IX	Antihämophiler Faktor B = Christmas Faktor	Hämophilie B, Angiohämophilie B	Leberparenchymschäden, Vitamin-K-Mangel, Kumarin
X	Stuart-Prower-Faktor	Hämophilie C	
XI	Plasma Thromboplastin Antecedent = PTA	PTA-Mangel	Leberzirrhose
XII	Hageman-Faktor	„Hageman trait“	Leberzirrhose
XIII	fibrinstabilisierender Faktor = FSF	FSF-Mangel	Leberzirrhose, Karzinom, akute Leukämie

⧫ DD.: Angiohämophilie: autosomal vererbter Mangel an Faktor VIII (IX) und Antibleeding-Faktor auch bei Frauen.

Th.: Faktor VIII bzw. IX-Konzentrat (1 E/kg KG hebt Plasmaspiegel um 1,5 bzw. 1%). Gelenk- und Muskelblutungen: Spiegel 2–4 Tage auf 5–10% anheben; abdominelle und zerebrale Blutungen: Spiegel > 50% anheben. – Bei B Prophylaxe: 19 E IX/kg KG/Woche. – Cave Boosterung (6. Tag) bei Hemmstoffen (nach Substitutionstherapie)!

Thrombozyten

Spontane, schubweise auftretende flohstichartige Blutungspunkte („Petechien"): Haut (bes. Unterschenkel), Schleimhäute (Epistaxis, Hämaturie, Hämatemesis, Melaena), Gehirn, Herz, (Reizleitungssystem!) bei Veränderungen der Zahl oder Funktion der Thrombozyten. Labortechnisch abzugrenzen:

⧫ DD.: **nichtthrombopenische Purpura** durch Gefäßschäden.

Verminderte Thrombozytenbildung
meist mit Granulozytopenie und hyporegeneratorischer Anämie:

- *Hypo- oder Aplasie des Knochenmarks:* Panmyelopathie, chemische Schäden, Östrogene, Strahlen.
- *Infiltrative Prozesse:* akute Leukämie, malignes Lymphom, Plasmozytom, Osteomyelosklerose.
- *Mangelerkrankungen:* B_{12}-, Folsäuremangel.
- *Infekte:* Masern, infektiöse Mononukleose.
- *Paroxysmale nächtliche Hämoglobinurie.*

Vorzeitiger Thrombozytenabbau
Riesenthrombozyten, hypermegakaryozytäres Mark.

Antikörper-vermittelt:

Idiopathische thrombozytopenische Purpura (ITP)

- *Petechienförmige Blutungen* in Haut und Schleimhäuten (= *Purpura),* länger als 6 Monate,
- *Rumpel-Leede-Stauungsversuch positiv* (Oberarm einige Minuten zwischen arteriellem und venösem Druck stauen = flohstichartige Blutungen – d. h. zusätzlicher Gefäßfaktor),
- *Blutungen* nach außen, aber auch innerlich (z. B. Gehirn!),
- *isolierte Thrombozytopenie,*
- Thrombozyten-Überlebenszeit 2–3 Tage (Norm 12 Tage),

  (keine plasmatische Gerinnungsstörung),
- Megakaryozyten evtl. vermehrt:
- gesteigerte Megakaryozytenmasse,
- keine Splenomegalie.

♦ DD.: Vor weiterer Diagnostik ausschließen: hämolytische und lymphoproliferative Systemerkrankungen, Kollagenosen, toxische Schäden, Infekte.

- *Freie* Autoantikörper (im Serum),
  Nachweis quantitativ: indirekter Radioimmun-Antiglobulintest,
  qualitativ: Fluoreszenztest mit fixierten Thrombozyten;
  Bewertung: positiv = sichere ITP, aber nur 30% positiv.
- *Zellgebundene* Autoantikörper fixiert an autologen Thrombozyten,
  Nachweis: IgG (IgM, C3) an Zelloberfläche (direkter Radioimmun-Antiglobulintest mit Thrombozyten),
  (♦ DD.: Eventuell positiv bei chronisch-lymphatischer Leukämie, Plasmozytom, thrombotisch-thrombozytischer Purpura, aplastischem Syndrom!),
  Bewertung: positiv spricht für ITP, negativ schließt nicht aus.

Th.: Kortikoide, Bluttransfusionen.

Nicht antikörper-vermittelt:

Verbrauchskoagulopathien (VKP)

Disseminierte intravaskuläre Gerinnung, so daß die Faktoren des Gerinnungsumsatzes weitgehend verbraucht werden: Faktoren II, V, VIII und XIII, Antithrombin III (Antiplasmin) und Thrombozyten. Häufig bei Schwerstkranken und Vergiftungen. – Ablauf:

- **Erste Phase: Hyperkoagulabilität** mit disseminierter intravasaler Gerinnung (schwere Zirkulationsstörungen, Dyspnoe, Anurie, eventuell Nebennierenrindennekrose, irreversibler Schock mit Azidose), dadurch
- **Zweite Phase: Hypokoagulabilität,** noch verstärkt durch reaktive Fibrinolyse und Proteinolyse (hämorrhagische Diathese: Haut, Magen-Darm, Urogenitaltrakt, Wundflächen: Uterus).

Ursachen der VKP:

- *Einschwemmung von thromboplastischem Material* aus aktivatorhaltigem Gewebe (z. B. Fruchtwasserembolie, unreifzellige Leukosen, Verbrennungs- und Ätzflächen, Karzinome: besonders Operation),
- *Freisetzen von Plättchenfaktor 3* aus den Thrombozyten durch bakterielle Toxine (septischer Schock, Waterhouse-Friderichsen-Syndrom, Shwartzman-Sanarelli-Syndrom),
- *Hämolyse: Erythrozin* ähnelt Plättchenfaktor 3 (Säurevergiftung, Ertrinken in Süßwasser, falsche Transfusion),
- *Blockade des RHS:* Phospholipoproteine (Plättchenfaktor, Erythrozin) werden nicht inaktiviert (z. B. bei Infektionen, Gravidität).

Th. (und Prophylaxe): Heparin 3000–5000 IE/h (Kontrolle: PTZ = Plasmathrombinzeit), evtl. Streptase, bei reaktiver Hyperfibrinolyse hierzu Trasylol.

♦ **Differentialdiagnose:**	**Verbrauchskoagulopathie**	**Hyperfibrinolyse**
Thrombozyten	↓	normal
Fibrinogen	↓	↓
Faktor II, V, VIII	↓↓	(↓)
Faktor VII, IX, X, XI, XII	↓	normal
Faktor XIII	↓↓	(↓)
Antithrombokinase	↑	normal
Thrombinzeit	(↑)	↑↑
Proaktivator	(↓)	↓
Plasminogen	(↓)	↓↓
Plasmin	∅	nachweisbar
Antiplasmin	normal	↓
Fibrinogenspaltprodukte	∅	nachweisbar

Unbekannter Ätiologie:

Moschcowitz-Syndrom

Thrombotische thrombozytopenische Purpura. Selten. Wahrscheinlich erfolgen durch exzessive Produktion von Mukopolysacchariden der Gefäßendothelien zunächst hyalin-amorphe Ablagerungen, dann Thrombozytenthrombosen der Arteriolen und Gangrän. Fieber. Diagnose: Thrombozytenthromben im Sternalmark.

Th.: Splenektomie. Prognose: schlecht.

Verteilungsstörung: Hypersplenismus

Thrombozyten werden in Milz zurückgehalten: geringe Thrombopenie, oft hypermegakaryozytäres Mark.

Leberzirrhose, Pfortader- und Milzvenenthrombose, chronische Infekte, Osteomyelofibrose, Speicherkrankheiten.

Kombinationsformen

Bildungsstörung + vorzeitiger Abbau: malignes Lymphom.
+ *Verteilungsstörung:* malignes Lymphom, myeloproliferative Syndrome, Speicherkrankheiten.

Thrombasthenien

Bei normaler Thrombozytenzahl ist die Funktion mangelhaft: Blutungszeit verlängert, Gerinnungszeit normal. Thrombelastogramm pathologisch.

Typ I: ATP vermindert durch Mangel an Glyzerinaldehyd-3-phosphatdehydrogenase und Pyruvatkinase.

Typ II: Fermentmangel nicht nachgewiesen.

Thrombozytopathien (im engeren Sinn)

Autosomal dominant vererbter Mangel verschiedener gerinnungsfördernder Stoffe im Thrombozyten (Thrombozytenfaktor 3 und/oder 4), meist als Teilsymptom der von Willebrand-Jürgensschen Erkrankung (dann außer verminderter Adhäsivität der Plättchen auch Gefäßwandveränderungen und Faktor-VIII- oder -IX-Verminderung) – Faktor-VIII-assoziiertes Antigen *fehlt:* ♦ DD.: Hämophilie A! Mischung des petechialen und hämophilen (flächenhaften) Blutungstyps.

Th.: Frischblut, Ersatz des fehlenden Faktors.

Thrombozythämie

Starke Vermehrung der Thrombozyten führt zu Blutungsneigung und Thrombose. Bei Osteomyelosklerose, Polyzythämie, myeloischer Leukämie. *Reaktiv* nach Ausfall der Milzfunktion.

Anhang: Vaskuläre Blutungsübel

Hier anzuschließen, weil klinische Erscheinungen den vorstehenden Krankheiten ähnlich, obwohl ursächlich der Gefäßschaden im Vordergrund steht (Rumpel-Leede *positiv,* S. 72); *Blutbild aber normal:*

Purpura rheumatica (Schönlein-Henoch)

Makulo-papulöse, perivaskuläre hämorrhagisch-zellige Exsudation, besonders an den Streckseiten der unteren Extremitäten, mit rheumatischen Gelenkbeschwerden. Gelegentlich auch abdominelle Koliken mit blutigen Durchfällen. Kapillarschädigung durch Allergie auf A-Streptokokken, Nephritis, Staphylokokken und Medikamente. Nicht selten.

Purpura bei Dys- und Paraproteinämie

Gefäßwandschäden, besonders der Beine und Retina. Thrombozyten normal. Knochenmarkbeteiligung, hypothetisches Einhüllungsphänomen.

Skorbut, Möller-Barlowsche Erkrankung

Kapillarschädigung durch Vitamin-C-Mangel (S. 199 f).

Morbus Osler

Autosomal dominante Erweiterung von Kapillaren und arteriellen Präkapillaren (*„Teleangiektasien"*) der Schleimhäute (bes. Nase, Zunge, Magen) und der Haut mit Blutungsneigung, gelegentlich auch pulmonale AV-Fistel.

Erythrozyten

Anämien zeigen eine *Verminderung der Zahl der roten Blutkörperchen oder Abnahme des Hämoglobins* sehr verschiedener Ursache und Prognose. *Schwäche, Ohrensausen, Herzklopfen und Ohnmachtsbereitschaft (O_2-Mangel) sowie die Blässe von Haut und Schleimhäuten,* diese aber auch durch Engstellung der Kapillaren (bei normalem Blutbefund).
Ätiologie:

- *Blutverlust:* Akut oder chronisch,
- *mangelhafte Blutneubildung* der Blutzelle oder des Hämoglobins,
- *vermehrter Blutzerfall:* Erblich (konstitutionell) oder erworben.

Entscheidende Hinweise geben die Anamnese, die Größe und Form der Erythrozyten und ihr Hämoglobingehalt (*Hb_E*-Norm 1,86–1,99 fmol*).

Akute Blutungsanämie

Blutverlust (z. B. aus Magengeschwür, Ösophagusvarizen, postoperativer Nachblutung) führt zuerst zur

- *Oligämie:* Verminderung des zirkulierenden Blutes, am Ery- und Hb-Gehalt nicht zu erkennen (Volumenmessung!); dann zur
- *Hydrämie:* Einströmen der Gewebsflüssigkeit in die Strombahn, zeigt volles Ausmaß der Anämie erst nach 3–5 Tagen.
- *Normochromie* (1,86–1,99 fmol*) besteht, sofern genügend Eisen zur Regeneration vorhanden, sonst *Hypochromie* (s. Eisenmangelanämie),
- *Leukozytose,* reaktiv sofort nach Blutung und
- *Retikulozytenvermehrung* = vermehrte Neubildung der Ery.

Klinische Zeichen der akuten Blutungsanämie sind:

- Blutdruckabfall, Tachykardie, Blässe,
- Schwindel, Schweißausbruch, Durst,
- Atemnot, Sehstörungen, Krampfanfälle, Bewußtlosigkeit.

Th.: Blutstillung mit kleinen Transfusionen und Hämostyptika:
Clauden, Adrenoxyl, Tachostyptan; lokal: Topostasin. – Operativ.

Eisenmangelanämie

Meist chronische Anämien mit *kleinen, hämoglobinarmen Erythrozyten infolge Störung des Hämoglobinaufbaus bei erniedrigtem Serumeisenspiegel* (Norm ♂ 20, ♀ 17 µmol/l**). *Frau auch durch Menstruation und Schwangerschaft besonders disponiert.* (Notwendige Eisenzufuhr: Mann 5–10, menstruierende Frau 7–20, Schwangere ~ 120 ab 16. Woche prophylaktisch, Jugendliche 12–25 mg/d).

---

* Hb_E 32 pg
** ♂ 120, ♀ 90 µg%

Ursachen der Eisenmangelanämie sind

- **erhöhter Eisenverlust:** Hypermenorrhö, Schwangerschaft (Aufbau des Feten), Sickerblutungen aus Hämorrhoiden, Hiatushernie, Ulkus, Karzinom u. a.; evtl. akute große Blutung (s. o.),
- **erhöhter Eisenbedarf:** Wachstumsschub (Hämoglobin, Myoglobin, Fermenteisen), Tumorwachstum, Eisenbindung im RHS bei Infekten,
- **verminderte Eisenzufuhr:** Falsche Diät (Ulkusdiät),
- **verminderte Eisenresorption:** Achylie (Ursache oder Folge?), agastrische Anämie, beschleunigte Dünndarmpassage, Vitamin-C-Mangel,

♦ DD.: verminderte Eisenverwertung: Bleianämie, sideroachrestische Anämie (endogen: Anämie trotz *hohem* Eisengehalt im Serum, Ablagerung im Knochenmark: Sideroblasten – und Leber). Hämaufbau fermentativ gestört (S. 81).

Klinische Zeichen der Eisenmangelanämie sind:

- *Leichenblasse* Haut und Schleimhäute,
- Schwindel, Ohrensausen, Herzsensationen, Ohnmachtsneigung,
- Gewebstrophik gestört (Funktionseisen wirkt Vitamin-B_2-ähnlich):
  - Haut welk, pergamentartig,
  - Nägel dünn, brüchig,
  - Haare struppig,
  - Mundwinkelrhagaden (sog. Cheilosis),
  - Zunge glatt, eventuell Glossitis,
  - Ösophagus: Schleimhautatrophie, Rhagaden (Schluckbeschwerden) = *sideropenische Dysphagie (Plummer-Vinson-Syndrom),*
- Serumeisen bis auf ~ 2 µmol/l* im Extremfall erniedrigt,
- Eisenbindungskapazität erhöht,
- Hb bis ~ 50 g/l, Ery bis ~ 1,6 × 10^{12}/l**,
- Hb_E bis ~ 15 pg herabgesetzt.
- Mikrozytose, Anisozytose, Poikilozytose,
- Anulozyten (Pessarformen der Ery) bei mangelhafter Hb-Füllung.
- Retikulozyten normal oder gering erhöht,
- Knochenmark: Färbbares Eisen fehlt (Frühsymptom), Reifungsstörung (Hyperplasie der basophilen Erythroblasten und Proerythroblasten),
- Serum hell, bilirubinarm (♦ DD.: bei Perniziosa gelblich!).
- Harn hellgelb.
- **Eisenresorptionsversuch:**
  - Nüchternwert im Serum,
  - 200 mg Eisenpräparat oral,
  - Wert nach 2, 4 und 8 Stunden im Serum:

---

* Fe ~ 10 µg%, **Hb ~ 5 g/100 ml, Ery ~ 1,6 Mill./mm^3

- normal: Anstieg,
- *Resorptionsstörung:* kein Anstieg;
  - *latenter Eisenmangel:* nüchtern normal, Belastung Anstieg über 60%,
  - *manifester Eisenmangel:* nüchtern niedrig, Belastung Anstieg über 60%.

♦ DD.: *Infektämie* kein Anstieg (trotz gesteigerter Resorption); Kontrolle mit Fe^{59}.

Chlorose, die ätiologisch vielschichtige Anämie *junger Mädchen,* verbindet Eisen- und Vitaminmagel („Schlankheitskur"), auch endokrine Ursachen oder falsche Lebensführung (Mangel an Sonne und Sport).

Th.: $Eisen^{II}$, eventuell Pankreasfermente, Bluttransfusion. Ursache berücksichtigen. $Eisen^{III}$ i.v. bei Magen-Darm-Krankheiten.

Morbus Biermer (früher: perniziöse Anämie)

Megaloblastäre Anämie infolge Reifungsstörung der Ery durch Mangel an

- **Intrinsic factor** aus der *Magen- und Duodenalschleimhaut,* ein neuraminsäurehaltiges Glykoprotein, ermöglicht die Resorption des Vitamin B_{12}. Er fehlt bei Perniziosakranken im Ileum: *Dominantes Gen,* Schaden der Fundusdrüsen (daher B_{12}-Therapie parenteral). Ferner wird die B_{12}-Resorption bei diesen Patienten durch die veränderte Darmflora behindert, die Folge des Salzsäuremangels ist.
- **Extrinsic factor (Vitamin B_{12}):** B_{12}-Tagesbedarf (2–3 µg) wird gedeckt aus Fleischgenuß, Speicherung in Leber, Niere und Magendarmtrakt (rechtfertigt Depotbehandlung). Von Darmbakterien gebildetes endogenes B_{12} ist vom Menschen kaum resorbierbar. B_{12} ist ein kobalthaltiger roter Farbstoff.
- **Vitamin B_{12} und Folsäure:** Ein zweites Antiperniziosaprinzip wurde in der Folsäure erkannt; sie fördert die Thyminsynthese. B_{12} fördert die Reaktion Thymin + Desoxyribose = Thymidin.

(Isoliert: *Vitamin-B_{12}-Mangelanämie, Folsäuremangelanämie* S. 79.)

Schilling-Test:
- zum Ausschluß eines Intrinsic-Factor-Mangels: perniziöse Anämie oder funikuläre Myelose;
- bei Verdacht auf Malabsorption im terminalen Ileum.

Test:
Per os verabreichtes Vitamin B_{12} ($^{56,\ 58\ \text{oder}\ 60}Co\text{-}B_{12}$) geht bei Perniziosa infolge Resorptionsstörung *nur in Spuren in den Harn* (normal > 10% der zugeführten Dosis). – Wiederholung, Intrinsic-Faktor-Konzentrat zugesetzt: Bessere Resorption beweist Faktor-Mangel*.

Klinische Zeichen des Morbus Biermer:
- B_{12} i.S. unter 100 pg/ml (Norm 300–400),
- Folsäure i.S. normal oder erhöht (Norm 5–15 ng/mkl).
- Betrifft vorwiegend ältere Menschen, auch familiär.
- *Wachsgelbe* Haut und Schleimhäute (♦ DD.: Fe-Mangel blaß!),

---

* siehe ♦ DD. Symptomatische megaloblastäre Anämie S. 79

- Schwindel, Ohrensausen, Herzsensationen, Ohnmachtsneigung,
- Parästhesien (*„Ameisenlaufen"*) der Glieder,
- *Zungenbrennen* (wie Kribbeln oft Frühsymptom!),
- glatte (besonders glattrandige) Zunge: Huntersche *Glossitis,*
- *Salzsäureproduktion des Magens erloschen.*
- *Zeichen der Hämolyse* (♦ DD.: Gegensatz zu Fe-Mangel-Anämie):
  - Gelbliche Skleren (leichter Ikterus),
  - gelbliches Serum, indirektes Bilirubin +,
  - im Harn
    - Urobilinogen +/+, Urobilin +,
    - Methylmalonsäure (♦ DD.: ∅ bei Folsäuremangel).
- *Blutbild:*
  - Megalozytose: Große, gut mit Hb gefüllte Ery, daneben Mikro-, Makro- und Poikilozytose:
  - *Hb_E über 34 pg* (Norm 32 pg), *klassisch hyperchrom!*
  - *Ery vorwiegend makrozytär* (> 7,2 μ-Norm),
  - Megaloblasten im Blut schwerer Fälle.
  - Retikulozyten vermindert, *nach B_{12}: Retikulozytenkrise!* (= maximaler Anstieg, etwa 7. Tag: ~ 150‰)
  - Leukopenie mit Übersegmentierung.
- *Knochenmark: Megaloblastenmark* (Tafel III, $_{7/8}$; vor S. 84), Riesenformen der weißen Reihe; nach Vitamin B_{12} normale Ausreifung.
- *Enzymaktivität* der LDH stark erhöht (S. 169).

Funikuläre Spinalerkrankung, Entmarkungsprozeß im Hinterstrang und Pyramidenseitenstrang des Rückenmarks, ist Folge des B_{12}-Mangels (S. 198).

Folsäuremangelanämie: Wie B_{12}-Mangel, aber *seltener und bei jüngeren Menschen, ohne neurologische Ausfälle.* Bei mangelhafter Zufuhr (Alkoholiker), Speicherung (Leberzirrhose), Resorption (Sprue), erhöhtem Bedarf (Gravidität), Antikonvulsiva oder Leukämietherapie mit *Folsäureantagonist Aminopterin.* S. 98 und 198 f.

Belastung mit Histidin läßt Patienten mit Folsäuremangel vermehrt Formiminoglutaminsäure mit dem Harn ausscheiden (Nachweis mit Elektrophorese).

Magenkarzinom kann Folge, gelegentlich auch Ursache des (dann „sekundären") Morbus Biermer sein: Röntgenkontrollen!

Th.: Vitamin B_{12} (Anfangsdosis 2000 μg, Erhaltungsdosis ~ 100 bis 500 μg 2–4 x wöchentlich i.m.). Bei schwerem Morbus Biermer erst Bluttransfusion, später Eisenzulage. – Auf B_{12}-Behandlung: *Retikulozytenkrise,* Ausreifung des Knochenmarks. Bei Folsäuremangel (stets mit B_{12}!) Folsäure 10–30 mg per os 14 Tage täglich, dann Erhaltungsdosis 2,5–5 mg.

♦ DD.: **Symptomatische megaloblastäre Anämie**

1. Chronische Magen-Darm-Krankheiten (Resorptionsstörung):
   Resektion des Ileum,
   Magenresektion (frühestens 3 Jahre nach Operation),
   Magenkarzinom oder -adenom,

Darmstenose,
Sprue, Zöliakie (Störung der Darmflora),
2. Diphyllobotrium latum
(nimmt B_{12} auf, verhindert Verbindung mit Intrinsic factor),
3. „Ziegenmilchanämie" (Folsäuremangel),
4. Schwangerschaft („Aufbrauchsperniziosa"),
5. Maligne Tumoren,
6. Maligne Blutkrankheiten,
7. Myxödem,
8. Panhypopituitarismus,
9. Vitamin-B_6-Mangel, hypochrom (S. 196),
10. Hydantointherapie (der Epilepsie),
11. Zytostatika.

⧫ DD.: **Makrozytäre Anämie** *ohne* Megaloblasten
1. Leberzirrhose, Hämochromatose (Speicherungsstörung),
2. Splenomegalie,
3. Pankreaserkrankungen,
4. Chronische Nierenkrankheiten (Erythropoetinmangel),
5. Chronische Infekte,
6. Aplastische Anämien: Arsen, Benzol, Gold, Strahlenschaden.

Hämolytische Anämien (s. unten: angeborene und erworbene)

Endogen oder *exogen* kann Blutzerfall (Hämolyse) eintreten und die normale Lebensdauer der Erythrozyten von 120 Tagen herabsetzen. Erst bei nachlassender Neubildung führt dies zur Anämie: *Dekompensierte Anämie* im Gegensatz zum *kompensierten hämolytischen Syndrom*. Zeichen des erhöhten Umsatzes bzw. der Minderwertigkeit der Erythrozyten sind:

- Lebensdauer unter 120 Tage (Untersuchung mit ^{51}Cr-Ery),
- Haptoglobin bei stärkerem Blutzerfall niedrig, daher:
- Hämoglobinämie → Hämoglobinurie (Uricult positiv);
- HBDH: LDH > 0,9 (Norm 0,63–0,81),
- Urobilin und Urobilinogen erhöht im Harn,
- und Stuhl (quantitativ, klinisch), Stuhl dunkel,
- mäßige, indirekte (!) Bilrubinämie:
  - nicht nierengängig (Harn: *negativ!*),
  - ⧫ DD.: Hepatischer Ikterus: direktes Bilirubin im Serum, *geht in Harn über,*
- Neigung zu Pleiochromie und Gallensteinen,
- Retikulozyten erhöht (Normwert 8‰),
- Erythroblasten vermehrt (Knochenmark),
- Osmotische Resistenz der Ery nach Grundleiden unterschiedlich,
- Coombs-Test (Antiglobulintest) bei autoimmunhämolytischen Anämien positiv.
  direkter CT: an Ery gebundene inkomplette Antikörper,
  indirekter CT: freie inkomplette Antikörper (fehlen häufig).

Weitere Differenzierung erlauben:

- Hämolysin-Test,
- Kälteagglutinin-Titer,
- Bithermischer Hämolysin-Test (Donath-Landsteiner).

Angeborene hämolytische Anämien

Außer den zuvor aufgeführten Zeichen des erhöhten Umsatzes bzw. der Minderwertigkeit der Erythrozyten ist allen gemeinsam:

- US. Milzvergrößerung (bei Sphärozyten pathogenetisch entscheidend)
  vergrößerte Milz: bei Inspiration → Bewegung in Richtung Nabel
  (normale Milz: 4 x 7 x 11 cm, nicht tastbar),
- Turmschädel in ausgeprägten Fällen,
- fehlerhafte Zahnentwicklung,
- trophische Störungen der Haut (Ulcus cruris),
- verzögerte Sexualentwicklung.

Hereditäre Sphärozytose, *dominant* erblich, *wichtigste Form* in Mitteleuropa. Meist ohne Krankheitsgefühl („mehr gelb als krank"). *Bei Infekten* eventuell anämische Krisen (durch zusätzliche *Akzentuierung des Blutabbaus oder Retikulozytopenie).*

- Sphärozyten („Kugelzellanämie"):
  - Erythrozytendurchmesser klein,
  - keine (normale) Lagerung in Geldrollenform,
  - Blutsenkung hoch (und *Schleiersenkung* infolge Retikulozytose),
- Osmotische Resistenz der Ery (NaCl-Reihe) herabgesetzt,
- mechanische Hämolyse erhöht.
- Gallensteine sehr häufig (Pleiochromie: Galle dickflüssig): ■ US.; o Rö.!

Th.: *Milzexstirpation* heilt alle klinischen Zeichen.

Hämoglobin und anomale Hämoglobine

Das Hämoglobinmolekül besteht aus *vier identischen Hämmolekülen und zwei verschiedenen Polypeptidkettenpaaren.* Die Aminosäuresequenzen sind genetisch bestimmt. Im Laufe des Lebens treten *3 normale, funktionell praktisch gleiche Hämoglobine* auf, die sich im Globin unterscheiden: HbF, HbA_1, HbA_2*. (Trennung: HbF Elutionsmethode**, HbA_2 elektrophoretisch.) Anomale Hämoglobine entstehen durch Austausch der Aminosäuren. Hierdurch wird ihre elektrische Ladung und somit ihre Wanderungsgeschwindigkeit in der Elektrophorese verändert. – Bei verschiedenen Blutkrankheiten wird neben HbA auch HbF in wechselnder Menge nachgewiesen. HbF-Zellen findet man bei erworbenen und angeborenen Blutkrankheiten als Ausdruck einer sekundären Störung der Hb-Synthese: bei verschiedenen hämolytischen Anämien, Leukosen und allen anderen Zuständen einer veränderten Erythropoese. Besonders wichtig ist die Unterscheidung der heterozygoten und homozygoten β-Thalassämie.

---

* Neugeborene: F (fetal) 50%, Erwachsene: A_1 (adult) 98%, A_2 2%, F Spur
** Biochemica-Test Boehringer (nach Kleihauer und Betke)

Anomale Hämoglobine HbS (Sichelzellanämie) und HbC kommen in Afrika und den Mittelmeerländern vor. Sichelform nur bei O_2-Mangel.

Thalassaemia major (Cooley-Anämie): *HbF stark vermehrt. Selten:* nur wenn *beide* Eltern Anlageträger. Manifestation beim Kleinkind: schwere hyporegeneratorisch-hämolytische *Anämie, Wachstumsstörungen, Hepatomegalie.* (Ery teils Schießscheibenform.)

Thalassaemia minor: *Zunahme von HbA_2 auf das Doppelte.* Autosomal dominant. Besonders in der Schweiz und in den Mittelmeerländern. *Hypochrome, mikrozytäre Anämie* (Hb_E 32 pg) ähnlich Eisenmangelanämie, aber mit *normalem* Eisenspiegel. Hb-Elektrophorese. Gute Prognose, keine Therapie!
(⧫ DD.: Thalassaemia minor *ohne,* major eventuell *mit* Erythroblastose).

Sideroblastische (sideroachrestische) Anämie

Defekt der Hämsynthese (idiopathisch; erworben: zytostatische Therapie, Benzol, Blei; selten angeboren): Kopplung Eisen-Protoporphyrin oder Bildung einzelner Porphyrinverbindungen behindert.

- Anämie, hypochrom (Schießscheiben-, Target-Zellen),
- Retikulozytenzahl niedrig,
- Knochenmark: Ringsideroblasten (Berliner Blau),
  erythropoetische Hyperplasie,
- Serumeisen hoch, freie Eisenbindungskapazität niedrig,
- Serum-Ferritin (radioimmunologisch) stark vermehrt,
- Siderose der Leber und des Knochenmarks (s. o.).

Th.: Evtl. Pyridoxin, Folsäure und Vitamin C. – Keine Transfusionen (Hämosiderose!). Desferioxamin wenig wirksam.

Porphyrien

Aufbau des Protoporphyrinringes infolge Repressorinsuffizienz gestört,

erythropoetische Form im Erythroblasten: Störung der *Häm*synthese, angeboren (wahrscheinlich autosomal rezessiv erblich);

hepatische Form in der Leber: Störung der *Enzym*synthese (Katalase, Peroxydase, Zytochrom), angeboren oder erworben.

Porphyria erythropoetica, kongenitale Porphyrie, Morbus Günther

Sehr selten, sofort nach Geburt oder bis zum 5. Lebensjahr *bullöse Lichtdermatose,* hämolytische Anämie, Splenomegalie, Zähne braun.

Harn: burgunderrot, Uro- und Koproporphyrin I vermehrt.

Porphyria hepatica

Porphyria hepatica acuta intermittens. Dominant, 90% Frauen, 20.–40. Lebensjahr. Latente Porphyrie mit akuten Stoffwechselentgleisungen. *Koliken, Erbrechen, Polyneuritiden, Verwirrtheit.* Akute Phase auslösbar durch Barbiturate, Analgetika (bes. in Kombination), Sulfonamide.

Harn burgunderrot (sofort oder nach Belichtung): δ-Aminolävulinsäure, Porphobilinogen, Uroporphyrin III („Umgekehrte Ehrlich-Reaktion“).

⧫ DD.: Pseudoperitonitis diabetica.

Th.: Alkalisieren, Megaphen, Kortison 200–250 mg/d.

Porphyria cutanea tarda hereditaria. Rezessiv? *Anfallsweise Hauterscheinungen* (mäßig photosensibel) oder auch *Oberbauchkoliken,* Gelbsucht. *Leberverfettung + schwere Siderose:* Gefahr der Pigmentzirrhose. Manifestiert besonders durch *Alkohol,* Diabetes.

Harn: ständig Uro- und Koproporphyrin III.

Th.: Alkoholverbot, Siderose behandeln: Aderlässe, Desferal.

Porphyria cutanea tarda aquisita, „türkische Form" durch Hexachlorbenzolvergiftung: ebenso *bullöse Hautveränderungen, Leberzirrhose.*

Symptomatische Porphyrien leichteren Grades auch bei anderen Vergiftungen, besonders mit *Blei* (δ-Aminolävulinsäure, Porphobilinogen im Harn).

Erworbene hämolytische Anämie durch Autoantikörper

Der Organismus kann immunologisch körpereigene und körperfremde Makromoleküle unterscheiden: *Körperfremde* Stoffe stimulieren als echte Antigene das immunkompetente, lymphoretikuläre System zur Bildung spezifischer Immunglobuline bzw. Proliferation immunologisch aktiver Zellen, während *körpereigene* Substanzen wegen der pränatal erworbenen, sog. angeborenen Immuntoleranz keine humorale bzw. zelluläre Immunantwort auslösen. Im Rahmen der physiologischen Immuntoleranz scheinen autoimmunkompetente Zellen unterdrückt zu sein. Bei Autoimmunkrankheiten besteht offenbar eine Störung der Immuntoleranz, die zur Produktion humoraler Autoantikörper oder autotroper Immunzellen führen kann:

- *Organspezifische Autoimmunopathien,* z. B. Thyreoiditis Hashimoto, primäre Hypothyreose, chronisch-atrophische Gastritis, primäre Nebennierenrindenatrophie Addison,
- *Nichtorganspezifische Autoimmunopathien,* z. B. Serumautoantikörper bei chronischer Polyarthritis, Lupus erythematodes, Sjögren-Syndrom – können Organe bevorzugen.
- Kombinationen sind häufig, z. B. Thyreoiditis und rheumatoide Arthritis.

Erythrozytenautoantikörper

Ätiologie: genetisch, Infekte, Medikamente (bes. Antikonvulsiva).

Inkomplette Wärmeautoantikörper: nachzuweisen mit dem direkten Coombs-Test, in der Regel IgG. Häufigste Variante.

Kälteautoantikörper mit agglutinierendem und meist hämolysierendem Effekt: Kälteagglutinine, meist IgM, Wärmeamplitude 0 ° bis 32 °, Hämolyseoptimum bei ca. 20 °C.

Bithermische Autoantikörper vom Donath-Landsteinerschen Typ: meist IgG, optimale Bindung in oberflächlichen Hautkapillaren unter 15 °C. – Optimale Komplementhämolyse bei Körperinnentemperatur. Dieser bithermische Mechanismus ist in vitro reproduzierbar.

- Wärmeantikörper IgG; Kälteantikörper IgM.

Th.: Kortison, Immundepressiva; Splenektomie.

Krankheiten mit erwiesener Autoimmunpathogenese

I. 1. idiopathische chronische Wärmeautoantikörperanämien,
   2. symptomatische chronische Wärmeautoantikörperanämien,
   3. symptomatische akute passagere (postinfektiöse) Wärmeautoantikörperanämien,

II. 1. idiopathische chronische Kälteagglutininkrankheit,
2. symptomatische chronische Kälteagglutininkrankheit,
3. symptomatische akute passagere (postinfektiöse) Kälteagglutininkrankheit,

III. 1. chronische nichtsyphilitische Kältehämoglobinurie durch Donath-Landsteiner-Hämolysine,
2. symptomatische chronische syphilitische Kältehämoglobinurie durch DL-Hämolysine,
3. symptomatische akute passagere (postinfektiöse?) nichtsyphilitische autoimmunhämolytische Anämie durch DL-Hämolysine.

Hämolyse nach Herzklappenersatz: mechanisch?

Morbus haemolyticus neonatorum (Fetale Erythroblastose):

rh-negative Mütter bilden gegen ihre Rh-positiven Kinder **Iso-Antikörper** (S. 66): indirekter Coombs-Test positiv; die Neugeborenen haben den direkten Coombs-Test positiv und eine

Anaemia neonatorum (leichteste Störung), eine

reaktive Erythroblastose: Hämolytische, makrozytäre Anämie mit lebhafter Neubildung im Mark (Tafel III, $_6$; vor S. 85) oder einen

Icterus gravis durch hepatischen und hämolytischen Ikterus mit schwerer Leberschädigung (später Zirrhose), Stammhirnschädigung (Athetose double) und Intelligenzdefekten: Histologisch „Kernikterus" der Ganglien. – Im Extremfall

Hydrops universalis congenitus: Tod oder Totgeburt.

Prophylaxe: Mutter post partum Anti-Rh-Injektionen geben (zerstören potentiell immunisierende, in den mütterlichen Kreislauf gelangte kindliche Rh-Erythrozyten).

Th. der Erythroblastosen: Austauschtransfusionen, Fototherapie.

Erworbene hämolytische Anämien

Erworbene, paroxysmal nächtliche Hämoglobinurien (PNH Marchiafava)

Nächtliche hämolytische Krise bei Verschiebung des Blut-pH nach der sauren Seite (CO_2-Anreicherung im Schlaf): Erythrozytenanomalie + hämolytischer Serumfaktor (Properdin, Komplement, Mg^{2+}). Keine Erblichkeit; Immunopathie. In klassischen Fällen:

- Nacht- und Morgenurin dunkel (Hämosiderin), Tagesurin hell,
- retrosternale oder abdominale Schmerzen,
- chronischer, oft schubweise verstärkter Ikterus, Fieber,
- hyperchrome, „pseudomakrozytäre" Anämie,
  - Retikulozytose (Leukopenie, Thrombopenie),
  - Knochenmark: gesteigerte Erythropoese,
  - Wärme- und Säureresistenz der Ery vermindert,
  - Thrombinresistenztest pathologisch.

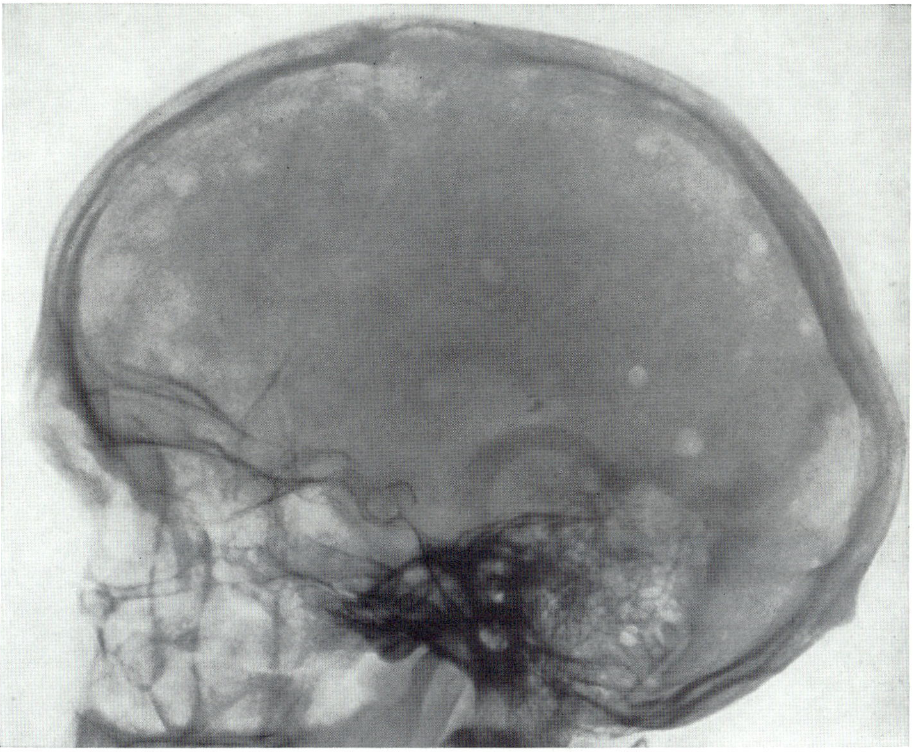

Schrotschußschädel bei Plasmozytom. Das Plasmozytom (multiples Myelom) setzt im gesamten Skelett kleine Knochenherde, die bei extrem hoher Senkung auf die Diagnose hinweisen. Bestätigung: Elektrophorese, Immunelektrophorese, Plasmozytomzellen im Knochenmark.
⧫ DD.: Knochenmetastasen (bes. bei Prostata- oder Mamma-Karzinom).

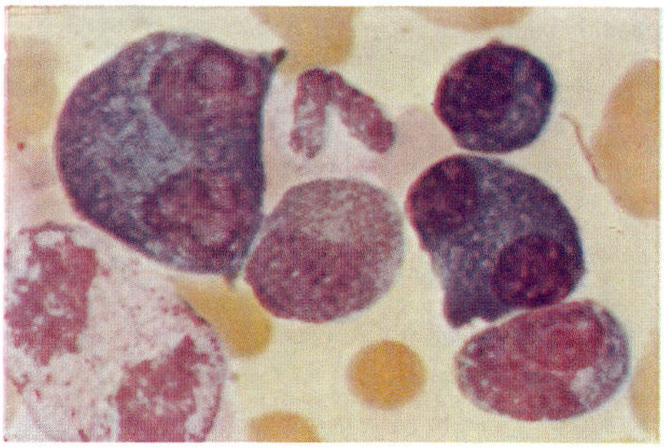

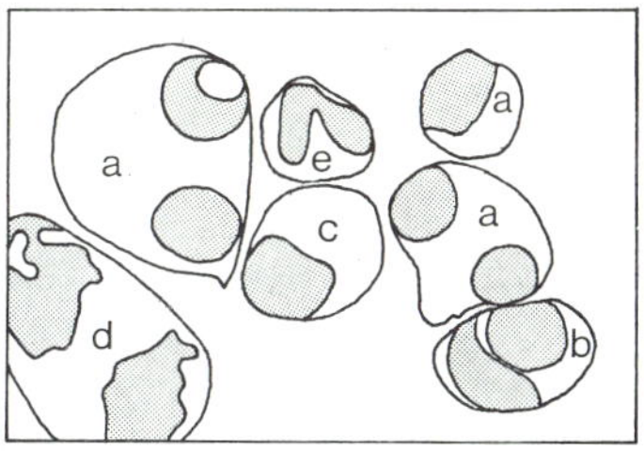

Plasmozytom (Mark). *Große plasmazelluläre Retikulumzellen, z. T. doppelkernig;* dunkelblaues Plasma. a. retikuläre Plasmazelle, b. unreifer Myelozyt, c. eosinophiler Myelozyt, d. Mitose eines Promyelozyten, – e. neutrophiler Stabkerniger.

Blutbildung

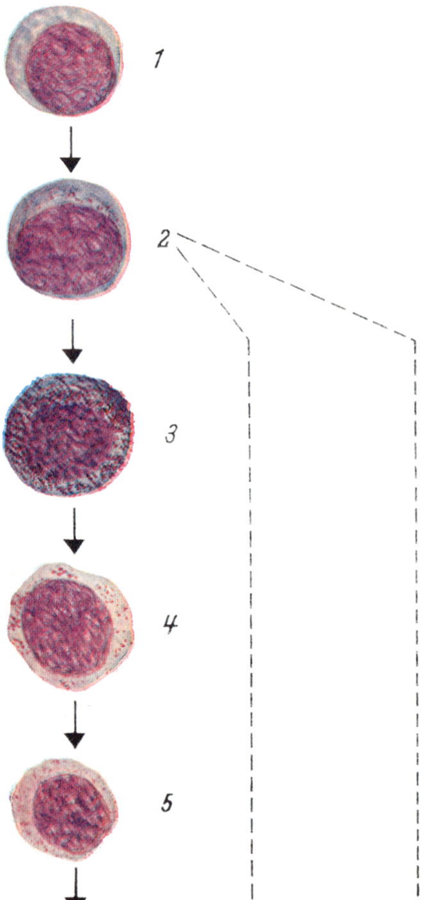

Leukopoese

1. *Myeloblast.* Feinmaschiger Kern mit 2 bis 3 Nukleolen. Protoplasma basophil ohne Granulation.
2. *Promyelozyt I.* Feine rötliche Granulation.
3. *Promyelozyt II.* Obligates Riesenstadium ∅ 22–25 u. azurophile Progranulation.
4. *Halbreifer Myelozyt.*
5. *Reifer Myelozyt.*

3.–5. Mit zunehmender Reife werden die Kerne grobmaschiger, das basophile Protoplasma oxyphil und die basophile Granulation fein oxyphil.

6. *Metamyelozyt.* Nierenförmiger, eingebuchteter Kern.
7. „Stabkerniger" neutrophiler Leukozyt
8. *Segmentierter neutrophiler Leukozyt.*
9. *Eosinophiler Leukozyt.* Kern segmentiert. Granula eosinophil.
10. *Basophiler Leukozyt* oder Mastzelle.
11. *Monoblast.* Feinmaschiger Kern, oft noch mit Nukleolen, Protoplasma basophil.
12. *Reifer Monozyt.* Gelappter, großmaschiger Kern. Protoplasma blaugrau mit feinen, roten staubförmigen Granula.

Lymphopoese

13. *Lymphoblast.* Feine Kernstruktur mit Nukleolen. Protoplasma basophil ohne Granulation.
14. *Kleiner granulaloser Lymphozyt.* ∅ 12 μm.

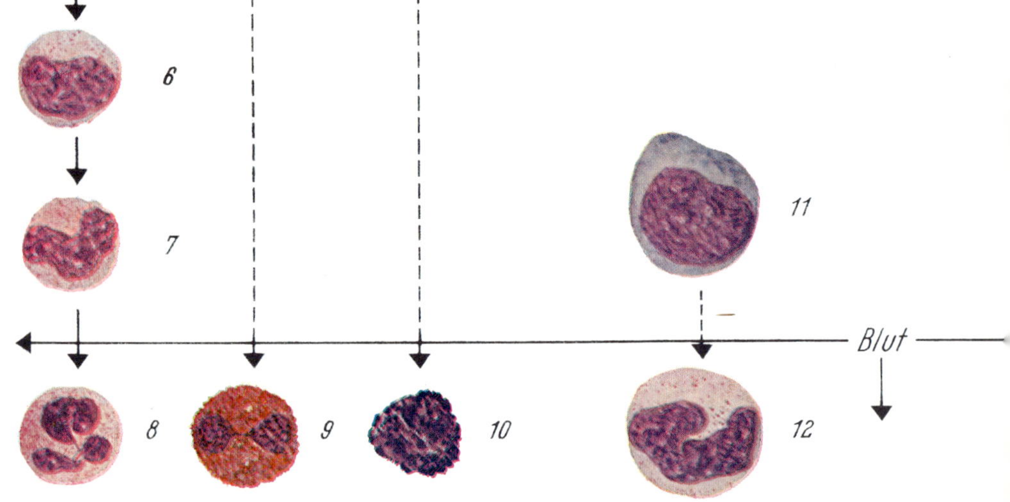

(Abbildungen 1–20 zusammengestellt aus *Schudel, L.:* Leitfaden der Blutmorphologie, 11. Aufl. Thieme, Stuttgart 1965)

im Knochenmark

Plasmazellenentwicklung

15. *Junge Plasmazelle* („Plasmoblast").
16. *Reife Plasmazelle.* Radspeichenkern. Protoplasma mit perinukleärem Hof.

Erythropoese

17. *Proerythroblast.*
18. *Oxyphiler Normoblast.*
19. *Retikulozyt.* Junger Erythrozyt mit Substantia granulofilamentosa. Normal 5–10 auf 1000 Erythrozyten. Vermehrtes Auftreten weist auf stärkere Neubildung der Erythrozyten im Knochenmark hin.
20. *Normozyt.* ∅ 7,2 µm.

Kerngeschlecht

Nur bei Individuen mit XX, also normalen Frauen und Intersexen mit mindestens 2 X *positiv:*

21. *Trommelschlegelanhängsel* in einem polymorphkernigen Leukozyt.
22. *Geschlechtschromatinkörperchen* an der Innenwand eines Mundepithelkernes (stärker vergrößert).

Kernanomalie

23. *Pelger-Huët,* häufigste Anomalie, unvollständige Segmentierung (Hantelform); oft grobe Granula. Hereditär, klinisch harmlos; ⧫ oft als „infektiöse Linksverschiebung, evtl. mit toxischer Granulation" fehlgedeutet!

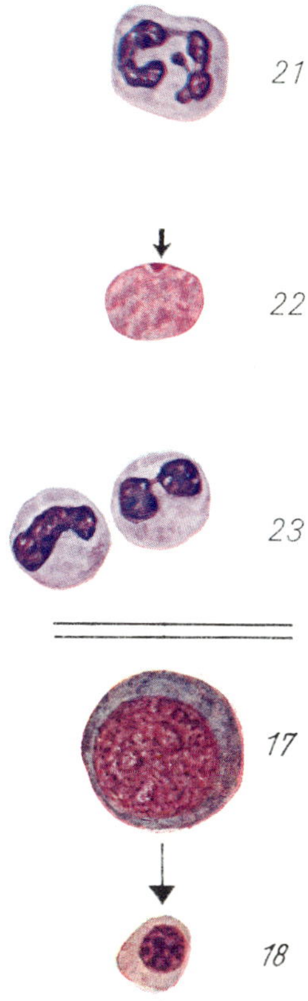

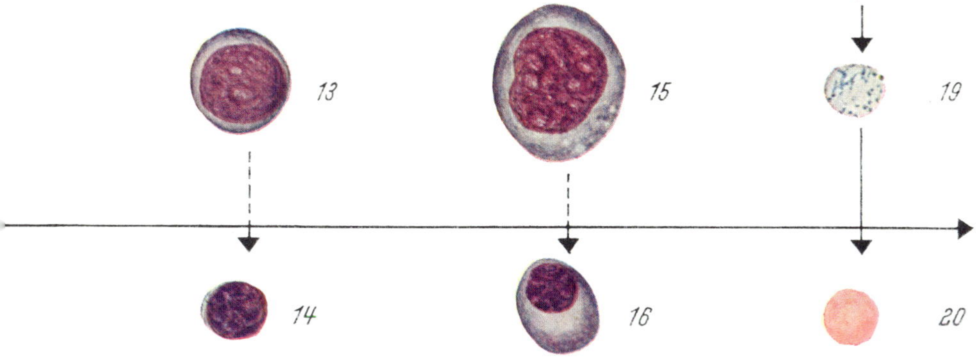

Tafel III

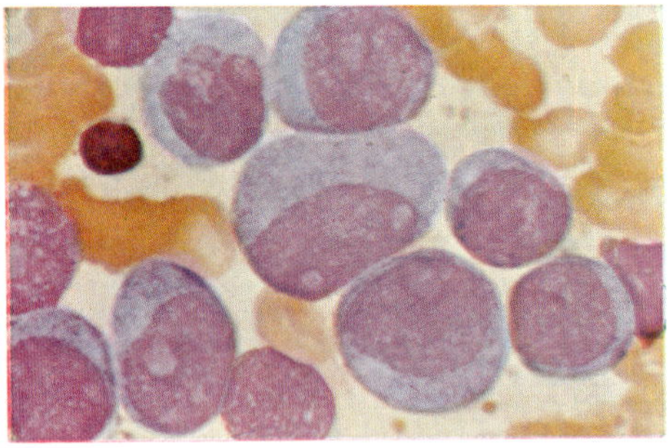

1

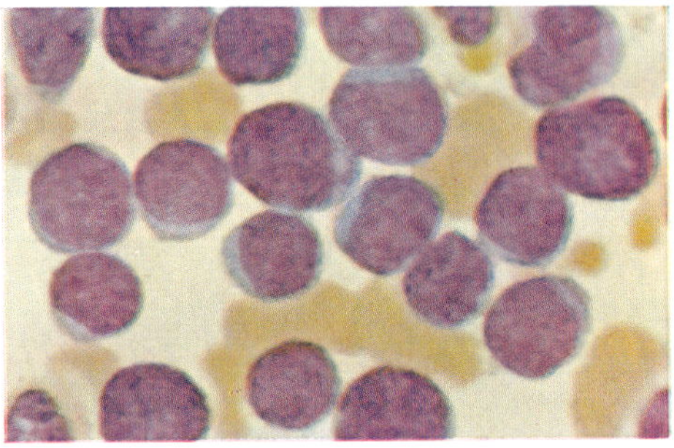

2

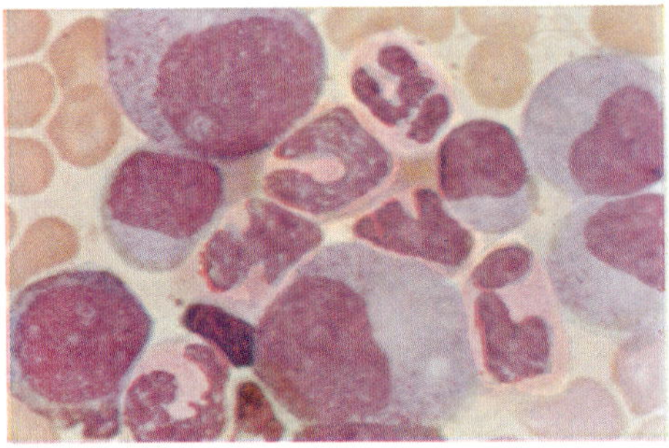

3

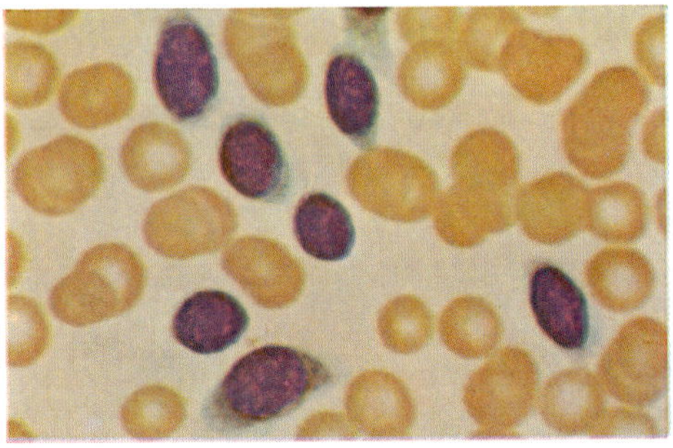

4

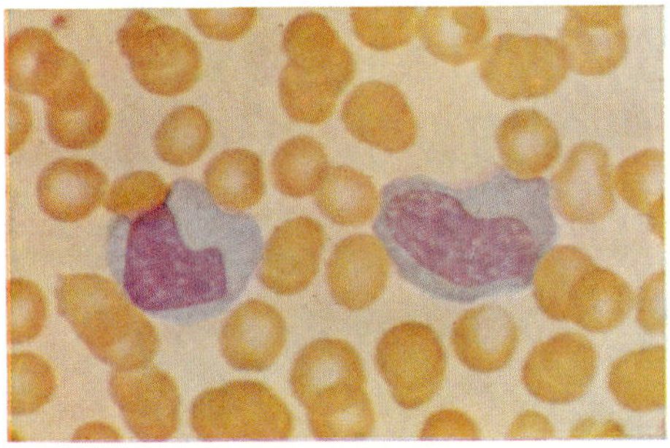

5

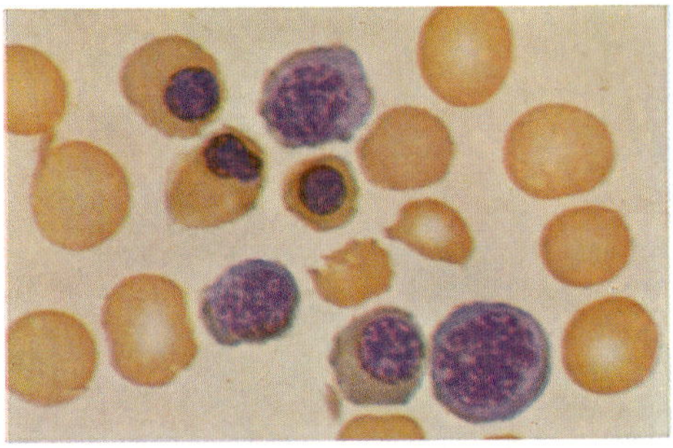

6

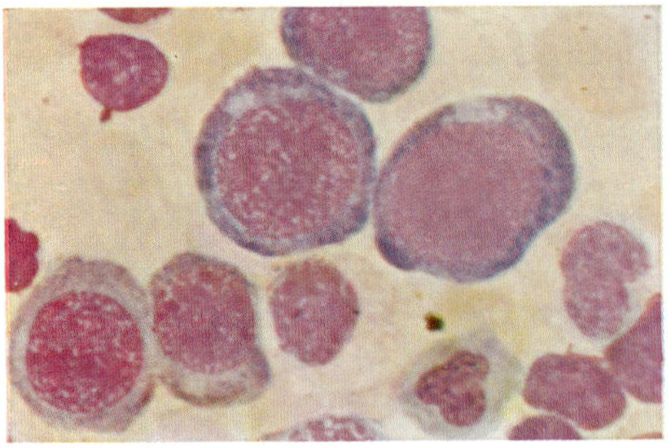

7

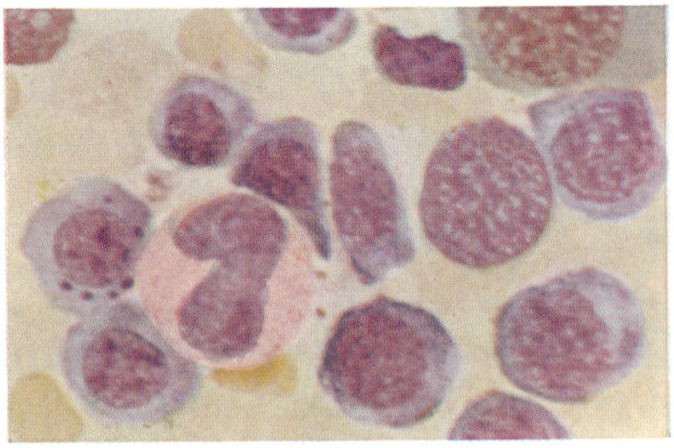

8

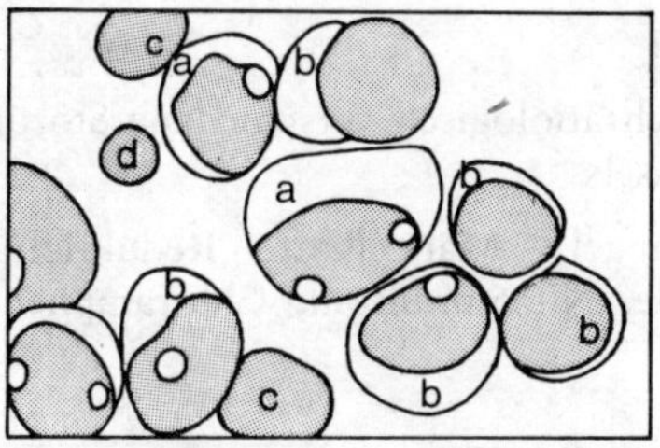

Akute Myelose (Blut). Blut wie Mark. *Paramyeloblasten:* a) promyelozytoide, b) monozytoide Form. Lockere Kerne mit Nukleolen; dunkelblaues Plasma, teils feingranuliert. – c) Retikulumzelle, d) Lymphozyt. – *Die Paramyeloblasten sind nicht funktionstüchtig.*

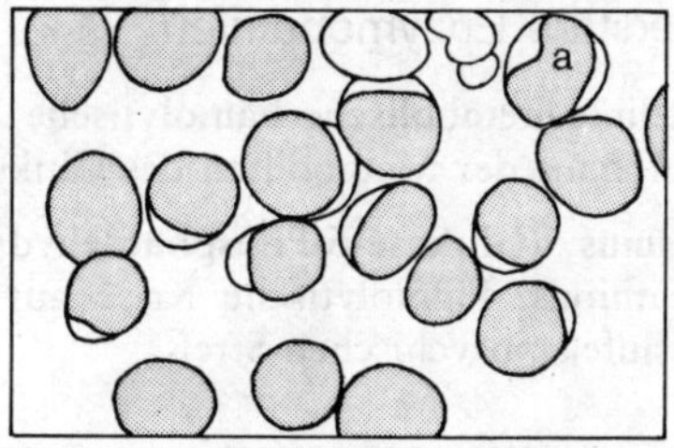

Chronische Myelose: Myeloblastenschub (Blut). Blut wie Mark. *Myeloblasten* (und a ein neutrophiler Metamyelozyt). *Echte, funktionstüchtige Myeloblasten.*

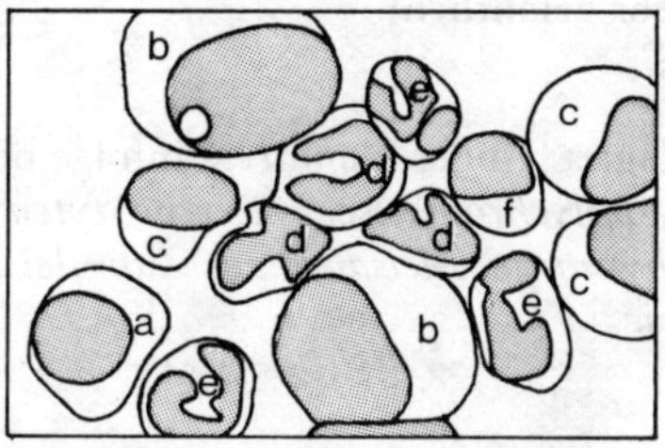

Chronische Myelose (Blut). Blut wie Mark. *Buntes Bild; sämtliche Vorstufen:* a) Myeloblast, b) Promyelozyt, c) neutrophiler Myelozyt, d) neutrophile Stabkernige, e) neutrophile Segmentkernige, – f) Lymphozyt.

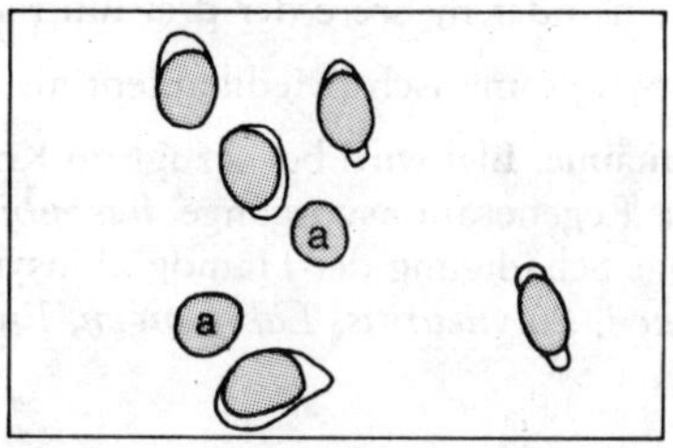

Chronische Lymphadenose (Blut). Blut wie Mark. *Eintöniges Bild: Lymphozyten,* z. T. a) nacktkernig.

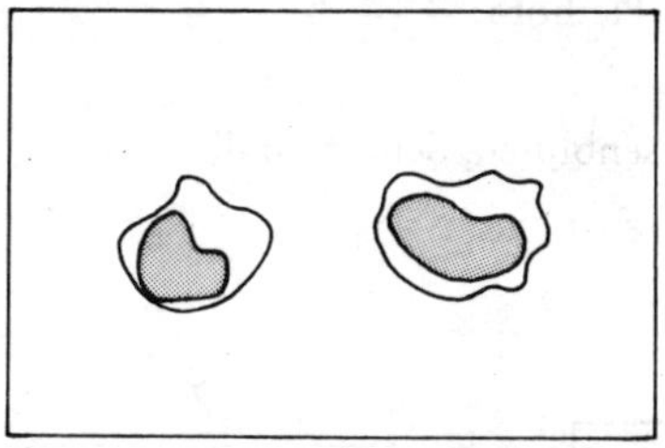

Mononukleose: Pfeiffersches Drüsenfieber (Blut). Große, atypische (monozyten*ähnliche)* Lymphozyten; bohnenförmiger Kern; dunkelblaues Plasma.

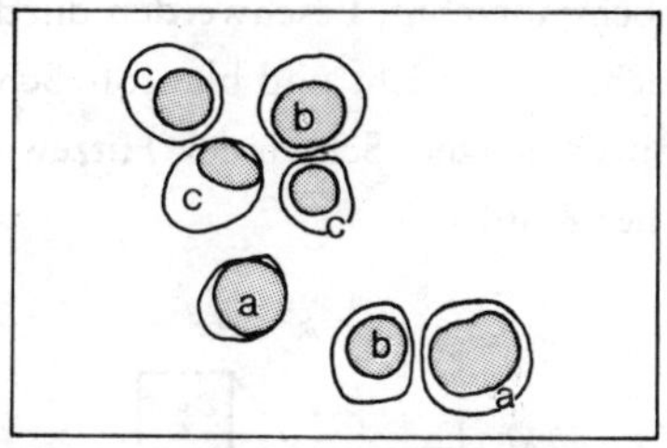

Erythroblastose eines Neugeborenen (Blut). *Unreife kernhaltige Vorstufen der roten Reihe:* a) Makroblast, b) polychromatischer Normoblast, c) oxyphiler Normoblast.

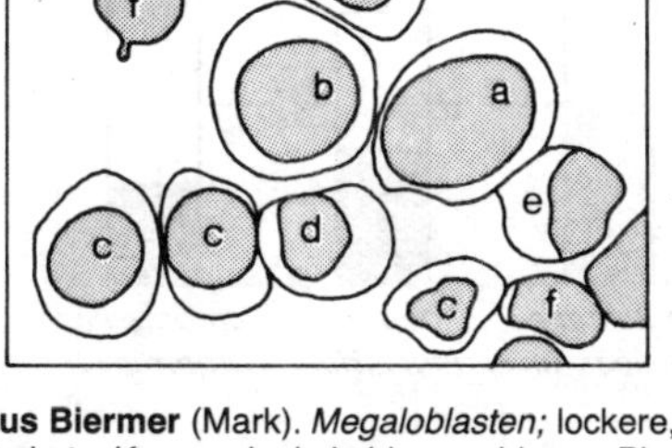

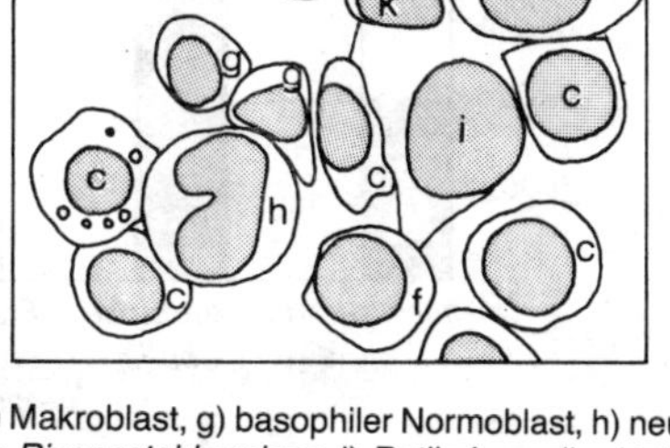

Morbus Biermer (Mark). *Megaloblasten;* lockere, fein strukturierte Kerne, dunkel- bis graublaues Plasma: a) Proerythroblast, b) Promegaloblast, c) Megaloblast, d) neutrophiler Myelozyt, e) neutrophiler Metamyelozyt, f) Makroblast, g) basophiler Normoblast, h) neutrophiler *Riesenstabkerniger,* i) Retikulumzelle, k) Lymphozyt.

Hereditäre Enzymopathien

Hereditär-metabolische hämolytische Anämie durch ätiologisch verschiedene Störungen des Abbaus der Metaboliten des Glukosestoffwechsels.

Favismus (Glukose-6-Phosphatdehydrogenase-Mangel): Mangelhafte Reduktion des Glutathions. Hämolytische Krise auf Sulfonamide, Nitrofurantoin, Chloramphenikol, Virusinfekt, psychischen Streß.

Arzneimittelschäden

● Zytopenie, ● Agranulozytose, ● Hämolytische Krise, ● Thrombopenie:

Medikamente (Chinin, Chinidin, Pyramidon u. a.) bilden (selten!) als Haptene Antikörper (Disposition?): *Hetero-* nicht Autoantikörper. Der Arzneimittel-Antikörperkomplex schädigt eine oder mehrere der drei Blutreihen akut; sehr gefährlich!

Th.: Symptomatisch (Medikament absetzen!).

Bleianämie. Blei wird bevorzugt im Knochen abgelagert: Außer *Hämolyse* infolge besonderer Regenerationsvorgänge *basophil getüpfelte, polychromatische Erythrozyten* und infolge Schädigung der Hämoglobinsynthese *Porphyrinurie. Bleisaum des Zahnfleisches. Koliken, Polyneuritis, Lähmungen, Enzephalopathie.*

Polycythaemia vera

Idiopathische Knochenmarkhyperplasie mit Vermehrung der Erythrozyten, aber auch der Leukozyten und Thrombozyten (etwa im Sinne eines Knochenmarktumors). Beginn nach 4. Lebensjahrzehnt, Beschwerden durch erhebliche Plethora:

- Hochrotes Gesicht und blaurote Schleimhäute,
- Kopfschmerzen, Schwindel, Hitzewallungen, Nasenbluten, Schlaganfall,
- hoher Blutdruck

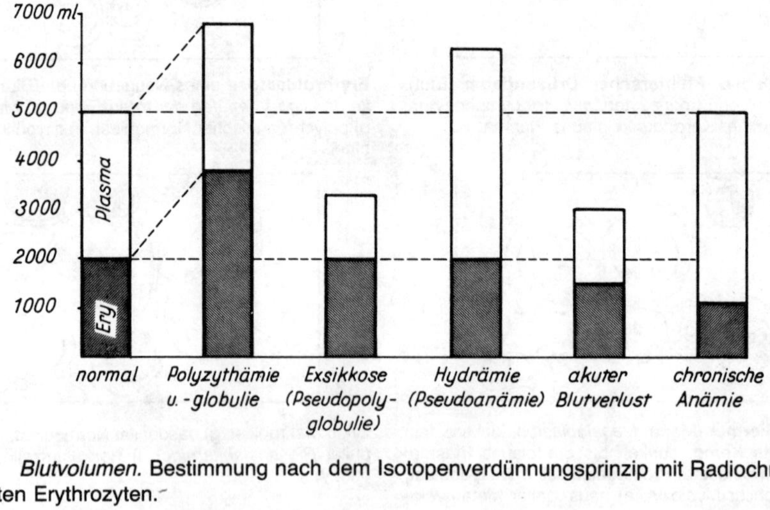

Abb. 30 *Blutvolumen.* Bestimmung nach dem Isotopenverdünnungsprinzip mit Radiochrom ^{51}Cr-markierten Erythrozyten.

- systolisch durch gesteigerte Ventrikelfüllung,
- diastolisch durch erhöhten Strömungswiderstand (Viskosität),
- Fundus polycythaemicus,

■ US. große Milz (♦ DD.: *fehlt* bei Polyglobulie),

- Ery (bis 10 × 10^{12}/l), Hb (bis 250 g/l) erheblich vermehrt,
- Plasmamenge meist normal oder nur leicht erhöht,
- Leukozytose, Thrombozytose: Thromboseneigung,
- sehr langsame oder fehlende Blutsenkung,
- Leukozytenphosphatase hoch (♦ DD. Polyglobulie: normal).

Th.: Aderlaß nur unter Vorbehalt (Reiz zur Neubildung); Therapie der Wahl: radioaktiver Phosphor ^{32}P, Zytostatika.

♦ DD.: Rotes Gesicht bei Lupus erythematodes.

Polyglobulie

Symptomatische Vermehrung von Hb und Ery (aber nicht so stark wie bei der Polycythaemia vera) bei chronischem Sauerstoffmangel zur Verbesserung des O_2-Transports (z. B. bei Bewohnern der Anden, Lungenemphysem, Bronchiolitis obliterans, angeborenen oder erworbenen Herzfehlern), durch Erythropoetin bei Zystennieren und Nierentumoren, endokrin bei Morbus Cushing. Nach Milzexstirpation oder Milzvenenthrombose (Fortfall des hemmenden Milzfaktors), zentral bedingt bei Hirntumoren. Die klinischen Zeichen durch die Polyglobulie treten gegenüber der Grundkrankheit meist zurück.

Leukozytenphosphatase normal (♦ DD.: Polycythaemia vera = hoch).

Maligne Erythroblastose (Morbus di Guglielmo)

- Blut: *Normo- und Makroblasten* (Fe-Ablagerung, PAS-positiv), Anämie, Leukopenie, evtl. Thrombopenie,
- Knochenmark: *entdifferenzierte Erythropoese,* (+ myeloblastäre Proliferation: „Erythroleukämie"),
- *Splenomegalie,* evtl. Lymphknotenschwellung,
- Thrombozytopenie mit hämorrhagischer Diathese.

♦ DD.: Akute Leukämie, Extramedulläre Blutbildung.

Leukozyten

Man unterscheidet (Tafel II, nach S. 84) die

myeloische Entwicklungsreihe, die sich aus dem Myeloblasten des Knochenmarks bis zum polymorphkernigen Leukozyten (Granulozyten) des strömenden Blutes entwickelt. *Aufgabe: Abwehr durch Phagozytose und fermentative Zerstörung* von Bakterien = *akute Entzündung,*

lymphatische Entwicklungsreihe, die sich aus dem Lymphoblasten der Milz und der Lymphknoten bis zum großen und kleinen Lymphozyten des Blutes entwickelt. *Aufgabe: Träger von sessilen Antikörpern = Abwehr chronischer Entzündungen* (Virus u. a.),

monozytäre Entwicklungsreihe, die sich aus dem Monoblast (RHS) des Knochenmarks, der Lymphknoten und der Milz bis zum Monozyten entwickelt. *Aufgabe: Aufräumungs- und Transportfunktion* (Zelltrümmer, Fremdkörper).

Reaktive Verschiebungen des Blutbildes treten entsprechend den Aufgaben ein und sind von großer diagnostischer Bedeutung: „differenziertes Blutbild" (Normalzahlen S. 366).

Leukozytose – die Vermehrung der Leukozyten (auf ~ 12 000 bis 30 000 × 10^9/l*) – ist Zeichen eines entzündlichen Prozesses bzw. Infektes, bei den Polymorphkernigen meist mit

„Linksverschiebung": Vermehrung Stabkerniger und Jugendlicher als Ausdruck überstürzter Nachbildung.

„Leukämoide Reaktion" nennt man die starke, eine chronische Myelose vortäuschende, reaktive Linksverschiebung und Leukozytose (20 000–80 000 × 10^9/l*!) bei Osteomyelosklerose, Karzinose des Knochenmarks oder septischen Prozessen.

Leukozytose mit hohem Anteil mononukleärer Zellen bei lymphotropen Viren serologisch gegen monozytoide Leukosen abgrenzbar.

Leukopenie ist der reaktive Mangel an Leukozyten, ebenfalls für bestimmte Infekte typisch (z. B. Leukopenie bei Lymphozytose des Typhus abdominalis); spricht im übrigen bei Infekten für schlechte Abwehrlage. Der Extremfall ist die Agranulozytose (S. 90).

Eosinophilie: bei allergischen und immunologischen Erkrankungen: Wurmbefall, Lymphogranulomatose, chronischer Myelose, Chlorom.

Eosinopenie: Bei Morbus Cushing, Nebennieren-Streß-Situationen und fast allen akuten bakteriellen Infekten.

Anomalien der Leukozyten

Pelger-Huëtsche Kernanomalie: *Unvollständige Kernsegmentierung,* evtl. Vergröberung der Granula, dominant erblich, klinisch bedeutungslos: Tafel II, $_{23}$; nach S. 84.

♦ DD.: Paragranulozyten bei akuter Leukose, schweren Infekten, Panmyelophthise. – Toxische Granulation.

Alder-Reillysche Granulationsanomalie: Grobe, vermehrt basophile Granula, rezessiv vererbbar, klinisch bedeutungslos.

♦ DD.: Toxische Granulation.

Leukämien (Leukosen)

Leukozytose ist *reversibel:* ein *normaler* Abwehrvorgang, die Reaktion auf ein Krankheitsgeschehen;

Leukämie ist *irreversibel:* eine *Krankheit sui generis,* ein tumoröses, stets bösartiges Geschehen des Blutsystems.

---

* mm^3

Eine Leukozytose hat alle Reifungsstufen im Knochenmark, für akute Leukämien ist der sogenannte

Hiatus leucaemicus *charakteristisch: Übergang zwischen reifen und unreifen Formen (Promyelozyten, Myelozyten) fehlt.* (Hiatus = Kluft) (Tafel III, $_1$, vor S. 85).

Leukämien entwickeln sich aus einer Stammzelle; *je unreifer* diese Zelle (und somit die Leukämiezelle), ist, *um so bösartiger,* d. h. akuter verläuft die Leukämie – entsprechend der stärkeren Bösartigkeit unreifer Gewebstumoren. Während die reifere Leukämiezelle (wieder entsprechend der Tumorzelle des Gewebes) die Ursprungszelle nachahmt und einer Entwicklungsreihe zugeordnet werden kann, ist dies bei der unreifsten Form nicht möglich: **„Stammzellenleukämie“.**

Akute Myelosen (Tafel III, $_1$; vor S. 85)

Mit Zunahme der Differenzierung: Stammzellenleukämie → Paramyeloblastenleukämie → promyelozytärer Typ ⇉ myelozytärer und monozytärer Typ. Diese akut auftretenden Leukämien werden nicht selten nach einer Zahnextraktion wegen heftiger Zahnschmerzen durch ein unter Spannung geratenes Granulom (erstes Krankheitszeichen) offenbar: *kaum stillbare Blutung infolge leukämischer Zerstörung des Knochenmarks oder Verbrauchskoagulopathie mit Thrombopenie und hämorrhagischer Diathese,* besonders bei akuter Promyelozytenleukämie. Bei Monozytenleukämie auch ohne Blutung *aplastische Anämie, Schleimhaut- und Hautnekrosen* (Nase, Wange), Neigung zu Sekundärinfekten bei völligem Niederliegen der Abwehr, septischen Temperaturen, oft Nierenschädigung bis zur Anurie, in wenigen Tagen oder Wochen Eintritt des *Todes* (in der Hälfte der Fälle durch intrakranielle Blutungen). Leukozyten vermehrt, aber weniger als bei anderen Leukämieformen (~ 40% haben unter 10 000, ~ 15% unter 4000 × 10^9/l* Leuko; noch restliche: *Linksverschiebung);* bei „Stammzellenleukämie“ kleine Zellen mit dichtem retikulärem Kern, nacktkernig oder mit schmalem Zytoplasmasaum. *Milz und Leber nicht (oder nur gering) vergrößert***. Diagnose aus dem *Knochenmark:* Zeichen der malignen Entartung der Leukozyten sind Kernatypien, zahlreiche große Nukleolen und amitotische Kernteilungen; selten findet man Auer-Stäbchen (bei Pappenheimscher Färbung: zarte rote Gebilde im Plasma). Mehr als die Hälfte der Fälle zeigt Aneuploidien der Chromosomen (Trisomie 8) des Knochenmarks.

Chronische Myelosen (Tafel III, $_{2/3}$; vor S. 85)

Allgemeine Zeichen der Anämie durch Verdrängung und Schädigung auch des roten Knochenmarks (Blässe, Leistungsunfähigkeit) stehen meist im Vordergrund. Die *Milz erreicht extreme Größe**:* Bis herab in das kleine Becken (größer als bei der lymphatischen Leukämie)! Der Milztumor ist an der Atemverschieblichkeit (in Richtung Nabel) und an der „Crene“ (Margo crenatus) erkennbar. Auch die Leber kann um 2–3 Querfinger vergrößert sein. Lymphknoten sind nicht tastbar. Diagnose aus dem *Blutbild: sehr hohe Leukozytenwerte* (~ 100 000 bis 500 000 × 10^9/l*), *Eosinophilie, Basophilie,* kein Hiatus leucaemicus. *Alkalische Leukozytenphosphatase erniedrigt.* In der Knochenmarkkultur findet man als spezifische Anomalie das Philadelphiachromosom Ph^1, ein deletiertes Chromosom Nr. 22, das fast regelmäßig auf den langen Arm im Chromosom 9 übertragen ist. – Der Verlauf bis zum Tode kann Monate oder Jahre dauern, wobei ruhige Zeiten mit

---

* mm^3 ** ■ US.

Exazerbationen abwechseln. Fälle mit retikulären Knochenmarkzellen vom Gaucher-Typ sollen eine doppelte Überlebenszeit haben. Im Endstadium ähnelt die chronische myeloische Leukämie der akuten Form.

♦ DD.: Osteomyelosklerose, Polycythaemia vera, essentielle Thrombozythämie: Leukozytenphosphatase hoch! (Normal bis 150) – Leukämoide Reaktionen bei bakteriellen Infekten.

Chronische Lymphadenosen (Tafel III, 4; vor S. 85)

Relativ gutartige Leukämieform, die besonders bei alten Leuten viele Jahre fast symptomlos bestehen kann, so daß der Tod evtl. auch an anderer Krankheit erfolgt. *Die Milz ist (weniger als bei der myeloischen Leukämie) vergrößert bis etwa handbreit unter dem Rippenbogen**. Generalisiert können die *Lymphknoten vergrößert sein* (Hals, Achselhöhlen, Leistenbeugen, Lungenhilus). Das weiße Blutbild wird fast vollkommen von Lymphozyten beherrscht (bis ~ 60 000 × 10^9/l**). Elektrophorese: *γ-Globuline vermindert* (Gefahr: Antikörpermangelsyndrom), selten vermehrt; evtl. Paraproteinämie. Membrangebundene Immunglobuline (meist IgM), nachweisbar durch Immunfluoreszenz oder Autoradiographie nach Inkubation mit markierten Antiseren.

♦ DD.: Lymphotrope Virusinfekte, akute Leukosen.

Akute Lymphadenosen

Vorwiegend bei Kindern. Lymphozyten unreifer (Kernatypien), mehr Trümmerformen („Gumprecht-Schollen"), generalisierte Lymphknotenschwellung bei 80% der Kinder, nur 7% der Erwachsenen, Milzvergrößerung*, leukämische Hautinfiltrate. – Die eigentliche akute lymphatische Leukämie ist dann morphologisch oft nicht mehr von der Paramyeloblastenleukämie zu unterscheiden.

♦ DD.: Lymphotrope Virusinfekte (*„Virozyten":* Lympho-Monozyten-Zwischenformen, z. B. bei Mononukleose, Katzenkratzkrankheit), Serologie!

Aleukämische Verlaufsform (Leukozyto*penie,* Anämie, Thrombopenie) in 35% der akuten Leukämien. Diagnose dann aus dem Knochenmark. Im Verlauf geht die aleukämische Form immer in die leukämische über.

♦ DD.: Osteomyelosklerose, Panzytopenie, aplastische Anämie.

Lymphatische Leukämien können in Lymphosarkome übergehen:

Lokales Wachstum: **„Lymphosarkom"** – Lymphographie – ? →
generalisiertes Wachstum: **„Lymphosarkomatose".**

Th.: S. 97 f

Agranulozytose

Die Granulozyten (polymorphkernige Leukozyten) fehlen oder sind extrem vermindert. Toxisch-allergisch oder antikörperbedingt durch Medikamente (Pyramidon, Phenazetin, Sulfonamide) oder durch Autoantikörper bzw. begleitend bei Systemerkrankungen (Leuk-

* ■ US.
** mm³

ämien). *Folge sind schwere Schleimhautnekrosen und Infekte* wegen der vollkommenen Schutzlosigkeit bei Leukozytenmangel. *Im Knochenmark fehlen die weißen Vorstufen.* Prognose: ernst.

Erworben (häufig): Besteht hingegen nur eine Knochenmarkshemmung, findet man noch Monozyten im peripheren Blut, dann kann der Zustand behoben werden.

Th.: Bluttransfusionen, Kortikoide zur Abdeckung der Allergie, Antibiotika zum Infektschutz.

Aplastisches Syndrom

Produktion von Erythrozyten, Leukozyten und Thrombozyten im Knochenmark vermindert,

genetisch bedingt (selten) bei Marmorknochenkrankheit (Morbus Albers-Schoenberg): Knochenmarkverödung durch zunehmende Knochenverdichtung,

erworben (häufig):

- **Erythropoetinmangel** (tubuläre Atrophie: Schrumpfniere),
- **toxisch,** auch iatrogen durch Zytostatika,
  häufigste Form: bei Behandlung der Lymphogranulomatose, chronischen Myelose, Lymphadenose, akuten Leukose, Polycythaemia vera – Chloramphenikol, Sulfonamide, Phenylbutazon u. a. (akut: lebensbedrohlich); Myxödem,
- **Strahlenschaden:** iatrogen, Atombombe,
- **allergisch:** Medikament ist Teilantigen (dosisunabhängig).

- Anämie normochrom oder hypochrom-makrozytär,
- Retikulozyten vermindert,
- Leukopenie, Thrombopenie,
- Blutungsneigung: Haut, Schleimhäute *(Harnsediment!),*
- Regeneration im Knochenmark schwer gestört oder
- „leeres" Knochenmark *(örtlich* kein Mark zu gewinnen: aber *Knochenmarkriesenzellen).*

♦ DD.: Unreifzellige Leukosen und Retikulosen; Hypersplenismus.

Th.: Noxe ausschalten! Transfusionen eventuell über Monate (dann sekundäre Hämosiderose unvermeidbar). – Kortikoide, Androgene?

Extramedulläre Blutbildung (Milz, Leber, evtl. Hautlymphknoten u. a.) = Versagen des Knochenmarks: *Knochenmarkriesenzellen!* Anämie: „embryonales Blutbild" mit unreifen Vorstufen, bes. *Erythroblasten.*

Lymphogranulomatose (Morbus Hodgkin)

Systemerkrankung des lymphatischen Gewebes, wahrscheinlich aber mit Beginn in *einem* Lymphknoten (meist des Halses), später generalisiert. Neigt zu Remissionen:

- Jüngeres und mittleres Lebensalter bevorzugt,
- überwiegend Männer,
- Beginn meist schleichend, seltener akut wie Miliartuberkulose oder Sepsis, in 3% Zoster symptomaticus,
- Müdigkeit, Abgeschlagenheit, Gewichtsverlust,
- Fieber:
  - „Typisches“ undulierendes Fieber (Pel-Ebstein-Typ) selten,
  - subfebrile Temperaturen (häufiger),
  - uncharakteristische remittierende Temperaturen,
- vermehrtes Schwitzen,
- Hautjucken (bes. nach Alkoholgenuß),
- Lymphknotenschwellungen, *Ersterscheinung:* • Hals (80%), • Achselhöhlen (12%), • Leistenbeugen (5%), • Lungenhilus,
- Milz und / oder Lebervergrößerung,
- gelegentlich leichter Ikterus: anfangs Begleithämolyse, später Leberinfiltration.
- Blutbild:
  - Lymphozytopenie (sehr regelmäßig),
  - geringe Leukozytose (schon im Beginn häufig),
  - Lympho- und Leukopenie: besonders ungünstig,
  - Eosinophilie (15% der Fälle), später auch
  - Eisenmangelanämie (Fe → RHS),
- Dysproteinämie:
  - α (besonders α_2)-Globuline vermehrt,
  - γ-Globuline vermindert,
  - Senkung erhöht,
  - später: sekundäre Amyloidose.

o Rö.: Mediastinum (Abb. 31), Szintigraphie, Lymphographie (bes. abdominal): Umstrukturierung, Aussparung, Abflußbehinderung.

- Probeexzision oder Probepunktion (Sicherung der Diagnose und Therapie!!): *Sternbergsche Riesenzellen (Kerne zentral),* Epitheloidzellen, Eosinophile, Lymphozyten, Nekrose.

♦ DD.: Tuberkulose (Langhanssche Riesenzellen, Kerne peripher).

Stadieneinteilung der Lymphogranulomatose*:

Befallen sind bei

I. *Eine* Lymphknotenregion (I) oder extralymphatische Region: Organ (I_E),

II. *Zwei oder mehrere* Lymphknotenregionen ($II_{2,3..}$) oder extralymphatische Regionen ($II_{E\ 2,3..}$) auf *gleicher* Diaphragmaseite,

---

* Hodgkin Disease staging classification committee (1971).

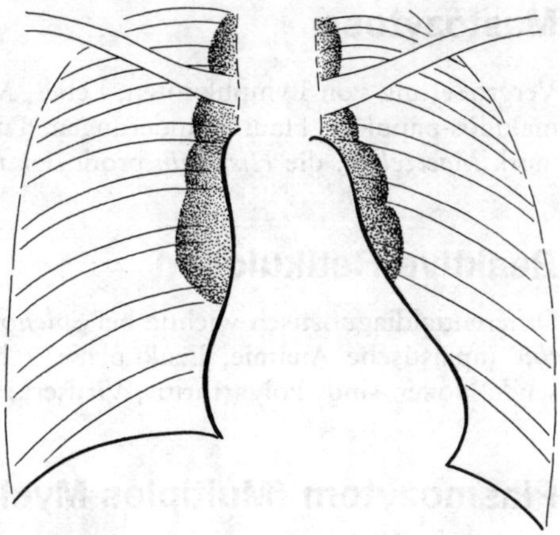

Abb. 31 *Morbus Hodgkin.* Scharf begrenzte, dichte Hilus- und Mediastinallymphknoten: *„Schornstein."* ♦ *DD.: Morbus Boeck* meist durch Probeexzision einer peripheren Drüse (Hals, Achselhöhle) leicht möglich. Vgl. Abb. 47, S. 130.

III. Lymphknotenregionen auf *beiden* Diaphragmaseiten (III) und/oder extralymphatischer Befall aus benachbarter Lymphknotenregion (III_E). Milzbefall = III s,

IV. *Disseminierter* Befall viszeraler Organe.

Jedes Stadium *ohne (A) oder mit Symptomatik* (B). „Metastatischer" oder disseminierter Befall ist wesentlich ungünstiger als Organbefall durch kontinuierliches Wachstum.

Histologische Typen:

I Lymphozytenreicher Typ,
II Nodulär sklerotisierender Typ,
III Gemischtzelliger Typ,
IV Lymphozytenarmer Typ.

Prognose: verschlechtert sich mit Stadium (I → IV), Allgemeinsymptomatik, Typ und α_2-Globulinvermehrung.

Th.: Splenektomie. Radiotherapie: I–III A. Kombinierte Chemotherapie (Endoxan, Vincristin, Natulan, Prednison; de Vita-Schema): III B, IV. Heilung kommt vor.

Retothelsarkom

Vergrößerung der Lymphknoten, meist *am Hals beginnend* und besonders in die Schädelbasis metastasierend: Daher *Abduzens-, Fazialis- und Hypoglossusparese.* Leber- und Milzvergrößerung, mäßige Leukozytose und Lymphopenie. Biopsie aus Lymphknoten: *Helle atypische Zellen, große Nukleolen.* Retroperitoneale Lymphographie.

Monozytenleukämie: leukozytäre Form mit Retikulumzellen im Blut.

Ewing-Sarkom ist eine Sonderform bei Jugendlichen: *metastasierende Knochentumoren,* die zu *Spontanfrakturen* führen; keine Beteiligung der Lymphknoten oder der Milz.

Morbus Brill-Symmers (großfollikuläres Lymphoblastom)

Maligner Tumor des lymphatischen Gewebes. Vergrößerung der Lymphknoten, meist *am Hals beginnend, dann axillar, inguinal, Milz, Leber. Afebril,* mittlere Lebenserwartung 40 Monate. Blutbild atypisch.

Diagnose bioptisch aus Lymphknoten: *Große, polymorphe mehrkernige Zellen.*

Mastozytose

Vergrößerung von Lymphknoten, Leber, Milz; evtl. Defekte und Sklerose der Knochen, makulös-papulöse Hautveränderungen, Purpura pigmentosa. Retikulose: im Knochenmark *Mastzellen,* die *Histamin* produzieren (Flush, Diarrhö, Ulkus).

Reaktive Retikulosen

Differentialdiagnostisch wichtig bei *Splenomegalie und Hepatomegalie mit Panmyelopathie* (aplastische Anämie, Leukopenie, relative Lymphozytose, Thrombopenie). Auslösende Noxen sind: Polyarthritis, Viruserkrankungen, Medikamentenabusus.

Plasmozytom (Multiples Myelom, Morbus Kahler)

Diese relativ häufige Erkrankung vorwiegend *alter* Leute besteht in einer **tumorösen Wucherung der eiweißbildenden Plasmazellen des Knochenmarks.** Herdförmig wird das ganze Skelettsystem durchsetzt und zerstört (Spontanfrakturen). Die Prognose ist infaust:

- „Rheumatische" Beschwerden, Ziehen in allen Gliedern,
- o Rö.: Skelett:
  - o Multiple Knochenherde als kleine, runde Ausstanzungen, bes. am Schädel sichtbar:
  - o *„Schrotschußschädel"* Tafel I, nach S. 84; später
  - o *Spontanfrakturen, besonders:*
  - o *„Fischwirbelbildungen"*, Osteoporose.
    (♦ DD.: *Nur* diffuse Osteoporose bei Morbus Waldenström).
  - o Knochenszintigraphie.
- Extramedulläre Herde (selten): Pharynx, Lunge u. a.,
- Blutsenkung auffallend hoch (bis über 100),
- Hyperproteinämie, Paramyloidose,
- *Elektrophorese:* Hoher, schlanker M-Gradient eines Globulinanteils (Abb. 29, S. 68), γ_1 oder γ_2,
- *Immunelektrophorese:* IgG, A, (D),
- Bence-Jonesscher Eiweißkörper im Harn: Ausfällung bei 56 °C, Wiederauflösung bei höherer Temperatur; findet sich nur bei ⅓ der Fälle (= Mikroparaproteinurie), fast immer bei IgD,
- alkalische Phosphatase normal,
- Knochenmark: *Myelomzellwucherung* (randständiger, runder Kern, blaues Plasma mit einzelnen Vakuolen, Tafel I, nach S. 84),
- Peripheres Blut: Anämie, evtl. einzelne Plasmazellen,
- ▪ US. Splenomegalie,
- Plasmozytomniere: paraproteinämische Nephrose mit *Insuffizienz.*

Prognose infaust (Marasmus, Infekt, Herzinsuffizienz).

Plasmazellenleukämie nennt man die seltene *leukämische Form des Myeloms,* bei der zahlreiche Plasmazellen im Blut sind.

⧫ DD.: Metastasen bei Prostata- u. Mammakarzinom (alkalische Phosphatase hoch). – Paraproteinämien ohne klinisch manifestes Plasmazytom mit Polyacrylamid-Elektrophorese überwachen: neue Paraprotein-Peaks bei weiteren Zellentartungen!

Th.: Zytostatika, Kortikosteroide, Rö.-Herdbestrahlung, Bluttransfusion.

Leukämische und aleukämische Retikulosen

Undifferenzierte Formen systematischer lymphoider Retikulumzellwucherungen mit *Splenomegalie; das Knochenmark ist fast frei.*

Makroglobulinämie Waldenström (Pleomorphes lymphoplasmatoides Immunozytom)

Makroglobulinämische *Paraproteinämie einer lymphoid-plasmazellulären Retikulomatose,* vielleicht neoplastisch. Selten.

- Männer höheren Alters überwiegen,
- *Schleimhautblutungen (bes. Nase und Mund),*
- Nachlassen der Sehkraft (Blutungen in die Retina),
- Sludge-Phänomen: körnige Entmischung des Blutes in den (erweiterten) Netzhautvenen,
- Lymphknotenschwellungen,
- ■ US. Milz- und Lebervergrößerung (⧫ DD.: fehlt bei Plasmozytom!),
- Rumpel-Leede positiv,
- (Blutungs- und Gerinnungszeit, auch Thrombozytenzahl normal),
- normochrome Anämie,
- *Blutsenkung sehr hoch,*
- Serum, 1 Tropfen in destilliertes Wasser: Schlieren (Sia-Probe),
- *Elektrophorese:* β- und γ-Zacke schmal und hoch,
- *Immunelektrophorese:* IgM-Globuline,
- Sternalmark: lymphoidzellige Retikulose,
- diffuse Osteoporose.

⧫ DD.: Purpura hypergammaglobulinaemica Waldenström: Purpura führend. – Myelom: Knochenherde. – Lymphatische Leukämie.

Osteomyelosklerose (und Osteomyelofibrose)

Hier *wuchern aktive Mesenchymzellen.* Die postnatale Fähigkeit *zur Retikulohistiozytenbildung* = Fibrose wird aktiviert. Da die Blutbildung im Knochenmark hierdurch zerstört wird, erwacht wieder die embryonale Fähigkeit *extramedullärer Blutbildung* in Milz und Leber.

- *Osteosklerose* der langen Röhrenknochen (**o** Rö., spät erkennbar),
- *Knochenmarkfibrose* (Knochenstanze histologisch),

- *„leeres Mark“*, evtl. megaloblastär (Folsäuremangel): Sternalpunktion,
- *Splenomegalie,* Wachstum 1 cm pro Jahr,
- Hepatomegalie, • Petechien, • Lymphadenopathie, • sek. Gicht, • Fieber,
- extramedulläre Blutbildung: *Frühsymptom,* ferrokinetisch (^{59}Fe) nachweisbar,
- Erythrozyten initial vermehrt (kernhaltige Ery), später vermindert,
- Leukozyten vermehrt, dann vermindert;
- *alkalische Leukozytenphosphatase* (bei 50% der Pat.) *hoch,*
- Faktor V vermindert (abnorme Prothrombinzeit),
- Thrombozyten: Lebensdauer verkürzt.

♦ DD.: Chronische Myelose (Philadelphia-Chromosom, niedrige Leukozytenphosphatase, Sternalmark!), Polyzythämie (Knochenbefund, Sternalmark).

Th.: Transfusionen, Cave Milzexstirpation (außer bei sekundärem Hypersplenismus!).

Maligne Non-Hodgkin-Lymphome (Kieler Klassifizierung*)

Tabelle 5 Die Differenzierung von B- und T-Zellen, weitere elektronenmikroskopische, histochemische, insbesondere immunologische Erkenntnisse der Kieler Klassifizierung haben klinische (therapeutische und prognostische) Bedeutung:

Klassische Einteilung	**Kieler Klassifizierung**
	Malignes Lymphom (niedriger Malignitätsgrad)
	Lymphozytisch
chronische lymphatische Leukämie	chronische lymphatische Leukämie Haarzellenleukämie Prolymphozytenleukämie
Makroglobulinämie Waldenström	lymphoplasmazytoid: Immunozytom
lymphozytäres Lymphosarkom	zentrozytisch
Brill-Symmers: großfollikuläres Lymphosarkom	zentroblastisch/zentrozytisch
	Malignes Lymphom (hoher Malignitätsgrad)
Retikulosarkom	zentroblastisch
lymphoblastisches Lymphosarkom, Lymphoblastenleukämie akute lymphatische Leukämie	lymphoblastisch: akute lymphatische Leukämie, Burkitt-Typ, „convoluted cell“-Typ
Retikulosarkom	immunoblastisch

- Non-Hodgkin-Lymphome sind meist B-Zell-Lymphome.
- B-Zell-Lymphome bestehen größtenteils aus proliferierenden Keimzentrumszellen.
- Retikulosarkome sind durchweg B-Zell-Lymphome. (Echte Retikulosarkome sind extrem selten.)
- Die Makroglobulinämie Waldenström ist ein *klinisches Syndrom,* ausgelöst durch verschiedene Lymphomtypen, bei denen die Makroglobulinämie auch fehlen kann.

* von 1977

♦ DD.: Häufige Halslymphknotenvergrößerungen

Größe, *groß:* Lymphogranulom, Sarkom, evtl. Adenose,
kleiner: Tuberkulose, sofern noch nicht verkäst.
Toxoplasmose (Sabin-Feldman-Test, KBR; Ileozökalschmerz, Hepatosplenomegalie; Chorioretinitis?).

Konsistenz, hart entwickelt sich langsamer als weich,
hart: Tumormetastase, Tuberkulose (stationär oder unter Spannung), Aktinomykose (Fistel),
weich: akute Entzündung, Myelom, Adenose,
weich → hart: Lymphosarkom evtl. Lymphogranulom.

Entwicklung, *kurz:* Mononukleose, evtl. Sarkom, (Karzinom),
langsam: Tuberkulose, Toxoplasmose (wechselnd), Lymphadenose, Leukämie (stetig).

Schmerzen, schnell wachsend schmerzhafter als langsam wachsend,
schmerzhaft: infektiöse und mischinfizierte Prozesse,
schmerzlos: Karzinom, Sarkom, Lymphogranulom, Leukämie, Toxoplasmose.

Lagebeziehung, *konfluierend:* Lymphogranulomatose, seltener entzündliche oder karzinomatöse Prozesse.

Alter des Pat., *jung:* Infekte, Tuberkulose, Leukämie, Lymphogranulom, Toxoplasmose,
mittel: Sarkom, Lymphogranulom,
alt: Karzinom.

Fieber, Infekte, aber auch bei akuter Leukämie (dann geringe Lymphknoten), Lymphogranulom (in Schüben, evtl. Pel-Ebstein-Typ), evtl. Tuberkulose, Toxoplasmose.

Lage, *angulär:* Angina, Diphtherie, Scharlach, Agranulozytose,
am M. sternocleidomastoideus: Erkrankung von Mundhöhle, Epipharynx,
seitlich: Metastasen,
Fossa supraclavicularis li. (Virchowsche Drüse): Karzinom des Magens, Ösophagus, Bronchus,
Nacken: Lues II,
Processus mastoideus: Rubeolen,
Ohren: (hinten) akute Otitis, (vorn) Gehörgang.

Man untersuche stets auch die axillären und inguinalen Lymphknoten sowie die Milz, das Blutbild, schließlich evtl. einen Lymphknoten bioptisch.

Zytostatische Therapie der Hämoblastosen

Die Synchronisationstherapie, die die Angreifbarkeit der Teilungsphasen bei malignen Tumoren und akuter Leukämie ausnutzt, bietet neue, bessere Behandlungsmöglichkeiten. Zytostatika werden bei den verschiedenen Erkrankungen in festem Erfahrungsschema (maximale Initialdosis, später Erhaltungsdosis) eingesetzt, begrenzt durch die z. T. starken Nebenwirkungen.

Alkylantien:	Melphalan:	Alkeran
	Chlormethine:	Dichloren
	Cyclophosphamid:	Endoxan
	Chlorambuzil:	Leukeran
	Busulfan:	Myleran
	Triäthylenmelamin:	TEM
	Triaziquon:	Trenimon
	Dibrommannitol:	Myelobromol
Antimetaboliten:	Amethopterin:	Methotrexat
	6-Merkaptopurin:	Puri-Nethol
	Azathioprin:	Imurek
	Zyto-Arabinosid:	Alexan
	5-Fluorourazil:	5-Fluorouracil
Alkaloide aus Pflanzen:	Vinblastinsulfat:	Velbe
	Vinkristinsulfat:	Vincristin, Oncovin*
	Aktinomycin:	Sanamycin
	Podophyllinhydrazid:	Proresid
	Rubidomycin:	Daunoblastin, Ondena

Nebenwirkungen betreffen besonders die Hämatopoese und das Darmepithel: Granulozyten und Thrombozyten regelmäßig zählen! Mäßige Leukopenie (4 bis 2 × 10^9/l**) zeigt gute Grenze der individuellen Toleranz; unter 1,2 × 10^9/l*** Therapie abbrechen!

Mit Strahlentherapie nur alternieren (wirkt immunsuppressiv).

Akute Leukämie: Behandlung mit Kombinationsschema, z. B.

COAP = Cyclophosphamid (Endoxan), Oncovin (Vincristin*), Cytosin-Arabinosid, Prednison;
ViDaP = Vincristin, Daunoblastin, Prednison;
POMP = Puri-Nethol, Oncovin, Methotrexat, Prednison.

Chronisch myeloische Leukämie: Myleran, Myelobromol, Trenimon.

Chronisch lymphatische Leukämie: Endoxan, Leukeran, TEM.

Plasmozytom: Alkeran, Endoxan.

Morbus Hodgkin: Endoxan, Vincristin, Natulan, Prednison.

Polycythaemia vera: ^{32}P; Myleran.

Andere Neoplasmen werden auch mit Zytostatika behandelt: das Mammakarzinom zusätzlich mit Testosteron, das Prostatakarzinom mit Östrogenen. (Erfolgs- und Rezidivkontrolle durch RIA des karzinoembryonalen Antigens CEA.)

Anhang: **Akutes Strahlensyndrom**

- Übelkeit, Erbrechen,
- Lymphopenie,
- Infektanfälligkeit,
- Diarrhö,
- Thrombopenie *(einige Tage nach 400 rd – Ganzkörperbestrahlung).*

---

* Oncovin heißt in Deutschland aus handelsrechtlichen Gründen Vincristin.
** 4000–2000/mm³ *** 1200/mm³

Milz

Die normale Milz (4 × 7 × 11 cm)* ist nicht tastbar. Erst die vergrößerte Milz kommt unter dem linken Rippenbogen hervor und ist in Rückenlage oder Rechtsseitenlage („Embryonalstellung") an dem *Margo crenatus* und dem Herabtreten mit der Zwerchfellbewegung *bei tiefer Inspiration* zu erkennen (Abb. 32). Als eigene Leistung ist die Antikörperbildung im RHS der Milz aufzufassen. Die Anämie bei Hyperspleniѕmus wird heute durch vermehrte Sequestrierung der Blutzellen in der Milz erklärt (therapeutischer Erfolg der Splenektomie). Klinisch: *Blutzytopenie bei zellreichem Knochenmark.* Beim **primären, idiopathischen Hypersplenismus** kann die Milz sogar normal groß sein. Der **sekundäre, symptomatische Hypersplenismus** hängt von der Grundkrankheit ab.

Die normale Milz kann ein akutes Angebot von 3–5 ml wärmealterierten Erythrozyten schnell aus dem Blut extrahieren und im retikulären Maschenwerk der Pulpa (Filtrationsraum) sequestieren. Histologische Umbauprozesse (z. B. bei Systemerkrankungen) modifizieren die Filtrationsräume: Filterfunktion eingeschränkt, d. h. die Extraktion wärmealterierter Erythrozyten aus dem Blut und die Anreicherung in der Milz ist vermindert.

Howell-Jolly-Körperchen: Kernreste im Erythrozyten (mit Giemsa: rot) nach *Milzexstirpation* oder *Milzatrophie.*

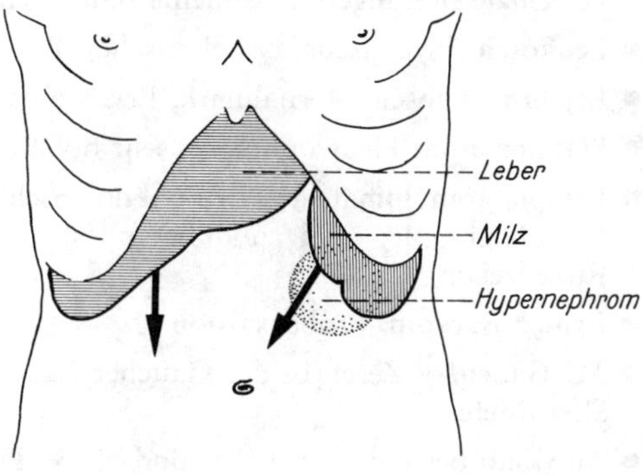

Abb. 32 *Tastbefund: Leber-, Milzvergrößerung und Hypernephrom.* Die Leber bewegt sich bei tiefer Inspiration nach unten, die Milz in Richtung auf den Nabel und hat als Erkennungszeichen den Margo crenatus. Ein Hypernephrom ist nicht atemverschieblich, nach oben gegen den Rippenbogen abgrenzbar und bei schlanken Patienten vom Rücken her vordrückbar. (Normal: Milz und Leber nicht tastbar.) – *Palpation und Perkussion erfassen Vergrößerung nur in 70% der Fälle!* (■ Ultraschall, **o** *Szintigraphie, Rö.-Aufnahme mit Brausepulver im Magen!).*

♦ Differentialdiagnose: Milzvergrößerung (Splenomegalie)

Infektiöse Milzschwellung

- **Sepsis:** *Weiche Milz,* septische Temperaturen.
- **Typhus** • **Paratyphus** • **M. Bang** } alle mit Leukopenie (!), „großer Gruber-Widal".
- **Mononucleosis infectiosa** (Pfeiffer) } Viruskrankheiten mit lymphatisch-monozytoider Reaktion.
- **Hepatitis epidemica**

---

* röntgenologisch 25% größer

- **Röteln:** Morbilliformes Exanthem, Nackenlymphknoten.
- **Viruspneumonie:** Lungenbefund, Kälteagglutination.
- **Endocarditis lenta:** Anämie, Herzgeräusche, Milzinfarkt.
- **Felty-Syndrom:** Lymphknoten, Eosinophilie.
- **Libman-Sacks-Syndrom:** Lupus erythematodes, abakterielle Endokarditis, Hämaturie, LE-Zellen.
- **Malaria:** Plasmodienachweis im Blut, Anamnese.
- **Leptospirosen:** Weilsche Krankheit mit Ikterus, Wadenschmerzen und hepato-renalem Syndrom.
- **Tuberkulöse Streuungen:** Miliartuberkulose (Rö.: Lungen, evtl. Primärherd; Augenhintergrund).
- **M. Boeck:** Lungenveränderungen, hierzu eventuell: M. Jüngling (Knochen).

Nichtinfektiöse Milzschwellung

- **Stauungsmilz.**
- **Hepatolienale Erkrankungen.**
- **Hämolytische Anämien:** Hyperbilirubinämie *ohne* Harn-Bilirubin, Retikulozytose.
- **Polyzythämie:** Rotes Gesicht mit blauroten Konjunktiven, Blutbild, Hochdruck?
- **Thrombozytopenien** (mit Ausnahme der akuten Formen): Petechiale Blutungen, allgemeine Blutungsneigung.
- **Leukosen** (myeloische, lymphatische): Blutbild, Sternalmark.
- **Erythroblastosen:** Sternalmark, Erythroblasten im peripheren Blut.
- **Plasmozytom:** Elektrophorese, sehr hohe Blutsenkung, Schrotschußschädel.
- **Lymphogranulomatose:** Lymphknotenschwellungen, Rö.: Lungenhilus, abdominal Lymphographie, (evtl. undulierendes) Fieber, Lymphknoten-Biopsie: Sternbergsche Riesenzellen.
- **Lymphosarkom:** Probeexzision.
- **M. Gaucher:** Zerebroside, Gaucher-Zellen im Milzpunktat, bei ossärer Form auch Skelettdefekte.
- **Amyloid:** besonders in Leber und Niere. Probeexzision aus Rektumschleimhaut.
- **Milzinfarkte** bei Endokarditiden: Schmerzen und Reibegeräusche von Perisplenitis (auch ohne Milzvergrößerung).
- **Milzabszeß:** aus Infarkt evtl. entstehend.
- **Pfortaderhochdruck:** außer Milztumor auch Kollateralkreislaufbildung: Ösophagusvarizen, Blutungen, Aszites, Leberzirrhose oder Milzvenenthrombose.

Infektionskrankheiten *ohne* Milzschwellung

Viruskrankheiten (außer den lymphotropen), Masern, Scharlach, Diphtherie, Ruhr, Pokken, chronische Tuberkulose.

Atmungsorgane

Untersuchung

- **Ventilation:** Entscheidend für den Gasaustausch ist der alveoläre Anteil = alveoläre Ventilation.
  - **Alveoläre Hypoventilation:** arterielle CO_2-Druckerhöhung (Hyperkapnie) mit respiratorischer Azidose und Abfall des arteriellen O_2 (Hypoxämie) = globale respiratorische Insuffizienz.

    Klinisch: *Zentral* (Intoxikation), *extrapulmonal* (Thoraxverletzungen mit Erguß, Poliomyelitis), *pulmonal* (Endstadium chronisch obstruktiver Lungenerkrankungen).
  - **Alveoläre Hyperventilation:** arterielle CO_2-Druckerniedrigung (Hypokapnie) mit respiratorischer Alkalose.

    Klinisch: *Psychische Erregung, kompensatorisch bei metabolischer Azidose* (z. B. Coma diabeticum).
  - **Ventilatorische Verteilungsstörung:** Teile der Lunge sind hypoventiliert. Arterielle Hypoxämie (partielle respiratorische Insuffizienz) – nach körperlicher Belastung besser mit O_2 aufhebbar.

    Klinisch: *Chronische Bronchitis, Asthma bronchiale, Emphysem, Pneumonie.*
- **Diffusion:** Verdickung der alveolärkapillären Membran führt nur zur Einschränkung der O_2-Diffusion (CO_2 diffundiert 25mal schneller). Daher: arterielle Hypoxämie (Partialinsuffizienz), die *durch O_2-Beatmung zu beheben ist.*

  Klinisch: *beginnendes Lungenödem, Lungenfibrosen.*
- **Perfusion:** Ein Mißverhältnis Durchblutung/Belüftung führt zur Hypoxämie, wenn
  1. größere Alveolarbezirke *durchblutet, aber nicht belüftet* sind (= funktionelle venöse Beimischung), z. B. Pneumonie, Atelektasen,
  2. *Arteriovenöse Anastomosen* vorliegen (= anatomischer Shunt),
  3. größere Teile der *pulmonalen Strombahn ausfallen,* z. B. Embolie.

  Bei 1 und 2 bleibt Hypoxämie trotz O_2-Beatmung.

Eupnoe: *physiologische Atemfrequenz* Erwachsener in Ruhe 9–14/min,
physiologische Atemtiefe (Atemzugvolumen) 350–600 ml.

Subjektive Atemnot, der objektiv eine (gemessen am Gaswechsel) zu große Atemarbeit entspricht.

Tachypnoe: beschleunigte Atmung (nach Anstrengung, im Fieber, bei Aufregung unbewußt oder gewollt-demonstrativ);

Apnoe: atemloser Zustand, z. B. nach forcierter Atmung (durch Abatmung von CO_2 fehlt der Reiz auf das Atemzentrum);

Dyspnoe: gestörte (erschwerte) Atmung;

inspiratorische Dyspnoe: *hochsitzendes Hindernis!*

Einatmung behindert und daher (gegenüber Ausatmung) *verlängert,* evtl. Strömungsgeräusch an der Enge (= „inspiratorischer Stridor“).

Hindernis in der Nase: Schleimhautschwellung (Schnupfen, Entzündung), Thromben, Polypen, Verbiegung der Nasenscheidewand;

Hindernis im Kehlkopf: Laryngospasmus (z. B. Tetanie), Glottisödem (allergisch, entzündlich), Diphtherie;

Hindernis in der Trachea: Kompression durch Struma;

exspiratorische Dyspnoe: *tiefsitzendes Hindernis!*

Ausatmung behindert und verlängert, bei obstruktiven Lungenerkrankungen (Asthma, Emphysem), Abb. 43, S. 120,

(exspiratorischer *Stridor:* Kardinalsymptom bei exspiratorischem Trachealkollaps als Folge chronisch-obstruktiver Atemwegserkrankung),

Inspiratorische und exspiratorische Dyspnoe bei großen Ergüssen, Pneumothorax, kardialer Dekompensation + obstruktiver Atemwegserkrankung.

I.	*Treppendyspnoe*	= nur bei Belastung, Treppensteigen,
II.	*Ruhedyspnoe*	= auch in Ruhe,
III.	*Orthopnoe*	= Atmen nur im Sitzen möglich.

Tabelle 6 ♦ **DD.: Ursachen der Dyspnoe**

Ursache	**extrathorakal**	**kardial**	**pulmonal**
Faktoren	Hypoxie, Anämie, Azidose (metabolisch, kompensatorisch)	kleines Herzzeitvolumen, schwere Hypoxämie bei Re.-Li.-Shunt	erhöhte Strömungswiderstände, Compliance-Verminderung, Hyperventilation bei pulmonal bedingter Hypoxämie
Meßwerte zur Abklärung	art. pO_2, Hb, pH	art.-venöse O_2-Differenz, Herzzeitvolumen, art. pO_2	Sekundenkapazität, Compliance, art. pO_2

Tabelle 7 ♦ **DD.: Gasaustauschstörungen**

	Globalinsuffizienz alveoläre Hypoventilation	**Partialinsuffizienz** Verteilungsstörung	**Diffusionsstörung**
O_2-Druck	↓	10 kPa*	
CO_2-Druck	↑ > 6 kPa* pCO_2	(↓) ≦ 5,5 kPa* pCO_2	
	akut: ↓ pH; chronisch: „kompensiert“	**Pulmonaler Shunt** *O_2-Gabe (40–60%):* pO_2 unverändert	pO_2 normalisiert
		Belastung: pO_2 ↓	pO_2 ↓↓

* 10 kPa ≈ 70 mm Hg; 6 kPa = 45 mm Hg; 5,5 kPa ≈ 40 mm Hg.

Zyanose: s. Fußnote S. 40.

Stimmfremitus, fühlbar an aufgelegter Handkante bei tiefer Stimme des Pat. („Neunundneunzig") *normal-verstärkt-abgeschwächt-fehlend:* S. 109.

Succussio Hippocratis, Plätschergeräusch nach Schütteln des Patienten, wenn Erguß *und* Luft im Pleuraraum oder in thoraxwandnaher Zyste bzw. Kaverne ist.

Sputum bakteriologisch (s. auch S. 125), zytologisch.

o **Röntgenuntersuchung:** Wichtigste Methode der Lungenuntersuchung:

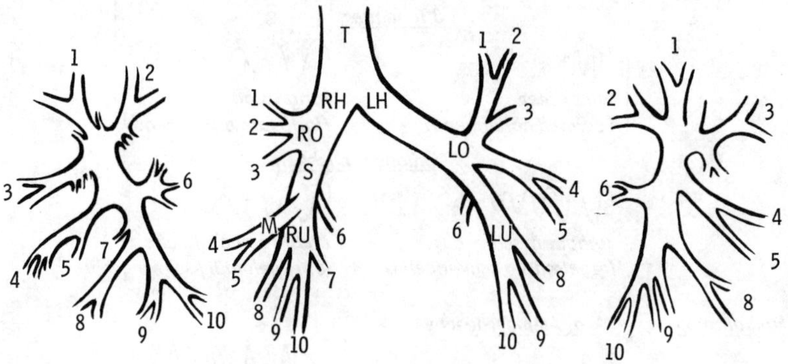

Abb. 33 *Nomenklatur und Numerierung des Bronchialbaumes:* T = Trachea, RH = re. Hauptbronchus, LH = li. Hauptbronchus, S = Stammbronchus, RO = re. Oberlappenbronchus, LO = li. Oberlappenbronchus, M = Mittellappenbronchus, RU = re. Unterlappenbronchus, LU = li. Unterlappenbronchus. Re. Bronchialbaum: 1 = apikaler, 2 = posteriorer, 3 = anteriorer Segmentbronchus des RO, 4 = lateraler, 5 = medialer Segmentbronchus des M, 6 = apikaler, 7 = kardialer, 8 = antero-basaler, 9 = latero-basaler, 10 = postero-basaler Segmentbronchus des RU. Li. Bronchialbaum: 1 und 2 = apiko-posteriorer 3 = anteriorer Segmentbronchus des LO, 4 = superiorlingularer, 5 = inferior-lingularer, 6 = apikaler, 8 = antero-basaler, 9 = latero-basaler, 10 = postero-basaler Segmentbronchus des LU.

- o **Lungenaufnahme in 2 Ebenen (evtl. gezielte Durchleuchtung),** *Teilaufnahme* in gewünschter Stellung „geschossen", *Hartstrahlaufnahme* zur Erkennung von Kernschatten, *Schichtaufnahmen* zur Auflösung des „Summationsbildes": Kavernen, Bronchialeinengungen, Tumorbegrenzungen? – *Verlaufskontrollen.*
- o **Bronchographie** mit Kontrastmittel nach Anästhesie des Pharynx und der Trachea zur Darstellung des Bronchialsystems (Tumor? Bronchiektasen?).
- o **Perfusionsszintigraphie** (^{99m}Tc-Mikrosphären i.v.): Durchblutungsverteilung? Ausfall nach *Embolie* schon vor Infarkt! Hierzu evtl.:
- o **Ventilationsszintigraphie** (^{133}Xe ein Atemzug): Störung regionaler Ventilation (z. B. obstruktives Emphysem).

Bronchoskopie (starres Bronchoskop mit retrograden Optiken; flexibles Fiberoskop): Lachgasnarkose. Probeexzision, Sekretaspiration (Tumor? Tuberkulose? Bronchialeinengung).

Transthorakale Lungenbiopsie: z. B. zur Diagnose des Hamman-Rich-Syndroms oder (unter Rö.-Führung) pleuranaher Tumoren. Vorsicht!

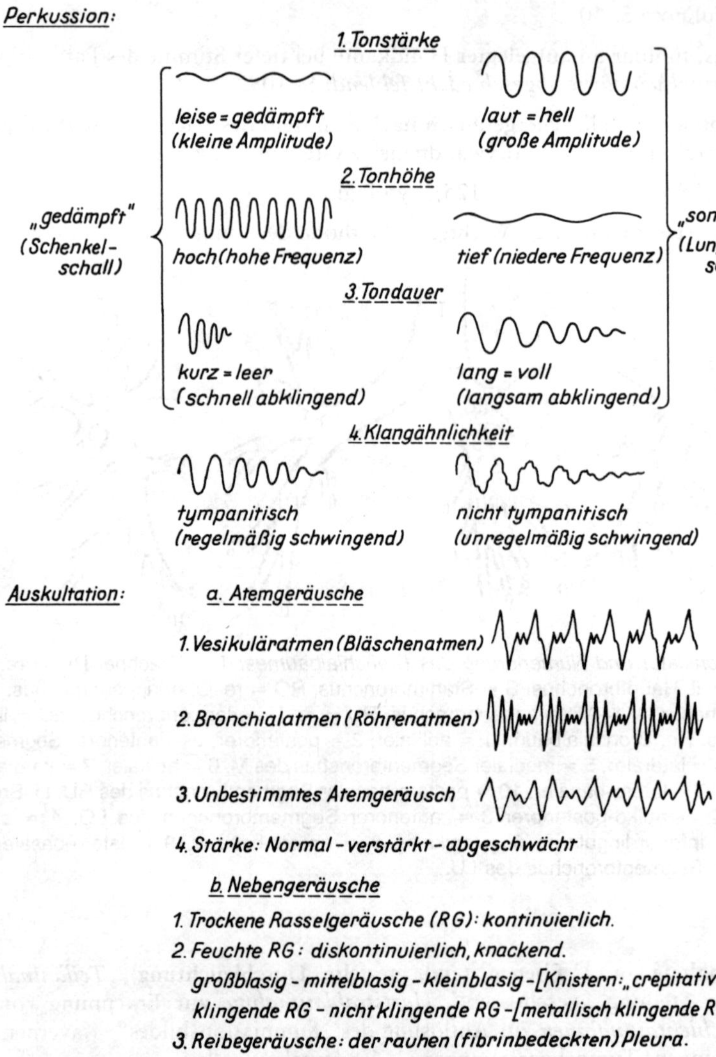

Abb. 34 *Grundbegriffe zur Perkussion und Auskultation.*

Mediastinoskopie: Narkose, Inspektion des vorderen Mediastinums: ♦ DD. Morbus Boeck, Hodgkin, Tbc., Tumor.

Spirometrische Meßgrößen

Nuklearmedizinische Techniken erlangen zunehmend Bedeutung.

Spirogramm zur Aufzeichnung und Messung der Atemvolumina und dynamischen Ventilationsgrößen. Von der Mitarbeit des Patienten abhängig, dennoch praktisch wichtig: Unterscheidung *obstruktiver* und *restriktiver* Ventilationsstörungen. (♦ DD.: Dyspnoe, Verlauf obstruktiver Lungenerkrankungen.)

1. Volumenwerte (statische Atemgrößen)

Atemvolumen AV × **Atemfrequenz** AF nach Abzug des geschätzten Totraumvolumens = **alveoläre Ventilation.**

Vitalkapazität: *Das Luftvolumen, das nach tiefster Inspiration maximal ausgeatmet bzw. nach tiefster Exspiration maximal eingeatmet werden kann.* Nachweis der Ausdehnungsfähigkeit von Thorax und Lunge = *Mobilisierbarer, direkt meßbarer Gasgehalt.*

Verminderte Vitalkapazität kann auf Verminderung des gesamten Blähungslungengewebes (= *restriktive Lungenerkrankungen)* oder auf *Vergrößerung des Residualvolumens* (z. B. Emphysem) hinweisen.

Residualvolumen RV: *Das nach tiefster Exspiration in der Lunge verbleibende Volumen.* = *Nicht mobilisierbarer, nur indirekt meßbarer Gasgehalt:* Erhöht bei chronisch-obstruktiven Lungenerkrankungen. Vergrößertes Residualvolumen bei Lungenüberblähung (Asthma, Emphysem).

Funktionelles Residualvolumen FRV = Residualvolumen + exspiratorische Reserveluft ERL (Bestimmung durch Fremdgaseinmischung in geschlossenes System).

Funktionelles Residualvolumen (RV + ERV) ohne und mit Bronchospasmolytika zeigt Reversibilität der Überblähung.

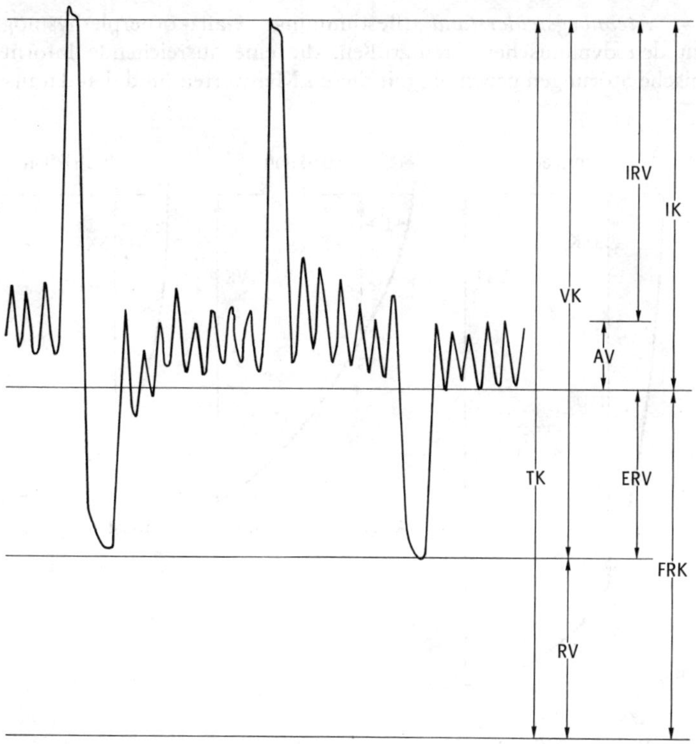

Abb. 35 *Spirogramm: Lungenvolumina und -kapazitäten. AV* = Atemvolumen, *ERV* = Exspiratorisches Reservevolumen, *FRK* = Funktionelles Restvolumen, *IK* = Inspirationskapazität, *IRV* = Inspiratorisches Reservevolumen, *RV* = Residualvolumen, *TK* = Totalkapazität, *VK* = Vitalkapazität.

Intrathorakales Gasvolumen = funktionelles Residualvolumen (Bestimmung im Ganzkörperplethysmographen).

Totalkapazität TK = Vitalkapazität VK + Residualvolumen RV.

2. Zeitbezogene Meßwerte (dynamische Atemgrößen)

Atemgrenzwert: *Das bei willkürlicher, maximaler Hyperventilation in der Minute erreichbare Zeitvolumen.*

Sekundenkapazität SKK (Tiffeneau-Test): *Das in 1 bzw. 3 Sekunden nach tiefer Inspiration maximal ausgeatmete Volumen* = **absolute Sekundenkapazität;** *bezogen auf die Vitalkapazität* = **relative Sekundenkapazität.** Orientierende Beurteilung der Atemtechnik.

Messung der SKK vor und nach Medikament gibt Hinweis auf Therapierbarkeit.

Wichtigste Meßgrößen der Atemmechanik

Ursachen einer in Relation zur Vitalkapazität verminderten Sekundenkapazität (relative SKK):

Compliance = *Maß für Dehnbarkeit von Lunge und Thorax* (Bestimmung des Ösophagusdruckes ≈ Intrapleuraldruck).

Resistance = *Atemwegswiderstand* (Bestimmung: Ganzkörperplethysmograph). Im Gegensatz zu den dynamischen Atemgrößen, die eine ausreichende Information über atemmechanische Störungen geben, ist mit diesen Meßwerten (und den daraus zu berech-

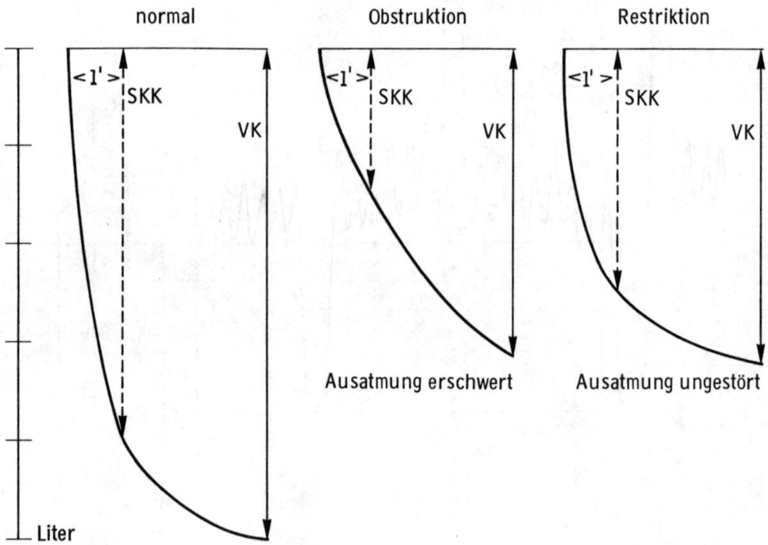

	normal	Obstruktion	Restriktion
SKK	4,0 l	1,3 l	2,8 l
VK	5,0 l	3,1 l	3,1 l
rel.SKK	80 %	42 %	90 %

Abb. 36 *Spirographische Lungenfunktionsparameter* lassen *obstruktive* und *restriktive* Ventilationsgrößen *unterscheiden:* hier Beispielswerte.

nenden Größen) eine *quantitative* Aussage möglich; zudem sind sie *von der Mitarbeit des Patienten unabhängig.*

Perfusion: Druckmessung in Pulmonalarterie und rechtem Ventrikel (Einschwemmkatheter) zur Beurteilung pulmonaler Hypertonie; evtl. Perfusionsszintigraphie.

Arterielle Blutgase

Beurteilung des Gasaustauschs *nur* durch Analyse der Blutgase möglich: Blut ist Erfolgsorgan des Gasaustauschs.

Methode: Aus arteriellem Blut oder hyperämisiertem Ohrläppchenblut werden pO_2, pCO_2, pH und Standard-Bikarbonat bestimmt. Neben der Beurteilung der Art und des Schweregrads der Gasaustauschstörung ist eine Differenzierung von respiratorisch und metabolisch bedingter pH-Verschiebung möglich (s. Tab. 32, S. 303).

Für die Differenzierung einer Hypoxämie bzw. Gutachten ist Blutgasanalyse vor und nach Belastung sowie vor und nach O_2-Atmung wichtig (Tab. 8, unten), für Gutachten und Wissenschaft die Diffusionskapazität und Compliance (Ösophagusdruckmethode).

Diffusionskapazität erkennbar am Druck in der Pulmonalarterie, dem rechten Ventrikel (Einschwemmkatheter) und Perfusionsszintigraphie.

Alveolarluftanalyse

Analysen erfassen alle Atemgase direkt und quantitativ. Die exspiratorischen Konzentrationskurven sind typisch:

bei obstruktiven Ventilationsstörungen „Sägeblattform" (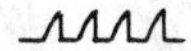),
bei restriktiven Ventilationsstörungen „Alveolarplateau" (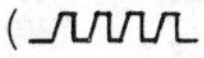).

Die endexspiratorisch-arteriellen O_2 und CO_2-Druckdifferenzen zeigen die Schwere der Verteilungsstörungen.

Tabelle 8 **Normalwerte wichtiger Lungenfunktionsgrößen beim Erwachsenen:**

Funktionswert	*Bereich*	*abhängig von*
Vitalkapazität (VK)	5000–2500 ml	A, H,S
Residualvolumen *(in % der Totalkapazität)*	20–35%	A, H, S
rel. 1-Sekunden-Kapazität	> 70%	A
Atemgrenzwert (AGW)	70–150 l/min	A, H, S
Compliance (C)	0,08–0,33 l/cmH_2O	(A)
Resistance (R)	< 3,5 cm $H_2O/1/s$	
alveolärer O_2-Druck (pO_{2A})	12,5–14 kPa*	
alveolärer CO_2-Druck (pCO_{2A})	4,5– 5,5 kPa	(A)
arterieller O_2-Druck (pO_{2a})	10 – 12,5 kPa	A
arterieller CO_2-Druck (pCO_{2a})	4,5– 5,5 kPa	A
arterieller pH	7,42 (7,39–7,45)	

Abkürzung: A = Alter, H = Körpergröße, S = Geschlecht

* ≈ 95–105 mmHg
≈ 35– 42 mmHg
≈ 75– 96 mmHg
≈ 35– 43 mmHg

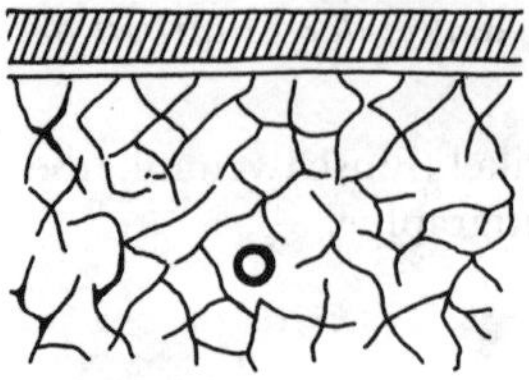

Normale Lunge
sonorer Klopfschall
Vesikuläratmen
Stimmfremitus normal

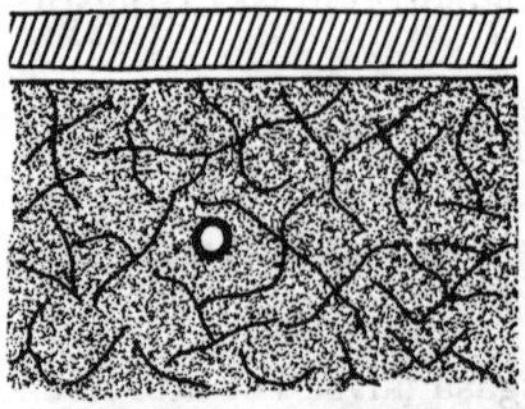

Infiltrierte Lunge (Pneumonie: Hepatisation)
massive Dämpfung
Bronchialatmen
Stimmfremitus verstärkt

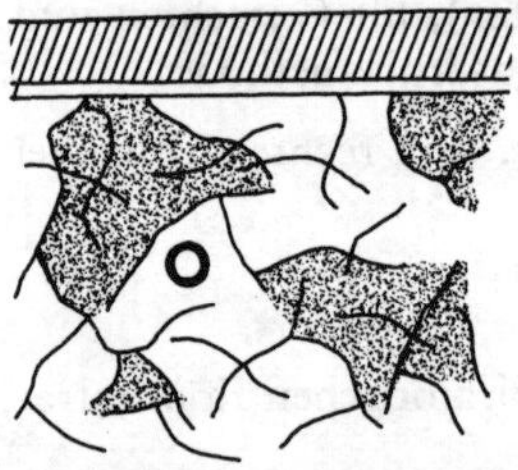

Fleckförmig infiltrierte Lunge (Bronchopneumonie)
mäßige Dämpfung
unbestimmtes Atemgeräusch;
klingende mittelblasige RG
Stimmfremitus normal oder verstärkt

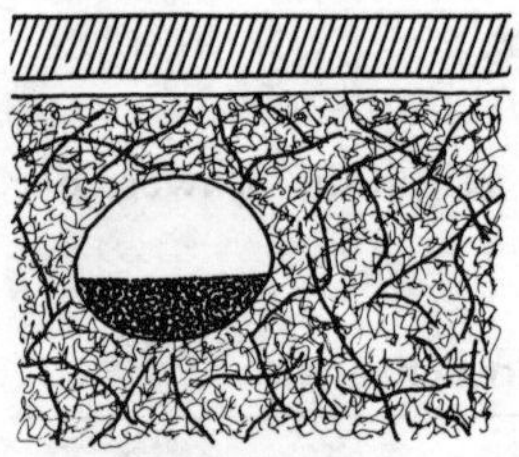

Große Kaverne
tympanitischer, lauter Klopfschall
amphorisches Atmen, metallisch klingende RG
(Stimmfremitus verstärkt)

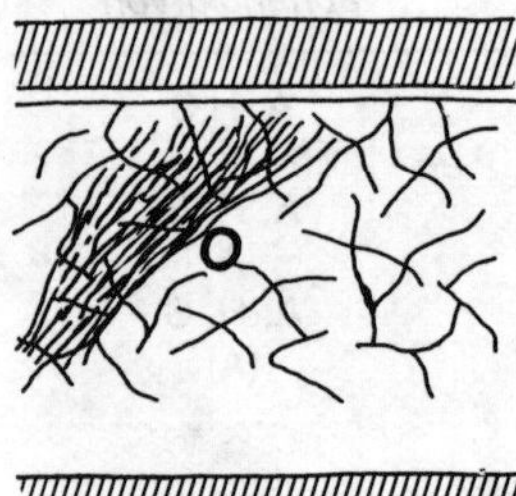

Bindegewebig indurierte Lunge
geringe Dämpfung
verschärftes Vesikuläratmen
Stimmfremitus verstärkt

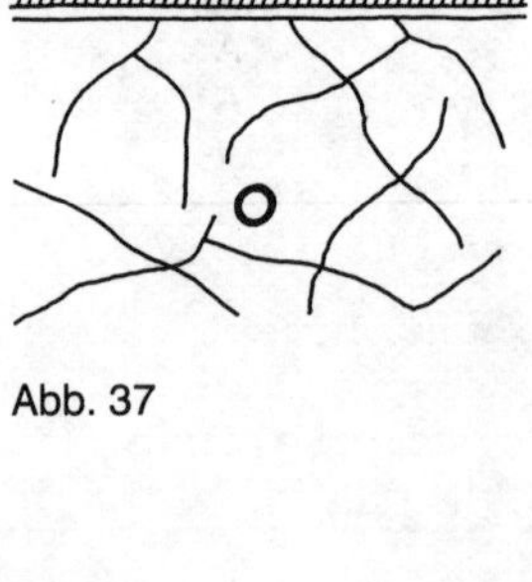

Lungenemphysem
hypersonorer Klopfschall
abgeschwächtes Vesikuläratmen mit verlängertem Exspirium
Stimmfremitus nachweisbar

Abb. 37

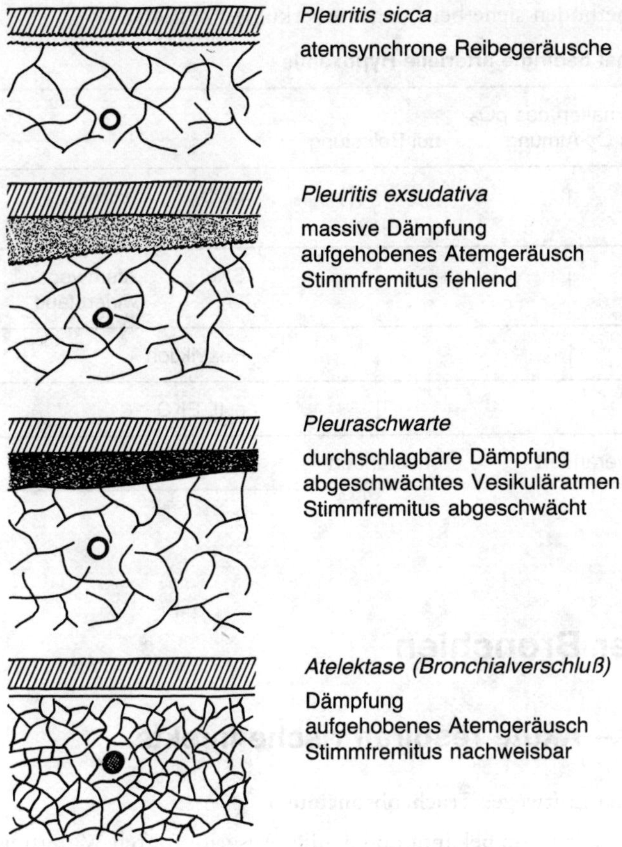

Abb. 37 *Physikalische Lungenbefunde.*

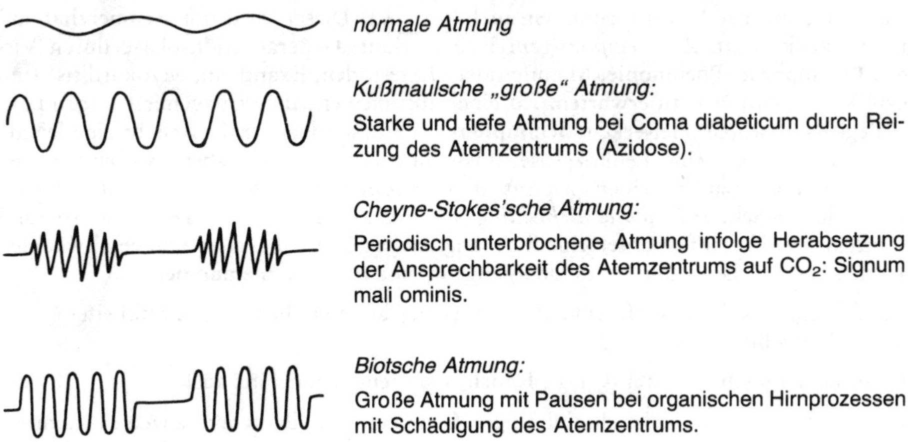

Abb. 38 *Besondere Atemtypen.*

Weitere Untersuchungsmethoden siehe bei Lungentuberkulose S. 124 ff.

Tabelle 9 ♦ **DD.: Pulmonal bedingte arterielle Hypoxämie**

Ursache	Verhalten des pO_2 bei O_2-Atmung	bei Belastung		
alveoläre Hypoventilation	↑	↓ (↑)	pCO_2 ↑	(immer)
Ventilationsstörung	↑	↑	SKK ↓	Atemwegswiderstand ↑
Diffusionsstörung	↑	↓	Restriktion	
Perfusionsstörung	↑	↓	evtl. EKG	
Shunt	unverändert	unverändert		

Krankheiten der Bronchien

Akute Bronchitis – Akute respiratorische Infekte

(Bei Beteiligung der oberen Luftwege: **Tracheobronchitis.**)

Als „fieberhafter Katarrh" allgemein bekannt und häufig. Ausgelöst durch Witterungseinflüsse bzw. Erkältung, handelt es sich meist um einen **banalen Virusinfekt,** oft unter sekundärer Aktivierung bis dahin saprophytärer Keime der Luftwege. Die Schleimhaut der Bronchien (und gegebenenfalls Trachea) ist hyperämisch und geschwollen; sie sondert Schleim ab, der bei Mischinfektionen auch eitrig ist. Dieser wird mit (schmerzhaftem) Husten expektoriert. Bei *zweiphasigem* Fieberverlauf: Generalisationsphase durch Virämie, Organphase (Pneumonie, Meningitiden, Enteritiden, Exanthem, Myokarditis) sind ernste Komplikationen zu erwarten. Zu einer allgemeinen Abgeschlagenheit tragen häufige Begleitsymptome (Heiserkeit, Schnupfen) noch besonders bei. Es besteht eine leichte Linksverschiebung, keine Leukozytose, auskultatorisch nur bei zähem Schleim in den mittleren und kleinen Bronchien exspiratorisch: *Rhonchi sibilantes (Pfeifen und Giemen),* bei reichlichem Sekret: *Feuchte, nicht-klingende Rasselgeräusche.* Der Perkussionsbefund ist normal. Der Verlauf ist unterschiedlich lang, meist günstig; bei alten und geschwächten Personen besteht die Gefahr eines Übergangs in eine **Bronchopneumonie.**

Sekundär entwickelt sich oft eine Bronchitis bei anderen Infektionskrankheiten: z. B. Masern, Keuchhusten, Typhus.

Inhalation chemischer Mittel (Chlor, Rauch) kann eine Bronchitis auslösen.

Th.: Es gibt zahlreiche, meist chininhaltige „Grippemittel"; Paracodin gegen Hustenreiz. Evtl. auch Antibiotika.

Chronische unspezifische (obstruktive) Lungenkrankheiten

sind im Sinne der internationalen Klassifikation:

• **Chronische Bronchitis,** • **Asthma,** • **Emphysem,** • **Lungenblähung.**

Chronische Bronchitis

Sekretion verstärkt (klinisch: Husten, Auswurf).

- **Bronchitis chronica simplex:** *chronische oder wiederholte schleimige Sekretion und Expektoration,*
- **Bronchitis chronica (aut recurrens) mucopurulenta:** *ein Jahr täglich (oder 2 Jahre je 3 Monate) schleimig-eitrig,*
- **Bronchitis chronica obstructiva:** *länger als ein Jahr generalisierte Verengung der intrapulmonalen Luftwege mit erhöhtem Atemstromwiderstand.*

Ursächlich sind Schädigungen durch *Inhalation* (Rauchen, Berufsstaub, Luftverunreinigung) mit oder ohne Allergie auf diese Stoffe, *Infekte, chronische Blutstauung* oder *konstitutionelle Schwäche* zu erwägen.

Symptomatisch sind zu unterscheiden: *Menge des Sputums, Art* (schleimig, schleimig-eitrig, mit Eosinophilen), *Erreger* (Haemophilus influenzae, Pneumokokken o. a.), *Dyspnoe* (intermittierend, persistierend).

Lungenfunktionsstörungen:

Frühstadium:	erhöhte Atemwegswiderstände,
Fortgeschritten:	Sekundenkapazität (SKK) eingeschränkt,
	Residualvolumen (RV) vermehrt,
	Verteilungsstörung → arterielle Hypoxämie,
Endstadium:	wie bei chron. obstruktivem Emphysem (S. 112 f).

Sekundärinfektion mit *Haemophilus influenzae* besonders ungünstig.

Folgen sind: *Schädigung des Flimmerepithels, Atrophie der Schleimhaut,* bei tiefgreifender Wandschädigung **Bronchiektasen** (S. 113 f), bei zähem Schleim **obstruktives Emphysem** (S. 112 f), **Cor pulmonale.**

♦ DD.: Tumor, Tuberkulose (Rö., Sputum), Bronchialtuberkulose (Bronchoskopie, Erregernachweis).

Th.: Ausschaltung der Noxen, Antibiotika, Sekretolytika, Enzyme, evtl. Inhalationen, Klimabehandlung, Atemgymnastik.

Sozialmedizinische Bedeutung: Invaliditätsursache an 2. Stelle hinter kardiovaskulären Erkrankungen. – Betroffen 35% der 50- bis 60jährigen Männer.

Asthma bronchiale

Generalisierte Verengung der Luftwege infolge vermehrter Reagibilität von Trachea und Bronchien auf verschiedene Reize; Änderung des Zustandes kurzfristig spontan oder auf Therapie. Auch als *Begleiterscheinung* akuter oder chronischer Bronchitis, Emphysem oder kardiovaskulärer Krankheiten.

Ursächlich sind *Allergie** (auf Pollenstaub, Katzenhaare oder unzählige andere Noxen), *Irritation* durch chemisch-physikalische Noxen, *Infekttoxine* oder *psychische Faktoren* zu prüfen.

Einteilungsprinzipien wie bei chronischer Bronchitis beschrieben.

Klinik:
- Atemtyp des Asthmatikers: *Verlängertes Exspirium,*
- Auskultationsbefund: *Giemen, Pfeifen, Brummen,*
- Atemnot, trotz Betätigung der Auxiliarmuskeln: Zyanose.
- **Emphysem** (obstruktives) als Folge häufiger Anfälle.

Möglicherweise geht dem substantiellen Emphysem zunächst eine einfache reflektorische Erweiterung der Alveolen voraus: *Volumen pulmonum auctum.* Dauert der schwere Anfall Stunden oder Tage, dann spricht man von einem **Status asthmaticus.** Bronchialasthma (und Emphysem) verursachen eine Herzüberlastung: **Cor pulmonale** *und schließlich Rechtsinsuffizienz.* Insbesondere der **Status asthmaticus** ist akut lebensbedrohlich. Auch außerhalb des Anfalles findet man beim Allergiker die typische *Eosinophilie* des Blutes (und des Sputums). *Psychische Momente* spielen bei der Auslösung des Anfalles meist eine große Rolle.

Th.: Sedativa, Kortikoide; Bronchospasmolytika; Kardiaka; Antibiotika bei Sekundärinfektion. Desensibilisierung, Atemübungen, Klimabehandlung; evtl. Psychotherapie.

♦ DD.: Asthma cardiale (S. 42).

Emphysem („Destruktives Emphysem")

Destruktion und Vergrößerung der Lufträume distal vom terminalen nicht-respiratorischen Bronchiolus,

- nicht selektiv verteilt: **paraazinäres destruktives Emphysem;**
- selektiv verteilt:
  - Terminalbronchiolus: **zentrolobuläres Emphysem;**
  - Alveolarductus: **atrophisches Emphysem.**

Infolge *Elastizitätsverlust* der Lunge, durch Verminderung der elastischen Fasern im Alter (**Altersemphysem**) oder durch angeborene Schwäche, kommt es zu einer Alveolenblähung und Verlust der Alveolarsepten. Bestimmte Berufe (Glasbläser) werden bevorzugt betroffen. Als **obstruktives Lungenemphysem** bezeichnet man die sekundäre Form der Lungenüberblähung, die infolge einer Verengung der Atemwege (chronische Bronchitis, Asthma bronchiale) entsteht: Die Emphysembronchitis ist ein Circulus vitiosus. Hier ist die Erkennung und Behandlung der Ursache wichtig.

Klinische Zeichen des obstruktiven Emphysems sind:

- *Kurzluftigkeit* bzw. ständige, mehr oder weniger starke Atemnot;
- *kein Atemstoß* (gegen vorgehaltene Hand): Obstruktion (!);
- *Faßthorax,* ohne Atemexkursionen: starr (Bauchatmung);

* **Krankheiten des allergischen Formenkreises sind:**
Asthma bronchiale, Rhinitis allergica, Heufieber und Pollenallergie, eosinophiles Lungeninfiltrat, Rheumatismus und zahlreiche Allergien auf Medikamente, Nahrungsmittel und äußere Einflüsse, z. B. auf Pyramidon (mit Hauterscheinungen und eventuell lebensbedrohlicher Agranulozytose), Luminal, Chinin, Erdbeeren, Primeln, Katzenhaare, Chromate. Siehe auch S. 283 f!

- vermehrter Tiefendurchmesser,
- Zwerchfell-Thoraxwand-Antagonismus: bei Inspiration zieht das Zwerchfell den unteren Thoraxanteil zusammen,
- enger Abstand vom Schildknorpel zum Manubrium sterni,
- großer epigastrischer Winkel;

- *hypersonorer Klopfschall;*
- *tiefstehende, nicht verschiebliche Lungengrenzen;*
- *abgeschwächtes Atemgeräusch* (Abb. 37, S. 108);
- *Trommelschlegelfinger und -zehen* (Abb. 87, S. 299);
- *mäßige Polyglobulie* (≈ 5,5 × 10^{12}/l Ery, 180 g/l Hb*; Hämatokritwert erhöht);
- EKG: Niederspannung, Zeichen der Rechtsüberlastung (Steiltyp bei alten Personen, P-pulmonale, rSr');

o Rö.: o *helle Lungenfelder,*
o breiter Hilus (A. pulmonalis),
o horizontal-stehende Rippen,
o große Rippenzwischenräume;

- Vitalkapazität (VK) verkleinert;
- Funktionelles Residualvolumen (FRV) erhöht.
- Atemwegswiderstände erhöht;
- Blutgasanalyse: Verteilungsstörung.
- Endzustand: *chronisches Cor pulmonale* mit alveolärer Hypoventilation.

Th.: der etwaigen Bronchitis und des Cor pulmonale. Wegen Verlust des Hypoxieantriebes keine intensive medikamentöse Atmungsstimulation oder O_2-Atmung ohne assistierende Beatmung bei hohem pCO_2!

Lungenblähung („Funktionelles Emphysem")

Anormale Vergrößerung der Lufträume distal vom terminalen, nicht-respiratorischen Bronchiolus, keine Destruktion,

- nicht selektiv verteilt: **kompensatorisches Emphysem,**
- selektiv verteilt (Terminalbronchiolus): **zentrolobuläres Emphysem.**

♦ DD. gegenüber destruktivem Emphysem *klinisch unsicher* (o Rö. helle Lungenfelder). Beide Formen: erhöhtes Residualvolumen. – Altersemphysem ohne Obstruktion hat keinen Krankheitswert (= schlaffe Lunge).

Bronchiektasen

Ausweitungen der Bronchien (Abb. 39):

- **Zylindrische Bronchiektasen** liegen in den Endabschnitten des Bronchialbaumes. Sie kommen in größeren Lungenabschnitten oder in einer ganzen Lunge vor, seltener diffus in beiden Lungen.

---

* Ery: 5,5 Mill., Hb 18 g/100 ml.

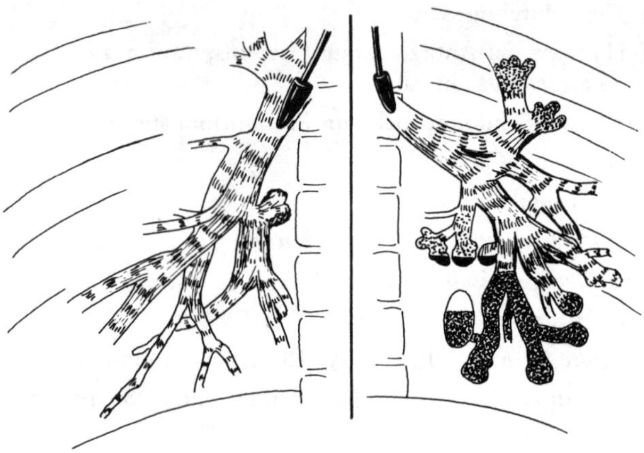

Abb. 39 *Bronchiektasen:* Links *zylindrische Bronchiektasen,* rechts *sackförmige* Bronchiektasen des Unterlappenbronchus (Bronchographie).

- **Sackförmige Bronchiektasen** liegen in den aus den Segmentbronchien abgehenden Zweigen bis zu deren dritter Teilung. Sie kommen in allen Lungenabschnitten vor, bei Erwachsenen häufiger als bei Kindern
  (Kartagener-Trias: mit Situs inversus, Mißbildungen der Nasennebenhöhlen.)
- **Angeborene Bronchiektasen** durch fehlerhafte teratogenetische Determination, können später zu Lungenzysten, Zysten- oder Wabenlungen führen.

Chronische Bronchitiden und rezidivierende Pneumonien (im Circulus vitiosus), Masern- oder Keuchhustenpneumonien, Tuberkulosen und verschwartende Pleuritiden, also *Bronchialwandschäden* und/oder *Narbenzug* führen zu Bronchiektasen. Das Bronchiektasengebiet kann somit begrenzt sein. Neben diesen Vorgängen findet man

- anamnestisch oft rezidivierende Pneumonien;
- *morgendliche „maulvolle" Expektoration,*
- *große Tagesauswurfmenge* (bis 300 ml), gelegentlich hämorrhagisch,
- *dreischichtiges Sputum* bei Aufstellung im Spitzglas (oben: Detritus, Schleim, Schaum; Mitte: trüb-serös; Bodensatz: rahmig-eitrig),
- bakteriologisch eine Mischflora;
- *Trommelschlegelfinger* und *-zehen* (Abb. 87, S. 299);
- *auskultatorisch: mittel- und grobblasige Rasselgeräusche,*
  bei begleitender Lungenentzündung auch klingende oder nichtklingende RG;
- Senkungserhöhung, Leukozytose, Linksverschiebung;

o Rö.: pneumonische Herde, Atelektasen, evtl. wabige Zeichnung im einfachen Röntgenbild, bessere Darstellung in Schichtaufnahmen oder schräg von unten,

o *Beweis durch die Bronchographie.*

Komplikationen chronisch vereiterter Bronchiektasen:

- Amyloidose (S. 184, 266), • Hirnabszeß durch Eitermetastase.

Mukoviszidose* *(Bronchiektasen mit Pankreasfibrose* bes. bei Kindern) infolge Veränderung der Schleimviskosität. Autosomal-rezessiv. Neugeborene: Teststreifen auf Albuminvermehrung im Mekonium; später Handschweißversuch (Na^+ und Cl^- erhöht: Silbernitrat und Kaliumchromat in Agarplatte).

Th.der Bronchitis; bei begrenzten Bronchiektasen Lobektomie. Pankreon, Mukolytica.

Primäre Pneumonien (Lungenentzündungen)

In der *Einteilung* überschneidet sich die klassische Gegenüberstellung: **Lobärpneumonie – Bronchopneumonie,** die nach anatomischen Gesichtspunkten vorgeht, und die neuere **bakteriologische Erkenntnis,** daß der gleiche Erreger beide Formen auslösen kann. Für die klinischen Belange der antibiotischen Behandlung ist der Erregertyp entscheidend; für die Prognose sind die anatomischen Gegebenheiten mitbestimmend.

♦ DD. bei frischer Pneumonie: *Tuberkulose ausschließen!*

Klassische Lobärpneumonie

Heute selten (Gestaltwandel einer Erkrankung); Erreger S. 117 f und 312 f. Vollbild nur ohne Behandlung.

- Inkubation: Stunden bis zu 6 Tagen (Disposition, z. B. nach Durchnässung);
- Husten, Atemnot, Seitenstechen (schnell zunehmend);
- *plötzlicher Schüttelfrost,* schweres Krankheitsgefühl, Kopfschmerz;
- *Fieber bis 40 °C* als Kontinua, in den nächsten Tagen hoher Puls;
- Atmung einseitig nachschleppend;
- auskultatorisch: *Crepitatio indux* (stark abgeschwächtes Atemgeräusch mit feinem Knisterrasseln), ab 2. Tag mit zunehmender Infiltration der Lunge: feuchte RG und Bronchialatem;
- perkutorisch zunächst Tympanie (Elastizitätsverlust der Lunge);
- Stimmfremitus verstärkt, *später Dämpfung;*
- *ab 2. Tag: „Pflaumenbrühsputum“* (mit Fibrin und Blut);
- *Herpes labialis* (meist auf der Seite der Pneumonie);
- Nasenflügelatmung, Zyanose (Atemfläche verringert, Diffusionsstörung, intrapulmonaler Kurzschluß; schwere Kreislaufbelastung);
- *Leukozytose* ($20–30 \times 10^9/l$**), Linksverschiebung, Lymphopenie, Senkungserhöhung;
- *Proteinurie,* starke Zylindrurie (granulierte Zylinder);
- geringer NaCl-Gehalt im Harn ($AgNO_3$-Lösung gibt bei Gegenwart von HNO_3 nur geringe Trübung);
- *Crepitatio redux* (erneut Knisterrasseln) = beginnende Lösung;
- *„Krise“ am 7. bis 9. Tag:* Fiebersturz, hierdurch zusätzliche
- schwere Herz- und Kreislaufbelastung, ohne Behandlung in fast ⅓ der Fälle tödlich.

o Rö. (!): *Massive, lobär begrenzte Verschattung.*

---

* „Zystische Fibrose“. ** 20–30 000/mm^3.

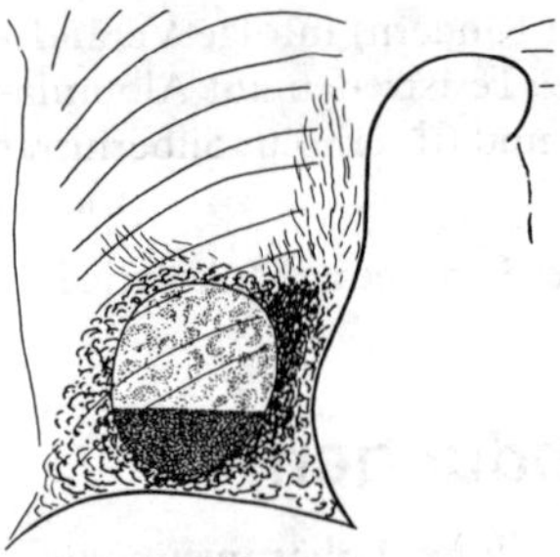

Abb. 40 *Lungenabszeß:* Rundliche, scharf begrenzte Aufhellung mit horizontalem Sekretspiegel, umgeben von pneumonischen Infiltrationen.

Die antibiotische und kardiale Behandlung verhindern diesen früher oft deletären Verlauf. Bei unzureichender Therapie: andauernde, erhöhte Temperaturen und Komplikationen.

Komplikationen der Pneumonie:

- **Chronische Pneumonie,** bei mangelhafter Lösung: Fortdauer des auskultatorischen und röntgenologischen Befundes.

♦ DD.: Karzinom, Tuberkulose.

- **Pneumonia migrans,** auf andere Lappen übergreifend: Wandernder auskultatorischer und röntgenologischer Befund.
- **Lungenabszeß** (Abb. 37, S. 108: Kaverne) durch Einschmelzung. Zunächst Dämpfung, nach Entleerung *(„maulvoller Expektoration“):* Tympanie, amphorisches Atmen; röntgenologisch erst rundliche, unscharf begrenzte Verschattung, dann runde Aufhellung mit Spiegelbildung: (Abb. 40). Cave: *sekundäre Mischinfektion (Anaerobier, Pilze).*

♦ DD.: **Gangrän** (eitriges, *fötides* Sputum: Gewebszerfall!); Tuberkulöse Kaverne (meist apikaler Oberlappenanteil).

- **Pleuraerguß** (Abb. 37, S. 109): Meta- oder postpneumonische Pleuritis exsudativa. Der bei der Pneumonie verstärkte Stimmfremitus wird jetzt (basal) aufgehoben. Dämpfung seitlich ansteigend, entsprechende Rö.-Verschattung: „Mantelerguß“ (Abb. 49, S. 133).

♦ DD.: Tbc-Pleuritis.

- **Empyem:** Eitrig umgewandelter Erguß (Probepunktion. ♦ S. 134 f).

Bronchopneumonie

Sehr viel häufiger als die „klassische“ Lobärpneumonie. Bakteriologisch von dieser nicht unterscheidbar. Röntgenologisch *fleckig verteilte Entzündungsherde,* die aber bei dichter Stellung eine lobäre Form vortäuschen können: **Konfluierende Bronchopneumonie.** Bei bettlägerigen alten oder durch Krankheit geschwächten Menschen treten die Herde besonders in den abhängigen Partien (basal, hinten) auf: **Hypostatische Pneumonie.** Meist Entstehungsmodus über Bronchitis (Bronchiolitis). Fiebertyp und klinische Zeichen variieren stark, entsprechend der Ausdehnung des Prozesses und der meist einsetzenden Behandlung. Herpes selten, Fieber: wechselnd, subfebril, langdauernd. Häufig obstruktive Zeichen durch Bronchialprozeß. Auskultatorisch: *Fein- und mittelblasig klingende RG, perkutorisch: Mäßige Dämpfung* (Abb. 37, S. 108).

Aspirationspneumonie: durch Fremdkörper oder *festen* Mageninhalt bei Bewußtlosen oder neurologischen Störungen. Oft Abszedierung. Und/oder ♦: **Mendelson-Syndrom:** Aspiration von *saurem Magensaft,* Folge: Lungenödem.

Besonderheiten der Pneumonien in Abhängigkeit vom Erreger

- **„Primär atypische Pneumonien"** durch
  - Mycoplasma pneumoniae (in 30–60%), • Adenovirus, • Myxoviren (z. B. Influenza): Indirekte Hämagglutination, Komplementbindung, Immunfluoreszenz. Schleichender Beginn, sehr geringer Auskultations- und Perkussionsbefund, keine Leukozytose (relative Lymphozytose) und Senkungserhöhung. Oft verkannt. In der Hälfte der Fälle nach dem 7. Krankheitstag *Kälteagglutinine* (Titeranstieg oder über 1:256 beweisend).
- **Ornithosen,** durch Vögel übertragene Viruspneumonien, sind durch *Komplementfixationstests* erkennbar. Klinisch ungünstigste Form **Psittakose (Papageienkrankheit).** (Tabelle 33, S. 326.)
- **Q-Fieber** [Queryfever = fragliches Fieber]: keine Pneumonie, sondern „hochfieberhafte Grippe"; wird durch die Rickettsia burneti erzeugt. Bei relativ geringem klinischem Lungenbefund röntgenologisch deutliches Infiltrat, außerdem oft Milz- und Halslymphknotenschwellungen. Äußerst kontagiös. Nach 10. Tag: Anstieg der komplementbindenden Antikörper. Tabelle 33, S. 326.)
- **Pneumokokkenpneumonie:** Viele bakterielle Pneumonien werden durch Pneumokokken, meist Typ I oder II, hervorgerufen. Prinzipiell können alle 32 Typen sowohl eine „klassische" Lobärpneumonie als auch eine Bronchopneumonie verursachen. Prognostisch besonders ungünstig Typ III (Pneumococcus mucosus), klinisch mit fadenziehendem Sputum.
- **Friedländer-Pneumonie** (bakteriell): selten, prognostisch ungünstig.
- **Streptokokken- und Staphylokokkenpneumonien** prognostisch ungünstig, gegen viele Antibiotika resistent (Gefahr des Hospitalismus).

Th.: Breitspektrumantibiotika bis Testergebnis; Tetrazyklin, Ampizillin bei großen Viren und Mykoplasmen gut wirksam; bei kleinen Viren nur die bakterielle Sekundärentzündung zu behandeln. Herz-Kreislauf!

Sekundäre Pneumonien

Klinisch zahlreich und wechselhaft, z. B. bei chronischer Bronchitis, Bronchiektasen, Bronchialkarzinomen, Lungenembolien, kardialen Stauungen.

♦ DD.: **Mykosen,** bes. nach Antibiotika und Kortison. Soor, Aspergillose, Candida albicans u. a. o Rö.: uncharakteristisch.

Mittellappensyndrom

Poststenotische Parenchymveränderungen durch Bronchusstenose (Abb. 41): Atelektase, Infiltration, poststenotische Bronchiektasen und Schrumpfung des Mittellappens. Ursachen: Bronchialkarzinom, Kompression durch Lymphknotenschwellung (tuberkulöse oder unspezifische Prozesse). Bronchoskopie und Bronchographie! Die einfache Lungenaufnahme zeigt nur eine linear scharf nach oben abgegrenzte Verschattung des Mittellappens (rechts).

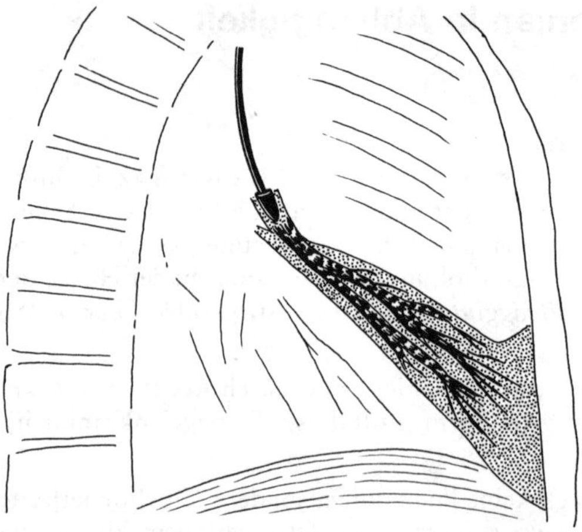

Abb. 41 *Mittellappensyndrom* mit Schrumpfung und zylindrischen Bronchiektasen (Bronchographie).

Eosinophiles Lungeninfiltrat

Flüchtige, 3 bis 10 Tage nachweisbare Lungenverschattung, *ohne Störung des Wohlbefindens,* 1–2 Wochen nach einer **Askarideninfektion** (= **Löffler-Syndrom**) mit Eosinophilie im Sputum und im Blut als Zeichen der allergischen Reaktion auf das Fremdeiweiß des Wurmes (S. 163). – Entsprechend auch bei Medikamentenallergie.

Hamman-Rich-Syndrom

Diffuse interstitielle Lungenfibrose (**Lungenzirrhose**) unbekannter, vielleicht infektiöser Ätiologie. Beginnt als Lymphangitis reticularis der Lunge mit Proliferation, dann Nekrose der Alveolar- und Bronchialepithelien, Alveolarödem und Bildung hyaliner Membranen. Diagnose: transthorakale Lungenbiopsie.

- Husten und Schmerzen in der Brust,
- Verlängerung des alveolokapillären Diffusionsweges:
  - arterielle Hypoxie und Hypoxämie,
  - CO_2 besser löslich, daher klinisch nicht gestört;
- Perfusions- und Ventilationsstörungen:
- Klinisch: *Zyanose und Dyspnoe.*
- *Trommelschlegelfinger* (Abb. 87, S. 299),

o Rö.: Diffuse gering-wabige oder fleckförmige Zeichnung.

- Rechtsinsuffizienz → *Tod.*

Th.: Kortikoide, Antibiotika. – Wenig Erfolg.

♦ DD.: **Lungenfibrose** bei Kollagenosen (Lupus erythematodes visceralis, Sklerodermie, Dermatomyositis); oder nach Rö.-Therapie, besonders des Bronchial- und Mammakarzinoms.

♦ **Allergische Alveolitis** (Ziervögelzüchterlunge, Farmerlunge) → Fibrose.

♦ **Lungenadenomatose:** überreichliches Sputum, Histologie.

Pneumokoniosen – Silikosen

Staubinhalationskrankheiten, die bei nachgewiesener längerdauernder Exposition als *Berufskrankheiten* Bedeutung haben, werden als Pneumokoniosen zusammengefaßt:

Silikosen (Quarz, SiO_2)	**Asbestosen** (Asbest)
Anthrakosen (Kohlenstaub)	**Aluminiumlunge**
Siderosen (Eisenstaub)	**Chromatstaublunge**
Kalikosen (Kalk)	**Talkumlunge** (Gummiarbeiter)

Silikose, wichtigster Typ, meist als Mischform. Sandstrahlarbeiter, Bergwerkarbeiter, Arbeiter in der Porzellan- und Putzmittelindustrie u. a., die freie Kieselsäure einatmen (nur bei Teilchengröße < 10 μ), können nach 2–3 Jahren typische Lungenveränderungen bekommen. Auch Disposition wahrscheinlich (viele Bergleute ohne Staublunge; progrediente „Frühsilikosen"; Spätmanifestation lange nach Entfernung aus dem Milieu). Der Quarzstaub übt einen *fibroplastischen Reiz* aus, der *auch nach Entfernung aus dem Arbeitsmilieu* fortwirkt. Ausfall des aktiven Lungengewebes bedingt zunehmende Atemnot. *Entschädigungspflichtige Berufskrankheit.*

o Rö.: drei Stadien, die aber fließend ineinander übergehen:

Stadium I: Meist *Hilusbeteiligung,* verstärkte feinfleckig-netzartig-streifig-wabige Struktur.

Stadium II: Vorwiegend symmetrisch, mehr oder weniger dicht stehende körnige Einlagerungen. *Knötchenbildungen: „Schneegestöber".*

Stadium III (Abb. 42): *Stärkere Ballungen, Schwielenbildungen,* Knoten, Streifen, körnige Einlagerungen. *Perifokales Emphysem.*

o Rö. Verschattungen: (Symbole der Genfer Klassifikation, 1958):

p = punktförmig	1 = in ⅓ der Lunge	A = bis 5 cm ∅ (große Schatten):
m = mikronodulär	2 = über größten Teil	B = zusammen bis ⅓ der Lunge
n = nodulär	3 = gesamte Lunge	C = zusammen > ⅓ der Lunge

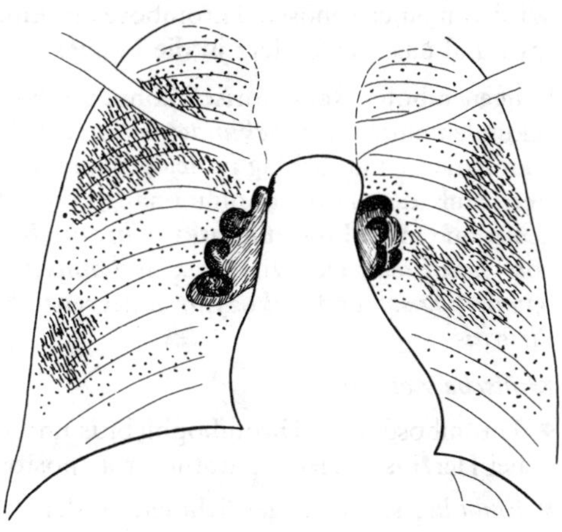

Abb. 42 *Silikose III.* Doppelseitig; die Randpartien und Hilusgegend vorwiegend betroffen. Typisch die Aufhellung perihilär und über dem Zwerchfell (vikariierendes Emphysem). Schalenförmige Verkalkung der Hiluslymphknoten („Eierschalenbildung"). Symbole nach Genfer Klassifikation: Bm 3.

Hoher Kieselsäuregehalt verursacht scharf abgesetzte Knötchen, niedriger SiO_2-Gehalt einen breiten entzündlich-granulomatösen Randwall.

Lungenfunktionsprüfungen: Ausfall des Lungengewebes bedingt *Restriktion* (bis zur „starren Lunge"): O_2-Diffusion herabgesetzt, CO_2-Diffusion erhalten (20mal löslicher), Lungenvolumina gleichsinnig eingeschränkt. Atemgrenzwert mäßig erniedrigt, Compliance erniedrigt, Atemwegswiderstand normal – später auch Obstruktion.

Prognostisch sehr belastend ist die besondere *Neigung zur Tuberkulose,* im übrigen die ständige Herzüberlastung *(Cor pulmonale).*

Sidero-Siliko-Anthrakose: Mischform, häufig. Prognose günstiger.

Caplan-Syndrom: knotige Silikose (Silikoanthrakose) = *Rundherde der Lungen mit rheumatischen Gelenkveränderungen.* (Besondere allergische Reaktionsform?)

Silikatosen: andere Staubkrankheiten mit ähnlichem Lungenbild.

Asbestlunge, Chromstaublunge *disponieren stark zum Lungenkrebs.*

♦ DD. disseminierter miliarer Verschattungen: Miliar-Tbc, Sarkoidose, Lymphangitis carcinomatosa, miliare Stauung bei Mitralstenose.

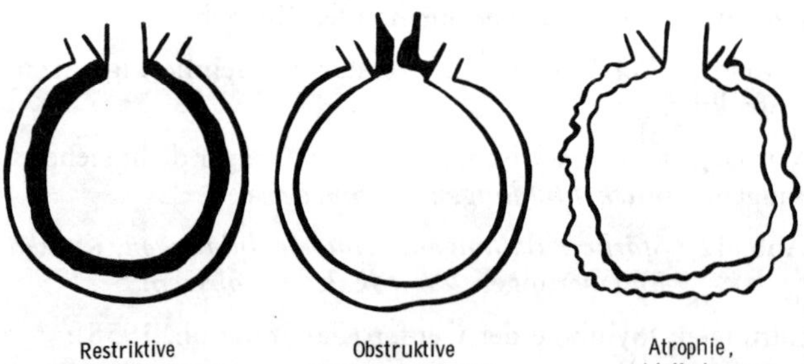

Abb. 43

Gefäßprozesse der Lunge

Lungeninfarkt

Wird von einer venösen Thrombose ein Embolus abgerissen, dann gelangt er über die V. cava und das rechte Herz in die Lunge:

Lungenembolie. Reflektorisch können *Schock, Herzkammerflimmern und Tod* in wenigen Sekunden eintreten *(„Sekundenherztod").* Meist werden die Embolien aber überstanden, vom Patienten als Schlag in der Brust registriert oder in der Mehrzahl nicht bemerkt. Der Verschluß des Truncus pulmonalis (Endarterie) führt entsprechend dem Versorgungsgebiet zu einem **Lungeninfarkt.** *Chronische pulmonale Stauung begünstigt das Auftreten von Infarkten.* Der zunächst *ischämische* (blutleere) Infarkt wird *nekrotisch,* dann *hämorrhagisch* und *leukozytär* abgegrenzt. Erreicht er die Pleura, dann entsteht eine *lokale Pleuritis.*

Klinische Zeichen:

- Thrombose bzw. Thrombophlebitis im Quellgebiet (tiefe Beinvenen, Beckenvenen); oft bei Herzinsuffizienz, paratumorös, postoperativ,
- *Embolie:* schlagartiger Schmerz in der Brust (75%):

- *plötzliche Atemnot* (50%), *Zyanose* (25–40%), pO_2 erniedrigt;

♦ DD.: Angina pectoris CK-MB hoch; Lungenembolie CK-MB normal, aber eventuell EKG wie Hinterwandinfarkt,

- *Hustenreiz, blutiger Auswurf* (25–40%); Leukozytose;
- P_{II} betont, • Galopprhythmus, • Halsvenenstauung,

o Rö.: o *Ausfall im Lungenszintigramm,*

o Verschattung (selten „typisch"-keilförmig) nach 12 Stunden;

- *Pleurareiben und Schmerzen beim Atmen,* später evtl.:
- hämorrhagischer Erguß, Pneumonie.

Th.: *Analgetika, Spasmolytika, Ganglienblocker,* evtl. Antikoagulantien, Schocktherapie, Digitalis, O_2, Antibiotika.

Rezidivierende kleine Lungenembolien, die meist symptomlos sind, führen zum *chronischen Cor pulmonale.*

Chronische Lungenstauung

„Stauung im kleinen Kreislauf" (Linksinsuffizienz bei Mitralfehlern): Atemnot, Husten, Auswurf (evtl. sanguinolent bzw. mit *„Herzfehlerzellen"* = hämatinbeladene Alveolarepithelien).

o Rö.: Herzerweiterung, Hilusstauung; sekundär häufig Stauungserguß, Bronchopneumonie und Lungenembolie (!).

Th.: Herztherapie.

Lungenödem

Plötzlich treten große Mengen seröser, eiweißreicher Flüssigkeit aus den Kapillaren in die Alveolen. Der Patient *„ertrinkt" (erstickt) in seinem Ödem.* Man hört schon ohne Auskultation ein Brodeln: *„Die Lunge kocht".* Reichlich schaumiges Sputum wird entleert. Dramatisch und höchst bedrohlich. – Lungenödem tritt auf, wenn

- Kapillardruck* höher als kolloidosmotischer Druck* ansteigt oder
- kolloidosmotischer Druck unter Kapillardruck fällt oder
- die alveolo-kapilläre Membran (durch toxische Stoffe) durchlässig wird:
- bei **akutem Linksversagen des Herzens,** aber erhaltener Rechtsleistung (Myokardinfarkt, Mitral- oder Aortenvitium), Prototyp: *Herzinfarkt.*

♦ DD.: **Mendelson-Syndrom.** Aspiration von saurem Magensaft nach Narkose.

Schocklunge

Gefördert durch Kreislaufdepression und bakteriell kann dem Schock nach kurzem, symptomarmen Intervall die Schocklunge folgen:

---

* Norm Kapillardruck 1,07–1,33 kPa (8–10 mmHg), kolloidosmot. Druck 3,33 kPa (25 mmHg).

Feinblasige, klingende Rasselgeräusche, kein Bronchialatmen. $pO_2\downarrow$, $pCO_2\uparrow$*!* Stadien:

I. • Metabolische und respiratorische *Alkalose,*
- *Hyperventilation,* Gerinnungsstörungen,

II. • Hämodynamik normalisiert sich,
- *leichte Hypoxämie* (venoarterielle Beimischung),

III. • respiratorische Insuffizienz:
- Tachypnoe, Zyanose (arterielle Hypoxämie),
- o Rö.: Diffuse Schleier → konfluierende Herde,

IV. • schwere arterielle Hypoxämie,
- metabolische und respiratorische *Azidose,*
- Bewußtseinsverlust,
- sekundäre Bakterienbesiedlung.
- bei **zerebralen Läsionen** (Operation, Hirntumor) als Zeichen zentraler Erregung der Vasomotorik,
- bei **Inhalationsvergiftungen** (bes. Chlor).

Th.: Entwässerung, Kortikoide, Aderlaß, Nitrokörper, Kalzium, Tranquilizer, vorsichtige assistierte Beatmung, vorsichtige Herztherapie.

Fluid lung: bei Urämie, akutem Nierenversagen, überschüssiger Infusion.

Th.: Entwässern, bilanzieren.

Tumoren der Lunge

Bronchialkarzinom

Nach stetiger Zunahme in den letzten drei Jahrzehnten jetzt *bei Männern der häufigste Tumor.* Frauen erkranken seltener, aber auch zunehmend. Ein ätiologischer Zusammenhang mit chronischem, starken *Zigarettenrauchen* ist sicher. Pathologisch-anatomische Unterschiede bestimmen das klinische Bild und die Prognose:

- **Kleinzelliges Karzinom,** häufigster Typ, solider Tumor mit zentraler Nekrose und früher Metastasierung;
- **Plattenepithelkarzinom,** meist nicht verhornend und dann prognostisch ungünstiger als verhornend;
- **polymorphkernige Karzinome,** prognostisch ungünstig.

Ausbreitung der Karzinome: kontinuierlich, *lymphogen oder bronchogen,* mit Metastasierung in die regionalen Hiluslymphknoten, in die paratrachealen und vorderen mediastinalen Lymphknoten; Fernmetastasen vorwiegend bei jüngeren Patienten in *Leber, Lungen* (klinisch oft vor Primärtumor faßbar!), *Nebennieren,* Knochen und Gehirn. Nicht selten ist der Primärtumor so klein, daß die Metastasen klinisch ganz im Vordergrund stehen (z. B. Spontanfraktur).

Klinische Zeichen größtenteils durch die Folgen der Bronchialverlegung: *Atelektase* (= Luftleere durch Resorption) *und (rezidivierende) Pneumonien.* Anfangs sehr gering; ein drei Wochen nicht ausheilender *Husten („Raucherkatarrh") im Karzinomalter immer Veranlassung zur Röntgenkontrolle!*

- Trias: *Gewichtsverlust – Raucheranamnese – „Erkältung"!*
- *Trockener Reizhusten* oder *produktiver Husten:* lange erstes Zeichen.
- *Hämoptoe* oder *Hämoptysen* (himbeergeleeartig) erst später;
- *Dyspnoe* durch Stenosierung und größere Atelektasen;
- *Heiserkeit:* Stimmbandlähmung nach Rekurrensdurchwachsung;
- *Fieber (oft rezidivierend):* Begleitpneumonie, später Tumorzerfall;
- *Tumorkachexie* erst bei fortgeschrittenem Prozeß;
- *Physikalische Befunde* erst bei größeren Tumoren:
  Dämpfung, Atemgeräusch aufgehoben, Stimmfremitus erhalten;
- *Erguß (oft hämorrhagisch!):*
  Dämpfung massiv, Atemgeräusch und Stimmfremitus aufgehoben;
- Labor: *Tumoranämie, Thrombozytose, Leukozytose, Senkungserhöhung, „Tumor"-Elektrophorese;*
- *Sputumzytologie:* nach Bronchoskopie Ausbeute 70–80%,

o Rö. (!): *Frühzeichen:* überblähter Oberlappen (Exspirationsaufnahme) bei verdächtigem Hilusbefund. *Zwerchfell: Hochstand und paradoxe Beweglichkeit; „Verschattung"* (Tumor + Atelektase, Pneumonie), *„Krebsfinger";*

  o Schicht (oder evtl. Hartstrahl): *Tumorkernschatten, Bronchialeinbruch;*

  o Bronchographie: *Bronchialabbruch* (Abb. 44);

- Bronchoskopie (!): *Verifizierung der Diagnose (Probeexzision, Katheterbiopsie), Ausdehnung, Befall mediastinaler Lymphknoten* (Spreizung der Bifurcatio tracheae – auch röntgenologisch).

Th.: Operation. Bestrahlung. Zytostatika.
Begleitpneumonie: Antibiotika.

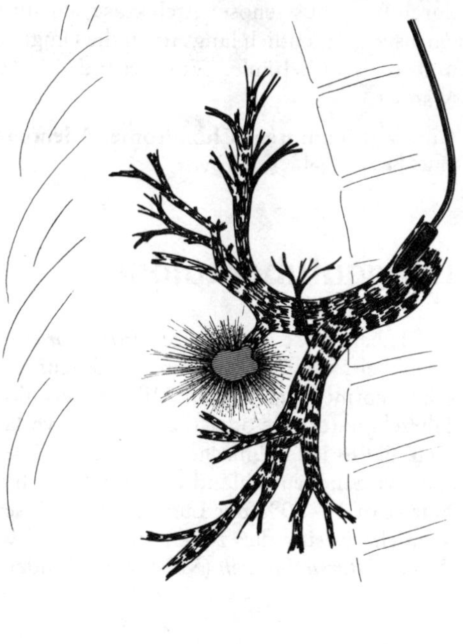

Abb. 44 *Bronchialkarzinom.* Die halbschematische Zeichnung faßt mehrere Untersuchungsgänge zusammen:
I. Normale Röntgenaufnahme: Verschattung, sehr viel größer als der Tumor (Atelektase, peritumoröse Entzündung, „Krebsfinger"),
II. Schichtaufnahme: Kernschatten des Tumors schraffiert,
III. Bronchographie: Typischer „Bronchialabbruch". – Hierzu: Bronchoskopie mit Probeexzision ergab verhornendes Plattenepithelkarzinom.

Sog. Ausbrecherkrebse (Pancoast-Tumoren)

Sie gehen immer von der Lungenspitze aus und wachsen destruierend in die Umgebung. Sie bieten daher folgende Besonderheiten:

- *Heftige Schmerzen,*
- Hornerscher *Symptomenkomplex:* Schädigung C_8D_1 (S. 338);
- Armlähmung: Schädigung des Plexus brachialis,
- Armschwellung: Lymphstauung, Kompression der A. u. V. subclavia,
- *Destruktion der Rippen* und Wirbelkörper (röntgenologisch).

Alveolarzellkarzinom

Sehr selten, zeigt keine Geschlechtsbevorzugung und keine Abhängigkeit vom Zigarettenrauchen. Wächst peripher und zirkulär.

⧫ DD.: isolierte Metastase.

Metastasen maligner Tumoren sind häufig und wegen der einfachen Röntgendiagnostik bedeutungsvoll. Besonders früh und dann groß metastasieren *Hypernephrome und Seminome* in die Lungen.

Bronchusadenom

Etwa 10% der primären Bronchialtumoren sind Bronchusadenome: *Karzinoide „protrahierter Malignität"*, von denen wiederum 10% maligne entarten. Bronchusadenome sitzen in den großen Bronchien. Daher Frühsymptome: Husten, Himbeergeleesputum, dann durch Bronchusstenose: Atelektase, Pneumonie, Abszeß usw. Sie bilden *Tryptophan* und wachsen gelegentlich langsam in die Umgebung, in die regionalen Lymphknoten, die Leber und die Wirbelsäule. Vorwiegend 20–40jährige Frauen werden betroffen, seltener Männer.

Gutartige Tumoren (Chondrome, Adenome, Fibrome, Neurinome) kommen im Lungengewebe nur sehr selten vor.

Lungentuberkulose

Die Tuberkulose ist eine vom *Infektionsmodus und der Abwehrreaktion* stark abhängige Krankheit. Von den banalen Krankheitszeichen der Primärtuberkulose bis zu den stürmischen Formen der akuten Miliartuberkulose oder der käsigen Pneumonie und den evtl. Jahrzehnte torpide oder rezidivierend verlaufenden exsudativ-produktiv-kavernösen Formen gibt es jede klinische Variation. – Die Tuberkulose ist *meldepflichtig*. Ihre Bekämpfung wird in Deutschland vom Staat durch die *Tuberkulosefürsorge* großzügig unterstützt. Nur etwa 10–20% der Lungentuberkulosen werden durch typische Symptome zum Arzt gebracht; es sind dies zudem die mittelschweren und schweren Fälle. Der Rest wird durch *Reihenuntersuchungen* (Musterung, Studenten, Betriebe) und *Umgebungsuntersuchungen* erfaßt. Die meisten Formen der Tuberkulose zeigen von sich aus eine gute Heilungstendenz (Behandlung früher nur durch Liegekuren, Diät und physikalische Maßnahmen!) und lassen sich heute gut tuberkulostatisch und antibiotisch behandeln. Dennoch ist eine rechtzeitige Erkennung wichtig, zumal die Gewebsveränderungen schließlich ein Heranbringen der Medikamente an den Herd verhindern. – *Nur 1% der Infizierten erkrankt manifest.* Heute ist die *Tuberkulose die Erkrankung alter Männer.*

Erreger sind das *Mycobacterium tuberculosis var. humanus (Typus humanus),* selten *var. bovis (Typus bovinus)* – Rindertuberkulose durch Milch übertragbar.

Atypische Mykobakterien sind meist resistent gegen Antituberkulotika. Sie zeichnen sich aus durch geringere Pathogenität für Meerschweinchen, Farbverhalten der Kolonien, Katalasereaktion, Niazintest und den Ausfall homologer, dem Tuberkulintest analoger Sensitinproben.

- **Offen** nennt man eine Tuberkulose, die *Erreger ausscheidet,*
- **geschlossen,** wenn dies *nicht* der Fall ist und
- **fakultativ offen,** wenn dies *nur gelegentlich* der Fall ist oder ohne Erregernachweis *nach dem Röntgenbefund angenommen* werden kann.

Offene und fakultativ offene Tuberkulosen sind *ansteckend.* Die Ausscheidung kann dabei ebenso gut von einer Lungen-Tbc (Husten) wie z. B. einer Nieren-Tbc (Harn), Darm-Tbc (Stuhl) oder Knochen-Tbc (Fisteleiter) ausgehen. Ansteckungsquelle sind in den Familien oft die Großeltern mit ihren blanden, unerkannten Alterstuberkulosen.

Materialgewinnung zum Nachweis von Tuberkelbakterien*

Sputum, nativ ausgestrichen, ist meist wenig ergiebig.

Sputum nach Antiformin-Anreicherung.

Sputum nach Verflüssigung: Inhalation eines Oberflächenentspanners, einer 10- bis 20%igen NaCl-Lösung oder oral medikamentös.

Kehlkopfabstrich bzw. Magensaft lassen bei negativem Sputumbefund Tuberkelbakterien oft noch nachweisen.

Trachealspülung (Lavage) hier Methode der Wahl: Mundanästhesie durch Lutschtablette; langsames Begießen des Zungengrundes mit ≈ 10 ml physiologischer Kochsalzlösung bis herunterfließende Flüssigkeit Hustenstoß auslöst: Auffangen des Sputums. Oder:

Gezielte Materialentnahme bei Bronchoskopie.

Tuberkelbakteriennachweis

Ziehl-Neelsen-Färbung nach Anreicherung des Materials. Mykobakterien: *Rote Stäbchen,* 1–6 μm, oft nestartig liegend.

Fluoreszenzmikroskopie ist in der Ausbeute ergiebiger.

---

* Sputum bei 500 000 Keimen/ml positiv,
Kultur bei 500 Keimen/ml positiv,
Tierversuch bei 1–5 Keimen/ml positiv,
*Post*bronchoskopisches Sputum *besonders ergiebig.*

GAFFKY hat zur klinischen Verständigung eingeteilt: G 1 im ganzen Präparat 1–4 Tuberkelbakterien (TB), G 2–7 stufenweise je 1–12 TB im Gesichtsfeld, bis G 10 außerordentlich zahlreiche TB.

Nachweis *vereinzelter* TB (und Differenzierung gegen Pseudo-TB, Smegmabakterien):

Kultur (Löwenstein-Jensen- oder Hohn-Nährboden), Dauer 4–6 Wochen
+ **Resistenzbestimmung** 4 Wochen;

Tierversuch (Meerschweinchen), Dauer 4–6 (10) Wochen.

Tuberkulinproben

(Nachweis überstandener Tbc: Reaktionslage.)

Mendel-Mantoux: Intrakutantest, zur Verhinderung der Herdreaktion abgestuft mit 1, 10, 100 Tuberkulineinheiten, nach Lage des Falles evtl. sehr viel höhere Dosis. Sicherste Methode.

(= *Tuberkulin Tine Test,* angetrocknet an 4 Zinken eines Stempels: nach 48–72 h tastbar. Papel von 2 mm ∅. *Frekatest-TB,* Pflaster, 48 h.)

Perkutanprobe nach Moro: Einreiben tuberkulinhaltiger Salbe.

Klinik der Tuberkulose

Die alte Einteilung (Ranke) zeitgemäß abgewandelt unterscheidet:

- *Erstinfektion (Primärinfekt),*
- *hämatogene Streuungs- bzw. Generalisationsphase,*
- *postprimäre Tuberkulose (isolierte Organtuberkulose).*

Erstinfektion (Primärinfekt)

Infektionsquelle: meist verkannte „alte Huster“. 5–6 Wochen nach Infektion tritt in der Lunge, *meist im Oberlappen* und *subpleural,* ein bis haselnußgroßer (azinöser, lobulärer) rasch verkäsender pneumonischer Herd auf; von hier wird der regionale Lymphknoten infiziert:

Primärherd + regionale Lymphknoten-Tbc = Primärkomplex (Abb. 45).

Dieser Prozeß hat *gute Heilungstendenz:* Resorption oder Vernarbung mit Verkalkung. Der verkalkte Primärkomplex bleibt röntgenologisch nachweisbar. Er enthält abgekapselt ruhende Tuberkelbakterien. Der Körper bildet Abwehrstoffe *(die Tuberkulinproben werden positiv),* wird *relativ immun* bzw. reagiert im Falle einer neuen Infektion *allergisch.*

Selten sitzt der Primärherd im *Darm* (submukös → Peyer-Plaques → Mesenteriallymphknoten) oder im *Nasen-Rachen-Raum* (Tonsillen → Halslymphknoten: bei schlechter Abwehrlage Hautfistel).

Früher ein Ereignis des Kindesalters, trifft die Erstinfektion jetzt Heranwachsende, besonders Gastarbeiter ohne Durchseuchungsschutz.

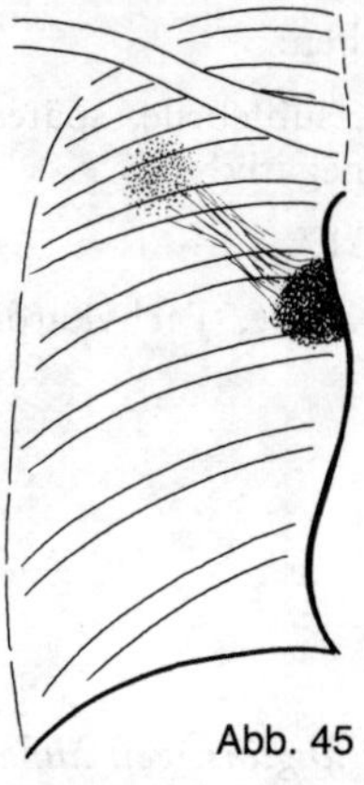

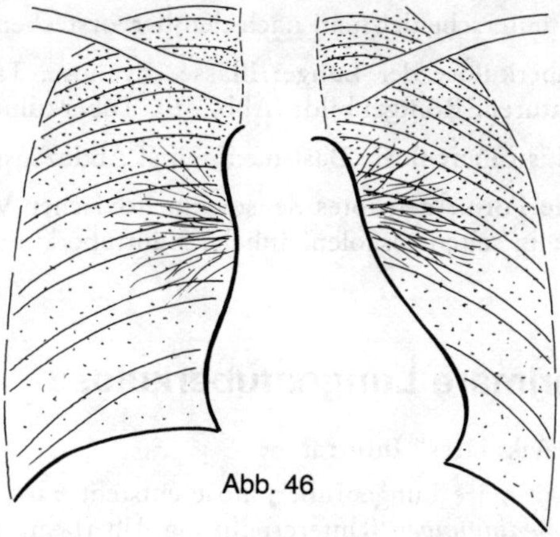

Abb. 45 Primärkomplex rechts.

Abb. 46 Miliartuberkulose der Lungen: die feinfleckigen Einlagerungen erscheinen in den Oberfeldern dichter.

Klinisch geht die Erstinfektion mit geringem Unwohlsein einher und wird meist als „grippaler Infekt" verkannt. Selten, *bei schlechter Abwehrlage,* wird der Primärherd progredient: *Primärphthise → Primärkaverne,* bei Einbruch des Primärherdes (oder Lymphknotens) in das Bronchialsystem: *bronchiale Streuung → lobuläre (lobäre) käsige Pneumonie* mit toxischen Allgemeinerscheinungen, hohem Fieber, Tuberkulin-positivem Auswurf, auskultatorisch und röntgenologisch ähnlich Bronchopneumonie (evtl. mit Einschmelzungen). Kombination mit *Erythema nodosum* nicht selten. – Auch kann die *Lymphknoten-Tbc* ganz im Vordergrund stehen: einseitig, seltener beidseitig den Hilus verbreitern (♦ DD.: Morbus Boeck, Hodgkin, Leukämie, Tumor), ein Mittellappensyndrom (S. 117 f) auslösen oder einbrechen: bronchial (Bronchialschleimhaut-Tbc, käsige Pneumonie), vaskulär (Blutung, Generalisation).

Streuungs- und Generalisationsphasen

Die Primärtuberkulose streut hämatogen, meistens von dem Lymphknoten über den Ductus thoracicus, seltener durch direkten venösen oder arteriellen Einbruch. Zunächst fehlt jede Reaktionsbereitschaft. Bei weiterer, *subprimärer Streuung* erfolgt Verkäsung und Verkalkung der kleinen Organherde, bei *frühsekundärer Streuung* bindegewebige Abheilung. Die abgekapselten Tuberkelbakterien können später, bei verminderter Resistenz, Verkäsung und z. B. durch Bronchialeinbruch die postprimäre Lungentuberkulose auslösen. Der Zeitpunkt bis zur etwaigen klinischen Manifestation der einzelnen Organtuberkulosen ist verschieden: 1–8 Jahre bei Knochen- und Genitaltuberkulose, 7–20 Jahre bei Nieren-, Nebennieren- oder Meningealtuberkulose.

Miliartuberkulose (Abb. 46)

Massiver Keimeinbruch 3–6 Monate nach Entstehung des Primärherdes *(Frühgeneralisation),* evtl. bis 1 Jahr (verzögerte Frühgeneralisation), führt zur Bildung unzähliger Epitheloidzelltuberkel von 1–2 mm Größe, die zentral einschmelzen und konfluieren können. Betroffen sind vor allem Lunge, Leber, Milz.

Klinisch unterscheidet man nach den hervorstechendsten Zeichen:

Miliartuberkulose der Lunge: Blässe, Zyanose, Tachykardie, subfebrile, später höhere Temperaturen. Röntgenbild! (Abb. 46). Tuberkulinprobe oft negativ!

Meningitis tuberculosa: Basismeningitis! Abduzensparese! S. 317.

Typhoide Form: getrübtes Sensorium, toxischer Verlauf, Zyanose, Tachykardie, Milzschwellung; selten roseolenähnliche Hauttuberkulide.

Postprimäre Lungentuberkulose

„Infraklavikuläres" Infiltrat

Die postprimäre Lungentuberkulose entsteht *nach Jahren bei ungünstigen äußeren oder inneren Bedingungen* (Unterernährung, Überbeanspruchung – schwere Infekte, Diabetes, Pubertät, Schwangerschaft) ganz überwiegend als *endogene Reinfektion* aus alten ruhenden Herden; *exogene Reinfektion* (Superinfektion) ist möglich.

Der Ausgangspunkt der postprimären Lungentuberkulose ist das *apikodorsale Oberlappensegment* (selten: apikale Unterlappensegment), Sitz der primären und frühsekundären Streuherde. In der Röntgenprojektion liegt das Gebiet infraklavikulär. Zeichen der Progredienz sind: Vergrößerung des zunächst kirschgroßen, exsudativ-pneumonischen Herdes, **o** Rö. streifiger Kontakt zum Hilus, apikokaudale Streuung (bronchogen aus tuberkulöser Bronchitis).

Frühinfiltrat ist ein „infraklavikulärer" Herd, der *6–12 Monate nach der subprimären Generalisation* entsteht, auf Therapie gut rückbildungsfähig ist, aber stark zum Zerfall *(Frühkaverne)* neigt oder ein *Tuberkulom* bilden kann.

Klinik: uncharakteristisch.

- Leistungsabfall,
- subfebrile Temperaturen (morgens), höher bei Belastung,
- Husten (?); Auswurf, evtl. hämorrhagisch: *Tuberkulin-positiv,*
- Gewichtsverlust,
- Senkungserhöhung, Leukozytose – Lymphozytose,

o Rö.!! ♦ DD.: unspezifisches Infiltrat, eosinophiles Infiltrat.

Tuberkulom

Rundherd bis 5 cm ∅, selten multipel, *meist im Oberlappen.* Betrifft Menschen mittleren Lebensalters *ohne Beschwerden.* Rö.-Zufallsbefund (♦ DD. Metastase); meist jahrelang stationär (Rö.-Überwachung). Sputum negativ. Evtl. Operation.

♦ DD.: Metastase, Bronchialkarzinom, arteriovenöses Aneurysma, Morbus Hodgkin.

Kavernöse Lungentuberkulose

Kaverne ist der Hohlraum, der *nach käsiger Einschmelzung* entsteht, wenn das nekrotische Material bei Kontakt mit einem Bronchus entleert wurde.

Frühkavernen sind rundlich, zartwandig; entsprechend der Entstehung liegen sie im apikalen Oberlappenanteil. *Über den Drainagebronchus werden Tuberkelbakterien kana-*

likulär gestreut und ausgehustet: der Patient ist *„offen"* (ansteckungsfähig). Bei intermittierendem Verschluß der (lufthaltigen) Kaverne entsteht ein Sekretspiegel.

Prognose: bei Therapie gut.

⧫ DD.: Zyste, Abszeß, Emphysemblase, Tumorzerfall, Echinokokkus.

Spätkavernen (chronische Kavernen) entstehen in *ausgedehnten tuberkulösen Prozessen bei schlechter Abwehrlage* durch fortschreitende Nekrose; *sie überschreiten daher die Lappengrenzen* und bilden ein starres Kavernensystem. Bei Gefäßarrosion: *Lungenblutung.* Streuung: apikokaudal, bronchogen (Bildung exsudativ-pneumonischer Herde, evtl. mit Einschmelzung); entsprechend kanalikulär: Darm-Tbc, Kehlkopf-Tbc (heute selten)! *Klinik:* Schwere des Krankheitsbildes abhängig von Ausdehnung und Progredienz des Prozesses: Röntgenbild, Sputum, (Erregermenge), Blutsenkung hoch, subfebrile (bei Retention höhere) Temperaturen, Gewichtsverlust; *Kavernenzeichen:* amphorisches Atmen, Kavernenknarren.

Prognose: fortgeschrittene Fibrosierung behindert Heranbringung der Medikamente, starre Wandung den Kollaps.

o Rö. (Tomographie zum Ausschluß von Zufallsfiguren und zur Subtraktion von Überlagerungen): Rundliche Aufhellung mit Ringwall und Drainagebronchus, evtl. Sekretspiegel.

Exsudative – produktive – zirrhotische Lungentuberkulose

Praktisch bestehen alle 3 Formen meist nebeneinander. Im Verlauf besteht die Tendenz in obiger Reihenfolge auszuheilen.

Exsudative Tuberkulose: *Aktivste Form* mit höchster Blutsenkung, toxisches Krankheitsbild (Fieber, Gewichtsverlust), Neigung zur Progredienz und Einschmelzung (Kaverne). o Rö.: *Verwaschen.*

Produktive Tuberkulose: *Ruhigerer Verlauf* mit geringerer Senkungsbeschleunigung, subfebrile Temperaturen, bei stärkerer Ausdehnung: Ateminsuffizienz. o Rö.: *Fleckig, azinösnodös,* deutlicher abgesetzt.

Zirrhotische Lungentuberkulose: Jede Ausheilung der Tuberkulose geht über *Bindegewebseinlagerung und Schrumpfung.* Der Hilus kann nach oben in Richtung auf den ausheilenden Herd *„gerafft"*, das ganze *Mediastinum herübergezogen* werden. Im Rahmen dieser Schrumpfungsvorgänge werden auch die Kavernen verschlossen. Bei ausgedehnter Schrumpfung: *Vikariierendes Emphysem, pulmonale Insuffizienz, Cor pulmonale.*

Pleuritis exsudativa (S. 133)

- Häufigste Erkrankung bei *primärer* bzw. *subprimärer* Tuberkulose.
- Als **Begleitpleuritis** bei *postprimären* intrapulmonalen Prozessen.

Streuungswege:	**kanalikulär:**	Lungenkaverne → (bronchogen: Lunge), Lunge → Trachea → Darm; Nieren-Tbc → Blasen-Tbc;
	hämatogen:	Miliar-Tbc, Nieren-Tbc, Nebennieren-Tbc;
	lymphogen:	intrapulmonal Primärkomplex usw.

Frühgeneralisation: 3–6 Monate nach *Erstherdentstehung* (S. 126); *spätere hämatogene Streuungen* mit zunehmendem zeitlichen Abstand von den Primärinfektionen *klinisch blander;*

Spätgeneralisation *(selten): hämatogen aus Organ-Tbc,* meist im Finalstadium einer Lungen-Tbc bei schlechter Abwehr oder unter Kortikoid-Behandlung.

Therapie der Tuberkulose: 18 Monate Antituberkulotika* entsprechend Resistenzbestimmung in *Dreierkombination,* z. B.

Isoniazid-Ethambutol-Rifampizin; Isoniazid-PAS-Streptomyzin.

(*Cave:* Streptomyzin max. 30–50 g → *Acusticus!* Ethambutol → *Opticus!* Isoniazid → *Alkohol!* PAS, Rifampizin → *Leber!* In der Schwangerschaft möglichst nur Isoniazid und PAS.)

Sarkoidose (Morbus Boeck, Besnier-Boeck-Schaumann)

Diskutiert wird *tuberkulöse Erkrankung unter besonderer Allergielage,* vielleicht aber auch durch das Zusammentreffen verschiedener Noxen hervorgerufen. Histologisch ähnelt das Boecksche Granulom dem Tuberkulom (Epitheloidzellen, Riesenzellen, jedoch keine Nekrose). Alle Organe können betroffen sein; häufigste Manifestation:

Lungen-Boeck, der bei relativem Wohlbefinden röntgenologisch in drei Stadien verläuft:

I. Stadium: Mediastinale Lymphknoten betroffen, Lunge frei. Rückbildungsfähig.

II. Stadium: Mitbeteiligung der Lungen auf primär lymphogenem oder primär hämatogenem Wege aus dem Lymphknoten (Abb. 47). Rückbildungsfähig.

III. Stadium: Irreversible Lungenfibrose mit schwerer Lungeninsuffizienz, röntgenologisch von anderen Fibroseformen nicht mehr zu unterscheiden. Kardial: Rechtsüberlastung.

Die *Mantoux-Reaktion* ist bis zu einer Verdünnung von 1:100 *negativ* (selten Ausnahme) und gab u. a. Anlaß zur Auffassung des Krankheitsbildes als besondere Allergieform der Tuberkulose.

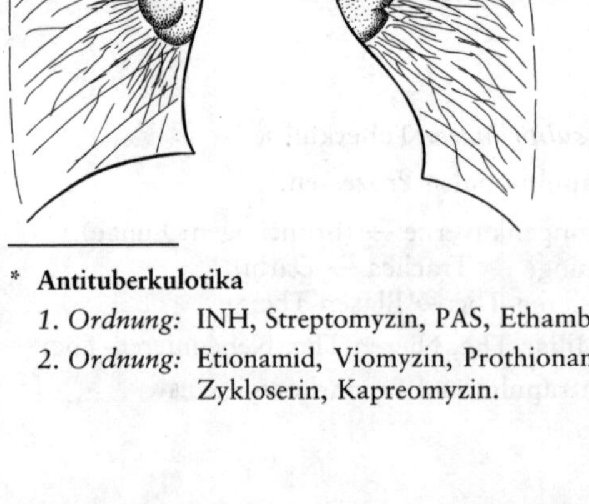

Abb. 47 *Lungen-Boeck-Stadium II.* Weiche Hilusvergrößerungen, von hier ausgehende fleckig-streifige (lymphogene, hämatogene) Beteiligung der Lunge. Die Verdachtsdiagnose wird gesichert durch den histologischen Nachweis eines anderen Organ-Boeck, z. B. durch Leberbiopsie.

♦ DD. ist auch ein Morbus Hodgkin zu erwägen, zumal beide Erkrankungen meist Milzvergrößerung zeigen.

---

* **Antituberkulotika**

1. Ordnung: INH, Streptomyzin, PAS, Ethambutol, Rifampizin

2. Ordnung: Etionamid, Viomyzin, Prothionamid, Pyrazinamid, Thiokarlid, Thiosemikarbazon, Zykloserin, Kapreomyzin.

Der Kveim-Test ist meist positiv (Aufschwemmung von menschlichem Boeck-Gewebe s. c. injiziert veranlaßt Knötchenbildung: Histologie!).

Gesichtsröte, *Hypergammaglobulinämie* (⅔ der Fälle), Hyperkalzämie (10%) und andere Boeck-Manifestationen erleichtern evtl. die Diagnose: Mediastinoskopie, offene Lungenbiopsie je ~ 100%, Bronchoskopie ~ 50%;

Milzvergrößerung, Lymphknoten (Probeexzision) ~ 100%;

Leber-Boeck: Nadelbiopsie bei Laparoskopie ~ 80%;

Haut-Boeck, Muskel-Boeck (selten): Probeexzision;

Augen: Uveitis, Iridozyklitis;

Heerfordt-Syndrom (Febris uveoparotidea): Parotitis, Fazialisparese, Augensymptome;

Morbus Jüngling (Ostitis fibroides cystica): runde Ausstanzungen an den Fingerendknochen. Selten.

Prognose im ganzen gut. Außerordentlich chronisches Krankheitsbild. Nur in den extremen Formen ernst.

Th.: Kortikoide, Tuberkulostatika, Schonung.

Akute Sarkoidose (Löfgren-Syndrom): Fieber, rheumaähnliche Schwellungen der großen Gelenke, Erythema nodosum (50%), bihiläre Lymphome, Tuberkulinprobe oft positiv. Selten.– Meist spontane Rückbildung.

Erythema nodosum: häufige Begleiterkrankung des akuten Morbus Boeck, jedoch auch der Tuberkulose (Primärinfekt S. 126), des Rheumatismus (S. 285), seltener der Syphilis oder der Streptokokken- und Staphylokokkenerkrankungen: *Unscharf begrenzte,* runde oder ovale, *hellrote, schmerzhafte, erhabene Flecken,* ganz vorwiegend an den *Unterschenkeln.*

♦ Differentialdiagnose: Lungenblutung

Bei *Bluthusten* (Hämoptoe) sind feine Blutfasern im Sputum; stärkere Blutbeimengungen zeigen *Himbeergeleesputum* (hellrot, schaumig). Größere Blutungen können mit Bluterbrechen verwechselt werden, zumal die Blutmengen in der Aufregung zunächst oft heruntergeschluckt und dann erbrochen werden, somit auch kaffeesatzartig aussehen können. Bei unklarer Blutungsquelle stets auch HNO-Arzt und Zahnarzt befragen.

♦ Primär pulmonale Erkrankungen mit Lungenblutung

- **Tumoren** und **Metastasen: Bronchialkarzinom** vorwiegend Männer (Raucher), Abmagerung, hohe Senkung, Röntgenbefund;
- **Bronchiektasen:** Vorgeschichte, große Sputummenge, dreischichtiges Sputum; röntgenologisch: Tomographie, Bronchographie;
- **Tuberkulose:** Abmagerung, hohe Senkung, Röntgenbefund, Tuberkelbakteriennachweis;
- **Lungenabszeß; Gangrän:** Auswurfmenge, Röntgenbefund; Gestank;
- **Zystenlunge, Wabenlunge:** Rezidivierende Pneumonien, Röntgenbefund;
- **Mykose:** chronisch-pneumonischer Prozeß, Pilznachweis;
- **Grippebronchitis:** Grippezeit, schleimig-blutige Tracheitis.

♦ **Extrapulmonale Ursachen von Lungenblutung (Lungenkreislauf)**

- **Lungeninfarkt:** Schlagartiges Ereignis mit Luftnot, Szintigraphie;
- **Mitralstenose:** Vorgeschichte, Auskultationsbefund; röntgenologisch: Herzkonfiguration und Stauung;
- **Mediastinaltumor:** röntgenologisch: Verbreitung des oberen Mediastinum, evtl. Einflußstauung (Stokesscher Kragen);
- **arteriovenöse Fistel, Venektasien, Morbus Osler:** Teleangiektasien der Nasen- oder Mundschleimhaut?
- **Hämorrhagische Diathesen:** Rumpel-Leede-Stauungsversuch positiv, Thrombozyten? Falsche Einstellung auf Antikoagulantien?
- **Pulmorenales Syndrom bei Urämie,**
- **Goodpasture-Syndrom:** bei oder vor Glomerulonephritis.

Pleura (Brustfell)

Pneumothorax

Spontanpneumothorax nennt man das besonders bei jungen Menschen nicht seltene plötzliche Eindringen von Luft in den Pleuraraum ohne adäquate Schädigung, z. B. beim Spiel, Treppensteigen o. a. (Männer:Frauen = 5:1). Ursächlich sind oft ein *bullöses Spitzenemphysem (Hemmungsmißbildung?) oder eine kleine Pleuraverwachsung* z. B. nach *Tuberkulose.* Beschwerden: fehlen bei jungen Menschen, selten „Schlag in der Brust“, Atemnot. Rezidive! (♦ DD.: Lungenembolie).

Th.: Ruhe, Resorption erfolgt in 1–3 Wochen; evtl. Absaugen.

Cave: **Spannungspneumothorax** bei *Ventilbildung* (bes. nach Unfallverletzung) zeigt *Verdrängung des Mediastinums,* Herzverlagerung, obere Einflußstauung, evtl. Mediastinal- und Zwerchfellflattern, pulmo-koronaren Reflex mit Durchblutungsnot des Herzens. Hypersonorer Klopfschall. Zunehmende Atemnot, Kollaps.

Th.: *Luft absaugen* (Pneugerät). Notfall: Nadel mit Fingerlingventil.

Serothorax: Erguß mit freier Luft (Succussio Hippocratis).

Pyopneumothorax (Pleuraempyem): Infektion desselben.

Th.: Antibiotisch, evtl. Punktion, Dehydration.

Physikalische Zeichen des Pneumothorax: Hoher Klopfschall, abgeschwächtes Atemgeräusch: Vergleich zur anderen Seite kann im Stich lassen!

o Rö.: Keine Lungenzeichnung, Lunge als Paket um Hilus; bei Adhäsionen: Teilpneu; bei wenig Luft: Mantelpneu.

Pleuritis

Die entzündlichen, fibrinösen Auflagerungen auf der Pleura machen die sonst glatte Fläche rauh. Daher sind

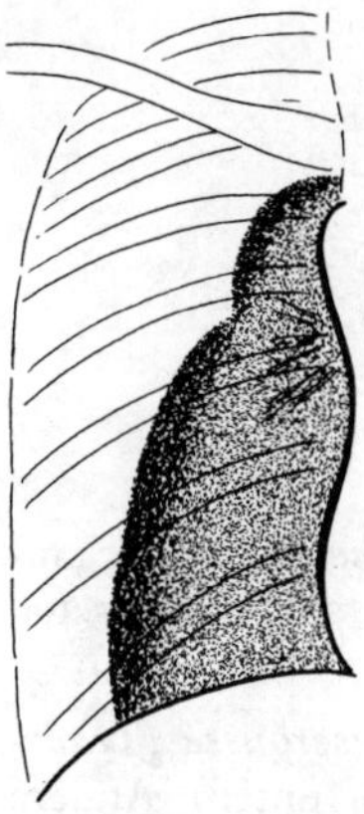

Abb. 48 Pneumothorax rechts.

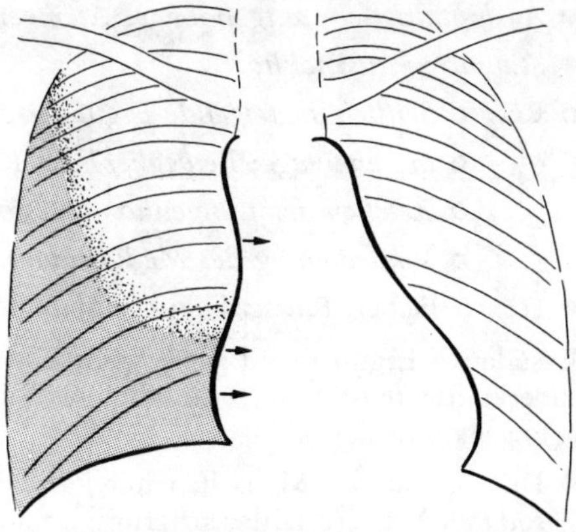

Abb. 49 Pleuritis exsudativa rechts: Ellis-Damoiseausche Linie, Verdrängung des Mediastinum. Seitlich: Abb. 50.

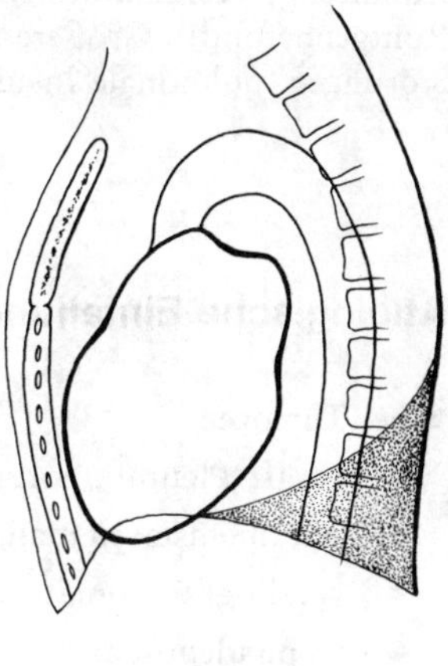

Abb. 50 *Kleiner Pleuraerguß,* oft nur in Seitenaufnahme (hier) oder in Seitenlage erkennbar. Beweglichkeit ermöglicht Differenzierung gegenüber Schwarte.

Zeichen der trockenen Pleuritis (Pleuritis sicca):

- *Schmerzen beim Atmen* (wichtiger Lokalisationshinweis);
- Patient liegt meist auf kranker Seite (Ruhigstellung);
- kranke Seite bleibt bei tiefer Inspiration zurück;
- auskultatorisch: *Pleurareiben* („Lederknarren");
- ferner: meist Fieber, Leukozytose, Husten.

Alsbald bildet sich ein Erguß, der die Pleurablätter voneinander trennt, das Lungengewebe komprimiert und schließlich Lunge und Mediastinum verdrängt. Daher sind die

Zeichen der feuchten Pleuritis (Pleuritis exsudativa):

- Kein Pleurareiben mehr, kein Schmerz, kein Reibegeräusch,
- *perkutorisch: Dämpfung,* zunächst gering (durchschlagbar), bei stärkerem Erguß: massiv.
  - Ellis-Damoiseausche *Linie:* die in parabolischer Kurve seitlich zur Axilla ansteigende Dämpfungsgrenze (Abb. 49),
  - Garlandsches *Dreieck:* das hierdurch neben der Wirbelsäule entstehende freie Gebiet,
  - Rauchfuss-Groccosches *Dreieck:* eine auf der gesunden Seite paravertebral auftretende Dämpfungsfigur mit Spitze in Höhe des Exsudats.

- *Auskultatorisch: aufgehobenes Atemgeräusch;*
- *Stimmfremitus: fehlt;*
- Rö.:
  - *Seitlich ansteigende Ergußverschattung,*
  - *in Seitenlage: Beweglichkeit? Kleiner Erguß?*
  - *Zeichen der Lungenkompression,*
  - *Verdrängung des Mediastinum.*
- Ferner: Fieber, *Blutsenkungserhöhung,* evtl. Einflußstauung.

Exsudative Ergüsse sind bei *Jugendlichen durchweg tuberkulöser Genese.* Die Organtuberkulose (bes. Lungentuberkulose) kann Monate bis zu 10 Jahre später auftreten (Lungenkontrollen!).

♦ DD. bei älteren Menschen mit kardialer Dekompensation: *Stauungsergüsse (Transsudate).* Weitere Differenzierung ist aus dem Probepunktat möglich (unten). Andere Dekompensationszeichen?

Ergüsse können sich resorbieren oder in Verschwartung übergehen (durchschlagbare Dämpfung; Vesikuläratmen und Stimmfremitus abgeschwächt; Blutsenkung wird normal, Röntgenbefund!). Größere Schwarten ziehen das Mediastinum herüber (kardiovaskuläre Störungen, pulmonale Insuffizienz!) und können verkalken.

Ätiologische Einteilung der Ergüsse:

- **bei Tumoren**
  - Primäre Pleuratumoren: Mesotheliome, benigne Tumoren;
  - Pleurametastasen maligner Tumoren: Bronchialkarzinom, extrapulmonale Tumoren;
  - Lymphogranulomatose;
  - Lymphadenosen;
  - Stauung durch Kompression oder Verlegung der Gefäße.
- **bei Entzündungen** (evtl. Erguß → Empyem)
  - Tuberkulose, isoliert oder bei manifester Lungen-Tbc;
  - Pneumonie, Lungenabszeß;
  - diaphragmale Durchwanderung.
- **bei Lungeninfarkt.**
- **bei Pneumothorax.**
- **bei kardialer Stauung.**
- **bei Hypoproteinämie** und Dysproteinämie (Nephrose).
- **bei allergischen Reaktionen** bzw. Kollagenosen (Lupus erythematodes: Libman-Sacks-Syndrom).
- **Meigs-Syndrom:** Benigner Ovarialtumor – Aszites – Pleuratranssudat.
- **bei Verlegung und Eröffnung des lymphatischen Ductus thoracicus** (chylöse Ergüsse bei Tumoren).

Labordiagnostische Einteilung der Ergüsse*:

Pleurapunktionsstelle: Oberer Rand einer Rippe im Dämpfungsbereich (meist in hinterer Axillarlinie). *Cave* Interkostalarterie!

- **Transsudat:** *Spezifisches Gewicht 1008–1015, Rivalta negativ,* Eiweiß bis 2,8%, kein Fibrin, wenig Leukozyten, hoher NaCl-Gehalt (daher verstärkte NaCl-Ausscheidung im Harn bei schneller Resorption).
- **Exsudat:** *Spez. Gewicht über 1015, Rivalta positiv,* Eiweiß > 4%,
  - *Seröses Exsudat:* Klar, nur bei reichlich Fibrin etwas trüb.

    Chronische Prozesse (Tbc): Kleine Lymphozyten, 50% Tbc in Kultur positiv.

    Akute Prozesse (Pneumonie): Polymorphkernige Leukozyten. Neoplasmen: Tumorzellen, Erythrozyten.
  - *Eitriges Exsudat (Empyem):* Viele Leukozyten (rahmiger Eiter), Bakterien (z. B. parapneumonisch).
  - *Jauchiges Exsudat:* Übelriechend, Fäulniserreger (Lungengangrän, Abszeß).
  - *Hämorrhagisches Exsudat* (schlechte Prognose: Karzinom, Tuberkulose, hämorrhagische Diathese).
  - *Chylöses Exsudat:* Trüb, Fetttröpfchen, durch Äther aufzulösen (selten: Tumorverlegung des Ductus thoracicus).
  - *Pseudochylöses Exsudat:* Trüb, Fetttröpfchen und Zelldetritus, durch Äther mit NaOH aufzulösen (überalterter seröser Erguß).

♦ Differentialdiagnose: Mediastinaltumoren

Mediastinaltumoren können sich durch *Reizhusten, Luftnot, Einflußstauung (Stokesscher Kragen), Rekurrensparese, Horner-Symptomenkomplex* (S. 338) *und durch Mediastinalverbreiterung* (perkutorisch, röntgenologisch) anzeigen. Wichtigste Diagnostik ist die Röntgenuntersuchung, hierzu eventuell die Mediastinoskopie mit Probeexzision.

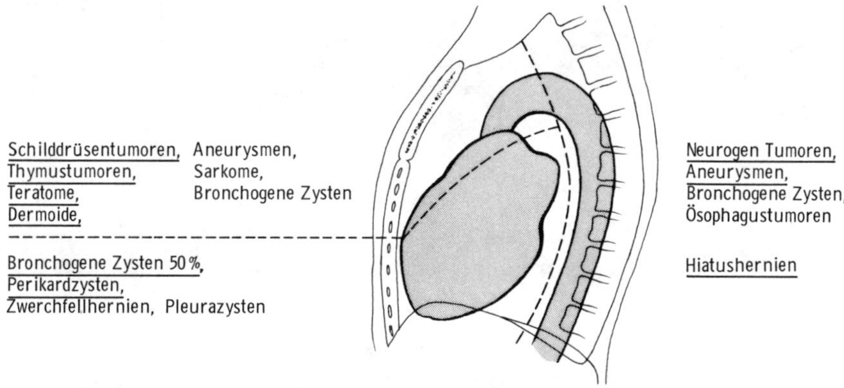

Abb. 51 *Fehlbildungen im Thorax:* röntgenologische Topographie.

* Hierzu: Pleurabiopsie!

Lymphogranulomatose (Morbus Hodgkin): Scharf begrenzte Hiluslymphome, Lymphknoten am Hals, axillär, inguinal, Milz- und Lebervergrößerung.

Morbus Boeck: Weichere Hiluslymphknoten, eventuell starke Lungenbeteiligung, andere Organe, Mantoux negativ. Abb. 47, S. 130.

Bronchialkarzinom: Einseitig, umgebendes Atelektasengebiet, Hartstrahlaufnahme, Bronchographie und Bronchoskopie. Abb. 44, S. 125.

Lymphatische Leukämie: Blutbild, Milz- u. Lymphknotenvergrößerung.

Mediastinales Lymphosarkom: Junge Menschen; schnell zunehmender Stokesscher Kragen, schmilzt auf Röntgenbestrahlung schnell ein.

Teratom: Vorderes Mediastinum, sehr langsam wachsend, eventuell Einzelheiten röntgenologisch zu differenzieren (z. B. Zähne), bei chorionepitheliomatösem Anteil: Pregnosticon-Test positiv.

Struma retrosternalis: Entsprechend hochsitzend, bei Husten hüpfend, eventuell auch äußere Struma.

Aortenaneurysma: Mit Aorta pulsierend (Kymogramm), bei luischer Genese: Nelson-Test. (Verwechslungsmöglichkeit: Mitgeteilte Pulsationen aortennaher Tumoren).

Hilusnahe Rundherde, Hiluslymphome.

Mundhöhle und Speiseröhre

Jede ärztliche Untersuchung schließt eine gründliche Inspektion der Mundhöhle ein. Je nach Befund hat die Behandlung dann durch den Zahnarzt, den Laryngologen oder den Internisten zu erfolgen. Gerade dem Internisten bietet die Mundhöhle wichtige Symptome von Allgemeinkrankheiten.

♦ DD.: Halslymphknotenschwellung S. 97.

Allgemeine Untersuchung und Befunde der Mundhöhle:

Zunge:

- Formen ohne Krankheitswert:

Lingua pilosa nigra (**Haarzunge**) mit *braunschwarzen haarförmigen* Auswüchsen (verhornte Papillae filiformes), bei unsauberem Mund rezidivierend, z. B. bei Vitaminmangel nach Antibiotikatherapie;

Lingua plicata aut scrotalis, familiär auftretende, *faltige Zunge;*

Lingua geographica mit vielgestaltigen, an aufeinanderfolgenden Tagen *wechselnder Exfoliation* des Epithels.

- Wichtige Hinweise auf allgemeine Krankheiten geben:

Makroglossie: Akromegalie, Hypo- und Athyreose, Tumoren (Lymphangiom!), Entzündung;

Huntersche Glossitis, Atrophie der Papillen mit *glatten, himbeerroten Flächen* und *glattem Zungenrand,* Zungenbrennen: bei *Perniziöser Anämie;*

Xerostomie („Verhornung" der Mundschleimhaut): Sjögren-, Heerfordt-Syndrom, Strahlenschaden der Speicheldrüse, Atropinintoxikation;

rote (glatte) Lackzunge bei floriden *Leberprozessen;*

Himbeerzunge, himbeer- oder erdbeerfarben, geschwollen mit vortretenden Follikeln bei *Scharlach* (aber erst nach Abklingen des Exanthems!);

weißlich belegte, feuchte Zunge *bei Magenkrankheiten* und Infekten;

trockene, borkige Zunge *bei schweren Infekten* und Peritonitis;

verwundete oder narbige Zunge *der Epileptiker;*

schmierig belegte tuberkulöse Geschwürskrater;

schnell gebildete, unregelmäßige Zerfallskrater *bei Myelose.*

Lokal: Das aufsitzende, benigne *Papillom* und das hart infiltrierende und ulzerierte *Karzinom.*

Tonsillen (Gaumenmandeln): Sie gehören mit den Rachenmandeln und den Lymphknoten der seitlichen und hinteren Rachenwand und des Zungengrundes zum Waldeyerschen Rachenring (Infektionskrankheiten S. 304):

Angina lacunaris, entzündlich gerötete und geschwollene Tonsillen mit Eiterpfröpfchen (Infektionskrankheiten S. 305);

Angina Plaut-Vincenti, einseitige, akut entzündliche Tonsillitis mit schmierigem, schmutzig-grauem Zerfallskrater, Foetor ex ore;

Angina diphtherica mit flächenhaften, grauweißen Belägen, die eventuell über die Tonsillen hinausreichen – bei Ablösung Blutung;

Chronische Tonsillitis, große zerklüftete (oder auch narbig-verkleinerte) Tonsillen mit Exprimat;

Pharyngitis acuta: Rötung und Schwellung des ganzen Rachens bei Infekten.

Zähne: Pflege? Karies? Zeichen von Ca^{2+}-Stoffwechselstörung (Rachitis, Hyperparathyreoidismus)? Herdverdächtig sind bei entsprechender Fragestellung (Rheumatismus) alle devitalen Zähne (mit großen Füllungen oder Kronen); Klärung: Zahnarzt, Röntgen.

Zahnfleisch: Auf freiliegende Zahnhälse und Eitertaschen achten! Parodontopathien (Stoffwechsel?), Alveolarpyorrhö. – Blauschwarzer Saum bei chronischen Schwermetallvergiftungen.

Mundschleimhaut:

Kopliksche Flecken, punktförmig, weiß mit rotem Hof der Wangenschleimhaut flüchtig bei *Masern;* braune Flecken bei Morbus Addison;

Stomatitis aphthosa: Reiskorngroße, scharf begrenzte Erosionen mit grauweißem Belag;

Stomatitis ulcerosa mit großen, schmierig-belegten, unregelmäßigen Ulzerationen. Myelose? Agranulozytose?

Mundwinkelrhagaden: Eisenmangel, Soor, abgesunkene Bißhöhe der Zahnprothesen.

Präkanzerosen: weiße Flecken. Zahnarzt! Hautarzt!

Untersuchungsmethoden der Speiseröhre:

Röntgenkontrastdarstellung mit einem Schluck Bariumbrei (Durchleuchtung und Aufnahmen); Bildverstärker; Röntgenkinematographie; Durchgang einer Unibaryt-Kapsel. – Ösophagoskopie, gegebenenfalls mit Probeexzision; Ösophagusmanometrie.

Ösophagusdivertikel

Aussackungen der Speiseröhre, die Schluckbeschwerden bereiten können: Große Divertikel nehmen die ersten Bissen auf und drücken dann, prall gefüllt, die Speiseröhre zu; der Patient erbricht. Im Divertikel stagnierende Speisen reizen zur Divertikulitis, die einen Dauerschmerz verursacht.

Pulsionsdivertikel (Zenker) entstehen durch Druck; im Hypopharynx: Schluckdruck auf Leimersches Dreieck bei Hypertonus des Ösophaguseingangsmuskels, sonst an beliebiger Stelle bei Wandschwäche. Bis apfelgroß. – Vorwiegend Männer, 80% erst in 7. Dekade.

Traktionsdivertikel entstehen durch Zug von außen durch Verwachsung mit tuberkulösen, schrumpfenden Hiluslymphknoten; sie liegen daher in Höhe der Bifurkation, sind spitz ausgezogen und kleiner.

Th.: Spülungen, nötigenfalls Operation.

Ösophaguskarzinom

Dysphagie auf trockene Speisen, die mit Schmerzen in bestimmter Höhe stecken bleiben. Plattenepithelkrebse, spät metastasierend, aber früh den Ösophagus stenosierend, worauf dann der orale Anteil dilatiert. Alkoholiker und alte Männer werden bevorzugt befallen. 1% aller Karzinome. **o** Rö.: Doppelkontrastdarstellung.

Th.: Totaloperation schwierig; wenn inoperabel: Bestrahlung, mechanische Dehnung der Enge, Magenfistel.

♦ **DD.: Sklerodermie.** Frühsymptom: Starre, glatte Wand.

Ätzstriktur nach Säure- oder Laugenverletzungen.

Motilitätsstörungen des Ösaphagus

Achalasie

Störung der peristaltischen Bewegung des Ösophagus (Schaden des Auerbach-Plexus) verhindert die Entspannung der Hochdruckzone im ösophagogastralen Übergangsbereich.

Ösophagusmanometrie Frauen : Männer = 2 : 1; meist 3.–6. Dekade.

Th.: „Sprengung", Operation.

Ösophagospasmus

Meist emotionelle Störung des Reflexmechanismus zur Entspannung der Hochdruckzone im ösophagogastralen Übergangsbereich mit – im Gegensatz zur Achalasie – *gesteigerter Motilität* des Ösophagus.

♦ DD.: Karzinom; Plummer-Vinson-Syndrom: Schleimhautrhagaden bei Eisenmangelanämie; organisches Nervenleiden.

„Globus hystericus" bezeichnet das „Kloßgefühl" im oberen Ösophagus nervös-extravaganter Frauen ohne organische Grundlage. (♦ DD.: Halswirbel-Veränderungen ausschließen!)

Ösophagitis

- *Exogen* durch Alkohol oder sonstige Verätzung bzw. Verletzung,
- *endogen* durch Magensäure, regurgitiert (Refluxösophagitis) oder von Zylinderepithel des Magens unten im Ösophagus (Barrett-Syndrom):

  Sodbrennen hinter dem Brustbein. – ♦ DD.: Angina pectoris.

Soor nach Antibiotika; **Dekubitalgeschwür** bei Dauersonde.

Ösophagusvarizen

Vorwiegend in Kardianähe bei *Leberzirrhose* (dort ausführlich, S. 178 f). Häufigste und, wegen der *Gefahr tödlicher Blutungen,* wichtigste Veränderung der Speiseröhre.

Mallory-Weiss-Syndrom

Schwere Hämatemesis infolge *Gewebseinrissen* im kardioösophagealen Übergangsbereich (bis zur Muskularis!). Gastroskopie.

♦ DD.: Hiatushernie, Schleimhautveränderung, Alkoholabusus.

Th.: Weiche Magensonde, Volumenersatz, Leberkomaprophylaxe.

Magen

Untersuchungsmethoden

Palpation: Ein tastbarer *Tumor* ist meist inoperabel. Umschriebener *Druckschmerz* in Oberbauchmitte spricht für Ulcus duodeni, *Plätschergeräusch* für Magenausgangsstenose.

Gastroskopie (**bzw. Gastrokamera**) mit *Gastroskop (= Fiberoskop).* Diagnostik mit Probeexzisionen des Ösophagus, Magen, Duodenum, evtl. weiter. Verlaufskontrolle der Therapie, Entfernung von Fremdkörpern (Operationsfäden), evtl. auch Elektroresektion gestielter Polypen. Notfallgastroskopie zur Lokalisation von Blutungsquellen. – Jetzt dem Röntgen überlegen (ggf. beide Methoden anwenden).

■ US.: Wenig hilfreich.

o Rö.: Mit einem Bariumkontrastbrei-Schluck wird das Schleimhautrelief dargestellt; die „Täler" füllen sich dann ebenso wie etwaige pathologische Wanddefekte, während die Höhen der Schleimhautfalten und die in das Magenlumen wachsenden Veränderungen ausgespart bzw. nur gering beschlagen werden. Bei der dann anzuschließenden *Prallfüllung* achtet man auf *Aussparungen und Defekte* (Karzinom, Ulkus?), die Magengröße und Form, den Ablauf der Peristaltik bzw. auf *pathologische Wandstarre* (Karzinom, bes. Szirrhus) und die Entleerung, deren Dauer 2 Stunden nicht überschreiten soll. – *Doppelkontrastdarstellung* (Bariumbrei mit Brausepulver); *Bildverstärker; Kinematographie; Polygramm, Duodenographie.*

Magensekretion: Sonde in abhängender Magenpartie (Rö-Kontrolle).

Basalsekretion: Magenentleerung, dann vier 15-Minuten-Fraktionen absaugen. Berechnung aus 3. und 4. Fraktion. Norm: 1–10 mval H^+/h.

Maximale Stimulation: 6 μg Pentagastrin s.c. oder i.m. (wirksame Komponente des Gastrins) oder 0,2 E Alt-Insulin* i.v. Kontinuierlich absaugen (ohne Speichel). Berechnung aus 2. bis 5. Fraktion. Norm 20–30 mval/h.

Endoskopische Chromatographie: Die gastrinbildende Antrumzone variiert; sie kann indirekt durch Chromatographie der HCl-bildenden Korpusschleimhaut (während Endoskopie oder Operation) mit *Kongorot* sichtbar gemacht werden: Antrum intensiv rot, HCl-bildende Teile schwarz.

Stuhluntersuchung auf (okkultes) Blut: Teststäbchen.

Gastrin: *Sekretion und Wirkung durch*

- Vagusreiz, • Magendehnung,
- Alkohol, • Koffein, • Fleischextrakt;

stimuliert
- gastrointestinale Motilität,
- Pepsin- und Säuresekretion;
- Pankreassekret (Volumen, Enzymgehalt).

---

* Insulin-Test: Vagus-Reizung erst unter 2,77 mmol/l (50 mg%) Blutzucker.

Gastritis

Akute Gastritis: Unpäßlichkeit des „verdorbenen Magens“ nach Diätfehlern oder stärkerem Alkoholgenuß und Nikotin; *belegte Zunge,* meist auch intestinale Beschwerden.

Chronische Gastritis: *bioptische Diagnose, oft ohne klinisches Korrelat.*

Oberflächengastritis: Rundzellinfiltration auf Lamina propria beschränkt, Autoimmunkrankheit?

Oberflächengastritis mit partieller Atrophie: Rundzellinfiltration auch tieferer Schichten,

chronisch-atrophische Gastritis: Rarefizierung der spezifischen Drüsen, Anazidität; *Beziehung zum Karzinom,*

Umbaugastritis: dünndarmähnliche Magenschleimhaut; Fundusdrüsen werden durch Pylorusdrüsen ersetzt: *Präkanzerose.*

♦ **DD. Reizmagen:** *Funktionelle* Störung, durchweg ohne histologische Veränderungen; klinisch fälschlich als „chronische Gastritis“ bezeichnet. *Veranlagung,* schlechtes Gebiß, chronische Tonsillitis, Nikotin- und Alkoholabusus, Ptose („Senkmagen“), Kaskaden-Magen (überhängend). Tab. 10, S. 145. – Sodbrennen: **Refluxösophagitis.**

Duodenogastrischer Reflux: Gallensäuren und Lysolecithin schädigen Mukosabarriere. Rückdiffusion von H^+ setzt Gastrin und Histamin frei: Vasodilatation, HCl-Stimulation, *Gastritis, Erosion, Blutung.*

Th.: Diät, Kamille, Sekretionshemmung bzw. Säuresubstitution.

♦ **DD.: Ménétrier-Syndrom (Gastropathia hypertrophicans gigantea):** Exsudative Gastroenteropathie (Eiweißverlust: Hypoproteinämie). Völlegefühl. Gastroskopisch und
o Rö. breite Falten, histologisch Leistenspitzen zottenartig verbreitert. Keine Gastritis!

Pathophysiologische Bedeutung der Anazidität: Fehlen der *Salzsäuresperre* (Bereitschaft zu Gallengangsinfekten) und *mangelhafte Verdauungsvorbereitung* (Fermentkette, Eisenresorption: eventuell Eisenmangelanämie).

Magen- und Duodenalgeschwür (Tab. 10, Abb. 52, 53)

Konstitutionelles Leiden; nur das einzelne Ulkus kann durch äußere Einflüsse ausgelöst werden. Neigung zu Rezidiven. Ätiologie umstritten: Defekt bei Störung des Gleichgewichts zwischen Schleimhautschutz und Aggression (bes. HCl, gastrinähnliche Substanz).

Diagnostik: Beschwerden?, Gastroskopie, Röntgen, evtl. Sekretionsanalyse. – Es gibt auch beschwerdefreie Ulzera, besonders unter Kortisongabe. Die Gastroskopie läßt oft Mehrfachulzera und Erosionen erkennen, die sich der Röntgendiagnostik entziehen.

Magenschleimhauterosionen: Defekte nur der Schleimhaut, an beliebiger Stelle, oft in Vielzahl. Kaum Beschwerden; evtl. Blutung.

Ulcus ventriculi: tiefergehender rundlicher Defekt der Schleimhaut, evtl. auch der Muskularis. Meist einzeln und an typischer Stelle: kleine Kurvatur in Angulusmitte oder präpylorisch. *Schmerzen entweder sofort oder 1–2 Stunden nach dem Essen* in Oberbauchmitte. Die prä- und intrapylorischen Geschwüre sind besonders schmerzhaft. Eine

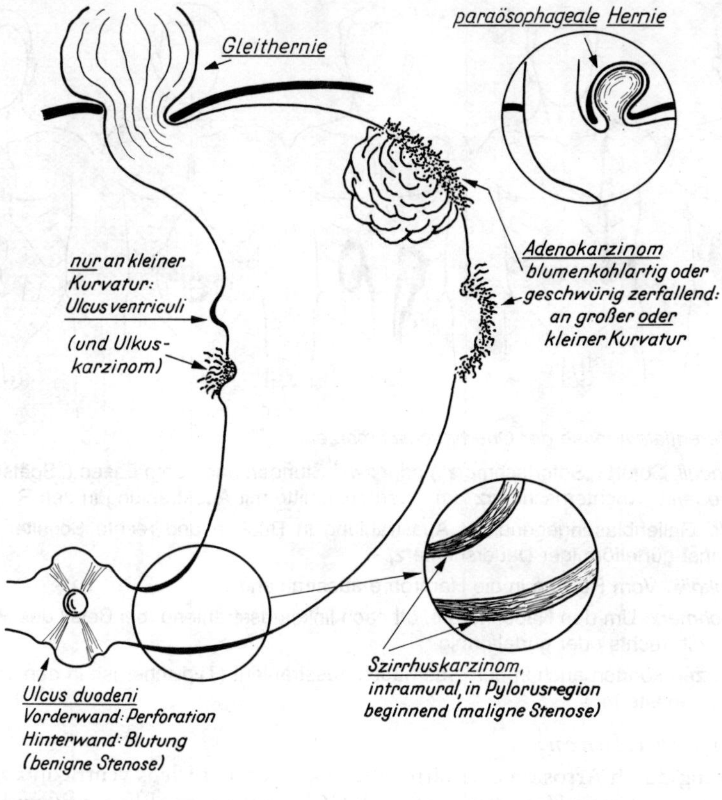

Abb. 52 *Benigne und maligne Magen- und Duodenalveränderungen.*

klare Gesetzmäßigkeit – wie früher angenommen – der Schmerzen und des „Frühjahrs- und Herbstgipfels“ besteht nicht. Ältere Geschwüre haben einen bindegewebigen Ringwall.

⧫ DD.: Zollinger-Ellison-Syndrom: Multiple Magenulzera bei Inselzelltumor.

Ulcus duodeni, durch folgende Besonderheiten abzugrenzen: meist ehrgeizige, leicht erregbare, hagere Patienten, oft mit verstärkter Nasolabialfalte und Glanzaugen. Beginn in den 20er Jahren. Männer 5 x häufiger betroffen als Frauen. Ulcus duodeni mehr als doppelt so häufig wie Ulcus ventriculi. Typisch: *Spätschmerz* (1–2 Stunden nach dem Essen) *oder Nüchternschmerz:* (nachts bzw. vor dem Essen); *Schmerzlosigkeit nach dem Essen.* Nikotin und psychische Belastung fördern Rezidive.

Tastbefund: Druckschmerz in Oberbauchmitte. Ausheilung meist in 4–5 Wochen, kallöse Ulzera langsamer.

„Stress-Ulkus“: infolge entsprechender Ereignisse, bes. zerebraler Schäden.

„Kissing Ulcers“: zwei gegenüberliegende Ulzera, meist duodeni.

Th.: Antazida, Atropin, Ganglienblocker, blande Kost, Ruhe.

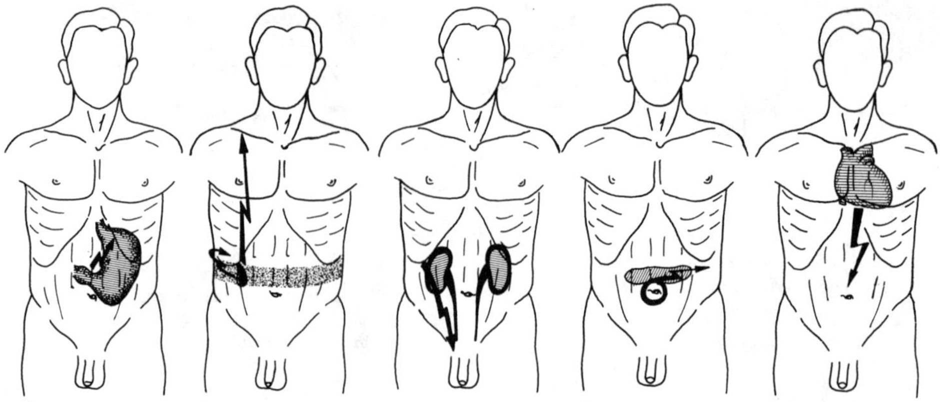

Abb. 53 *Differentialdiagnose der Oberbauchschmerzen.*

a: *Ulcus ventriculi.* Sofort („Sofortschmerz") oder zwei Stunden nach dem Essen („Spätschmerz") und *Ulcus duodeni:* „Nüchternschmerz" im Oberbauchmitte mit Ausstrahlung in den Rücken,

b: *Gallenkolik.* Gallenblasengegend mit Ausstrahlung in Rücken und rechte Schulter (über N. phrenicus), sonst gürtelförmiger Dauerschmerz,

c: *Nierensteinkolik.* Vom Rücken in die Harnröhre ausstrahlend,

d: *Pankreasschmerz.* Um den Nabel herum, oft nach links ausstrahlend, bei Befall des Pankreaskopfes auch nach rechts oder gürtelförmig.

e: *Herzschmerzen* können auch in den Oberbauch ausstrahlen! (Typischer ist: in den linken Arm bis zur Kleinfingerseite.)

Ulkuskomplikationen:

- **Ulkusblutung** durch Arrosion eines arteriellen Gefäßes. Bei Ulcus ventriculi *kaffeesatzartiges Bluterbrechen = Hämatemesis* (durch HCl denaturiertes Bluteiweiß und salzsaures Hämatin) und *Teerstuhl = Meläna,* bei Ulcus duodeni meist nur Abgang mit dem Stuhl (Meläna). – Das Ulcus duodeni der *Hinterwand* neigt zur Blutung.

♦ DD.: Flächenhafte Blutungen aus Erosionen (Gastroskopie).
Th.: Sonde, Eiswasserspülung, Bluttransfusion, evtl. Operation.

- **Ulkuspenetration** in das umliegende Gewebe, besonders bei Ulcus ventriculi in die Gallenwege oder das Pankreas. Röntgenbefund.
Th.: Strenge Ulkustherapie.

- **Ulkusperforation** in die freie Bauchhöhle. Heftiger Schmerz, Abwehrspannung, Leukozytose. ○ *Rö.:* Subphrenische Luftsichel. Folge: Peritonitis! Sofortige Operation: Übernähung, Antibiotika usw. – Das Ulcus duodeni der *Vorderwand* neigt zur Perforation.
♦ DD.: Perforierte Appendizitis.

- **Gedeckte Perforation** nennt man den Durchbruch in einen (evtl. durch entzündliche Verklebungen) abgegrenzten Raum. Heftiger Schmerz, lokale Abwehrspannung, Leukozytose. Operation kann kontraindiziert sein (Gefahr der diffusen Peritonitis), Antibiotika.

- **Benigne Magenausgangsstenose** durch narbige Schrumpfung des Bulbus nach mehreren Ulkusrezidiven, zunächst noch durch Muskelkraft des Magens zu überwinden, dann Magenektasie (bis in das kleine Becken), Erbrechen *alter* Speisen (z. B. Tomaten *vom Vortage),* chronische Gastritis durch Speisegärung, Abzehrung. Plätschergeräusche.
Th.: Resektion.

Tabelle 10

	Reizmagen	Ulcus ventriculi	Ulcus duodeni	Magenkarzinom
Anamnese	lang; „empfindlicher Magen“; Widerwillen gegen Speisen; Foetor ex ore; Brechneigung; Gewichtsabnahme	heftige Schmerzen sofort nach dem Essen (Direktschmerz) oder 1–2 h p. c. in ganzer Ulkusperiode von 3–5 Wochen; Sodbrennen; Gewichtsabnahme; Rezidivneigung (Karzinom!)	heftige Schmerzen 2–3 h p. c. (Spätschmerz) oder nachts, sofort nach Nahrungsaufnahme verschwindend (Nüchternschmerz). Sodbrennen; gelegentlich Erbrechen; Rezidivneigung: Stenose	kurz; keine Schmerzen; Widerwillen gegen Fleisch; Gewichtsabnahme, Kräfteverfall (Tumorkachexie); evtl. Erbrechen
Tastbefund	diffuser Druckschmerz	umschriebener Druckschmerz (nur bei tiefsitzendem Ulkus)	umschriebener Druckschmerz unter dem Processus xiphoideus	bei Inoperabilität tastbar, Virchow-Drüse, Lebermetastasen
Gastroskopie	histologisch normal	glatt ausgestanzter Bezirk mit Umgebungsreaktion	glatt ausgestanzter Bezirk mit Umgebungsreaktion	unregelmäßige Ausstanzung mit leicht höckrigem Randwall oder flächenhafte Blässe des Antrum (Szirrhus) oder polypöses Wachstum
Röntgenbefund	verstärktes Faltenrelief oder aufgehobenes Faltenrelief oder vermehrter Nüchterninhalt	Ulkusnische an der kleinen Kurvatur, evtl. mit spastischer Einziehung der großen Kurvatur als „Ulkusfinger“ darauf zeigend	Ulkusnische im Bulbus duodeni (Vorder- oder Hinterwand); schmetterlingsförmige Deformierung des Bulbus	Füllungsdefekt, meist an der großen Kurvatur, Faltenabbruch, Wandstarre, (s. Karzinomformen S. 146)
Magensaft	hyperazid oder anazid, Leukozyten	Säure-Pepsin: normal oder erniedrigt	Säure-Pepsin: gesteigert	meist anazid, evtl. Milchsäure
andere Laborbefunde	normale Blutsenkung	gering beschleunigte Blutsenkung nur anfangs okkultes Blut im Stuhl	gering beschleunigte Blutsenkung nur anfangs okkultes Blut im Stuhl, oft Blutgruppe 0	stark beschleunigte Blutsenkung, Elektrophorese: Karzinomverdacht (α-β-γ-Angleichung); andauernde Sickerblutung: Anämie. Karzino-embryonales Antigen

- **Sanduhrmagen** durch narbige Schrumpfung nach Ulcus ventriculi: Unterteilung in zwei Magenanteile (selten).
- **Maligne Degeneration eines Ulcus ventriculi (Ulcus callosum):** Verdacht bei mangelhafter Heilungstendenz oder Sickerblutung. Kontrollen: Röntgen, Gastroskopie, Probelaparotomie: Resektion.
  Entartung eines Ulcus duodeni kommt nicht vor.

Magenkarzinom

Häufigster Krebs (BRD: 25 000/Jahr)*. Prädilektionsalter 4.–6. Dekade. Zuvor oft chronische Gastritis; atrophische Gastritis bei Morbus Biermer sogar typische *Präkanzerose.* Inoperable Fälle (= 50% der Neuaufnahmen) haben nur *5,5 Monate Lebenserwartung.* **Oberflächenkarzinome** (Muscularis propria noch nicht infiltriert) haben nach Operation eine *Fünfjahresüberlebensquote von 90%.* Der **„Early cancer"** kann in 30% der Fälle erkannt werden *(Gastrokamera, Gastroskopie, Zytologie);* er wird in 5 Typen eingeteilt: Abb. 54.

Klinisch unterscheidet man 3 Hauptformen:

- **das blumenkohlartig wachsende Karzinom,**
- **das schüsselförmig zerfallende Karzinom** und
- **den intramural wachsenden Szirrhus** (Faserkrebs).

Alle Formen sind *Adenokarzinome,* der Szirrhus von verschiedenem Typ. Schleimbildende Karzinome sind selten, aber besonders bösartig. Schmerzen verursacht zunächst keines der Karzinome; so ist es ein Glückfall, wenn das blumenkohlartig wachsende Karzinom oder das schüsselförmig zerfallende sich frühzeitig durch eine kleine *Blutung* anzeigen und die Untersuchung veranlassen: Das blumenkohlartige, in das Magenlumen wachsende Karzinom stellt sich als (oft großer) *Füllungsdefekt* dar (Abb. 52). Das schüsselförmig zerfallende Karzinom ist ein großer, etwas unregelmäßiger *Wand*defekt, der im Falle der Lage an der kleinen Kurvatur differentialdiagnostische Schwierigkeiten zum benignen Ulkus machen kann. Bei Perniziosa oder Magenpolyposis ist mit Mehrfachkarzinomen des Magens zu rechnen.

Für Malignität sprechen: *Kurze Anamnese, Widerwillen gegen Fleisch, Anazidität* (Azidität ist möglich!), *Sickerblutung, hohe Senkung* (Elektrophorese), *karzinoembryonales Antigen, andauernde Gewichtsabnahme, Kachexie* (Tab. 10). Kurzfristige Kontrolle: Gastroskopie, Röntgen, evtl. Probelaparotomie.

Metastasierung ist bei fortgeschrittener Kachexie wahrscheinlich:

- Leber tastbar vergrößert,
- ■ US.: Verdichtungsbezirke in der Leber,
- Laparoskopie: helle Knoten in der Leber/evtl. Peritoneum (Histologie),
- Peritoneale Aussaat: blutiger Aszites mit Tumorzellen,
- o Rö.: Leberszintigraphie: Aussparungen.
- *sog. Krukenberg-Tumoren* (Implantationsmetastasen in die Ovarien im „Schlammfang" des Douglas),

---

* = über 3% der Todesfälle. In der Geschlechtsverteilung liegen beim Mann Bronchialkarzinome deutlich, bei der Frau Brust- und Darmkarzinome gering vor dem Magenkarzinom.

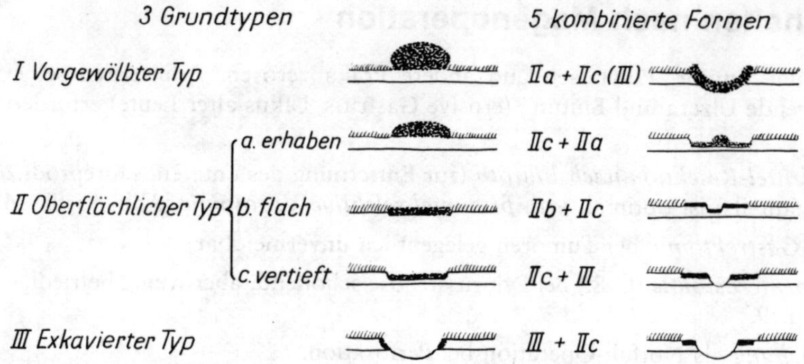

Abb. 54 *Early cancer (Jap. Ges. Endoskopie).*

Sitz:	Vorderwand	16%
	Kleine Kurvatur	52%
	Hinterwand	23%
	Große Kurvatur	9%

(insgesamt oberhalb des Angulus 15%)

- *Virchow-Drüse* (tastbar am Schlüsselbeinansatz des linken M. sternocleidomastoideus).

Szirrhus: wächst von der *Pylorusgegend* ausgehend *intramural.* Er *blutet daher nicht,* verläuft lange stumm und *metastasiert spät.*

o Rö.: *Wandstarre,* dann *Schrumpfung* des ganzen Magens.

Maligne Magenausgangsstenose nennt man diese Schrumpfung des Pylorus durch einen Szirrhus oder die Verlegung durch einen anderen bösartigen Tumor.
– ⧫ DD.: Benigne Stenose durch Ulkusnarbe.

Milchsäure findet man bei Ausgangsstenose mit Anazidität (also der malignen *und* der benignen Ausgangsstenose mit atrophischer Gastritis).

→ Tod an Tumorkachexie (Metastasen) oder massiver Magenblutung (rotes Blut: Anazidität).

Th.: Frühoperation, Palliativoperation.

Benigne Magenpolypen

Oft *familiär, bluten* und können *maligne degenerieren:* Elektroresektion bei Gastroskopie, histologische Untersuchung, Nachkontrolle.

Hiatushernien des Zwerchfells (Abb. 52, S. 142)

Typ I: *zu kurzer Ösophagus,* **II:** *paraösophageale Hiatushernie,* **III:** *Gleithernie* (häufigster Typ). Bisweilen große Magenabschnitte im Thorax. Gelegentlich Ursache *unerkannter Blutungen* (Anämie), Herzsensationen und Schmerzen: dann Operation. Konservativ: Abdominaldruck vermindern (Meteorismus und Husten behandeln, Gewichtsreduktion), aufrechte Haltung nach dem Essen.

Krankheiten nach Magenoperation

Perforation, Tumor, Polyposen und andere Präkanzerosen, Pylorusstenose, evtl. auch rezidivierende Ulzera und Blutung (erosive Gastritis, Ulkus alter Leute) erfordern Operation:

- *Zweidrittel-Resektion nach Billroth* (zur Entfernung des unteren, säureproduzierenden Magenanteils) ist optimal, evtl. *proximal selektive Vagotomie,* Abb. 55, S. 149,
- *totale Gastrektomie* bei Tumoren gelegentlich unvermeidbar,
- *Gastroenterostomie* (G.E.) bei Pylorusstenose schonend, aber wenig befriedigend. Abb. 55, S. 149.
- *Übernähung* als Notfall-Operation bei Perforation.

Bei unsachgemäßer Ausführung können neue Krankheiten auftreten:

- **„Dumping-Syndrom“:** Völlegefühl *sofort* nach dem Essen, Stuhldrang, Blässe, Schweißausbruch, Herzjagen infolge plötzlicher Dehnung und Motilitätsänderung des Jejunum; Transsudation in das Darmlumen (bis 2 l aus dem Kreislauf!) und Serotoninabgabe;
- **Syndrom der afferenten Schlinge:** *Schmerzen ½–2½ h p.c.,* oft galliges Erbrechen, *Megaloblastenanämie* (Malabsorption von B_{12}), Besiedlung mit Kolonkeimen;
- **„Postalimentäres Spätsyndrom“** *1½–3 h nach kohlenhydratreicher Mahlzeit:* Hypoglykämie (Schwäche, Zittern, Heißhunger);
- **Ulkusrezidive,** besonders das typische *Ulcus jejuni pepticum* durch Säureandauung des ungeschützten Jejunum bei mangelhaft reseziertem Magen oder Zollinger-Ellison-Syndrom;
- **Ulkus an unaufgelöstem Nahtfaden** (gastroskopisch entfernen!);
- **Karzinomrezidive,** bei Billroth II *ohne* Enteroanastomose *häufiger* als mit Enteroanastomose;
- **Leberschäden;**
- **Verschiedene Mangelstörungen:** Gewichtsverlust – „agastrische Dystrophie“, *Eisenmangelanämie* (Resorptionsstörung; Blutung?), Kalzium-(Osteoporose) und Vitaminmangel infolge schlechter Ausnutzbarkeit der Speisen, *Perniziosa: B_{12}-Mangel* fast nur bei Gastrektomie und frühestens nach 3 Jahren.

Th.: Internistisch. Operative BII-BI-Umwandlung nur bei begründeter Notwendigkeit (Risiko 5–20%).

Statt einfacher Resektion sollten daher immer *Vagotomie* und *Pylorotomie* erwogen werden!

Folgen der (obsoleten) trunkulären Vagotomie:

erwünscht

- nervöse Magensekretion fehlt,
- vagusbedingte Gastrinsekretion fehlt,
- Partialzellen vermindert ansprechbar auf Gastrin und auf Histamin,
- Schmerzbefreiung;

unerwünscht möglich

- Dysphagie,
- Magenretention,
- Diarrhö,
- Steatorrhö.

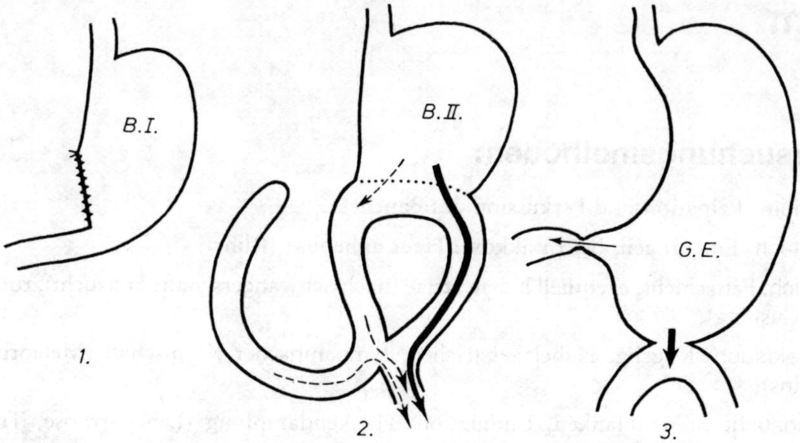

Abb. 55 *Magenoperationen.* 1. Billroth I, 2. Billroth II (mit Braunscher Anastomose der angelegten Jejunalschlinge), 3. einfache *Gastroenterostomie* (bei Pylorusstenose).

♦ Differentialdiagnose: Bluterbrechen (Hämatemesis)

Bluterbrechen aus dem Magen ist *kaffeesatzartig* infolge Denaturierung der Eiweißkörper und Überführung des Hämoglobins in salzsaures Hämatin durch die Salzsäure; dann *schmierig-schwarzer Teerstuhl.* Bei Anazidität und Erbrechen im Schwall kann Blut aus dem Magen auch rot aussehen.

Ulcus ventriculi: Vorausgehende Schmerzen können fehlen, weil schnell (innerhalb von Stunden) gebildete Magengeschwüre auch zur Blutung neigen. Gastroskopie. Röntgenbefund oft negativ.

Ösophagusvarizenblutung: Ursache: **Leberzirrhose,** *aber auch Hämatemesis bei Leberzirrhose in 50% aus Ulzera, Erosionen oder Tumor! Notfallgastroskopie!*

♦ DD.: NH_3 *anfangs* hoch nur bei Leberzirrhose mit portaler Hypertension, *nicht* bei reiner Ulkusblutung.

Magenkarzinom (Ausnahme: Szirrhus blutet nicht): Gewichtsabnahme, Widerwillen gegen Fleisch, Virchowsche Drüse.

Gastritis erosiva: Eventuell als zerebrales Zeichen bei Hirntumor oder nach Trauma.

Mallory-Weiss-Syndrom: tiefe Einrisse am ösophagogastralen Übergang.

Pfortaderthrombose: Bluterbrechen und Blutstühle.

Milzvenenthrombose: Schwere Oberbauchkoliken.

Hämorrhagische Diathese: Rumpel-Leede-Stauungsversuch positiv, Thrombozyten?

Verbrauchskoagulopathien: bei Schwerstkranken und Vergiftungen. Diffuse Schleimhautblutungen, Verbrauch der Thrombozyten und Gerinnungsfaktoren.

Morbus Osler: Teleangiektasien in Haut und Schleimhaut.

Polyposis ventriculi.

Lungenblutung, Nasenbluten ausschließen.

Darm

Untersuchungsmethoden:

Inspektion-, Palpation und Perkussion des Bauches.

Kahnbauch: Eingezogen, bei Exsikkose: Haut abhebbar (Ruhr);

Fettbauch: Fettschicht, eventuell blasse Striae (nach Schwangerschaft; Fettsucht), rotblaue Striae (Cushing);

Trommelbauch: Kugelig, Nabel verstrichen, tympanitischer Klopfschall (Meteorismus, Peritonitis);

Aszitesbauch: Breite Flanken, Undulation, Flankendämpfung (Leberzirrhose, Tumormetastasierung, Tuberkulose);

Darmsteifungen: Vermehrte Peristaltik, z. B. vor Stenose;

Auskultation: Darmgeräusche *verstärkt* vor Stenose, *fehlen* bei Peritonitis;

Resistenzen: Fehlen normalerweise. Tumoren? Lymphknoten?

Abwehrspannung: Allgemeine oder lokalisierte peritoneale Reizung!

Dünndarm: Fibroskopie, Schleimhautbiopsie.

Enddarm: Inspektion: Hämorrhoiden? Fissuren?;

Digitale Untersuchung: Geschwulst, Enge, Krater, Blut am Finger (Karzinom);

Rektoskopie: bis 30 cm (Karzinom? Polypen? Kolitis?);

Koloskopie mit Fiberoskop bis 110 cm und weiter, evtl. Probeexzision.

Funktions-Test:

Ileum: B_{12}-Resorption: Schilling-Test;

Jejunum: D-Xylose-Test (von 5 g sollen in 5 Std. mindestens 1,2 g in Urin gehen).

Stuhl: Konsistenz? Blut*auflage* (Hämorrhoiden, Karzinom)? Blut*beimischung* (höhere Blutungsquelle: Kolitis, Karzinom)? Schleim- oder Eiterauflagerung (Kolitis)? Parasiten? Normale Menge 150–250 g/d. Okkultes Blut: Teststäbchen.

Aszites (Bauchwasser): Punktionsstelle links, am Übergang des äußeren zum mittleren Drittel der Richter-Monroeschen Linie (Verbindung vom Nabel zur Spina iliaca anterior superior). Cave: A. epigastrica inferior und A. epigastrica superficialis.

- ■ US.: **Aszitesnachweis:** sogen. Kaskadenphänomen bei Tumoren oder entzündlichen Magendarmveränderungen.
- o Rö.: **Dünndarmdiagnostik:** Magen-Darm-Passage (Bariumkontrastbrei peroral); hypotone Duodenographie, Bilbao-Sonde, Doppelkontrast.
- o Rö.: **Dickdarmdiagnostik:** *Kontrasteinlauf* aus Neobar-Brei und Clysotrast; *Doppelkontrastdarstellung* mit Lufteinblasung nach Ablassen des Kontrastbreies; *Leeraufnahme des Abdomens im Stehen:* Spiegelbildungen? (bei Ileus).
- o **Chilaiditi-Syndrom:** Interposition des Kolon zwischen Leber und Zwerchfell (evtl. Schmerz, Stuhlverhaltung).

Regeneration der Schleimhaut setzt eine normale Keimbesiedlung voraus, die einen physiologischen Reiz unterhält. (Eine Schleimhautzelle wandert in 48 Stunden von der Basis zur Spitze der Zotte.) *Antibiotika und Zytostatika stören die Regeneration* und können Atrophie, sogar Ulzeration der Schleimhaut bedingen; daher kurz therapieren und Vitamine geben.

Maldigestion, Malabsorption: *Digestion* besteht in der Aufspaltung hochmolekularer Nahrungsbestandteile, *Absorption* ist die Aufnahme der Spaltprodukte durch die Darmschleimhaut (einfache Diffusion, aktiver Transport, Pinozytose entsprechend Phagozytose der Einzeller). *Hauptort der Resorption von Nahrungsmitteln ist das Jejunum, von Vitamin B_{12} und Gallensalzen das Ileum.* Eine Dünndarmresektion ist daher folgenschwerer als eine ⅔-Magenresektion. – Folgen:

- Hypoproteinämie → • *Ödeme*, • *Gewichtsverlust*
- Hypolipoproteinämie
- Fe ↓ → • *Anämie*
- Vitamin B_{12} ↓ *(Schilling-Test positiv)*
- Vitamin K ↓ *(= Faktor II, VII, IX, X ↓: Quick ↓)* → • *Koagulopathie*
- Vitamin A ↓ *(Belastungstest)*
- Mg ↓; • Ca ↓ → • *Osteoporose,* → • *sek., tert. Hyperparathyreoidismus*

Definition der Malabsorption: mehr als 5 g/d Neutralfett im Stuhl, Stuhlgewicht mehr als 300 g/d.

Tabelle 11

Test ♦	**Maldigestion**	**Malabsorption**
D-Xylosetest *(nur Dünndarmschleimhaut!)*	normal	pathologisch
Disaccharidbelastung	normal	pathologisch
Vitamin-A-Belastung *(Leberzirrhose ausschließen!)*	pathologisch	pathologisch

Primäre Enzymdefekte* der Dünndarmschleimhaut sind klar umschriebene Ursachen der Malabsorption. *Der Fermentmangel wird in Saugbiopsie nachgewiesen:*

- **Laktosemalabsorption,** wird sofort nach Geburt mit Gabe von Milch manifest und kann beim Erwachsenen weiterbestehen; neben dieser hereditären Form gibt es eine erworbene unklare Genese. *Oraler Laktoseresorptionstest:* Verminderter Glukoseanstieg im Blut, Durchfälle, Schmerzen;

---

* **Ein-Gen-eine-Polypeptidkette-Hypothese:** An zusammengesetzten Enzymen sind mehrere Gene beteiligt (daher Organspezifität).

- **Saccharose-Isomaltose-Malabsorption,** hereditär-kongenital, sehr viel seltener, wird beim Übergang von Milch auf gemischte Kost manifest, *später meist kompensiert.*

Einheimische Sprue (im Kindesalter: **Zöliakie**)

Malabsorption bei morphologischer Schädigung der Dünndarmschleimhaut infolge eines spezifischen *intestinalen Peptidasedefekts,* wodurch Gluten-(Kleberstoff-)Bestandteile verschiedener Getreidekörner toxisch wirken können: *Dünndarmbiopsie:* Zotten flach, Krypten lang (Mitosen!), Rundzellinfiltrate in Lamina propria. Verminderte Eisen- und Kalziumresorption (Tetanie), Hypoprothrombinämie (Purpura); D-Xylose im Harn niedrig. – Auslösbar durch Infekte. Disposition genetisch: Chromosom 6.

Th.: Glutenfreie Diät, Substitution von Vitaminen usw.

♦ DD.: Sprueähnliche Krankheitsbilder mit Durchfall und Malabsorptionsleiden sehr verschiedener Genese, z. B. Magenresektion, Pankreasinsuffizienz, Leberleiden, Dünndarmresektion, Milchintoleranz (Laktasemangel in der Dünndarmschleimhaut), exsudative Enteropathie. – Fettbilanzuntersuchung, Xylosetest, Schilling-Test, orale Schleimhautbiopsie des Dünndarms.

Morbus Whipple S. 289.

Exsudative Enteropathie

Entsteht bei höherem *Albuminverlust* durch den Darm (Norm 5 g/d) als Albuminaufbau in der Leber (Kapazität 0,4 g/kg/d): *Hypoproteinämie.* Verlustnachweis mit ^{51}Cr-Albumin in Fäzes,

♦ DD.: bei Nephrose α_2- und β-Globulin relativ hoch; Hypercholesterinämie.

Primäre exsudative Enteropathie: angeborene intestinale Lymphangiektasie.

Th.: Fettfrei zur Entlastung der Lymphgefäße; hierfür mittelkettige Triglyzeride (MCT): Transport auf Blutweg. Humanalbumin i.v.

Sekundäre exsudative Enteropathie: ätiologisch verschiedene Lymphstauung oder Epithelläsion des Darms.

Vegetative Darmstörungen

Reizkolon (Colon irritable): Schmerzen im Kolonverlauf, bes. morgens beim Erwachen (Umstellung: Vagotonus der Nacht auf Sympathikotonus), Obstipation: „schafkotartiger Stuhl" bzw. Diarrhö mit Schleimabgang (**Colica mucosa**) morgens oder sofort nach dem Essen. Der dünne Schleim bewirkt Kaliumverlust. Konfliktsituation? Nahrungsallergie?

♦ DD.: Hyperthyreose, Colitis ulcerosa, Karzinom. Laxantienmißbrauch.

Th.: Psycholeptika, ausgeglichene Kost.

Anlagemäßige Störungen

Duodenal- und Kolondivertikel (Abb. 56) sind im Alter häufig; sie entstehen als *lokale Wandausstülpungen bei Wandschwäche. Beschwerden bei Entzündung.*

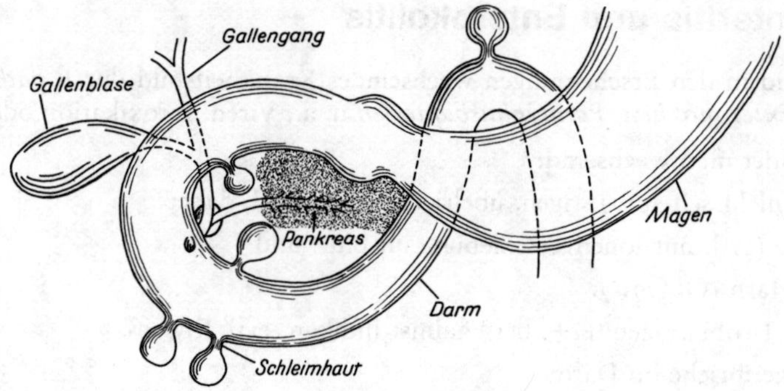

Abb. 56 *Duodenaldivertikel (Prädilektionsstellen).* Besonders nahe der Gallengangsmündung können durch Druckerscheinungen und Divertikulitis starke Beschwerden auftreten.

Divertikulitis, Dickdarm (meist Sigmoid): „Linksseitige Appendizitis", Durchfälle, Ileus, Perforation, Leberabszeß (Th.: vorbeugende Operation); ⧫ DD.: Karzinom.

Megakolon, führendes Symptom: *Obstipation.* **Morbus Hirschsprung** (Kinder, auch dominant): Aplasie der Ganglien des Rektosigmoids, Dyskinesie dort, Rückstauung: monströse Darmerweiterung oberhalb. Th.: operativ.

Idiopathisches Megakolon: auch Rektum erweitert;

symptomatisches Megakolon: über Stenose.

Entzündungen des Darmes

Diarrhöen entstehen bei

- *beschleunigter Passage,* auch des gesunden Darmes (z. B. nach Koffein, bei Hyperthyreose),
- *mangelhafter Resorptionsleistung,*
- *gesteigerter Darmsekretion.*

Bei Darmerkrankung treffen diese Voraussetzungen meist zusammen.

Allgemeine Durchfallserkrankung („Darmkatarrh")

Banale Durchfallserkrankungen sind häufig. Sie können bei Diätfehlern auftreten: Eine einseitige Überlastung der Verdauungsorgane oder eine plötzliche Nahrungsumstellung machen durch *relativen Fermentmangel* Speisen unverdaulich. Reichlich breiiger, gäriger Stuhl, nach dessen Absetzen der Drang verschwindet, spricht für eine *Dünndarmerkrankung.* Fermentmangel und die Aufhebung der Salzsäureschranke für Bakterien sind auch für die Durchfälle der Magenresezierten und Achyliker, die kurz nach den Mahlzeiten auftreten, verantwortlich zu machen (S. 148).

Akute Enteritis und Enterokolitis

Schweres und in den Erscheinungen wechselndes Krankheitsbild durch *pathogene Kolibakterien, Enterokokken, Paratyphusbakterien* u. a., Viren, Intoxikation oder Allergie.

Objektiv findet man wechselnd:

- *Diarrhö,* nicht selten wäßrigen, übelriechenden Stuhl, daher
- *Exsikkose* (evtl. mit Ionenverschiebung im Blut) und
- weniger Harn *(Oligurie).*
- Im Harn: Urobilinogen +/+, bei Fäulnis: Indikan, evtl. Eiweiß.
- Plätschergeräusche im Darm,
- aufgetriebener Leib und
- Druckschmerzhaftigkeit über dem Kolon bei Kolitis.
- Zeitweilig Fieber,
- belegte Zunge.

Prognose: Gut, wird selten chronisch.

Th.: Nahrungskarenz, Diät, Wasser- und Elektrolyt-(K^+)Ausgleich, Kreislaufschockbehandlung, Antibiotika.

Chronische Enteritis und Enterokolitis

Aus akuter Form, bei Fermentschwäche (Malabsorption) oder Magenresektion. Klinisch weniger stürmisch:

- Leibschmerzen, besonders im Oberbauch,
- Durchfälle (können sogar fehlen),
- mangelhafte Nahrungsausnutzung, daher
- Abmagerung, ● Anämie, ● Avitaminosen.
- *Rektoskopisch:* bei Kolitis gerötete, *geschwollene Schleimhaut.*

o *Rö.: mangelhafte Reliefdarstellung* (infolge vermehrter Sekretion und Schleimauflagerung), evtl. Spiegelbildung, Spasmen neben Atonien; Kolonbeteiligung nur bei Enterokolitis.

Prognose: Schwere, hartnäckige, zu Rezidiven neigende Erkrankung.

♦ DD.: Nahrungsmittelallergie (Laktose, Gluten u. a.), Neoplasma, Medikamente (Laxantien, Antibiotika, Zytostatika).

Th.: Diätumstellung entsprechend der Stuhlbeschaffenheit, Salzsäure, Fermente und Antibiotika.

Colitis ulcerosa

Autoimmunkrankheit: Darmschleimhaut und Kolibakterien enthalten ähnliches Lipopolysaccharid-Antigen. Antikörper auf Koli wirken daher auch auf die Darmschleimhaut. Genetische Disposition.

Chronisch-entzündliche Erkrankung der Kolonschleimhaut:

- *Sensible,* ehrgeizige Menschen, vorwiegend junge Frauen,
- *nach seelischen Konflikten,*
- *schwere Abmagerung,* • *Eisenmangelanämie,* • *Hypokaliämie* durch
- *zahlreiche dünnflüssige helle Stühle,*
  - zeitweilig fast rein *blutig oder eitrig,* übelriechend,
- Spasmen, Tenesmen, Fieber über Wochen,
- Kolonverlauf druckschmerzhaft,
- *Koloskopisch:* Vulnerable, geschwollene, hochrote Schleimhaut mit unregelmäßigen Ulzera, Blut- und Schleimhautauflagerungen, eventuell Pseudopolyposis *vom Rektum nach oben kontinuierlich* fortschreitend
  - ♦ DD.: Morbus Crohn: *umgekehrt und diskontinuierlich.*

o Rö. (retrograd Doppelkontrast): Konturen streckenweise glatt, große Gebiete aber fein gezahnt, mit Ulzera (und Unterminierung der Schleimhaut). Beteiligung des unteren Ileum in 15% möglich, also *perorale* Darmdarstellung in zweiter Sitzung.

Prognose: *Schlecht.* Über Jahre mit starker Rezidivneigung verlaufendes Krankheitsbild; perakute Form (10%): „toxisches Megakolon" meist letal.

Komplikationen: *Massive Blutung, Perforation, Ileus.*

Folgen: *Amyloid;* in 15% *Karzinom* nach 10–30 Jahren, davon 4% Mehrfachkarzinome! – Polyarthritis, Uveitis, Thrombose, Erythema nodosum, Pericholangitis, Fettleber.

♦ DD.: Reizkolon (Colica mucosa), Karzinom, Divertikulitis, Tuberkulose, Enteritis regionalis (4mal seltener).

Th.: Eiweißreiche Diät, Kortikoide, Azulfidine (Salizylazosulfapyridin), Klysmen. Bluttransfusion, Eisen, Kalium. Evtl. Chloramphenikol, synthetische Penizilline. Bei toxischem und rezidivierendem Verlauf: Kolektomie (Anus praeter naturalis dexter). – Psychotherapie!

Enteritis regionalis granulomatosa (Morbus Crohn)

Autoimmun-Vorgang wie bei Colitis ulcerosa.

Entzündlich-granulomatöse Wucherung (Lymphozyten, Eosinophile, Riesenzellen) *meist des unteren Ileum und der regionalen Lymphknoten mit Neigung zu Stenose und Fisteln.* Kann *diskontinuierlich (!)* in beliebigen Abschnitten des Magen-Darm-Trakts auftreten. In 85% Beginn zwischen 20. und 40. Lebensjahr, familiär gehäuft. (Möglichst Probeexzision; Rektum nur in 50% der Fälle befallen), Perianalgranulation, Fistel.

Akut: wie Appendizitis (40% werden bei Operation entdeckt),

chronisch: mit unregelmäßigem Fieber, Koliken, Erbrechen, Diarrhö oder Obstipation, tastbarem Tumor, Fistelbildungen.

o Rö.:
- o Stenose: Spiegelbildung, geblähte Schlingen,
- o *fadenförmige Stenose* ohne Schleimhautrelief („Kopfsteinpflaster"),
- o *bogige Wandkonturen* gegenüber Mesenterialansatz,
- o *Ulzerationen* auf Mesenterialseite;
- o Angiographie: starke Vaskularisierung, frühe venöse Phase.

♦ DD.: Appendizitis, Colitis ulcerosa, Ileozökaltuberkulose, Aktinomykose, Colitis ulcerosa, Neoplasma, nicht-gangränöse „ischämische" Kolitis (meist linke Flexur, alte Menschen).

Prognose: unsicher (Rezidivneigung auch nach Resektion).

Th.: Kortikoide, Azulfidine; konzentrierte Kost (ohne Milch und Zitrusfrüchte); Vitamin B_{12} parenteral. – Resektion erwägen.

♦ **Differentialdiagnose:**	**Colitis ulcerosa**	**Morbus Crohn**
Durchfall	+++	+++
Blutige Stühle	+++	+
Leibschmerzen	+	+++
tastbarer Tumor	∅	+
Fisteln, Analfissuren	(∅)	+
Koloskopie (o Rö):		
im Rektum	*fast immer*	nur in ~ 50%
Befall	*kontinuierlich, ↑ weniger*	segmental
Schleimhaut	*„granulär", lädierbar*	Umgebung normal
Ulzerationen	diffus	spalt- oder landkartenförmig
Histologie:		
Hyperämie	stark	meist gering
Submukosa	verschmälert	verbreitert
Ausbreitung	Mukosa → Submukosa	transmural, submukös
Infiltration	diffus	follikelähnlich
Epitheloidzellgranulome	sehr selten	in 60%
Becherzellen	stark reduziert	(leicht reduziert)
Kryptenabszesse	sehr oft	selten

♦ **Differentialdiagnose: Rektalblutung**

Hämorrhoiden, äußere	Jucken, Brennen, bei Defäkation Schmerzen	prolabierte Knoten.
innere		proktoskopisch bei 2-5-9 Uhr in Knie-Ellenbogenlage.
Perianalthrombose	plötzlicher Analschmerz, Defäkation kaum möglich	praller, sehr schmerzhafter Knoten
Analfissur	„schneidender" Schmerz bei Defäkation	Fissur (fast immer dorsal), Sphinkterspasmus.
Rektumkarzinom	Tenesmen, „falsche Freunde"	unregelmäßige Wandinfiltration, 50% digital, 70% rektoskopisch erreichbar. o Rö.
Kolonkarzinom	li.: Subileus, re.: Blutung	äußerlich tastbar, o Rö.
Polyp(ose)	schmerzlose Intervallblutung	familiär? Hautpigmentierung? Probeexzision.
Colitis ulcerosa	10–20 Entleerungen mit Blut und Schleim	♀ > ♂, meist junge Pat., Anämie, Gewichtsverlust.
Ruhr, Typhus	Fieber	Serologie. Kultur.

Akute Appendizitis

Der lange, enge Blindsack, der reichlich lymphatisches Gewebe aufweist, *schwillt bei Abknickungen, mechanischen Reizungen und lymphatischen Reaktionen* leicht zu. Die immer vorhandenen Erreger führen zur *Wandphlegmone:*

- Besonders *junge* Menschen bis mittleres Lebensalter:
- Schmerzen im ganzen Bauch → dann rechter Unterleib,
- *rechtes Bein angezogen,*
- Erbrechen, Fieber (rektal höher als axillar),
- *Abwehrspannung* im rechten Unterleib (lokale Peritonitis),
- *McBurneyscher Punkt druckschmerzhaft* (Mitte: Nabel/Spina a. s.),
- *„Loslaßschmerz"*, auch vom linken Unterleib auslösbar,
- rektale Untersuchung: Druckschmerz rechts,
- *Leukozytose mit Linksverschiebung: früh!*
- Durchwanderung oder Perforation: *Perityphlitis.*

♦ DD.: Morbus Crohn. Th.: Appendektomie.

Spezifische Entzündungen

Darmtuberkulose

Primäre Darmtuberkulose: *Fütterungstuberkulose* vorwiegend durch tuberkulöse Milch und Butter (Typus bovinus).

Sekundäre Darmtuberkulose: endogene Darminfektion mit eigenen Tuberkelbakterien. Es werden (wie beim Typhus) die *Follikel und Peyerschen Haufen* bevorzugt betroffen: Daher Hauptsitz unteres Ileum und die *Ileozökalklappe,* wo sich reichlich lymphatisches Gewebe befindet.

Exsudative Darmtuberkulose der desolaten, *marantischen Phthisiker,* die reichlich Tuberkelbakterien verschlucken und infolge Resistenzminderung auch im Darm erkranken. *Heftige Durchfälle,* die das Ende einleiten.

(Produktiver) tuberkulöser Ileozökaltumor, eher klinisch isolierte Manifestation. Tuberkelbakterien meist erst in *Kultur* oder *Tierversuch* nachzuweisen.

o Rö.: Verdacht bei *portioähnlich in das Zökum vorstehender Klappe* bei Füllung von oben, bzw. Klappendehiszenz bei Füllung von unten.

Prognose: Richtet sich nach dem Grundleiden. Perforation selten. Eventuell (auch isoliert) lymphogen in Mesenteriallymphknoten.

Th.: Behandlung der Tuberkulose (S. 130).

Aktinomykose des Darmes

Sehr selten. Aktinomyzespilze gelangen *kanalikulär* direkt oder von Mundaktinomykose in den Darm und bilden mit Vorliebe einen *Ileozökaltumor,* der zur Perforation – auch durch die Bauchwand – neigt. Nachweis: Drusen.

♦ DD.: Morbus Crohn, Tuberkulose.

Passagebehinderungen

Habituelle Obstipation

Besonders bei *Frauen*. Allgemeine Unpäßlichkeit. Wird der Stuhldrang gewohnheitsmäßig unterdrückt (Ekel vor Schulabort, „Zeitmangel"), dann bleibt dieser Reiz schließlich aus.

Prognose: Gut, aber langwierig. Cave: Hypokaliämie bei Laxantienabusus.

Th.: Erziehung, schlackenreiche Diät, milde Abführmittel, Bewegung.

Stenosen

Darmstenosen sind Engen des Darmlumens infolge

narbiger Wandveränderung durch bzw. nach Entzündungen (Dysenterie, Tuberkulose, Aktinomykose usw.),

Tumoren des Darmes (Abb. 57 und 58), Kompression von außen (Tumor, Strangulation u. dgl.),

im weiteren Sinne auch durch Verlegungen des Lumens (Fremdkörper, große Gallensteine nach Spontanperforation in das Darmlumen, Askaridenknäuel usw.).

Dünndarmstenosen sind *lange symptomlos,* weil die Enge durch vermehrte Muskelarbeit überwunden wird: Dann bekommt der Patient Schmerzen; man sieht Darmsteifungen, hört ein Plätschergeräusch der angestoßenen Darmschlingen und vermehrtes peristaltisches Gurren.

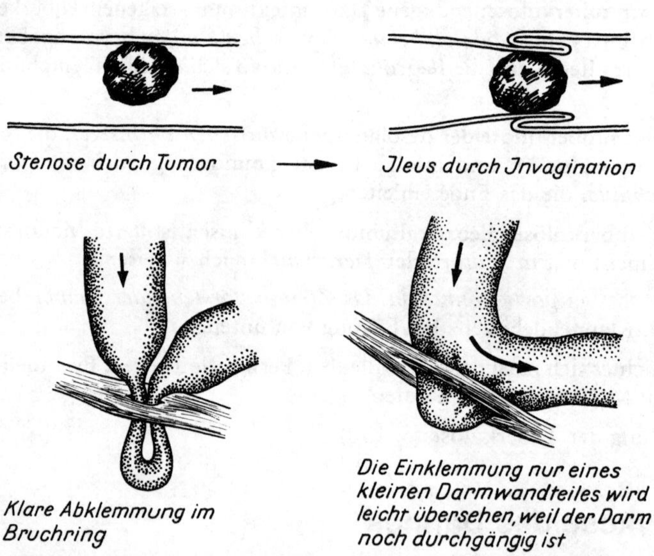

Abb. 57 *Passagehindernisse des Darmes:*
Stenose durch Dünndarmtumor, *Ileus* durch Invagination dieses Tumors. Teileinklemmung des Darmes (Littrésche Hernie): Stuhl und Winde gehen ab. Die Gefahr der Wandnekrose kann hierdurch verkannt werden. Totaleinklemmung des Darmes in eine Hernie: Stuhl und Winde gehen nicht ab.

Dickdarmstenosen bieten *früher Erscheinungen,* weil der nunmehr eingedickte Kot schwieriger passiert. Es kommt zu plötzlichen Obstipationen und Darmsteifungen mit Schmerzen. Der abgesetzte Stuhl ist kleinknollig oder bleistiftförmig, zeitweilig Durchfälle infolge einer Darmschleimhautentzündung.

Diagnose: palpatorisch, rektoskopisch und röntgenologisch.

Therapie und **Prognose** richten sich nach dem Grundleiden.

Tabelle 12

Dickdarmileus	Dünndarmileus	Dünndarmgangrän
Bauch weich	weich	gespannt (Peritonitis)
Geräusch normal (evtl. verstärkt)	verstärkt	fehlt Schockpuls
o Rö.:Blähung: Dickdarm (evtl. Dünndarm)*	Dünndarm mit Spiegel	ebenso, und breite Septen (Darmwandödem)

* bei Rückstauung in den Dünndarm

Ileus (Darmverschluß)

Häufigste Ursache: Verwachsungen nach Bauchoperationen (65%), davon 25% Appendektomie.

Einteilung nach Ätiologie und Pathogenese.

Mechanischer Ileus: metallisch klingende Darmgeräusche.

- **Okklusionsileus:** Durch komplette Stenose (z. B. Tumor; Speisen: Pilze, Sauerkraut); Blutversorgung erhalten! *Invagination* (Abb. 57).
- **Strangulationsileus:** Durch Aufhängung des Darmes (z. B. Verwachsung, Volvolus, Hernie, Abb. 57); *Blutversorgung gestört!*

Funktioneller Ileus:

- **Paralytischer Ileus:** Motorische Darmlähmung, auch bei anatomisch intaktem Darm, bes. Kaliummangel (sekundärer Hyperaldosteronismus, postoperative Darmparese, Peritonitis, S. 191), Gallenkoliken.
- **Spastischer Ileus:** Dauerkrampf (z. B. Porphyrinurie, Bleivergiftung); *eventuell Blutversorgung gestört.*

Folgen des Ileus: *Obstipation, lokale Durchblutungsstörung* (Darmwandnekrose: Perforation–Peritonitis), Exsudation in den Darm (Exsikkose, Elektrolytverlust). Symptomatologie: *Kolikartige Schmerzen, Erbrechen* (evtl. Koterbrechen: Miserere), *kein Abgang von Stuhl und Winden,* Meteorismus, Stenosezeichen (S. 158 f), bei paralytischem Ileus: Keine Darmgeräusche. Facies abdominalis (spitzes Gesicht mit Rändern unter den Augen und eingefallenen Wangen), trockene Zunge, bei Peritonitis: Leukozytose, Kreislaufversagen.

o Rö.: Leeraufnahme im Stehen oder bei Seitenlage: *Spiegelbildungen.*

Prognose: Bei paralytischem Ileus immer fraglich, sonst abhängig vom Grundleiden. 20% Mortalität. Todesursachen: Peritonitis 50%, Lungenembolie 15%, Herzinsuffizienz u. a.

Th.: Grundleiden beachten! Dauerabsaugen des Magensaftes. *Bei paralytischem Ileus:* Prostigmin, Aldosteronantagonisten und Kalium, *bei spastischem Ileus:* Krampflösende Mittel, *bei Okklusionsileus des Dickdarms:* hoher Einlauf, Operation. Elektrolythaushalt ausgleichen, Flüssigkeits- und Plasmainfusionen geben.

Darmtumoren

Dickdarmkrebse

Makroskopisch und mikroskopisch entsprechen die Dickdarmkrebse weitgehend den Magenkarzinomen: Am häufigsten sind polypöse oder breit aufsitzende Adenokarzinome, die oft schüsselförmig zerfallen. Zylinderkrebse mit szirrhösen Anteilen haben einen harten Ringwall. Die Mastdarmkrebse sind vorwiegend vom zirkulären, ulzerierenden Typ. Prädilektionsstellen s. Abb. 58. *Frühsymptome fehlen meist;* Verdacht bei plötzlicher Verstopfung bei älteren Menschen, (Tumor-)Anämie, (Tumor-)Kachexie. *Blutabgang* beobachtet man erst bei längerem Bestehen: *Untermischung bei hohem Sitz, Auflagerung bei tiefem.* Diagnose: *Hämoccult positiv, digital, rektoskopisch, koloskopisch* (Probeexzision). Höher sitzende Tumoren (häufiger bei Frauen) sind *durch die Bauchdecken tastbar.* Karzinoembryonales Antigen (CEA) oft positiv, sogar Blutsenkung lange normal.

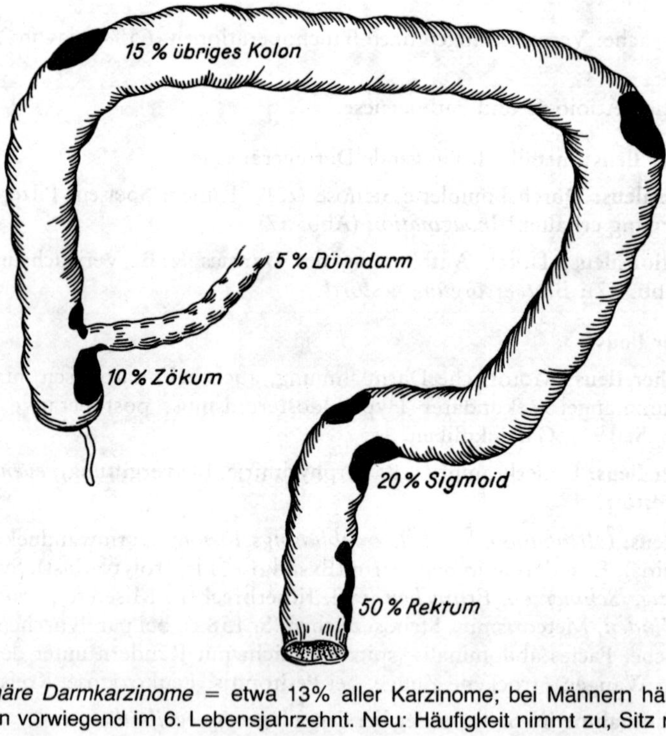

Abb. 58 *Primäre Darmkarzinome* = etwa 13% aller Karzinome; bei Männern häufiger als bei Frauen. Beginn vorwiegend im 6. Lebensjahrzehnt. Neu: Häufigkeit nimmt zu, Sitz rückt höher.

o Rö. retrograde Füllung des Kolons: Wanddefekt, Aussparung, zirkuläre Einengung des Lumens oder nur umschriebene Wandstarre.

Präkanzerosen: Familiäre Kolonpolypose, 15% der Colitis ulcerosa, weniger: Divertikulosen.

Prognose: Dickdarmkarzinome *metastasieren relativ spät* (Peritoneum, Leber: Laparoskopie!). Nur den Analring erreichende Rektumkarzinome brechen früh in den Plexus haemorrhoidalis und die Lymphbahn ein; sie metastasieren in die dann tastbar vergrößerten Inguinallymphknoten.

Th.: Totaloperation, eventuell Anus praeter naturalis: 40% überleben 5 Jahre.

Dünndarmkrebse

Nur 5% der Darmkrebse. Ileus! Okkultes Blut!

o Rö.: Orale Kontrastdarstellung.

Dünndarmkarzinoid

Entartungsform der *chromaffinen Zellen* des „gelben Zellorgans". Nachweis des sehr stark erhöhten *5-Hydroxytryptamin (Serotonin, Enteramin) im Blut* bzw. des Abbauproduktes: der *5-Hydroxyindolessigsäure im Harn.* Symptome sind Durchfälle, Koliken, Ileus, flüchtige Rötungen des Gesichts und der Extremitäten *(„flushs")*, Teleangiektasien, Blutdruckschwankungen, Cassidy-Scholte-Syndrom (S. 23). Sitz *vorwiegend im terminalen Ileum.*

Th.: Frühoperation. Bei Metastasen: Trasylol versuchen (Kallikrein-Trypsin-Inhibitor).

Darmpolypen

Gestielte (meist tubuläre), seltener aufsitzende (meist villöse) *benigne oder maligne Adenome* besonders im Rektum und Sigma, einzeln oder in Vielzahl („Polyposis", Mehrfachkarzinom); *oft familiär. Blutungsneigung.* Diagnose: röntgenologisch, koloskopisch (Polypen *total* zur Histologie). Strenge Überwachung auch der „benignen" Adenome, besonders der tubulären, oder prophylaktische operative Entfernung ganzer Darmabschnitte, im Endabschnitt auch nur endoskopische Polypektomie.

Peutz-Jeghers-Syndrom: Polypen im Magendarmtrakt (bes. Jejunum, Ileum). Haut- und Schleimhautpigmentation (bes. perioral; obligat: Lippenrot, Wange). Erblich. Selten. Malignität extrem selten.

Darmparasiten

Zestoden (Bandwürmer)

Bandwürmer haften mit dem *Kopf (Skolex)* im Darm (speziell Dünndarm). Stücke oder einzelne *Glieder (Proglottiden)* gehen mit dem Stuhl ab, bewegen sich noch. Artdiagnose (Abb. 59) aus der Form des Uterus: Glieder zwischen zwei Objektträger pressen. In

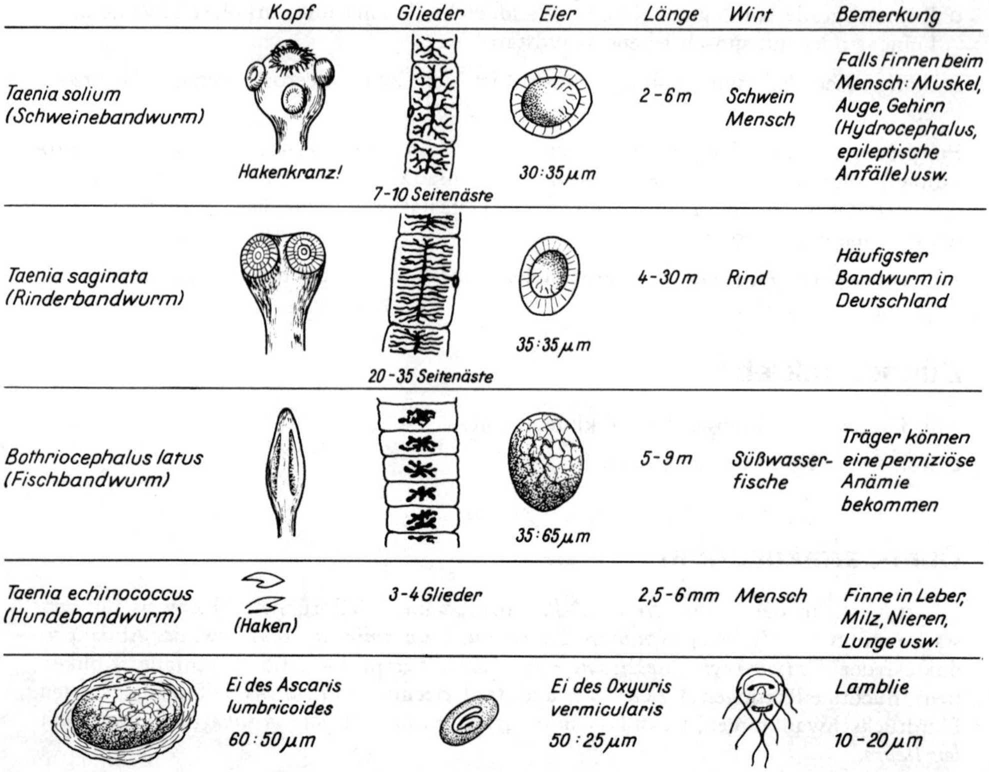

Abb. 59 *Darmparasiten* (Text S. 161 bis 163).

Stuhlaufschwemmung schwimmen Eier oben. Sie entwickeln sich, wenn sie in den Magen eines geeigneten Zwischenwirts gelangen, in dessen Organen zu einer Blase (Zystizerkus, Finne). Vom Menschen mit dem Fleisch bzw. Fisch genossen, bildet die Finne im Darm den neuen Bandwurm. Bandwurmträger magern ab und können außer einer *Eosinophilie* auch allergische Reaktionen zeigen.

Taenia echinococcus: Hundebandwurm. ● Echinococcus cysticus *(unilocularis)* bei südlichen Gastarbeitern, ● E. alveolaris *(multilocularis), infiltrativ* wachsend, bei Deutschen. *Der Mensch kann als Wirt* fungieren. Der kleine Wurm lebt im Darm des *Hundes,* die Eier gelangen in den Darm des Menschen, dort schlüpfen die Embryonen, durchbrechen die Darmwand, kommen über die Pfortader in die Leber, dann eventuell in das rechte Herz, die Lunge, den großen Kreislauf. Blasen in der *Lunge oder Leber* (■ US., **o** Rö. Leberszintigramm, später: Verkalkung). Zystizerkusblasen dürfen nie probepunktiert werden, weil sich dann ihr Inhalt (Scolices) ausbreitet. *Komplementbindungsreaktion und Hautreaktion* (nach intrakutaner Echinokokkus-Antigen-Gabe) nicht ganz sicher.

Th.: Operative Entfernung der Solitärzysten.

Nematoden (Rundwürmer)

Spulwurm (Ascaris lumbricoides), ähnelt Regenwurm (Lumbricus): ♀ 25–40 cm, ♂ 15–25 cm. Eier werden mit „kopfgedüngtem" Salat, Rohkost und dergleichen genossen. Im Magen und Dünndarm schlüpfen die Larven, bohren sich in die Blutbahn, kommen über die Pfortader in die Leber, über die V. cava in das rechte Herz und die Lunge:

Flüchtiges, eosinophiles Lungeninfiltrat (S. 118): Geringe Krankheitszeichen, *etwas Husten und leichtes Fieber.* **o** Rö. *handtellergroßes zartes Infiltrat, das nach wenigen Tagen ganz verschwindet.* Gleichzeitig *starke Eosinophilie* des Blutes und des Auswurfs. Von der Lunge wandern die Larven über die Bronchien in den Rachen, dann in den Darm, wo sie sich zum Askaris umwandeln. *60–100 Tage nach dem eosinophilen Lungeninfiltrat sind die ersten Eier der neuen Askariden im Stuhl.* Komplikationen: Wurmknäuel (Ileus), Einwanderung in die Gallengänge.

Trichinose: *Trichinella spiralis,* kapselt sich in der *Muskulatur des Wirtes* (Ratte, Schwein) ab. Die Trichine wird mit rohem Fleisch genossen. Im Darm dringen die Weibchen in die Lymphgefäße (Inkubationsstadium); sie geben dort 1000–2000 Junge ab, die den Körper überschwemmen und sich *nach dem 9. Tage in der quergestreiften Muskulatur* festsetzen (Einwanderungsstadium): Muskelschmerz, Lidödem, Eosinophilie, *Übelkeit, Erbrechen und Durchfall. CK erhöht.* Dann *hohes Fieber* (Kontinua) und Benommenheit (♦ DD.: Typhus abdominalis). Bis zu 50% Letalität. Meldepflichtig: Erkrankung, Tod. Nachweis: Probeexzision aus M. deltoideus. Prognose: unsicher.

Oxyuren (Oxyuris vermicularis)

Madenwurm: ♂ 3–5 mm, ♀ 9–12 mm. Große Mengen können im unteren Dünndarm (Gefahr des *Ileus*) und Dickdarm leben; Kinder besonders befallen. Wenn der Sphinkter bei Einschlafen erschlafft, wandern Madenwürmer zur Eiablage aus. Der Schläfer kratzt wegen des Juckreizes und infiziert sich mit den unter die Fingernägel gelangten Eiern immer neu. Nachweis: lebende Würmer auf Stuhl, Eier (Abb. 59) anal auf Cellophanteststreifen, im Anal- und Fingernagelabstrich.

Therapie der Wurmkrankheiten: Anthelmintika, Sauberkeit!

Protozoen

Lamblien (Lamblia intestinalis): Symptomlos oder Oberbauchbeschwerden (Veränderungen in Gallenblase und Dünndarm). Flink bewegliche Lamblien in frischem, warmen Duodenalsaft nativ mikroskopisch nachweisbar (Abb. 59). – Häufig bei Hypogammaglobulinämie.

Th.: Akranil-Bayer. Prognose: Gut, leicht zu behandeln.

Gefäßstörungen

Periarteriitis nodosa mit Darmbeteiligung s. S. 291

Thrombosen und Embolien der Mesenterialarterien

Führen wegen der vielen Kollateralen nur selten zu Darmnekrosen; dann bedrohlich (Ileus, Perforation, Peritonitis).

Hämorrhoiden

Hämorrhoiden sind *Varizen der Hämorrhoidalvenen*, deren Ausbildung durch *konstitutionelle Bindegewebsschwäche*, Pressen bei Obstipation und Blutstauung im Pfortaderkreislauf (Leberzirrhose) gefördert werden. Man unterscheidet nach dem Sitz **äußere** Hämorrhoiden, **intermediäre** Hämorrhoiden und **innere** Hämorrhoiden (oberhalb des Anus). Die V. rectalis [haemorrhoidalis] superior gehört zum Quellgebiet der Pfortader. (Abb. 63, S. 179.)

Die mehr oder weniger großen, äußerlich sichtbaren oder innerlich tastbaren Hämorrhoidalknoten neigen zu *schmerzhaften Entzündungen und Blutungen;* sie machen dann Beschwerden. Rotes Blut liegt auf dem Stuhl oder geht auch spontan ab.

Prognose: Rezidivneigung.

♦ DD.: Polypöses Karzinom.

Th.: Stuhlregelung; Verbot von Kaffee, Alkohol und Gewürzen; Zäpfchen und adstringierende Sitzbäder. Injektionsbehandlung, Operation.

Analfissur

Kokzygeal gelegenes Ulkus (kein Riß), sehr schmerzhaft, infolge entzündlich-fibröser Veränderung des M. sphincter ani externus. Analring wie hartes Band.

Th.: Unterspritzung, Sphinkterdehnung, Spaltung des Muskels.

♦ Differentialdiagnose: Schmerzen im rechten Unterbauch

Appendizitis: akute	Abwehrspannung, Druckschmerz am McBurney, Loslaßschmerz, rektaler Tastbefund, rechtes Bein angewinkelt, Leukozytose, erst langsamer Anstieg der Blutsenkung.
rezidivierende	Weniger stürmisch; röntgenologisch: fehlende oder unvollständige Füllung, Verwachsung, Leukozytose.
Perityphlitis	Aus Appendizitis hervorgehend, stärkere Abwehrspannung, tastbare Resistenz, hohe Blutsenkung.
Ileitis terminalis	Längerdauerndes, schweres Krankheitsbild; Durchfälle, Fistelbildung, Rö.!
Meckelsches Divertikel	Rezidivierend wie Blinddarm (selten!).
Tuberkulose	Bevorzugt Ileozökalklappe (Rö.), Durchfälle, Erregernachweis im Stuhl: Tierversuch, evtl. Lungentuberkulose, Peritonealtuberkulose (Knötchen): Laparoskopie. – Eventuell Aszites.
Karzinomstenose	Tastbefund, Röntgenbefund, okkultes Blut im Stuhl.
Askaridiasis	Wurmeier, Wurmabgang, Eosinophilie.
Adnexitis (akute)	Gynäkologischer Befund.

Stielgedrehtes Ovarialkystom	Gynäkologischer Befund, sehr akut, Peritonealzeichen!
Extrauterine Schwangerschaft	Anamnese, Blutung, Schwangerschaftstest.
Pyelitis	Harnbefund, Klopfschmerz im Rücken, septische Temperaturen.
Nierenkolik	Ausstrahlung in die Harnröhre, Erythrozyten im Harn. Rö. Stein, isolierte Kolonblähung.
Gallenkolik	Ausstrahlung in die rechte Schulter, galliges Erbrechen, Rö.
Senkungsabszeß	Rö. evtl. (tuberkulöser) Defekt an Wirbelkörper, Psoasrand fehlt. Leistenbeuge vorgewölbt, Bein angewinkelt, Blutsenkung hoch.
Akute Schwermetallvergiftung	Anamnese: Blei u. a.?, Serumwerte, Blutbild.
Periarteriitis nodosa	Fieber, Eosinophilie, Hämaturie.
Porphyrie	Verwirrtheit, Harn burgunderrot.
Pseudoperitonitis diabetica	Diabetes mellitus, hohe Leukozytose.

Leber- und Gallenblase

Die *doppelte Blutversorgung* (40% A. hepatica, 60% Pfortader) gleicht sich bei Drosselung gegenseitig aus; weitere Funktion: die Leber ist ein dem Herzen vorgelagertes *Blutreservoir.*

Enterohepatischer Gallenkreislauf (Abb. 60): Das in den Kupfferschen Sternzellen des RHS gebildete Bilirubin wird durch Veresterung mit Glukuronsäure wasserlöslich und kann in die Gallenkapillaren ausgeschieden werden: *Direktes Bilirubin* (weil mit Diazoreagens direkt roten Farbstoff bildend). Dieses fließt in den Darm, wird dort zum Mesobilirubin reduziert, von der Darmwand resorbiert und über die Pfortader wieder der Leber zugeführt.

Eine kleine Menge Mesobilirubin gelangt in den Dickdarm, wird dort zu *Sterkobilirubin* und *Urobilinogen* reduziert und ausgeschieden. 1% wird aber durch den Plexus rectalis [haemorrhoidalis] resorbiert und gelangt somit unter Umgehung der Leber in den großen Kreislauf mit Ausscheidung über die Nieren.

Primäres (direktes) Bilirubin der Leber normal max. bis 4,3 μmol/l* im Serum; es ist harngängig.

Sekundäres (indirektes) Bilirubin, das erst nach Alkoholzugabe eine Diazoreaktion gibt, stammt aus dem *Blutabbau:* Normalwert im Serum max. 12,7 μmol/l*. *Geht nicht in den Harn über!*

Die Gallensäuren aktivieren die Lipase, emulgieren die Fette und regen die Darmperistaltik an.

Untersuchungsmethoden:

- **Lebergröße** (normal: Rand am Rippenbogen; Höhe in Medioklavikularlinie 11–12 cm), Oberfläche (glatt), Kante (scharf), Konsistenz (halbfest). *Milz?!*

  Murphy-Zeichen: Schmerz bei Palpation + Inspiration (Gallenwegserkrankung?).

- **Blutuntersuchungen** (Normalwerte):
  - **Bilirubin** im Serum: max. 17 μmol/l** (fast nur indirektes Bilirubin),
  - **Transaminasen** im Serum

    (unter pathologischen Bedingungen vermehrt freigesetzte Fermentaktivität).

    GPT 5–19 U/l *(Glutamat-Pyruvat-Transaminase),*

    GOT 5–19 U/l *(Glutamat-Oxalazetat-Transaminase).*

    GLDH unter 1 U/l *(Glutamat-Dehydrogenase),*
  - **γ-GT** ♂ 4–18; ♀ 6–28 U/l *(Glutamyl-Transpeptidase).*
  - **LAP** 8–20 U/l *(Leuzinaminopeptidase),*

---

* *Bilirubin,* primäres 0,25 mg/100 ml, sekundäres 0,75 mg/100 ml.

** *Gesamtbilirubin* max. 1 mg/100 ml.

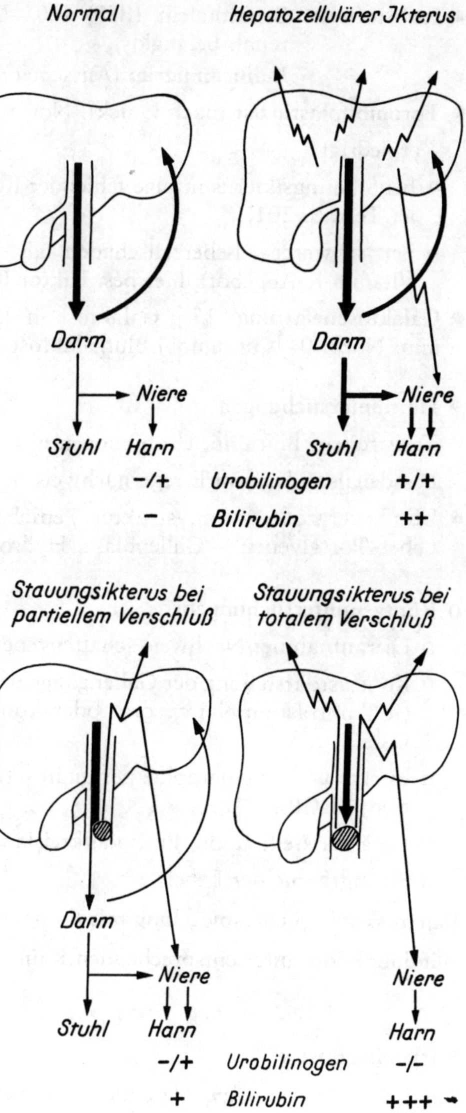

Abb. 60 *Das Verhalten der Urobilinogen- und Bilirubinausscheidung,* ablesbar aus der Unterbrechung des normalen enterohepatischen Gallenkreislaufs und dem Übertritt des direkten Bilirubins in das Blut: Merke weiter: Bei **Verschlußikterus** sind meist *beide* Bilirubinformen im Serum erhöht, bei **prähepatischem Ikterus** nur das *indirekte* (nicht harngängige) Bilirubin.

- **Alkalische Phosphatase** 60–370 U/l,
- **Elektrophorese** zur Differenzierung der Bluteiweißkörper, die als Ausdruck einer pathologischen Beteiligung des RHS verschoben sein können,
- **Eisen** Norm 18 μmol/l*.
- **Kupfer** Norm 13,5–21 μmol/l**.

* *Eisen* ♂ 90 μg%, ♀ 120 μg%.
** *Kupfer* 65–165 μg/100 ml.

- **Farbstofftest: Bromthalein (BSP)** 0,01–0,03 Retention (60′), (Ausscheidung auch renal: belanglos),
  Indiocaningrün (Ausscheidung elektiv hepatisch unkonjugiert),
- **Thromboplastinzeit** (nach Quick): Norm 100%;
  – erniedrigt:
  - bei Stauungsikterus infolge fehlender Resorption des (fettlöslichen) Vitamin K (Koller-Test, S. 201).
  - bei schwerem Leberzellschaden als Syntheseleistungsstörung (trotz normalem Vitamin-K-Angebot), hier bes. Faktor II und V.
- **Galaktosebelastung:** 25 g Galaktose in 250 ml Wasser. 0,2 ml Kapillarblut nach 90 min: Norm 0–1,39 mmol/l Blutgalaktose (enzymatisch).

- **Harnuntersuchungen**
  Teststreifen: Bilirubin, Urobilinogen u. a.
  Duodenalsonde: zum Erregernachweis, z. B. Lamblien (s. S. 163).
- ■ **US.**: Lebergröße, -form, -struktur: Fettleber, Zirrhose, Metastasen, Zysten, Gangbreite, Leber-/Portalvenen. – Gallenblase: Hydrops, Steine, Tumor, Gangbreite.

o **Röntgenuntersuchungen:**
- o Leeraufnahme: Nachweis schattengebender Konkremente,
- o Kontrastdarstellung der Gallengänge und Gallenblase = Cholangiocholezystogramm (Jodkontrastmittel i.v., oral oder kombiniert), anschließend Refluxauslösung mit Osbil,
- o direkte Cholangiographie perkutan – transhepatisch, bei Laparoskopie oder Operation; ERCP (S. 187),
- o Gefäßdarstellung des Pfortaderkreislaufs,
- o Szintigraphie der Leber.

Laparoskopie (Leberspiegelung mit Fotografie und Probepunktion),

Blindpunktion unter entsprechenden Kautelen. (Cave: Blutungsneigung.)

Enzymdiagnostik*

Bei Lebererkrankungen, Herzinfarkten, Pankreas- und Prostataerkrankungen, auch bei Anämien, Leukämien, Muskeldystrophien, Schwangerschaftstoxikosen und Tumoren bieten die Enzymwerte feine und zuverlässige Hinweise zur Diagnose und zum Verlauf. Ein Anstieg der Enzymaktivitäten erfolgt, wenn eine ausreichende Zahl von Zellen geschädigt wird: Die Zellgrenzen werden undicht und ein Teil des Enzymbestandes tritt in das Serum über. Durch Testbiochemika können die Enzymwerte schnell und einfach kolorimetrisch bzw. photometrisch ermittelt werden.

Die in das Serum übergetretenen Enzyme werden ständig eliminiert. Der Enzymspiegel im Serum stellt also einen *aktuellen* Wert dar und erlaubt somit eine Verlaufskontrolle.

---

* Definition der Maßeinheit siehe Innenseite des hinteren Einbanddeckels.

Bei Lebererkrankungen haben sich besonders die GPT (= Glutamat-Pyruvat-Transaminase) und die GOT (= Glutamat-Oxalazetat-Transaminase) bewährt. Die γ-GT (γ-Glutamyl-Transpeptidase), ein sogen. cholestase-anzeigendes Enzym (wie AP und LAP), steigt *(nur)* bei Lebererkrankungen an und zwar auf das *Vielfache* (Norm ~ bis 20 U/l); sie ist daher bei Verlaufsdifferenzierungen der GOT und GPT überlegen. Alle zeigen eine Hepatitis bereits *vor* Ausbruch des Ikterus an; Fortbestand der Transaminaseerhöhung nach Abklingen des Ikterus ist beweisend für eine (behandlungsbedürftige) chronische Hepatitis. Anstieg der GOT über GPT zeigt eine häufig nicht mehr reversible Verschlechterung an. Eine Hepatitis ohne Transaminaseerhöhung gibt es nicht, hingegen kann eine Hepatitis (als Umgebungsinfektion) ohne Gelbsucht verlaufen, chronisch werden, und vom Patienten unbemerkt nach Jahren in Leberzirrhose übergehen. Mit dem Fortschreiten der Entzündung sinkt die CHE (Cholinesterase) wieder zur Norm und darunter. Bei dekompensierter (dekompensierender) Zirrhose ist die GOT stärker erhöht als die GPT (GOT/GPT-Quotient > 2). Die GLDH (= Glutamat-Dehydrogenase) zeigt, daß mitochondrales Material aus den Hepatozyten ausgeschwemmt wird (schwere akute oder chronisch-aggressive Hepatitis). Auch bei Fettleber ist GLDH in 80% der Fälle erhöht. Die LAP (Leuzinaminopeptidase) gibt einen zuverlässigen Hinweis auf biliäre Stauung; bei Knochenstörungen ist sie normal (♦ DD. AP, alkalische Phosphatase, erhöht bei Cholostase, Knochendestruktion und -wachstum).

Bei Steinverschluß ist kurz nach der Gallensteinkolik die Enzymaktivität noch normal. In den nächsten Tagen tritt ein Leberparenchymschaden durch Rückstauung des Gallensekrets ein und somit ein Anstieg der Transaminasen GPT und GOT. Diese Werte sind niedriger als bei der diffusen Hepatitis und sinken nach einigen Tagen wieder etwa zur Norm ab. Hier haben die GLDH (= Glutamat-Dehydrogenase) und AP (= alkalische Phosphatase) größere Bedeutung, weil sie im Vergleich zur Hepatitis höhere Werte anzeigen und weil die AP meist länger erhöht bleibt als die GPT und GOT.

Bei Cholangitis zeigt die (meist geringere) Erhöhung der Transaminaseaktivität das Ausmaß der Leberschädigung an (Cholangiohepatitis) und somit die Gefahr des Übergangs in eine cholangitische Zirrhose. γ-GT ist stark erhöht.

Tumormetastasen in der Leber verursachen nur bei stärkerer Destruktion eine (mäßige) Transaminaseerhöhung. Die γ-GT ist empfindlicher. – Hilfreich ist hier die AP, deren Erhöhung auf Cholestase (aber auch auf Knochenmetastasen) hinweist.

Prähepatische Ikterusformen (Hämolytischer Ikterus) haben keine erhöhten Werte der GOT, GPT oder AP, hingegen ist hier die LDH (= Laktat-Dehydrogenase) mäßig erhöht.

Herzinfarkte zeigen einen typischen zeitlichen Ablauf der Transaminaseerhöhungen (Abb. 18, S. 26). Wichtig ist in der Frühphase die CK-MB (= Kreatinphospho-Kinase, Isoenzym MB), am 3.–10. Tag die LDH und der HBDH: LDH-Quotient (Norm 0,63–0,81; bei Infarkt oder hämolytischer Anämie 0,9–1,0). HBDH ist das Isoenzym 1 und 2 der LDH und stammt vorwiegend aus Herzmuskulatur, Erythrozyten, Nieren und Tumoren der Keimorgane. Die γ-GT wird durch den Infarkt nicht erhöht. – CK-MB ist herzmuskeltypisch, wenn auch nicht ganz herzmuskelspezifisch, während CK auf jeden Muskelzerfall anspricht, also auch auf eine intramuskuläre Injektion.

Perniziosa: LDH stark, **hämolytische Anämie:** LDH wenig erhöht.

Muskeldystrophie (bes. Typ III): HBDH:LDH < 0,7, CK und Aldolase erhöht (♦ DD. HBDH:LDH Leberschaden ausschließen!).

Hepatitis*

Virus A: im Stuhl 10 Tage bis 1 Tag vor Erkrankung.

Serologisch: IgM und IgG-Radioimmunoassay.

- Kontaktfälle (~ 50% anikterisch!),
- Infektion *fäkal-oral* (Trinkwasser, Muscheln, Lebensmittel), parenteral selten,
- Inkubationszeit 15–20 Tage,
- Gipfel Herbst/Winter,
- anschließend Immunität.

Prophylaxe bei Anti-HVA-negativ: 16% Lsg. γ-Globulin 0,02–0,12 ml/kg KG i.m. *vor* Infektion 3–4 Monate protektiv.

Virus B: im Blut, Speichel, Stuhl, Urin, Sperma.

Subtypen (wichtig für Epidemiologie)

a: Typ-spezifisches Antigen,

b: z. T. bei asymptomatischen Blutspendern,

y: z. T. bei Drogensüchtigen. – Weitere Subtypen bekannt.

HB-Virus ist DNA-haltig: Dane-Partikel (besteht aus „core" und Hülle).

„core": Hepatitis-B_c-Antigen (HB_cAg) enthält DNA-Polymere,

„surface": Hepatitis-B_s-Antigen (HB_sAg),

HB_e-Antigen: prognostisch wichtig, im „core", *bester Parameter für Infektiosität.*

Im akuten Stadium, z. T. auch noch im Abklingen, ist im Blut ein partikuläres Antigen, das mit Rekonvaleszenten-Serum spezifisch agiert (z. B. Ouchterlony-Test). Es hat enge Beziehungen zum infektiösen B-Virus, ist wahrscheinlich mit der Hülle des Virions identisch: **„Hepatitis-B-Antigen: HB-Ag"****. *Es fehlt bei Hepatitis A.*

Prophylaxe: Krankenhaushygiene, Einweggeräte. Bis 6 (12) Stunden nach akzidenteller Exposition (Nadelstich, Schleimhautkontakt), nur bei HB_s-Antigen- bzw. anti-HB_s-negativen: Immunglobulin angereichert mit anti-HB_s i.m.

- Infektion *parenteral* (Inokulation: *„Serumhepatitis")*.
- enteral, venerisch, (Serumspuren genügen!),
- Bluttransfusionen (Spender < 1% positiv),
- Inkubationszeit 30–180 Tage,
- positiv von Inkubation bis zu 12 Wochen nach Krankheitsbeginn,
- HB_sAg-Titer 1:4 bis ~ 1:1024. Abfall zur Verlaufskontrolle.

Hepatitis C: „Non-A-Non-B-Hepatitis", noch nicht einzuordnen. Nimmt zu.

Prognose: wahrscheinlich schlechter.

---

* s. auch Tab. 33 auf S. 324

** Früher „Australia-Antigen: Au-Ag", dann „Hepatitis-B-assoziiertes" Antigen genannt.

Tabelle 13 **Suchprogramm nach HBsAg-Befund**

Akute Hepatitis			
Serum	**HBsAg**	*positiv*	→ HBeAg,
		negativ	→ Anti-HBe + Anti-HAV (n. 4 Wo. 2. Titer HAV).
Stuhl	HAAg	(früh!)	
Chronisch persistierende Hepatitis			
Serum	**HBsAg**	*positiv*	HBeAg + Anti-HBeAg
		negativ	Anti-HBs + Anti-HBc.
Chronisch-aggressive Hepatitis			
Serum	**HBsAg**	*positiv*	HBeAg + Anti-HBe,
		negativ	Anti-HBs + Anti-HBc.
Träger (1% in Deutschland)			
Serum	**HBsAg:** HBeAg, Anti-HBe.		

Tabelle 14

Hepatitis	**A**	**B**	**C**
Übertragungsweg	oral, parenteral	pränatal, postnatal, oral, parenteral u. a.	wenig bekannt: „Non-A-Non-B-Hepatitis“
Nachweis	Stuhl 10–1 Tag vor Erkrankung	Blut, Stuhl, Urin, Sputum	
	Wochen bis Monate	Monate bis Jahre	
Inkubationszeit	15–50 Tage	40–180 Tage (200)	
Prädilektionsalter	Kinder, Jugendliche	jedes Alter	
Durchseuchung	sinkend, geht mit Lebensstandard zurück	Erwachsene bis 40%?	
Homologe Immunität	vorhanden	wahrscheinlich	
Heterologe Immunität	nicht vorhanden	nicht vorhanden	

Infektiosität der Hepatitis gering (von Virus-Dosis abhängig), jedoch *Isolierungspflicht* akuter Fälle; sicher sind aber auch chronische Fälle mindestens über Inokulation noch infektiös (Benutzung gleicher Injektionsnadeln; Beschmutzung mit Blut des Patienten: Berufserkrankung des ärztlichen Personals).

Antigenität nicht gleich Infektiosität (kein Berufsverbot)!

Der Patient leidet an den Prodromen:

- *Übelkeit, Obstipation, (Diarrhö) und Gelenkschmerzen,*
- *Hautjucken* (Gallensäuren senken sensible Reizschwelle),
- *„Gürtelgefühl“* (bzw. ein Spannungsschmerz im rechten Oberbauch) als Zeichen der Kapselspannung bei Leberschwellung.

Nach einigen Tagen bemerkt der Patient den

Tabelle 15: **Chronische Lebererkrankungen: Immunologie**

HB_s-Antigen positive:		**Gesunde**	**Kranke**
Leberhistologie		normal	CAH, CPH
Serum	HB_e-Antigen	Ø	+
	DANE-Partikel	Ø	(+)
	DNA-Polymerase	Ø	+
humorale IR	Anti-HB_s	Ø	Ø
	Anti-HB_c	Ø/+	++
	Anti-HB_e		
zellulare IR	HB_s-Antigen	Ø	Ø/+
	HB_c-Antigen	(+)	+
Immunhistologie			
Zytoplasma	HB_s-Antigen	++	(+)
Kern	HB_c-Antigen	Ø	++
Kern	HB_e-Antigen	Ø	++
Kern/Membran	Immunglobulin G	Ø	+

CAH/CPH = Chron. aggressive/persistierende Hepatitis
IR = Immunreaktion

- *bierbraunen Harn mit gelbem Schaum, hellen Stuhl, Gelbfärbung der Haut und Nachlassen des Hautjuckens.*

  Beginn der Gelbfärbung in den *Skleren, druckschmerzhafte, vergrößerte Leber,* oft *tastbare Milz,* belegte Zunge, Foetor ex ore. *Bilirubin (direktes,* meist auch indirektes) im Serum erhöht (auf ~ 200 µmol/l*), direktes Bilirubin im Harn positiv, *γ-GT, GPT (und GOT) stark erhöht* (Zerfall der Leberzellen), *Eisen im Serum vermehrt,*
- laparoskopisch: Leber rot, gespannt (histologisch: hepatozelluläre Entzündung).

Wie bei allen schweren Leberschäden besteht vermehrte *Blutungsbereitschaft durch mangelhafte Prothrombinbildung* in der Leber.

Th.: Bettruhe, leicht aufspaltbare Speisen, Quark, Vitamine; Lävulose; Alkoholkarenz. Nur in schwersten Fällen Glukokortikoide und Duodenaldauersonden.

Von vorwiegend klinischer Bedeutung ist die Unterscheidung:
- **Hepatitis epidemica,** größere Personenkreise, z. B. Truppeneinheiten, erfassend;
- **sporadische Hepatitis:** Hepatitis A, B, C;
- **anikterische Hepatitis,** ohne das führende Symptom „Gelbsucht" bei sonst gleichen Zeichen. (Virus A: ~ 50% anikterisch.)

Leberzirrhose: *positiv* bei Entstehung aus „Serumhepatitis" (Hepatitis mit Langzeitinkubation),

negativ bei reiner Alkoholzirrhose, Pigmentzirrhose.

* 12–17 mg/100 ml.

⧫ DD.: **Hepatitis bei Infektionskrankheiten** (Mononukleose, Zytomegalie, Herpes, Morbus Bang, Weil, Amöbenruhr, Malaria).

Der Ausgang der Hepatitis ist meist

- **Heilung** (GPT, GOT, γ-GT werden normal), evtl. erst nach
- **Rezidiv** (in 10% der Fälle innerhalb eines Jahres),
- **chronische Hepatitis** (bes. bei B und Non-A-Non-B), sehr gefürchtet: GPT, GOT, γ-GT bleiben hoch oder zeigen bei schubweisem Verlauf der Hepatitis starke Schwankungen. Bilirubin ist nur in den „Schüben" stärker vermehrt, sonst evtl. sogar normal.

  Bioptisch unterscheidet man:

  - **Chronisch-persistierende Hepatitis:** vorwiegend portal, Läppchenstruktur erhalten, kaum Fibrose oder Nekrose. (80% positiv.)

    Th.: Keine. Heilt von selbst.
  - **Chronisch-aggressive Hepatitis** (*„mäßiger"* oder *„starker"* Aktivität): auf das Parenchym übergreifend, mit unregelmäßigen Nekrosen und interlobären Septen. (Splenomegalie! 60% positiv.)

    Th.: zunächst keine. Histologische Kontrolle nach 3–6 Monaten.

Die chronisch-persistierende Hepatitis, evtl. die mäßig aktive chronisch-aggressive Hepatitis sind *noch ausheilbar,* die stark aktive Hepatitis führt zur *Leberzirrhose: das Elektrophoresediagramm (breitbasige γ-Globulinvermehrung: Beteiligung des RHS) und erhöhte IgG-Werte zeigen den Übergang in Zirrhose an, Transaminasen, Biopsie und HB-Virus-Parameter, die Aktivität des Prozesses.* Unbehandelt hat die stark aktive chronisch-aggressive Hepatitis nur 5 Jahre Überlebenszeit.

Chronisch-aggressive Hepatitis: Leber konsistenzvermehrt, Milz groß.

Jedes Stadium der Hepatitis kann übergehen in:

- **cholostatische Form der Hepatitis** mit hartnäckigem Verdinikterus, stärkerem Hautjukken und Bradykardie; AP und LAP erhöht.

  Laparoskopie: grüne Leber, bioptisch: Gallenthromben.

⧫ DD.: Verschluß (Transaminasen steigen erst im Verlauf an). Intrahepatische Cholestase durch Medikamente, bes. auch Hormone.

- **akute Lebernekrose** mit völligem Zusammenbruch des Leberparenchyms: *Die vorher tastbare Leber geht innerhalb von Stunden ganz zurück* (s. unten): Lebernekrose führt meist zum Tode im
- **Coma hepaticum.** Seltener bleibt ein ausreichender Leberanteil erhalten, so daß eine
- **grobknotige Leberzirrhose** entsteht, die *Regenerationstendenz* hat: Ausheilungsmöglichkeiten bei ausreichender Restleber.

  Die entzündliche Beteiligung der Kapsel:

- **Perihepatitis** ist harmlos, wenn sie nur mit Kapselverdickung ausheilt (laparoskopisch: weißer Überzug). Greift sie aber auch auf die Gallenblase über:
- **Pericholezystitis,** dann sind Verwachsungen, Funktionsstörungen und *Gallensteinbildung* die ernsteren Folgen.

Arzneimittelschäden der Leber:

- **Intrahepatische Cholestase (mit/ohne Gelbsucht)** durch Methyltestosteron, Ovulationshemmer, Phenothiazine, Megaphen.

- **Funktionelle und morphologische Veränderungen ohne Gelbsucht** durch Östrogene, Gallenkontrastmittel.
- **Biochemische und morphologische Befunde wie bei Virushepatitis** durch Iproniazid. – Und viele andere.

Coma hepaticum

Entgiftungsfunktion der Leber bricht zusammen, besonders Ammoniak (aus bakterieller Eiweißzersetzung im Darm) schädigt zerebrale Ganglien: Glutaminbildung im Gehirn (?) verbraucht ATP, das dann dem Zitronensäurezyklus fehlt (?). *Daher ausgelöst durch: hohe Eiweißzufuhr,* exogen oder endogen *(Ösophagusvarizenblutung).*

Leberzerfallskoma (akute und subakute Leberdystrophie), *„echtes endogenes Koma"* mit partieller oder totaler Dystrophie (Nekrose):

- *akut* (Zusammenbruch bei Hepatitis; Vergiftung: Knollenblätterpilze, Abtreibung, Schwangerschaftstoxikose, Sulfonamide, Mykotoxine),
- *Veränderung der Schrift → Flapping Tremor,* (EEG typisch) → Perseveration → Erregungszustände → Koma,
- *Ikterus* (Rubinikterus),
- *Foetor hepaticus:* fade, wie gemahlene Leber,
- weiche Leber (große Hepatitisleber „schwindet"),
- Lacklippen, • Palmarerythem, • Lebersternchen;
- cholämische, flächenhafte Hautblutungen,
- cholämisches Erbrechen (flüssigkeitsreich, gallig, „Kaffeesatz"-Blut);
- *vertiefte Atmung,* • *Tachykardie,* • *Hypotonie;*
- Oligurie-Ödem (evtl. Aszites);
- γ-GT, GPT, GOT, Bilirubin, Eisen im Serum *ansteigend* → terminal *abfallend,*
- *Prothrombinwert bis < 10%* (durch Vitamin K nicht zu heben),
- Plasmaprothrombin, Faktor V–VII, IX, X vermindert: Blutungen,
- Leuzin- und Tyrosinkristalle im Harn (Millon positiv),
- Elektrophorese etwa normal (Albumin im Verlauf ↓);
- Elektrolytverluste Cl^-, Na^+: bei Erbrechen, Ödemen;
  K^+: ⧫ DD. „Elektrolytkoma".

Prognose: Komaletalität 25–40%; Teilzusammenbruch → grobknotige Zirrhose günstiger, *nicht progredient.*

Leberausfallskoma, *portokavale Enzephalopathie,* periodischer Stupor *infolge herabgesetzter Leberdurchblutung und Entgiftung bei Umgehungskreislauf* (Ösophagusvarizen, Caput medusae usw. – oder portokavale Shunt-Operation):

- *Vorerkrankung* (meist Leberzirrhose: Ösophagusvarizen usw., γ-Globulinvermehrung),
- wie Leberzerfallskoma,

aber:
- Ikterus nur gering,
- Foetor hepaticus fehlt,
- Leberkonsistenz durch Vorerkrankung mitbestimmt,
- Splenomegalie (?!),
- NH_3 im Serum erhöht (eventuell auch bei Zerfallskoma),

- Kombination mit Leberzerfallskoma häufig: z. B. ausgelöst durch Ösophagusvarizenblutung.

Prognose: auch nach Überstehen des Komas *fraglich* (Grundleiden!).

Elektrolytkoma, *„falsches Leberkoma"*, Bewußtseinsstörung *durch Kaliumverlust* (sek. Hyperaldosteronismus oder Diuresebehandlung bei Leberzirrhose).

Prognose: nach K^+-Gabe *gut;* Dauerprognose wie Grundkrankheit.

Th.: *Infusion* (Lävulose, Lävocholin, ATP, Vitamine B_{12} + K); *Digitalis, Noradrenalin; gegebenenfalls Kalium (!), pH.* Bei Ösophagusvarizenblutung: Sengstaken-Ballonsonde, Oktapressin, Hypophysin, operativ. *Entleerung der Blutmassen:* Sonde, hoher Einlauf. *Eiweißfreie Diät,* Lactulose oder Bifidum-Milch. *Darmsterilisierung:* Antibiotika gegen NH_3-bildende Bakterien (Neomyzin 4–8 g/d, Paromomyzin: Humatin).

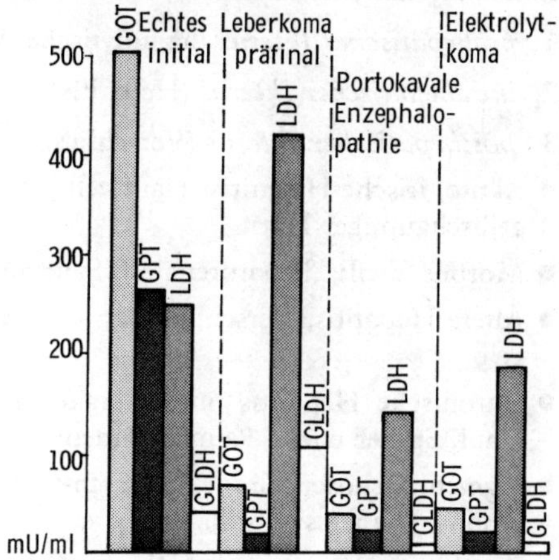

Abb. 61 ♦ Differentialdiagnose des Leberkoma.

Konstitutionelle Hyperbilirubinämien

Icterus juvenilis intermittens Meulengracht, entsprechend die erst nach Virushepatitis evident werdende

„Posthepatische" Hyperbilirubinämie: Störung der Bildung konjugierten Bilirubins durch die Leber. Serum: *indirektes* Bilirubin ↑, Harn: negativ. Leichte Ermüdbarkeit, Leber druckschmerzhaft (histologisch o. B.), Milz evtl. tastbar. – Eigenständigkeit zu bezweifeln.

Dubin-Johnson-Syndrom: Leichte Ermüdbarkeit, Leber und Milz tastbar. Nicht hämolytische Hyperbilirubinämie mit einem nichtidentifizierten Pigment in der Leberzelle. Serum: direktes und indirektes Bilirubin ↑ (bes. Bilirubindiglukuronid), Harn: zeitweilig Bilirubin. Bromthaleinretention. *Schokoladenfarbige* Leber, dunkles Pigment in Leberzelle. ♦ DD.: **Rotor-Syndrom** ohne Pigment.

Chronischer familiärer, nicht-hämolytischer Ikterus (**Gilbert**) mit nichtkonjugiertem Bilirubin im Serum, ohne Störung der Leberfunktion (evtl. Bromthaleinretention) und ohne Pigment.

Alle Formen sind harmlos, aber differentialdiagnostisch wichtig.

♦ DD.: **Zieve-Syndrom:** hämolytische Anämie, Hyperlipidämie, Ikterus bei Alkoholikern *nach Absetzen* des Alkohols. Prognose: ernst, abhängig vom Leberschaden.

♦ Differentialdiagnose: Gelb-braune Hautverfärbung

Die Mehrzahl der Patienten mit gelblichem Hautkolorit ist leberkrank. Echter Ikterus zeigt sich immer durch Gelbfärbung der Skleren und der Schleimhaut am Zungengrund. Serum (bei der Blutsenkung) gelb. Gallenfarbstoffe im Blut vermehrt und im Harn positiv!

Einteilung der Ikterusformen:

1. *prähepatischer Ikterus* (hämolytische Anämie),
2. *intrahepatischer Ikterus* (Hepatitis),
3. *posthepatischer Ikterus* (Verschluß).

- **Akute, frische Hepatitis:** Haut gelblich bzw. gelblich-rötlich, Augen gelb, bierbrauner, gelbschaumiger Harn.
- **Morbus Weil:** „hepatorenales" Syndrom, Rest-N-Anstieg, Wadenschmerzen.
- **Ältere Hepatitis, Verschlußikterus:** Grünlich-gelbe Verfärbung (Verdinikterus), Augen gelb.
- **Chronische Hepatitis mit Übergang in Zirrhose:** Schmutzig-braune Verfärbung der Haut, Spider naevi, Palmarerythem.
- **Pigmentzirrhose:** Graue, gelblich-braune Hautverfärbung, Augen gelb, Eisen i. S. erhöht, Diabetes („Bronzediabetes").
- **Porphyria cutanea tarda:** Oberbauchkoliken, Harn: Uro- und Koproporphyrin III.
- **Morbus Addison:** Braune Pigmentation, besonders der belichteten Stellen, der Genital- und Mamillargegend, der Handfalten und der Wangenschleimhaut, Hypotonie.
- **Gravidität:** Fleckiges, braunes Chloasma uterinum faciei.
- **Gravidität:** benigner Ikterus im 3. Trimenon, alkalische Phosphatase hoch (Reaktion auf hohen Östrogenspiegel).
- **Alimentär:** Überreicher Genuß von Mohrrüben, Tomaten, Melde.
- **Anämie:** Fahle, nicht ikterische Haut, nur
- **perniziöse Anämie:** Fahle, gering ikterische Haut und Augen, wie
- **hämolytischer Ikterus:** (im Schub) ebenso, jedoch ohne Bilirubinausscheidung im Harn; Milzvergrößerung.
- **Sklerodermie:** Pergamenthaut (Finger, Gesicht), Ösophagusatrophie, Sklerose des Zungenbändchens.

⧫ Differentialdiagnose: Pruritus

Endogen:

- **Gallengangsverschluß** (Pruritus mit Ikterus), γ-GT, GOT und GPT anfangs normal, ansteigend,
- **Hepatitis** (Pruritus *vor* Ikterus): γ-GT, GPT und GOT hoch (⧫ DD.: hämolytischer Ikterus ohne Pruritus),
- **Niereninsuffizienz** (auch ohne extreme Urämie): Kreatinin im Serum erhöht,
- **Gicht:** Gichttophi, Blutharnsäurespiegel hoch,
- **Darmstörungen,**
- **Innere Sekretion:** Morbus Basedow, Entwicklungsjahre, Schwangerschaft, Pruritus senilis, Diabetes mellitus und insipidus,
- **Blutkrankheiten und Retikulosen:** bes. Lymphogranulomatose, lymphatische und myeloische Leukämie,
- **Altershaut.**
- **Genitale:** (Oxyuren), Fluor, Kraurosis vulvae.
- **Stauung, Varizen.**

Exogen: Skabies, Mykosen, Urtikaria, Allergie, Gewerbeekzeme, Koffein, Atropin, Arsen.

Cholezystitis und Cholangitis

Vorwiegend Frauen. Die bakterielle Infektion (Streptokokken, Koli) wird durch Anazidität des Magens begünstigt. **Gallensteine** können die Folge, aber auch die Ursache sein.

Zeichen der akuten Cholezystitis:

- Schmerz in der Gallenblasengegend;
- Fieber, unregelmäßig, periodisch;
- Übelkeit, galliges Erbrechen;
- Druckschmerz, bes. bei Inspiration (Murphy-Zeichen);
- evtl. tastbare Gallenblase: Gallenblasenempyem;
- Leukozytose mit Linksverschiebung;
- Senkungserhöhung (stark);

o Rö.: negatives Cholezystogramm, evtl. flaues Cholangiogramm.

Th.: Antibiotika, Diät, Bettruhe. – Cholezystektomie.

Chronische Cholezystitis: • geringere Beschwerden, • meist keine Leukozytose, • geringere Senkungserhöhung, o negatives Cholezystogramm. Aber Folge wie Ursache sind fast immer *Gallensteine* (■ US.). Cave: *Exazerbationen mit Cholangitis und Pankreatitis.*

Th.: Operative Entfernung der ohnehin meist funktionsuntüchtigen kleinen „Schrumpfgallenblase".

Cholangitis (und Cholangiolitis): Verlauf akut und chronisch entsprechend den Gallenblasenentzündungen, aber mit steter Gefahr des Übergreifens auf das Leberparenchym:

Cholangiohepatitis mit Erhöhung von ● Bilirubin, ● GOT, GPT, ● γ-GT, evtl. Übergang in **„cholangitische" Zirrhose** oder in **Sekundäre biliäre Zirrhose.**

⧫ DD.: **Primäre biliäre Zirrhose** durch Autoimmunkörper: aus *Cholestase* mit *nichteitriger* Cholangiolitis. Hepatomegalie mit chronischem Ikterus vom Verschlußtyp. BSG und Cu^{++} hoch. Direktes, dann auch indirektes Bilirubin erhöht, stark erst im Endstadium. Fettstühle: Defizit an fettlöslichen Vitaminen (D, K, A) → Osteomalazie, Gerinnungsstörung. → Zirrhose (Splenomegalie).

● *Primär biliäre Zirrhose* in 95% antimitochondriale Antikörper.

● *Chronisch-aggressive Zirrhose* in 25% antimitochondriale AK.

Rechtzeitige Klärung durch Laparoskopie und Leberpunktion!

Postcholezystektomiesyndrom: in 20% nach Operation. Übersehene Steine? Entzündliche Stenosen? Unterbundener Choledochus? – Pankreatitis? Karzinom? Ulcus duodeni?

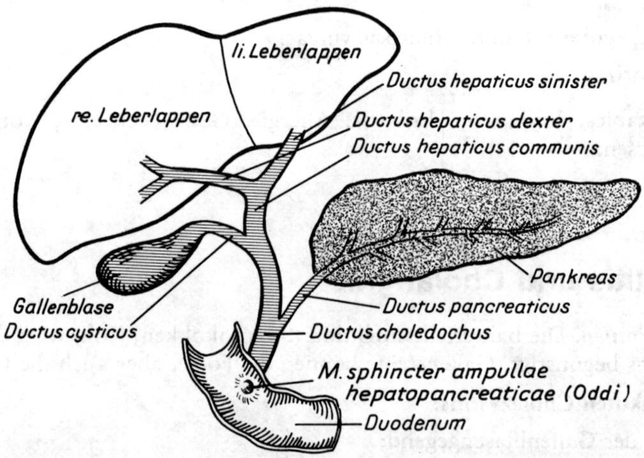

Abb. 62 *Gallen- und Pankreasgänge.* Verklemmt sich ein Gallenstein im Ductus cysticus, dann ist ein Gallenblasenhydrops die Folge. Verschluß des großen Ductus hepaticus oder choledochus führt zur Gelbsucht. Rückstauung in diesen Gängen zur Cholangitis bzw. bei tiefem Sitz vor dem Sphincter Oddi (M. sphincter ampullae hepatopancreaticae) auch zur Pankreatitis.
o Rö.: Pankreasgänge (und Gallengänge) ERCP.

Leberzirrhose

Ätiologisch sehr verschieden, regional bis 50% alkoholisch. Laparoskopisch und histologisch weitgehend in Entstehungs- und Verlaufsform abgrenzbar. Die Leberzirrhose stellt ein *narbiges Ausheilungsstadium* dar, bei dem die Läppchenstruktur durch bindegewebige Schrumpfung, Abschnürung von Pseudolobuli und Sprossung aufgehoben wird.

● Die Leber ist hart, höckerig tastbar und veranlaßt (Abb. 63 u. 65)

● **Pfortaderstauung** (intrahepatischer Block), klinisch:

● *Milzvergrößerung* (Margo crenatus bei Rechtsseitenlage tastbar), ■ US.,

- *Stauung im Magen-Darm-Trakt* (intestinale Störungen):
- *Meteorismus* – „Erst der Wind, dann der Regen" –, im nächsten Stadium gefolgt von
- *Aszites* (Froschbauch, Undulation, stets horizontale Dämpfungslinie; Probepunktion: Eiweißarmes Transsudat, spezifisches Gewicht < 1015, Rivalta negativ).
  ♦ DD.: Aszites s. S. 192.

- **Umgehungsversuche bedingen typische Gefäßzeichen:**
- *Ösophagusvarizen* (röntgenologisch nachweisbar),
- *Caput medusae* (Erweiterung der Bauchwandvenen), selten,
- *Hämorrhoiden.*
- *Splenoportographie* (Abb. 65) *und Splenometrie.*

Th.: Anastomosenoperation (spleno-renal, mesenteriko-kaval, porto-kaval).

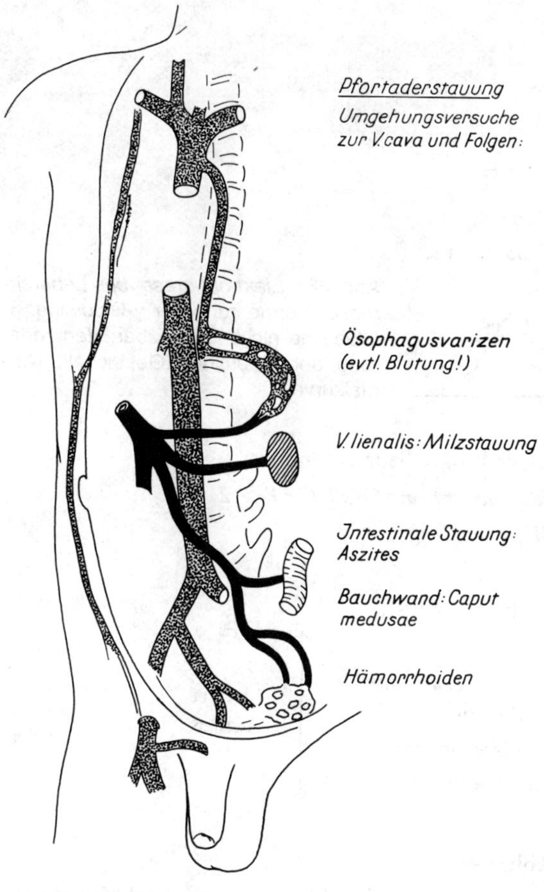

Abb. 63 Pfortaderstauung.

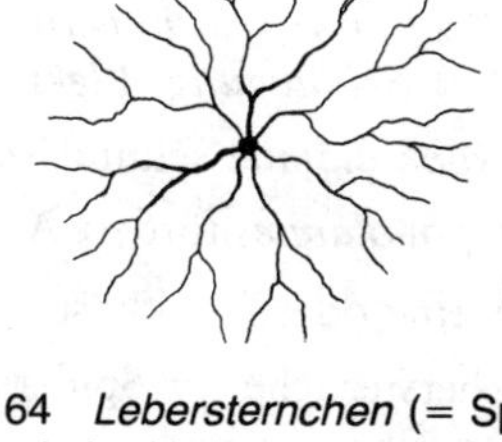

Abb. 64 *Lebersternchen* (= Spider naevus) der Haut bei aktiver Leberzirrhose.

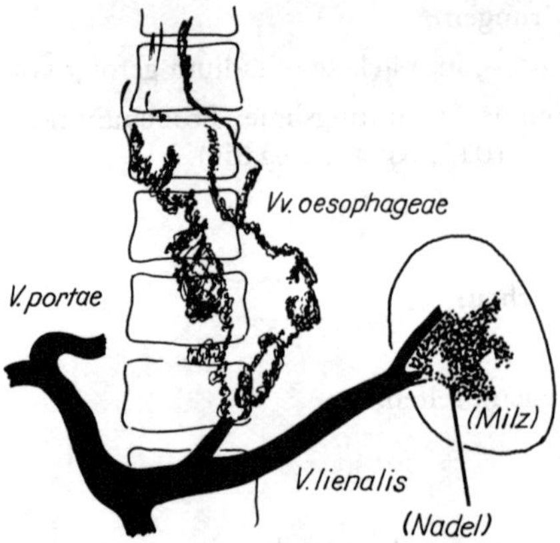

Abb. 65 *Pfortaderstauung und Ösophagusvarizen bei Leberzirrhose* (Splenoportographie, laparoskopisch unter Augenkontrolle: Injektion des Kontrastmittels in die Milz).

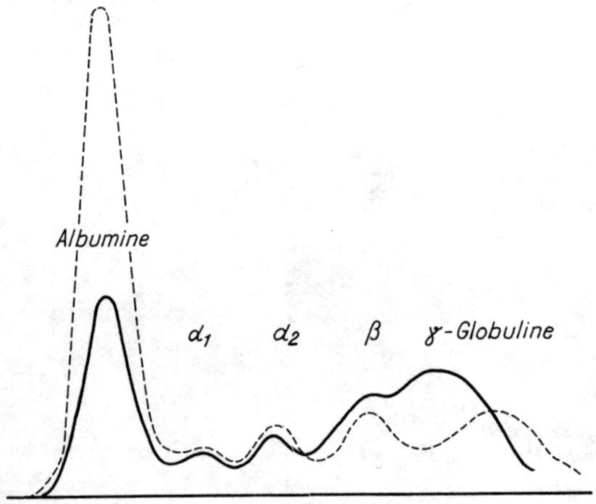

Abb. 66 *Elektrophorese bei Leberzirrhose.* Vermehrung der γ-Globuline, β-Globuline nicht abgrenzbar; Verminderung der Albumine. (Gestrichelt: Normalkurve.)

Die Prognose ist im wesentlichen aus der Progredienz erkennbar:

- *γ-GT, GPT, GOT erhöht, bei Dekompensation:* GOT/GPT > 2,
- *Prothrombin (bes. Faktor II, V, VII) erniedrigt,*
- *Aldehydprobe stark positiv und*
- *Subikterus* (die Zeichen des Leberzelluntergangs);
- *Gesamteiweiß erniedrigt,*
- *γ-Globuline relativ vermehrt, Albumine vermindert (RHS-Schädigung, Elektrophorese Abb. 66),*
- *Hypokaliämie:* sekundärer Hyperaldosteronismus,
- *Hypovolämie:* fördert Aldosteronbildung (S. 208),

(↕ fördert *Aszites*)

- Ödeme oder Exsikkose,
- Lebersternchen = Spider Naevi (Abb. 64),
- *Palmar- und Plantarerythem:* Rötung der Fingerkuppen, Daumen- und Kleinfingerballen; ebenso der Fußsohlen (♦ DD.: Hyperthyreose),

- *Dupuytrensche Kontrakturen* (bes. Alkoholzirrhose, ♦ DD.: familiär),
- *Feminisierung* der Männer: Weiblicher Behaarungstyp, Akne, Striae, Gynäkomastie, Impotenz – Hodenatrophie (als Folge mangelhafter Inaktivierung der Östrogene in der Leber);
- *Purpura* (Rumpel-Leede positiv, S. 72),
- *Lackzunge, Rhagaden* (Schleimhautatrophie und Vitaminmangel). –
- *Haptoglobin im Serum fehlt:* Aufbaustörung,
- *Sekundäre Anämie:* Hämosiderin aus Hb-Stoffwechsel wird in der Haut abgelagert, daher die
- *„schmutzig"-graue Hautfarbe:* „Geldscheinhaut".

■ US.: Leber-Milz-Größe, Struktur, Pfortaderweite, Aszites.

- *Laparoskopie:* rötlich-aktive Stellen in knotiger Zirrhose;
- *Histologie!* (Punktion bei Laparoskopie oder Blindpunktion.)

Th.: bei aktiver Zirrhose: Bettruhe; leicht aufspaltbare, eiweißreiche, fettarme Diät, Lävulose, Aminosäuren, B_{12} u. a. Vitamine. Kortikoide nur im Präkoma. – Aszitesausschwemmung mit Spironolaktone (Aldosteronantagonist), Lasix, Saluretika; K^+-Spiegel überwachen!

Aszitespunktion nur wenn unumgänglich (EW-Verlust, Reiz zur Nachbildung).

Tabelle 16

♦ **DD.:**	Verschlußikterus		Leberparenchymschaden			Hämolytischer Ikterus
	Stein	Tumor	akute Hepatitis	chron. Hepatitis	Zirrhose	
Ikterus	plötzlich +++ Kolik	langsam +++ „stummer" Verschluß	Ø→+++	Ø→+	(+)	intermittierend +
Leberpalpation	Ø	hart	Druckschmerz	fest	hart	Ø
Milz	Ø	Ø	(+)	(+)	+	++
Sternchen usw.	Ø	Ø	Ø	+(Ø)	Ø(+)	Ø
Urobilinogen im Harn	_/_	_/_	+/+	+/+	+/+	+/+
Bilirubin im Harn	+++	+++	+→++	Ø/+	Ø	Ø!
GPT, GOT	n→+	n→+	+++	++ =	n	n
γ-GT, AP	+++	+++	+	+ =	n	n
LDH	+	+	+	+ =	n	++
Fe im Serum	n/↓	n	+	n/+	n/+	n/+
Haptoglobin	+	(+)	n/(+)	(↓)	↓/+	Ø/↓
Elektrophorese	n	n	n	α(γ)+	γ++	n

n normal; +positiv, erhöht; ↓ erniedrigt; Ø fehlend, nicht tastbar

Leberzirrhosekranke sterben nach evtl. langjährigem, schubweisen Verlauf an

- *Blutung aus Ösophagusvarizen* (Erbrechen: kaffeesatzartig oder rot im Schwall, Teerstuhl): ♦ DD.: Hämatemesis S. 149,

Th.: Sengstaken- oder Linton-Sonde, Vasopressin, Blut, Shunt-Operation? Endoskopische Verödung.

- *Leberinsuffizienz:* langsame oder akute Intoxikation durch Mangel der Entgiftungsfunktion (Blutammoniak?!) = *Coma hepaticum,*
- *Infekten* (bes. Pneumonie): Mangel an Eiweiß und Antikörpern,
- *primärem Leberzellkarzinom* (selten).

♦ DD.: **Sog. Cirrhose* cardiaque** nach lang dauernder Leberstauung durch Rechtsherzinsuffizienz oder Panzerherz.

Klinisch-chemisches Verhalten der Leberkrankheiten

- **Schädigung der Hepatozyten**
  - zytoplasmatisch: GPT, LDH, GOT (40% mitochondral), (Fe);
  - mitochondral (Abgabe nur bei schwerer Störung): GLDH, GOT;
- **Sekretionsstörungen der Leber**
  - endogene Clearance: γ-GT, alkalische Phosphatase, Bilirubin, (Cu). Gestört:
    - *prämikrosomal:* Bilirubinabgabe (aus Sinusoiden an Hepatozyten),
    - *mikrosomal:* Konjugation (indirektes Bilirubin an Glukuronsäure),
    - *postmikrosomal:* Sekretion (konjugierten Bilirubins in Gallekapillaren);
  - exogene Clearance: Bromthaleintest (Ausscheidung wie Bilirubin).
- **Syntheseleistung der Leber**
  Gerinnungsfaktoren I, II, V, VII, IX, X (klinisch: II, V, X = Quick-Wert); Haptoglobin (jodometrisch); Albumin (quantitativ immunologisch); Aktivität der Pseudocholinesterase.
- **Aktivitätszustand des RHS**
  Elektrophorese: β-Fraktion (mit IgA, IgM),
  γ-Fraktion (mit IgG).
- *Akute Hepatitis: IgM (β-Fraktion)* ↑; IgG, IgA (γ-Fraktion) ↑.
- *Chron. Hepatitis: IgG, IgA, IgM (β + γ-Fraktion verschmolzen* ↑;
  Syntheseleistung (Albumin, α_1*-Fraktion)* ↓.

Pfortaderhochdruck

Symptome: *Milztumor, Kollateralenbildung, Aszites* (Abb. 63, S. 179). Die Einengung der Pfortader oder der Lebervenen nennt man Block. – Druck in V. portae mehr als 20 cmH_2O.

Extrahepatischer Block, einzuteilen in:

Prähepatischer Block,

* *Fibrose* ohne Regenerate, also keine echte Zirrhose!

lienaler Typ: Milzvenenthrombose oder Milzvenenstenose. *Plötzliche* harte Milzvergrößerung unter Bauchkoliken bei jüngeren Menschen. Ösophagusvarizenblutung.

⧫ DD.: *Ulcus ventriculi* = ohne Milztumor; Ösophagusvarizenblutung bei *Leberzirrhose* = Leberproben positiv, Spider naevi usw.)

portaler Typ, trunkäre Form: Pfortaderstammblock, *langsame* Kompression durch Tumorverlegung, häufiger durch kongenitale Mißbildungen, dann im 5.–10. Lebensjahr evident. Caput medusae.

portaler Typ, radikuläre Form: Mesenterialvenenthrombose mit *akutem* Verlauf.

Posthepatischer Block:

Verschluß der Vv. hepaticae. Bauchschmerz, Aszites, erhebliche Lebervergrößerung mit Stauung und Erweiterung der Bauch- und Brustwandvenen, Splenomegalie, Beinödeme (**Budd-Chiari-Syndrom**): Akut zum Tode führend oder nach monatelangem Verlauf.

Diagnose der extrahepatischen Formen: ■ US.; **o** Rö.: Arteriographie, Splenoportographie, Hepatovenographie, Kavographie. – Laparoskopie; Druckmessung in der Leber (indirekter Pfortaderdruck).

Intrahepatischer Block: Leberzirrhose (Laparoskopie).

Hepatosen und Thesaurismosen der Leber

Hepatosen sind degenerative Leberparenchymschäden. Sekundär kann durch entzündliche Mesenchymreaktion (chronische Hepatitis) eine Zirrhose entstehen. Thesaurismosen (Speicherkrankheiten) erzeugen eine Hepatose oder werden von dieser gefördert.

Fettleber, häufigste und daher wichtigste krankhafte Speicherform: Phosphatidsynthese gestört (Mangel an Cholin, Methionin, Inosit: Alkoholiker, Hunger). Triglyzeride werden nicht abtransportiert, sondern als Neutralfette abgelagert.

Fettabbau gestört (oxydativ im Zitronensäurezyklus, Glykolyse).

Zeichen der Stoffwechselstörung, postdystrophisch, bei *Diabetikern und Alkoholikern**, evtl. auch nach Intoxikationen, bei Hormonstörungen und Kortisontherapie, exogen bei *Fettsüchtigen.* Erkennbar an der *Lebervergrößerung mit weicher Konsistenz, erhöhter Bromthaleinretention* und *laparoskopisch gelbbrauner,* glatter Leber (histologisch: Fett). Tritt eine *Entzündung* hinzu (γ-GT, GPT, GOT erhöht; Histologie!), dann Übergang in Zirrhose.

Th.: Noxe ausschalten. Joulearme, eiweißreiche (Quark) Diät mit 25 g/d Margarine (ungesättigte Fettsäuren), lipotrope Substanzen (Cholin, Methionin).

Hämochromatose, selten, fast nur bei Männern (40.–60. Lebensjahr):

Primäre Siderose, vererbbare, lange stumme Fe-Regulationsstörung,

Sekundäre Siderose, ● *gesteigerter Blutzerfall* (Transfusionen, Hämolyse) oder ● *übermäßige Resorption* (nutritiv zuviel Fe, Siderophilie), gemischt bei Blut- und Leberkrankheiten: *Serumeisen erhöht.* Speicherung vorwiegend im RHS von Leber (rostbraune

---

* *Fettleberhepatitis* nach 6 Jahren 160 g reinem Alkohol tgl.
Histologisch: Große Nekrosezonen des Leberparenchyms, hyaline Mallory-Körper, zonale Steatose, schüttere leukozytäre Infiltrationen.

„Pigmentzirrhose", Neigung zu Neoplasma), Milz, Knochenmark, oft auch Pankreas (**Bronzediabetes**), Myokard und Drüsen. Bei Einlagerung in die NNR: Gegenregulation der Hypophyse (MSH → Melanin: „schmutzig"-graubraune Hautfarbe). Schädigung der Hypophyse und Hoden verursacht Hodenatrophie. Frühdiagnose: Histologisch Rektumschleimhaut und Knochenmark; Diabetes (meist insulinresistent).

Th.: Aderlässe, evtl. lebenslang. – Behandlung der Sekundärschäden.

♦ DD. **Sekundäre, erworbene Hämosiderose** (= Eisen vermehrt durch inneren Zerfall: aus Hämoglobin bei Anämien, aus Myoglobin bei Inanition): vorwiegend nach alkoholischer Leberzirrhose.

Wilsonsche Krankheit, erbliche, hepatolentikuläre Degeneration (Leberzirrhose + extrapyramidales Syndrom) durch vermehrte Kupferablagerung infolge Mangel an kupferbindendem α-Globulin (Zäruloplasmin). Kayser-Fleischerscher Kornealring: Cu in der Descemetschen Membran der Hornhaut. Ceruloplasmin i. S. erniedrigt, Kupfer im Harn und Leber erhöht.

Th.: Cu-Komplexbildung mit BAL (**B**ritish **A**nti-**L**ewicit) = Dimerkaprol; D-Penizillamin.

Amyloidleber, klinisch weniger wichtig als Amyloidniere (siehe S. 266). Nachweis: fluoreszenzoptisch nach Fluorochromierung mit Thioflavin S.

Die seltenen anderen Speicherkrankheiten werden fast nur bei *Kindern* beobachtet:

Morbus Gaucher (zerebrosidzellige Lipoidose),

Morbus Hand-Schüller-Christian (Cholesterinspeicherkrankheit, Sonderform des disseminierten eosinophilen Granuloms),

Morbus Niemann-Pick (phosphatidzellige Lipoidose) und

Morbus von Gierke (Glykogenspeicherkrankheit).

Gallensteinleiden (Cholelithiasis)

20% aller Frauen und 10% aller Männer leiden ansteigend mit dem Lebensalter an Gallensteinen; Fettsucht, Cholezystitis, auch Pleiochromie (hämolytischer Ikterus) fördern die Steinbildung:

- **große Solitärsteine aus Cholesterin;**
- **große oder kleine, dann fazettierte Cholesterin-Kalk-Steine;**
- **sehr kleine, maulbeerförmige Bilirubin-(Kalk-)Steine.**

▪ US.: Konkrementnachweis, bes. bei rö.-negativem Cholezystogramm (intensiver Echoreflex, dann Schallschatten).

o Rö.: *Schattengebend* sind Kalksteine, *nicht-schattengebende* Steine sind nur mit Kontrastmittel nachweisbar. Auch ohne Steinnachweis spricht ein negatives Cholezystogramm bei klinischen Zeichen für eine Cholelithiasis!

Komplikationen (Cholezystitis/Cholangitis, Kolik, Karzinom) treten bei 50% der Steinträger auf.

Gallensteinkoliken (Abb. 53, S. 144) besonders bei kleinen Steinen, weil diese sich in die Gänge zwängen können: *Plötzlicher, heftiger Schmerz unter dem rechten Rippenbogen, evtl. mit Ausstrahlung in die rechte Schulter (N. phrenicus), wellenförmig andauernd, oft mit galligem Erbrechen.* Th.: Spasmolytika, Analgetika.

(♦ DD.: Nierenkolik: Ausstrahlung zur Harnröhre)

Folgen der Gallensteinkolik abhängig vom Verbleib der Steine (Abb. 60, S. 167; Abb. 62, S. 178; Tab. 16, S. 181):

- *Abgang oder Verbleib in der Gallenblase:* Keine direkten Folgen (evtl. Cholezystitis/ Cholangitis). – Chronischer Reiz: Karzinom (4%).
- *Verklemmung im Ductus cysticus:* Gallenblasenhydrops → Gallenblasenempyem → Perforation: Gallige Peritonitis.
- *Verklemmung im Ductus choledochus:*

  totaler Verschluß (Ikterus, heller Stuhl, direktes Bilirubin im Serum erhöht, Urobilinogen im Harn –/–, alkalische Phosphatase erhöht, Cu erhöht, Fe normal, Lipoproteide: β ↑, α ↓),

  partieller Verschluß (ebenso, aber Stuhlfarbe wechselnd, Urobilinogen –/+, +/+). → Leberschaden (γ-GT, GPT, GOT erhöht; Prothrombin erniedrigt) → biliäre Zirrhose oder Nekrose.
- *Bei jedem Sitz in den Gängen:* Cholangitis durch Rückstauung,
- *vor Sphincter Oddi:* außerdem Pankreatitis durch Rückstauung.

Laparoskopisch ist die Leber *bei Verschluß grün.*

Th.: Operative Entfernung des Steins bei Verschluß, Beschwerden oder prophylaktisch (Gallenblasenkarzinom bei 4% der Steinträger!). – Entfernung präpapillärer Steine endoskopisch (ERCP).

♦ Differentialdiagnose: Erbrechen*

- **Kardiastenose** (funktionell oder Ösophaguskarzinom) oder
- **Ösophagusdivertikel:** bei beiden Formen kurz nach Beginn des Essens.
- **Pylorusstenose** (benigne oder maligne): Alte Speisen vom Vortage, Plätschergeräusch.
- **Gastritis,** besonders Alkoholgastritis;
  Ulkuspatienten erbrechen ohne Magenblutung fast nie.
- **Gallenblasenaffektionen:** Bitteres Erbrechen, Druckschmerz in der Gallenblasengegend.
- **Gallensteinkoliken:** Typischer Schmerzanfall mit Ausstrahlung zur rechten Schulter.
- **Chronische Pankreatitis:** Linksschmerz, α-Amylase und Lipase erhöht.
- **Peritonitis:** Abwehrspannung des Bauches, Leukozytose.
- **Appendizitis:** Druckschmerz am McBurney, Leukozytose.
- **Ileus:** Eventuell Miserere (Koterbrechen), Stuhl und Winde gehen nicht ab, Indikan.
- **Urämie:** Harngeruch des Schweißes, Harnstoff-, Rest-N-Erhöhung.
- **Coma hepaticum:** Cholämisches Erbrechen (flüssigkeitsreich, galle- und bluthaltig).
- **Hyperemesis gravidarum.**
- **Tubenruptur** bei Tubargravidität.
- **Commotio cerebri,**
- **Hirndruck** (Tumor, Hirnödem: Akute Nephritis).

---

* Bluterbrechen s. S. 149.

- **Migräne:** halbseitiger Kopfschmerz, empfindlich gegen Licht, Ohrensausen.
- **Digitalisüberdosierung:** EKG Verlängerung der Überleitungszeit, Senkung der ST-Strecke. Digoxin-Spiegel.
- **Intoxikationen, Röntgenkater.**

Tumoren

Primäres Leberzellkarzinom: *Selten,* meist aus Zirrhose, α_1-Fetoprotein (tumorcharakteristisch, nicht tumorspezifisch, auch bei Spina bifida).

Lebermetastasen: Wichtig, bes. aus Pfortadergebiet (Bauchraum), aber auch allgemein;

Gallengangskarzinom: Häufig, stummer Verschluß;

Gallenblasenkarzinom: Häufig, bes. bei chronischer Reizblase (in 80% findet man Gallensteine): *Tastbare, harte Gallenblase = Courvoisiersches Zeichen,* später stummer Verschluß.

⧫ DD. (N. B.: Stummer Verschluß sehr häufig durch **Pankreaskopfkarzinom**).

Klinische Zeichen: Tumorkachexie, Tastbarkeit, hohe Senkung, Elektrophorese: α_2, β relativ vermehrt; GPT, GOT mäßig erhöht, γ-GT steigt deutlicher. Leberfunktion lange normal, dann AP-Anstieg, Bromthalein-Test pathologisch, später Ikterus, Leberinsuffizienz.

■ US.! – **o** Rö.: negatives Cholezystogramm; Cholangiogramm, Leberszintigramm.

⧫ DD.: **Tastbefund Leber-Milz-Hypernephrom** s. Abb. 32, S. 99.

Bauchspeicheldrüse (Pankreas)*

Die Pankreasteste prüfen 3 Funktionen: • Fett- und Eiweißverdauung im Stuhl, • Enzymgehalt im Blutserum, Urin (und Duodenalsaft), • Sekretion nach Pankreasreizung durch Sekretin und Pankreozymin.

Amylasebestimmung im Harn und Blut, gemessen an der Spaltungswirkung auf Stärke (Jodprobe): Einmalige Erhöhung bei tagelangen Kontrollen schon für Pankreatitis beweisend. Normalwerte: Serum 20–30 U/ml, Harn 120–120 U/ml.

Pankreaslipase im Serum, gemessen an der Spaltung von Triglyzeriden. Die entstandenen Fettsäuren werden titriert. Normalwert: 20–136 U/ml, leicht erhöht: 136–200 U/ml, stark erhöht: 400–1000 U/ml.

Trypsin-RIA, Spezifität den α-Amylase- und Lipase-Aktivitätstests überlegen: akute und chronische Pankreatitis.

Sekretin-Pankreozymin-Test: Getrennte Gewinnung von reinem „Duodenal-" und Magensaft durch doppelläufige Ballonsonde unsicher! 1 IE Sekretin/kg Körpergewicht: Errechnung der produzierten HCO_3-Gesamtmenge (Norm: 10 mmol) aus zwei 15-Minuten-Fraktionen. Dann 1 IE Pankreozymin/kg: Bestimmung der Konzentration mindestens eines Enzyms in den beiden nächsten 15-Minuten-Fraktionen. Normales Sekretionsvolumen: > 2,2 ml/kg/h (reduziert bei Neoplasma, Verschluß). Nur Unterschreitung der Normgrenzen verwertbar: *Funktionseinschränkung des Pankreas.* – Anstieg der Amylase im *Serum* (> 250 U/100 ml) und *Harn* (> 300 U/h) auf diese Provokation bei *Verschluß oder krankhafter Pankreaspermeabilität.*

Antithrombintest: Antithrombintiter III steigt auf Trypsin (nach vorübergehendem Abfall) deutlich an. Defibriniertem Plasma werden standardisierte Thrombinlösung und aus frischem Normalplasma gewonnenes Fibrinogen zugesetzt und bei 37 °C inkubiert. Positiv (im ganzen Verlauf der akuten Pankreatitis), wenn nach 5 Minuten Inkubation Quick-Wert > 100% verlängert und nach 15 Minuten Gerinnungszeit > 300 Sekunden.

Stuhluntersuchung auf Ausnutzung. **Stuhlmenge** normal < 300 g/d.

Steatorrhö: mehr als 7 g Fett/d im Stuhl bei *Pankreasinsuffizienz* (erst nach Zerstörung von ⅘ des Pankreas!).

■ US.: Organgröße, -form, -struktur; Entzündung/Tumor/Zyste.

o Rö.: Hypotone Duodenographie, Angiographie, endoskopische retrograde Cholangio-Pankreatographie (ERCP), Splenoportographie; Szintigraphie.

Indirekte Zeichen: Haubenbulbus, Motilitätsstörung des Duodenum, Zwerchfellhochstand links. – Gallengangsdiagnostik.

Akute Pankreatitis – Rezidivierende akute Pankreatitis

Nach schweren Diätfehlern („Schlemmermahlzeit", Alkohol),

als bakterielle Infektion, besonders Koliinfektion bei Gallengangsentzündung und Rückstauung (Steinpassage),

---

* Siehe auch Pankreasinseln S. 237 ff

durch Mumpsvirus (Parotitis-Pankreatitis, aber auch isoliert).

Schweres Krankheitsbild: *Linksschmerz* (Abb. 53, S. 144), *Abwehrspannung in Oberbauchmitte* (eventuell Pankreas als Walze tastbar);Hyperästhesie der Headschen Zone D VII–IX links (bei Pankreaskopf auch rechts); Amylase und Lipase erhöht in Harn und Blut (meist nur zeitweilig); Antithrombintest (S. 187); evtl. Hyperglykämie/Glukosurie; Fieber; Senkungserhöhung. → Hypovolämischer Schock.

■ US.: Diffuse Organvergrößerung bei Reflexverminderung.

o Rö.: Zwerchfellhochstand, Pleuraerguß/Atelektase. Meteorismus duodeni/jejuni (Atonie: Nachweis in Rechtsseitenlage). Gallensteine?

Prognose: Funktionelle Ausheilung, oft Pseudozysten oder Tod.

♦ DD.: Magenperforation, akute Cholezystitis, Ileus, Herzinfarkt.

♦ DD.: **Hyperlipoproteinämie (Typ I oder Typ V)**: abdominelle *Koliken, eruptive Xanthomatose, Hepatosplenomegalie,* (Übelkeit, Leukozytose, Fieber bis 40 °C, Kreislaufversagen: *Pankreatitis,* Mikrothromben).

Th.: Absolute Nahrungskarenz, Atropin, Magensonde. Evtl. Trasylolinfusionen (zur Kallikrein-Inaktivierung, Schockbekämpfung), Kreislaufüberwachung, Antibiotika, Kalzitonin.

Akute Pankreasnekrose

Entsteht aus akuter Pankreatitis, klinische Abgrenzung hiergegen oft schwierig. Stärkere Fermentaktivierung → Autodigestion.

Mitwirken können:

Funktioneller oder mechanischer Reflux (verklemmter Gallenstein),

Gefäßschädigung mit Hämorrhagie (Thrombosen, Infarzierung, Periarteriitis nodosa, toxischer Schaden),

nervale Störung im Splanchnikusgebiet.

Klinik: *Linksschmerz, Abwehrspannung. Facies abdominalis:* Peritonitis; *Sturz des Blutkalzium;* Fermenterhöhung (unsicher); Leukozytose; Fieber; trockene Zunge. *Fettgewebsnekrose,* **„Pankreasapoplexie"**. Prognose: schlecht.

Th.: Wie akute Pankreatitis, Operation erwägen.

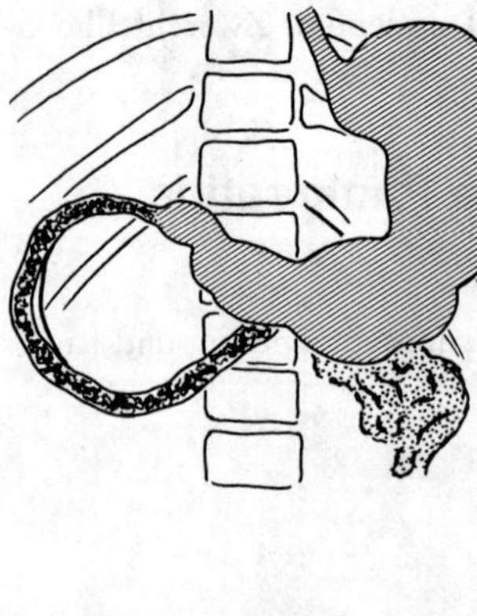

Abb. 67 *Pankreaskopfkarzinom.* Große C-Schlinge des Duodenum, Doppelkontur.

Chronische und chronisch rezidivierende Pankreatitis

Beginnt meist schleichend – bes. bei Alkoholismus unter eiweißarmer Kost. Auch ohne Beschwerden, sonst:

- *rezidivierender Linksschmerz* (Pankreaskopf: Rechtsschmerz!),
- *Durchfälle bei Diätfehlern* (schwere Form: auch spontan),
- *Meteorismus,*
- Gewichtsabnahme,
- evtl. latenter Diabetes,
- evtl. passagerer Ikterus (Verdrängung der Gallengänge, Abb. 68),
- *Sekretin-Pankreozymin-Test (wichtigste Aussage),*
- α-Amylase und/oder Lipase ↑ (↓ bei Übergang in Fibrose),
- evtl. symptomatische Hyperlipidämie,

■ US. als Suchtest. **o** Rö. ERCP nur vor Operation (*cave* Komplikation).

Folgen: Pankreasfibrose (keine Fermente),

■ US.: Form- und Strukturunregelmäßigkeit; Zysten?

o Rö.: *Verkalkungen* (Abb. 68). – Starke Schmerzen. Pseudozysten.

Th.: Diät kohlenhydratreich, eiweiß- und fettarm (nur Triglyzeride mittlerer Kettenlänge), Fermentsubstitution; evtl. partielle oder totale Pankreatektomie. – Bei Cholelithiasis: Cholezystektomie; bei stark schmerzhafter chronischer Pankreatitis: totale Pankreatektomie.

Pankreaskarzinom

2–3% aller malignen Tumoren; vorwiegend bei 60–70jährigen Männern. Der Sitz, meist im Pankreaskopf (nahe den Gallengängen), bestimmt die Symptomatik und frühe Inoperabilität.

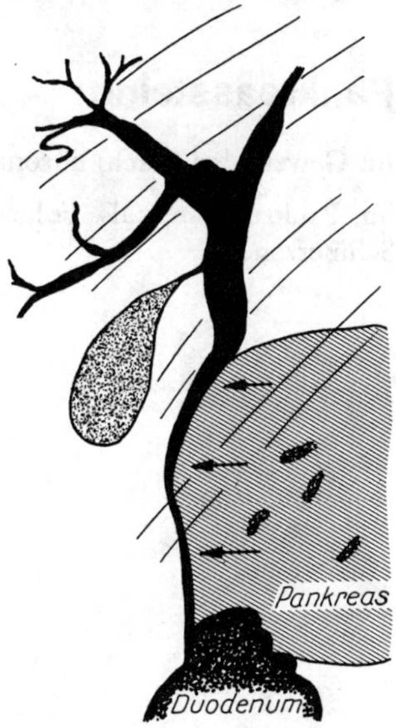

Abb. 68 *Chronische Pankreatitis mit Verkalkung,* den unteren Ductus choledochus einengend (Röntgenkontrastdarstellung der Gallengänge bei Laparoskopie).

Klinische Verdachtszeichen:

Gewichtsabnahme, Appetitlosigkeit, Schmerzen im rechten Hypochondrium zur rechten Schulter (nur selten Linksschmerz), Ikterus, bes. intermittierender Ikterus, Erbrechen, Meteorismus, ungeklärte Thrombosen, Senkungserhöhung, extreme α-Amylasewerte. Mangelhafte Stuhlausnutzung, Sekretintest;

- ■ US.: Umschriebene, reflexarme Formation.
- o Rö.: Duodenographie *(große C-Schlinge des Duodenum* bei Pankreaskopfkarzinom, Doppelkontur: Abb. 67), ERCP, Arteriographie, Szintigraphie, Computertomographie.

Nach Ausschluß einer anderen Ursache: *Probelaparotomie.*

Inoperabilität zeigen an:

Tastbarer Tumor, Lebervergrößerung (Lebermetastasen!), *Gelbsucht* (Einwachsen in die Gallengänge), Aszites.

Nichtinsulinproduzierende Inselzelladenome

Zollinger-Ellison-Syndrom: Benigne oder maligne, meist multiple, *gastrin*produzierende Tumoren veranlassen stärkste Magensekretion (nachts über 1000 ml), Erbrechen, Durchfälle und Magen-Darm-Blutungen aus multiplen *Ulcera,* vorwiegend *duodeni, (Ulkusrezidive auch nach Magenresektion!).* Hypokalzämie. – Basalsekretion extrem hoch (über 15 mval/h). Serumgastrin vermehrt. – 25% verbunden mit anderen endokrinen Adenomen: Hypophyse, NNR, Parathyreoidea.

Verner-Morrison-Syndrom: Adenom oder Karzinom, selten Hyperplasie, produziert ein noch nicht definiertes Polypeptid. Durchfälle (!): auf Steroide ansprechend, unbeherrschbare Hypokaliämie (Tod: Herzversagen, hypokaliämische Nephrose, Sepsis), Anazidität oder Hypochlorhydrie, *keine* Ulzera.

Th.: Operative Entfernung des Pankreasadenoms.

Pankreassteine

Im Gewebe bei (nach) chronischer Pankreatitis,

im Pankreasgang als Folge und Ursache von Sekretstauungen. Klinisch kolikartige Schmerzen.

Peritoneum

Akute diffuse Peritonitis

Die Bauchfellentzündung entsteht durch Bakterien (meist Koli), die durch *Perforation oder Penetration* in die freie Bauchhöhle gelangen: Appendizitis, Magen- und Zwölffingerdarmgeschwüre, typhöse, seltener tuberkulöse Darmgeschwüre, Darmtumoren, entzündliche Gallenblasen können perforieren; Darm- und Gallenblasenphlegmone, Prozesse des weiblichen Genitales, Durchwanderungspneumonie und dergleichen können eine Bakterienpenetration ermöglichen.

Perforation: plötzlicher heftiger Schmerz,

Penetration: langsam zunehmender Dauerschmerz des gesamten Bauches (*eher verschleiert* durch die Grundkrankheit).

Der Leib ist aufgetrieben und gespannt, besonders bei dem Versuch einer Palpation *(Abwehrspannung)*. Die *Leukozytenzahl steigt schnell,* die Blutsenkung langsam an. Ein *paralytischer Ileus* (S. 159) setzt ein: keine Darmgeräusche („Totenstille"); Exsudation: Flankendämpfung, Wellenschlag (Probepunktat entzündlich: spezifisches Gewicht über 1015, Rivalta positiv, Leukozyten [s. *Aszites* S. 192]). Bei allgemeiner *Exsikkose* bildet sich ein *typischer, ängstlicher Gesichtsausdruck mit spitzer Nase (Facies abdominalis). Die Zunge ist trocken.* K^+- und Na^+-Spiegel sinken. Kollapserscheinungen treten auf.

♦ DD.: *Peritonitis-Patient liegt ruhig,* Kolik-Patient wälzt sich.

Prognose: Sehr ernst.

Th.: Operativer Verschluß der Perforationsstelle. Antibiotika usw.

♦ **DD.: Pseudoperitonitis diabetica:** Appendizitis (Peritonitis) im akuten Beschwerdebild voll vortäuschend bei entgleistem Diabetes, besonders Jugendlicher, *auch mit Leukozytosen bis 30/nl*.*

Th.: Keine Operation! Komabehandlung: Flüssigkeit, Lävulose, Insulin.

Umschriebene akute Peritonitis

Sie entsteht nach Perforation oder Penetration *in ein abgeschlossenes Bauchgebiet,* das sich durch entzündliche Verklebungen oder Verwachsungen von Darmschlingen oder auch Netz bereits über der gefährdeten Stelle gebildet hat (**„gedeckte Perforation"**). Nur lokale Abwehrspannung und auch entsprechend wenige Allgemeinzeichen.

Prognose: Durchaus besser, aber ungewiß.

Th.: Operative Maßnahmen können dringend notwendig oder auch kontraindiziert sein (Gefahr der diffusen Peritonitis). Antibiotika usw. (wie diffuse Peritonitis).

---

* 30 000/ml Leukozyten.

Chronische Peritonitis

Fast immer *tuberkulös* (selten rheumatisch): *Subfebrile, remittierende Temperaturen,* mäßige Leukozytose, Senkungserhöhung und Aszites. Probepunktion: *seröses Exsudat:* spezifisches Gewicht ca. 1018, Rivalta positiv, im Sediment Lymphozyten, *Kultur und Tierversuch positiv.* Laparoskopisch *miliare Aussaat (Histologie!).*

Chronisch-produktive Form der Tuberkulose ohne Aszites; wenig druckschmerzhafte Knoten. Verwachsungen führen zu einem intermittierendem Ileus.

Prognose: Langwieriger, aber gutartiger Verlauf mit Neigung zu Verwachsungen (Ileus).

⧫ DD.: Karzinomatöse Aussaat.

Th.: Wie Tuberkulose.

⧫ Differentialdiagnose: Meteorismus*

Kostumstellung	Blähende Speisen: Kohl, Hülsenfrüchte, frisches Brot.
Aerophagie	Neurastheniker, lange Anamnese oder akutes psychisches Trauma.
Magenkrankheiten	Besonders bei Anazidität und Ausgangsstenose.
Leberzirrhose	Vor Aszites („erst der Wind, dann der Regen"): Leberdiagnostik! Tastbare Leber, Hautfarbe, Gefäßsternchen, Behaarungstyp.
Kardiale Leberstauung	Tastbare Leber und andere Zeichen kardialer Stauung. Bilirubin, γ-GT mäßig erhöht.
Pankreatitis	Chronische Pankreatitis: Pankreozymin-Test, Pankreaslipase. Tumordiagnostik. Akute Pankreatitis, Pankreasnekrose: Linksschmerz, lokaler Druckschmerz, Kalziumsturz im Serum, Amylase in Serum und Harn vermehrt.
Morbus Hirschsprung	Kinder mit Megakolon (röntgenologisch).
Infektiöse Darmkrankheiten	Typhus, Paratyphus, Fleckfieber: „typhöser" Zustand, Roseolen, Erregernachweis und „großer Gruber-Widal".
Entzündliche Darmkrankheiten	Enteritis, Enterokolitis, Colitis ulcerosa: Stuhl (Blut? Erreger?), Röntgenologie, Rektoskopie, Koloskopie.
Ileus	Dünndarm: Nabelgegend. Dickdarm: gemäß Kolonverlauf, Steifungen, kurze Koliken, Auskultation: verminderte Peristaltik; bei Paralyse: Darmruhe. Röntgenbefunde: Spiegelbildung, Blähungen, Tumordiagnostik.

* **Meteorismus** (Blähungen der *Därme*) und **Aszites** (Erguß in *freier Bauchhöhle*), S. 193, hier gegenübergestellt.

⧫ Differentialdiagnose: Aszites (Wasserbauch)

Entzündlicher Aszites (Exsudat, spezifisches Gew. über 1015, Rivalta positiv, Eiweiß 4% und mehr) bei

Tuberkulose,
Perforationsperitonitis,
infiziertem Transsudat,
Peritonealkarzinose (s. a. unten).

Nichtentzündlicher Aszites (Transsudat, spezifisches Gew. 1008 bis 1015, Rivalta negativ, Eiweiß bis 2,8%)

Leberzirrhose,
prähepatisch: Gefäßverschluß,
posthepatisch: Budd-Chiari-Syndrom,
Peritonealkarzinose (s. a. oben):
- Pankreaskarzinom,
- Magenkarzinom,
- Krukenberg-Tumor,
- Darmtumoren,
- weibliche Genitaltumoren,
- primäres Peritonealkarzinom,

Meigs-Syndrom (benigner Ovarialtumor, Aszites, Hydrothorax; auf Clomiphen-Gabe),

zusammen mit anderem Hydrops: bei Herzinsuffizienz, Panzerherz, Nierenerkrankung,

Eiweißmangelschaden.

Hämorrhagischer Aszites bei

Karzinose,
Tuberkulose,
hämorrhagischer Diathese.

Chylöser Aszites (mit Äther aufhellbar): Ductus thoracicus verlegt bei

Karzinose oder Tuberkulose.

Als Aszites verkannt und anpunktiert werden:

Echinokokkenzysten: Spezifisches Gewicht 1009–1015, Rivalta negativ, klar, bernsteingelb, Bernsteinsäure, mikroskopisch: Haken. (Cave: Aussaat!)

Hydronephrosesäcke: Spezifisches Gewicht 1010–1020, meist wasserklar, Harnstoff, Harnsäure.

Ovarialzysten: Spezifisches Gewicht 1003–1055, gelb, wässerig bis dickflüssig, meist schleimig, fadenziehend; oft Pseudomuzin, das aber auch im Aszites vorkommen kann.

■ US.: ⧫ DD.: Aszites-Zyste-Hydronephrose.

Vitamine

Wachstum, Schwangerschaft und schwere Erkrankungen erhöhen den Vitaminbedarf; die Eigenproduktion der Vitamine wird bei Schädigung der Darmflora (Infekte, Antibiotika) herabgesetzt und die Zufuhr durch einseitige Diät und Appetitlosigkeit vermindert. – Vitamine sind Katalysatoren zahlreicher Lebensvorgänge. Ihr Fehlbestand führt im Extremfall zu den Vitaminmangelkrankheiten. Diskrete Mangelerscheinungen werden oft verkannt. Soweit Überdosierungserscheinungen nicht zu befürchten sind, wird heute z. T. mit gewaltigen Dosen weit über dem Tagesbedarf auch symptomatisch therapiert.

Fettlösliche Vitamine: A, D, E, K.

Wasserlösliche Vitamine: B, C, H, P, Nikotinsäureamid, Inosit, Folsäure.

Vitamin A (Retinol)

Verhalten: *Gut löslich in Fetten;* licht- und sauerstoffempfindlich.

Gehalt in 100 g:	*IE Vitamin A:*
Lebertran, Heilbutt	2 Mill.– 35 Mill.
Kalbsleber	10 000–150 000
Butter	1 000– 3 000
Margarine, vitaminisiert	2 000– 3 000

Tagesbedarf (stets: gesunder Erwachsener): 5000 IE

Physiologie: Die Resorption erfolgt mit Fetten durch Vermittlung gallensaurer Salze, Ablagerung zu über 90% in der Leber (RHS). Vitamin A ist an der Bildung des *Sehpurpurs* beteiligt und für die *Dunkeladaptation* notwendig. An den epithelialen Geweben verhindert es die Weiterdifferenzierung zu *verhornendem Plattenepithel* und erhöht die *Abwehrbereitschaft der Schleimhäute.* Nachweis: UV-Absorption.

Vitamin A-Mangelschäden

Hemeralopie (Nachtblindheit): Erstes Zeichen,

Xerophthalmie: Verhornung des konjunktivalen Epithels, gelbbraune Pigmentierung der Sklera (Bitotsche Flecken),

Keratomalazie: Lichtscheu, blutigseröse Sekretion, mit Verklebung der Lider, geschwüriger Zerfall der Hornhaut, Verlust des Auges,

Haut: Hyper- und Parakeratose, Haarausfall,

Schleimhäute: Atrophie, Trockenheit, Stomatitis, Glossitis,

Nieren- und Gallensteinbildung,

Zähne: Zahnschmelz- und Dentinbildung gestört.

Th.: 50 000–200 000 IE täglich (nicht über 60 000 IE/kg Körpergewicht).

Vitamin B_1 (Thiamin)

Verhalten: *Hefeartiger Geruch,* leicht löslich in *Wasser* (1:1).

Gehalt in 100 g	*µg Vitamin B_1*
Weizenkeim	3 000–12 000
Reiskleie	1 500– 2 500
Reis – Vollkorn	300– 400
Reis, poliert	50– 200
Schweinefleisch	500– 1 500

Tagesbedarf (KH-Kost erhöht, Fett senkt): > 0,3 µg.

Physiologie: Kofaktor von Fermenten, wirkt als „aktives Pyruvat". – Hoher Gehalt im ZNS. Nachweis: Azoreaktionen.

Vitamin-B_1-Mangelschäden

B_1-Mangel in stark ausgemahlenem Mehl! Bedarf bei eiweißarmer Kost, Alkoholismus, Azidose und falscher Darmflora höher.

Beriberi: schwerste Form mit Störungen des KH-Stoffwechsels und Wasserhaushaltes: Kopfschmerzen, Müdigkeit, Untertemperaturen, Parästhesien, *Polyneuritis,* gastrointestinale Störungen (Circulus vitiosus), *Muskelschwäche,* kardiovaskuläre Symptome (Herzklopfen, Dyspnoe, beidseitig erheblich erweitertes *„Beriberi-Herz"),* Ödeme.

Th.: Bis 100–300 mg und mehr täglich oral oder intramuskulär.

– *Wichtige klinische Indikationen für Thiamin:* Muskuläre Herzinsuffizienz, Coma diabeticum, Polyneuritis, Hepatitis epidemica.

Vitamin B_2 (Riboflavin, Laktoflavin)

Verhalten: Kaum wasserlöslich, fettunlöslich, O_2-beständig.

Gehalt in 100 g	*µg Vitamin B_2*
Rinderleber	3 000–3 500
Roggen – Keim	500–1 500
Roggen – Vollkorn	300– 800
Bohnen, grüne	150– 300

Tagesbedarf 1,5–2,0 mg.

Physiologie: In allen *sog. gelben Fermenten:* z. B. *gelbes Atmungsferment, Zytochromreduktase, Vitamin-K-Reduktase.* Stimuliert Eiproduktion (Huhn), wahrscheinlich Erythropoetin-Bildung. Nachweis: Photometrie.

Vitamin-B_2-Mangelschäden

Pellagra sine Pellagra: Glatte, rissige, *lackrote Lippen,* Fissuren (Cheilosis), *Rhagaden der Mundwinkel.* Dysphagie, brüchige Nägel; objektiv: Vaskularisierung der Kornea (Spaltlampe). Wachstumsstillstand. (Mißbildung der Feten nur bei Ratten bewiesen.)

Th.: 10–20 mg täglich oral.

Nikotinsäureamid (Niazin)

Verhalten: Wasserlöslich, fettunlöslich, O_2-beständig.

Gehalt in 100 g	*mg Nikotinsäureamid*
Rinderleber	15 –25
Weizenvollkorn	5 –10
Äpfel	0,05– 0,6

Tagesbedarf 16 mg. Bei Maiskost (Tryptophanmangel) erhöht.

Physiologie: *Bestandteil von NAD und NADP.* Indirekt an Hämatopoese durch *Stimulierung der folsäureproduzierenden Darmflora* und Bildung der Magen-HCl beteiligt, *Leberschutzstoff* (Oxydoreduktion). – Bedarf wird größtenteils endogen (aus Tryptophan) gedeckt. Nachweis: Chromatographie.

Nikotinsäureamid – Mangelschäden

Pellagra: Müdigkeit, Appetitlosigkeit, Schwindel, *Stomatitis, Glossitis,* Zunge: Glatter Rand und rissige Querfurchen: Gärungs- und Fäulnisdyspepsie, *Dermatitis* mit symmetrischer Schuppung und Blasenbildung *an belichteten Hautstellen,* Bewußtseinstrübungen.

Th.: 40–1000 mg täglich.

Vitamin B_6 (Pyridoxin)

Verhalten: Gut wasserlöslich, O_2-beständig.

Gehalt in 100 g	*µg Vitamin B_6*
Dorschleber	3 000
Rindermuskel	1 000
Weizenkeim	500–1 000
Hühnerdotter	450

Tagesbedarf 1–2 mg.

Physiologie: Koferment zahlreicher Fermente.

Transaminasen: führen Transaminierung (NH_2) von α-Aminosäure auf α-Ketosäure durch (Beziehung EW-KH-Stoffwechsel),

Aminosäuredekarboxylasen: Dekarboxylierung von Aminosäuren unter Bildung freier Amine,

Razemasen: stellen aus D- oder L-Aminosäuren eine Gleichgewichtsmischung der D- und L-Form her. Nachweis: Farbreaktion.

Vitamin-B_6-Mangelschäden

Mangelanämie, hypochrom mit niedriger Retikulozytenzahl aber gesteigerter Erythropoese im Knochenmark und Vermehrung der Sideroblasten. Epileptiforme Krämpfe bei Säuglingen. – *Akute Überdosierung von Hydraziden und Semikarbaziden führt zum Pyridoxinmangel mit schweren tonisch-klonischen Krämpfen. Neuritiden.*

Th.: 300 mg täglich.

Pantothensäure

Verhalten: Gut wasserlöslich.

Gehalt in 100 g	*µg Pantothensäure*
Schweineleber	5 000–10 000
Bohnen, weiße	1 800– 2 000
Weizen – Vollkorn	800– 1 500

Tagesbedarf: 10 mg.

Physiologie: *Bestandteil des Koenzym A;* Bildung aktiver Essigsäure und Azetylierung im Kohlenhydrat-, Fett- und Eiweißstoffwechsel. *Beteiligung am anoxydativen Abbau der Kohlenhydrate zur oxydativen Phase im Zitronensäurezyklus.* Veresterung von Fettsäuren. Biosynthese des Cholesterins und der Kortikoide. Umwandlung von Cholin in Azetylcholin. Entgiftung durch Azetylierung in der Leber.
Nachweis: Kolorimetrie. – Vermehrung des Proteus Morgagni.

Pantothensäure-Mangelschäden

Entzündliche und degenerative Veränderungen der *Schleimhäute,* Motilitätsstörungen des Magens, *fettige Degeneration der Leber,* Hämorrhagien, Lipoidverarmung der Nebennieren. *Parästhesien der Hände und Füße* (Burning-feet-Syndrom).

Th.: 20–400 mg Pantothensäure.

Biotin (Vitamin H)

Verhalten: Löslich in heißem *Wasser,* empfindlich gegen Sauerstoff.

Gehalt in 100 g	*µg Biotin*
Schweineleber	250
Hühnerdotter	30
Blumenkohl	17

Tagesbedarf 0,1–0,3 mg (große Eigenproduktion).

Physiologie: CO_2-Überträger. Viele Funktionen im *Intermediärstoffwechsel.* Biotinversorgung durch Synthese eigener Darmbakterien.

Nachweis: Wachstum des Lactobacillus arabinosus.

Biotin-Mangelschäden

Besonders *nach antibiotischer Zerstörung der Darmflora.* – Rohes Eiklar (Avidin) erzeugt Biotinmangel!

Feinschuppige *Dermatitis, Atrophie der Zungenpapillen,* Müdigkeit, Appetitlosigkeit, Hämoglobinabfall.

Th.: 5–10 mg täglich parenteral.

Folsäure (Vitamin M)

Verhalten: Löslich in heißem Wasser, wird von Sonnenlicht zerstört.

Gehalt in 100 g	*µg Folsäure*
Kalbsleber	450–850
Spinat	100–300
Weizen – Vollkorn	50–200

Tagesbedarf wahrscheinlich 1–2 mg.

Physiologie: Bedarf wird durch Nahrung und Eigenproduktion (Darmflora) gedeckt. Die physiologisch wirksame Form ist nicht die Folsäure sondern die Folinsäure = Formyltetrahydrofolsäure. Sie liefert aktivierte C_1-Fragmente bei der *Synthese von Aminosäuren* und katalysiert die Methylierung von Urazil zu Thymin, das dann unter Mitwirkung von B_{12} Ribose anlagert = *Thymidin* (Purinsynthese). Nachweis: Fluorometrie.

Folsäure-Mangelschäden s. S. 79.

Vitamin B_{12} (Kobalamine, Extrinsic factor Castle)

Verhalten: Löslich in *Wasser* (1:80).

Gehalt in 100 g	*µg Vitamin B_{12}*
Rinderleber	50–150
Eidotter	20– 40
Rindfleisch	2– 3

Tagesbedarf wahrscheinlich 1–3 µg. Resorption im Ileum.

Physiologie und Klinik: S. 78 und 354 f.

Vitamin P (Rutin)

Verhalten: In heißem *Wasser* löslich.

Vorkommen in Blättern und Früchten.

Physiologie: *Setzt Permeabilität der Kapillaren herab* (Synergist zur Askorbinsäure).

Vitamin-P-Mangelschäden

Ödemneigung, Blutungen in das Gewebe (beim Menschen fraglich).

Th.: 50–100 mg pro dosi, 150–300 mg pro die.

Vitamin C (Askorbinsäure)

Verhalten: Gut wasserlöslich, O_2- und feuchtigkeitsempfindlich.

Gehalt in 100 g		*mg Vitamin C*
Hagebutten		80–4 500
Paprika		150– 200
Johannisbeersaft, schwarz		100– 350
Johannisbeersaft, rot		20– 60
Zitronensaft		30– 80
Mensch	Nebenniere	450
	Muskel	2
	Blut	0,8–1

Tagesbedarf: 75–100 mg.

Physiologie: Nur exogene Zufuhr. Überträgt reversibel Wasserstoff bzw. Elektronen *(Redoxkörper); universaler Zellaktivator.*

Fördert bzw. ist beteiligt an folgenden Vorgängen:

Synthese der NNR-Hormone (hoher C-Gehalt der NNR!), *Aufbau des Stützgewebes* (Knochen, Knorpel, Dentin), Abwehr im RHS und durch Leukozyten, *Reifung der Erythrozyten, Resorption des Eisens* (Hämoglobinaufbau), *Stoffwechsel der Aminosäuren, Entgiftung von Toxinen, Abdichtung der Kapillarwände* (Kittsubstanzen).

Nachweis: Oxymetrische Titration (Blut, Harn). Kalter Trommer.

Vitamin-C-Mangelschäden

Skorbut: *Blutungen des Zahnfleisches,* der Schleimhäute, des Periosts und der Haut, schmerzhafte Blutungen in die Muskulatur. Anämie. *Lockerung der Zähne.* NNR-Hypertrophie. – *Rumpel-Leede positiv.*

Möller-Barlowsche Krankheit der Säuglinge. *Subperiostale Hämatome,* Blutungen, Knochenbrüchigkeit, Wachstumsstörung.

Leichte Störungen: Frühjahrsmüdigkeit, Kopfschmerzen, Anfälligkeit für Infektionen, *mangelhafte Dentin- und Kallusbildung,* schlechte Wundheilung.

Th.: 0,5–1 g täglich, Überschuß wird über die Nieren ausgeschieden.

Vitamin D (Kalziferole)

Verhalten: Löslich in *Fetten* und Ölen. Empfindlich gegen Sauerstoff.

Gehalt in 100 g	*IE Vitamin D*
Thunfisch – Lebertran	800 000–4,5 Mill.
Rinderleber	50–100
Butter (nach Jahreszeit)	10–100
Margarine (vitaminisiert)	100

Tagesbedarf 500 IE (bei Wachstum und Sonnenmangel)

Physiologie: Vitamin D_{1-7} entstehen aus ihren natürlichen und synthetischen Provitaminen durch UV-Bestrahlung; nur D_2 und D_3 werden therapeutisch benutzt.

Darm: *Förderung der Ca-Resorption;* Niere: *Förderung der Ca- und P-Rückresorption;* Knochen: *Einlagerung von Ca und P.* – Vitamin D hemmt die Nebenschilddrüsen.

Nachweis: UV-Absorption, „Line"-Test (Epiphysendicke bei Ratten).

Vitamin-D-Mangelschäden

Rachitis (Englische Krankheit): Bei Säuglingen und Kleinkindern Offenbleiben der Fontanelle, *Wachstumsstörungen,* Schreckhaftigkeit, Schwitzen am Kopf, Erweichung der Hinterhauptschuppe *(Kraniotabes), Caput quadratum,* verzögerter Durchbruch der Zähne: *Schmelzdefekte,* Verdickung der Knorpel-Epiphysen-Grenze (am Thorax: *Rosenkranz),* Deformierung von Thorax und Extremitäten, Anämie.

♦ DD.: Spasmophilie. – Bei D-Resistenz: Osteomalazie, Tetanie!

Th.: (auch bei Hauttuberkulose und Morbus Boeck) 500 IE täglich (s. Firmenprospekt); Stoß wird jetzt meist abgelehnt. Prophylaktisch mit Fluor 1. und 2. Lbj. tgl.

Cave Überdosierung: Hyperkalzämie, Verkalkung von Organen (bes. Nieren), *Nierensteine,* erhöhte Kalziumausscheidung im Harn – dann Abfall des Blutspiegels.

Vitamin E (Tokopherol)

Verhalten: Fettlöslich, O_2- und lichtempfindlich.

Gehalt in 100 g	*mg Gesamttokopherole*
Weizenkeimöl	250
Maisöl	100

Tagesbedarf 20–25 mg α-Tokopherol oder
25–30 mg Gesamttokopherol.

Physiologie: Vitamin E ist der Gruppenname für alle Tokopherole. Diese sind am Aufbau des Mesoderms beteiligt (elastische und kollagene Fasern, Muskulatur, Gefäße). Sie verleihen anderen Vitaminen und Hormonen *Oxydationsschutz* und ökonomisieren den Sauerstoffhaushalt. Wahrscheinlich sind sie an der *Regulierung der Gonadotropinausschüttung* des HVL beteiligt.

Nachweis: UV-Absorption.

Vitamin-E-Mangelschäden

Beim Menschen nicht nachgewiesen. Beim Tier: An Muskulatur, Bindegewebe, Hoden, Leber, Rückenmark, z. T. als Folge von Durchblutungsstörungen.

Th.: 300–600 mg/Tag. Hypervitaminosen nicht bekannt.

Vitamin K (Phyllochinone)

Verhalten: Gut löslich in *Fetten und Ölen,* lichtempfindlich.

Gehalt in 100 g	*mg Vitamin K*
Spinat	3 –5
Kohl	3
Leber	0,1–0,2

Tagesbedarf 1 mg

Physiologie: Wirkt auf Faktor VII, X und Prothrombin.

Antagonismus Vitamin K_1 – Kumarine ermöglicht eine durch Kumarine verlängerte Gerinnungszeit, mit Vitamin K zu normalisieren (S. 69). Nachweis: Quick-Test.

Vitamin-K-Mangelschäden

Senkung des Prothrombinspiegels (Quick-Wert) durch mangelhafte Eigenversorgung (Schädigung der Darmflora durch Krankheit oder Antibiotika, mangelhafte Resorption, Leberfunktionsstörungen) oder Aufnahme von Antagonisten (Süßkleekrankheit der Rinder). K-Mangel besonders bei Frühgeborenen.

Koller-Test: 10 mg Konakion (per os, Injektion) normalisiert nach 12 bis 24 Std. Quick-Wert *nur* bei K-Mangel; ungenügender Anstieg bei Leberschaden.

Th.: Bei schweren Blutungen 10–20 mg Konakion.

K_1 = Konakion (Cave i.v.-Injektion: Schock).

Endokrinologie

Hypophyse

Untersuchungsmethoden:

- Rö.: *Sella,* Schicht, Pneumenzephalogramm, Arteriographie, Computertomographie.
- Gesichtsfeld *(Perimeterbild).*
- hGH (RIA) im Plasma (unter Insulin = Hypoglykämie),
- *Gonadotropine* (RIA) im Plasma,
- *TSH-Test:* Schilddrüsenfunktion vor und nach TSH,
- *TRH-Test:* Stimulation von Prolaktin,
- *Lysin-Vasopressin-Test:* endogene ACTH-Freisetzung,
- *LH-RH-Stimulationstest:* Freisetzung der Gonadotropine LH und FSH.
- *Hypophysen-Kombinationstest* (Fa. Ferring): nach Gabe von Releasing-Hormonen werden STH, TSH, ACTH, Cortisol, LH, FSH, Prolaktin bis 120′ gleichzeitig bestimmt.

Tumoren der Hypophyse entsprechend den 3 Zellarten des **HVL:**

- **Eosinophile Adenome** (α-Zellen), Gigantismus, Akromegalie,
- **Basophile Adenome** (β-Zellen), Beziehung zum Morbus Cushing,
- **Chromophobe Adenome** (γ-Zellen), ohne eigene Hormonwirkung, jedoch
  - **Prolaktinome,** Galaktorrhö-Amenorrhö, Impotenz.

Eosinophile und **chromophobe Hypophysenadenome, Gliome** und – bei intrasellärem Sitz – das **Kraniopharyngeom (des Kraniopharyngealganges!)** wirken außerdem *destruierend auf die Gesamthypophyse* (erster Hormonausfall: STH, klinisch Gonadotropine) und *extrahypophysär* (Chiasma opticum: In 50% bitemporale Hemianopsie). Abb. 69 und 89 (S. 339). Ihre Häufigkeit beträgt ≈ 15% der Hirntumoren.

Wachstumstendenz: Langsam bei eosinophilen und chromophoben Adenomen, *schnell* beim Kraniopharyngeom Jugendlicher; *nicht expansiv* das basophile Adenom.

Verdacht auf Tumor: Bei Impotenz bzw. sekundärer Amenorrhö, Myxödem, NNR-Insuffizienz, evtl. Kopfschmerzen; bei Jugendlichen (Kraniopharyngeome!): Wachstumsstillstand, keine sexuelle Ausreifung, Hirndruck, evtl. mäßige Fettsucht (Morbus Fröhlich,

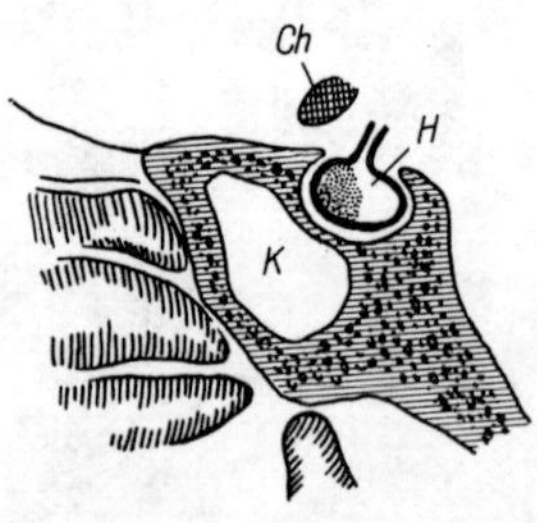

Abb. 69 *Lage der Hypophyse (H):* Tumoren, die in die Keilbeinhöhle (K) einbrechen, richten wenig Schaden an. Das Wachstum nach oben trifft das Chiasma opticum (Ch) und führt zur Erblindung. Die Wachstumstendenz ist aus der hGH-Kurve und den Perimeterbildern zu erkennen.

Tab. 21, S. 248). *Bestätigung:* Selladestruktion oder -erweiterung (**o** Rö.), Gesichtsfeldausfall.

Wachstumshormon: Somatotropin, STH; (human Growth Hormone, hGH). STH wird in den *eosinophilen* Zellen des Hypophysenvorderlappens gebildet. STH hat *kein spezifisches Erfolgsorgan;* es wirkt *wachstumsfördernd und anabol.* STH ist ein hochgradig *speziesspezifisches Polypeptid:* Beim Menschen wirkt nur das hGH (Molekulargewicht 21 500), nicht z. B. das zuerst isolierte STH vom Rind (Molekulargewicht 45 000!). STH ist ein *biologischer Synergist* zu anderen Hormonen, so zum ACTH; gleichzeitig ist es aber auch *Antagonist,* indem es z. B. der antikörper-depressiven Wirkung des ACTH entgegenwirkt; auch Antagonist zum Insulin.

Mangel an STH (hGH): Hypophysärer Zwergwuchs

1. **Idiopathische Form** (bes. Geburtstrauma, Steißgeburt),
2. **Autosomal rezessiv erbliche Form,**
3. **Tumorform** (meist Kraniopharyngeom: **o** Rö. Sella).

Hypophysäre Zwerge sind *wohlproportioniert* und von *normaler Intelligenz.* Das Wachstum bleibt erst vom 2. Lebensjahr an zurück. Hände und Füße sind klein mit kurzen Endphalangen *(Akromikrie).* Auch im Erwachsenenalter bleiben die *Epiphysenfugen offen.* Die Haut verliert den Turgor: *Greisengesicht.* Die Mandibula behält die kindliche Form: Die Zähne stehen eng und unregelmäßig, weil der *Kiefer zu klein ist. Dentition und Zahnwechsel sind verzögert.* –

hGH fehlt (auch bei insulininduzierter Hypoglykämie).

Der meist gleichzeitige Ausfall anderer Hypophysenhormone bedingt ein komplexes Bild:

Gonadotropine ⟶ sexueller Infantilismus,
ACTH ⟶ Unterfunktion der Nebennierenrinden,
TSH ⟶ Unterfunktion der Schilddrüse (Myxödem).

Th.: hGH und gegebenenfalls weitere Hormone. Bei Tumor: auch Operation.

DD. Zwergwuchs: nur bei hypophysärem Zwergwuchs fehlt hGH.

♦ **Chondrodystrophie** (dominant erblich fehlt Säulenbildung der Knorpelzellen: Großer Kopf und Rumpf, kurze Extremitäten),

♦ **Turner-Syndrom** (XO-Gonadendysgenesie bei Mädchen),

♦ **sogen. männliches Turner-Syndrom** bei XY-Knaben,

♦ **rachitischer Zwergwuchs** (rachitische Zähne, O-Beine),

♦ **hypothyreoter Zwergwuchs** (Kretin),

♦ **Pseudohypoparathyreoidismus** (Bradymetakarpie, Weichteilverkalkung),

♦ **diabetisch** (Mauriac-Syndrom: Hepatomegalie, Fettsucht infolge schlechter Einstellung),

♦ **metabolisch,** ♦ **renal** bedingt.

Überschuß an STH (hGH): Gigantismus und Akromegalie

Überproduktion von STH (**eosinophiles Adenom**) verursacht

- vor Schluß der Epiphysenfugen **Riesenwuchs** (**Gigantismus**),
- beim Erwachsenen aber **Akromegalie:**

Nach Abschluß des Längenwachstums wachsen nur noch die Akren, daher: *grobe Gesichtszüge* durch wulstige Orbitalränder und großen Unterkiefer, Auseinanderrücken der Zähne, große Nase und Zunge, *große Hände und Füße* (neue Schuh- und Handschuhnummern), knöcherne Appositionen um die Wirbelkörper, konzentrische Hypertrophie des linken Ventrikels, Splanchnomegalie. Häufig Kopfschmerzen, Karpaltunnel-Syndrom, Hyperhidrose, Hypertrichose, Amenorrhö, Impotenz, Diabetes, egozentrische Wesensveränderungen, Struma. – Kompliziert wird Akromegalie durch Überproduktion von ACTH, FSH, LH, Prolaktin.

Das eosinophile Adenom wächst *expansiv:* **o** Rö. große Sella, Einbruch in Keilbeinhöhle; bei Druck auf Chiasma opticum: Gesichtsfeldeinschränkung, häufig bitemporale Hemianopsie *(Prüfung der Progredienz mit Perimetrie!):* Abb. 69, (S. 202), Abb. 89, (S. 339).

Th.: Operation transparietal, -sphenoidal, -nasal; Röntgenbestrahlung; ^{90}Y-Einlage.

Überproduktion von Prolaktin (**Prolaktinom der Hypophyse**) *Sterilität* oder *Impotenz* beim Mann. *Galaktorrhö, Amenorrhö* bei der Frau. ⅓ der Fälle: Wachstumshormonvermehrung. – Prolaktin-RIA; Hypophysenbefund.

Hypophysenvorderlappeninsuffizienz – Hypopituitarismus

Der Ausfall der Steuerungswirkung der Hypophyse hat eine Atrophie aller endokrinen Drüsen zur Folge. Ohne Hormonsubstitution nur Vita minima; es fehlt Anpassungsmöglichkeit bei Belastung.

Ursachen:

- **Morbus Sheehan:** Nekrose nach blutverlustreicher Entbindung,
- **Tumoren:** Kraniopharyngeom, chromophobes Adenom – besonders mit Hämorrhagie,
- **Entzündungen:** Lues, Tuberkulose und -folgen: Fibrose.
- **Hypophysektomie:** wegen eosinophilem oder chromophobem Adenom; Kraniopharyngeom u. a.

Klinisch wichtige Zeichen sind *Alabasterhaut, Ausfall der Sekundärbehaarung* (evtl. einschließlich Augenbrauen), *sekundäre Amenorrhö bzw. Impotenz,* Insulinüberempfindlichkeit, Myxödem, Kälteempfindlichkeit, niedriger Blutdruck, Apathie – Psychosyndrom. Das Gewicht wird (entgegen früherer Meinung!) kaum beeinflußt, kann sogar steigen. Für den Morbus Sheehan ist auch plötzliches Sistieren der Laktation typisch und eine Konzeption (trotz Amenorrhö) möglich. – Tödliches **Koma** droht bei Belastung (z. B. Infekten): Bewußtlosigkeit, Hypoglykämie, Hypotonie, Hypothermie, Elektrolytverschiebungen.

Th.: Dauersubstitution der peripheren Drüsen: NNR, Schilddrüse, Gonaden.

Die **Hypophysenhormone mit Erfolgsorgan** werden dort abgehandelt: ACTH → NNR (S. 205 ff), TSH → Schilddrüse (S. 223 ff), Gonadotropine → Gonaden (S. 213 ff), weil die Funktion des Erfolgsorganes das klinische Bild bestimmt.

Hypophysenhinterlappen: Adiuretin = Vasopressin ≈ Oxytocin.

Diese Hormone werden wahrscheinlich in den Arealen der Nuclei supraoptici et paraventriculares gebildet *(Neurokrinie)*, dann im HHL gespeichert. Die unterschiedliche Bezeichnung entspricht der Wirkungsweise: Diuresehemmend und vasokonstriktiv bzw. den Uterus kontrahierend. Entscheidend für die Ausschüttung des Adiuretins sind.

1. die *Verbindung zwischen dem Hypophysenhinterlappen* und dem auf osmotische Reize ansprechenden *Nucleus supraopticus.* Wird diese unterbrochen (Unfall, Metastase, Entzündung, Erkrankungen des Hypothalamus), dann kommt es zum Diabetes insipidus, sofern

2. der *Hypophysenvorderlappen erhalten* ist (TSH, ACTH, STH). –

Adiuretin greift am distalen Nierentubulus an: *Es erhöht die Wasserpermeabilität im distalen Tubulus und den Sammelröhren; es steigert die Natriumexkretion durch die Tubuluszellen.*

Mangel an Adiuretin: Diabetes insipidus

Klassische Form (= „Typ I“): • *Zwanghafte Polydipsie* (5–40 l), • *Polyurie,* • *Asthenurie* (Durstversuch, spez. Gew. max. 1005; < 300 mOsm/kg H_2O). Psychotische und konvulsive Symptome bei zwangsweisem Durst.

Typ II: ADH normal, kein Durstgefühl (Adipsie: Hypernatriämie).

Unterscheidung von der nervösen Polydipsie der Psychopathen: D.i. auch nach Infusion hypertoner Kochsalzlösung keine Reduktion der Harnmenge, erst nach Pitressin (Carter-Robbins-Test) oder Nikotin.

Ätiologie: Zerstörung des HHL (Tumor, Entzündung, Hypophysektomie), hereditär dominant-geschlechtsgebunden (über Konduktorinnen), kongenital oft verkannt („Wasserbaby“); in 60% „idiopathisch“.

Th.: Pituigan-Schnupfpulver, Pitressin-Tannat-Injektion.

♦ DD.: Diabetes mellitus, chronische Nephritis, Conn-Syndrom, akutes Hyperkalziämiesyndrom. Renaler Diabetes insipidus (X-chromosomale ADH-Resistenz der Nieren) sehr selten.

Adrenokortikotropes Hormon: ACTH. Dieses Hormon des Hypophysenvorderlappens hat als *Erfolgsorgan die Nebennierenrinden;* sie atrophieren nach Hypophysektomie, aber sie *produzieren unter ACTH-Wirkung Kortisol (und Sexualhormone).* ACTH *hemmt die Antikörperbildung* und *vermindert die Resistenz* gegen bakterielle Infektionen. – *Extraadrenal* wirk ACTH *fettmobilisierend und* (infolge entsprechender Aminosäuresequenzen wie das Melanotropin) *melanozytenstimulierend.*

Nebennierenrinden (NNR)

Die NNR bilden Steroidhormone: *Kortikoide (Kortisol), Aldosteron, Androgene und Östrogene.* Kortisol und Aldosteron regulieren den Kohlenhydrat- und Elektrolytstoffwechsel. Außer dem Aldosteron unterliegen alle der ACTH-Steuerung aus den basophilen und großen chromophoben Zellen des HVL. Umgekehrt hemmt Kortisol-Hydrokortison die Hypophyse („feed back"): vgl. Abb. 70 (S. 214). Dieses Gleichgewicht wird durch Stressreize ausgeschaltet: sie veranlassen Sekretion des CRF (corticotrophin-releasing-factor) aus hypothalamischen Neuronen. – Die Hormonsekretion verläuft in Tagesrhythmen.

Untersuchungsmethoden

- *17-Ketosteroidausscheidung* im Harn, getrennt von 3 aufeinanderfolgenden Tagen (Normwerte alters- und geschlechtsabhängig);
- *Kortikoide im Plasma* (fluorimetrisch), normal 5–25 μg%;
- Auftrennung: z. B. durch Dünnschichtchromatographie;
- *ACTH-Test* bei erniedrigten 17-Ketosteroid- und Kortikoidleerwerten:

  Nach 40 IE ACTH täglich (einige Tage) *Anstieg bei sekundärer Atrophie des NNR,* nicht bei primärer Atrophie;
- *ACTH-Kurztest* (25 IE synthetisches ACTH i.v.):

  Normanstieg der Plasmakortikoide > 50% (nach 60 min);
- *Metopirontest* (Provokation des endogenen ACTH):

  Die ACTH-Bildung des HVL hängt von der Höhe des Kortisolspiegels ab. Metopiron blockiert die 11-β-Hydroxylase und somit die Synthese von Kortisol, Kortikosteron und Aldosteron. Bei intakten NNR führt Metopiron daher zur ACTH-Steigerung, diese zur Stimulierung der NNR, die aber nur noch die Vorstufen des Kortisols und Kortikosterons zu bilden vermag: Bei normal funktionierenden NNR werden 11-Desoxykortisol und 11-Desoxykortikosteron vermehrt ausgeschieden, jedoch nicht bei *adrenotroper Insuffizienz des HVL;* (1 Tag 6 x 3 Tbl. Metopiron [= alle 4 h]);
- *Dexamethasontest* (Blockierung des endogenen ACTH):

  Dieser Fluorokortisolabkömmling hemmt im Gegenregulationsprinzip die ACTH-Ausschüttung.

  Dexamethason 2 Tage 2 bzw. 4 mg täglich:

  Abfall der 17-OH-Kortikoide > 50% bei normaler NNR,

  keinen Abfall zeigen NNR-Tumoren *wegen Autonomie.*

■ US.; **o** *Rö. (evtl. Schicht):* re. NN pyramidenförmig, li. NN rundlich. *Szintigraphie* mit ^{131}J-Cholesterin, *Arteriographie* bei Tumorverdacht, evtl. Retropneumoperitoneum.

Überproduktion des Kortisols: Cushing-Syndrom

Diese schwere, progrediente Krankheit führt unbehandelt in wenigen Monaten oder Jahren zum Tode. ♂ : ♀ = 1:4. Das klinische Bild wird immer durch die Hormonwirkung der NNR bestimmt:

• **Hyperplasie,** • **Adenom** oder • **Karzinom der NNR.**

Morbus Cushing definiert als Ursache der NNR-Hyperplasie ein *basophiles Adenom des HVL.* Dieses wächst im allgemeinen nicht expansiv. (Expansives Wachstum nach Adrenalektomie! Reaktiv? Sella- und Perimeterbildkontrollen!!)

Cushing-Syndrom: klinisch-unverbindliche Bezeichnung auch bei Hyperplasie, immer bei Adenom und Karzinom der NNR.

Steroid-Cushing: das durch überdosierte Kortisontherapie ausgelöste entsprechende klinische Bild.

Kortisol wirkt normal und → überschießend (Cushing-Symptome):

- EW: *Katabol* unter Desaminierung der Aminosäuren → *Muskelschwäche, Osteoporose:* Fischwirbel,
- KH: *glukoneogenetisch* mit Anstieg des Blutzuckers und Leberglykogens → *Steroiddiabetes,*
- Fett: *fettanlagernd → Stammfettsucht, Vollmondgesicht, „Büffelhöcker",*
- *blutdrucksteigernd → Hochdruck,*
- *Wasser verschiebend* (intrazellulär nach extrazellulär) → *Diurese fördernd,*
- *wenig Na^+-retinierend, K^+-verlierend* (Niere) → *Muskellähmung!,*
- lymphopenisch, *eosinopenisch,* leukozytotisch (Diagnostik),
- Antikörper unterdrückend → antiallergisch und antiphlogistisch (therapeutisch verwertbar!),
- Infektresistenz herabsetzend → Infektneigung bei Cushing und bei Kortisontherapie (mit Antibiotika abdecken!!),
- *psychisch stimulierend → Psychosyndrom.*

♦ DD.: Exogene Fettsucht (Tab. 21, S. 248); *bei Cushing:*

- Schnelles Auftreten (meist mit Hypertrichose),
- echtes Krankheitsgefühl,
- Muskelschwäche,
- *blau*rote Striae an Schulter und Bauch, Akne,
- absolute Eosinophilenzahl unter 0,05 × 10^9/l* (Norm 0,1–0,2 × 10^9/l).

Die *Diagnose wird gesichert* durch den Nachweis

- erhöhter Plasmakortisolwerte 30′, 60′, 120′ nach 25 IE synthetisches Depot-ACTH i.v. – entsprechend: Metabolite im Harn,
- erhöhter Kortisolsekretionsrate,

■ US.; **o** Rö.: Schichtung, Computertomographie, Szintigraphie, Angiographie.

Th.: Operativ: *totale* Adrenalektomie (dann Substitution); in nachgewiesenen Hypophysentumor zusätzlich ^{90}Y einlegen.

Überproduktion von Mineralokortikoiden: Conn-Syndrom (primärer Aldosteronismus)

Bei Frauen dreimal häufiger als bei Männern. Fast immer durch ein einzelnes, kleines Adenom = *Aldosteronom,* nur selten durch beidseitige Hyperplasie der NNR (kongenitale Form) hervorgerufen. Die normalen Wirkungen des Aldosterons lassen daher die klinischen Zeichen des Hyperaldosteronismus ablesen.

---

* Absolute Eosinophilenzahl unter 50/mm³ (Leernorm 100–200/mm³)

Aldosteron wirkt normal und → überschießend (Conn-Symptome):

- *Na-resorbierend* durch Nierentubuli → *Hypernatriämie,* Cl^- und Wasser dadurch festhaltend,
- *extrazellulären Raum und Plasmavolumen vergrößernd → benigner Hochdruck,* Kopfschmerzen, *nächtliche Polyurie, Polydipsie,* selten Ödeme,
- K^+*-verlierend* über Niere → *Hypokaliämie:*
  - EKG: QT verlängert, ST bzw. T deformiert, evtl. U mit T verschmolzen;
  - Körperschwäche (anfallsweise oder dauernd);
  - periodische Lähmungen;
  - metabolische Alkalose.

Die *Diagnose wird gesichert* durch den Nachweis

- hoher Werte freien Aldosterons im Harn (bei Hypernatriämie),
- Blutwerte, auch Stufenabnahme aus V. cava.

■ US.; o Rö.: Schichtung, Computertomographie, Szintigraphie, Angiographie.

Th.: Exstirpation des Tumors; bei NNR-Hyperplasie: Adrenalektomie.

♦ DD.: *Sekundärer Aldosteronismus* als Folge eines malignen Hypertonus (Aktivierung des Angiotensin-II-Systems), Leberzirrhose: Aszites, ebenfalls mit Kaliurie, Hypokaliämie und hypokaliämischer Alkalose, *aber normalen Natriumwerten.*

Herzinsuffizienz				Niere:
↓	⟶	Minutenvolumen sinkt	⟶	juxtaglomerulärer Apparat *Angiotensin II aktiviert*
venöse Stauung				↓
↓				NN-Stimulation
Leberstauung				↓
↓				
Aldosteron-Abbau *vermindert*	⟶	**Sekundärer Aldosteronismus**	⟵	Aldosteron-Bildung *vermehrt*

Überproduktion der Androgene der NNR: Adrenogenitales Syndrom (AGS)

Autosomal rezessiv. Genitale und Gesamtkörperbau werden vermännlicht. Also *bei Knaben isosexuell, bei Mädchen heterosexuell.*

Ursache des AGS sind *Enzymdefekte,* die zu einer *Blockade* einzelner Linien des normalen Hormonablaufs in den NNR und *Bildung anderer Abkömmlinge mit androgener Wirkung* führen:

- 21-Hydroxylase: kongenitales AGS ohne/mit Salzverlustsyndrom, häufigster Enzymdefekt der NNR.
- 11-β-Hydroxylase: kongenitales AGS mit Hypertension. Selten.
- 3-β-Dehydrogenase: (kongenitales AGS) mit Salzverlust. Sehr selten.

Infolge des niedrigen Kortisolspiegels im Plasma schüttet die Hypophyse vermehrt ACTH aus. Hierdurch hypertrophiert die NNR und bildet vermehrt Steroide. Der Kortisolaufbau ist aber gestört (Circulus vitiosus).

- 17-Ketosteroide im Urin *erhöht* (global: Androgenvermehrung. Methode weist auch Pregnantriol nach).

Im einzelnen:

- Die an C-21 nicht hydroxylierten Steroide sind in Plasma und Urin *erhöht* (= androgene Steroide: 17-α-Hydroxyprogesteron*, Pregnantriol und ihre Kataboliten), und *durch ACTH noch zu steigern,*
- die 21-hydroxylierten Steroide sind *erniedrigt* (= Kortisol, Kortikosteron und ihre Metaboliten);
- Salzverlustsyndrom: auch *Aldosteronbildung unzureichend,* um die natriumdiuretische Wirkung der vermehrt gebildeten Steroide auszugleichen.
- Hypertoniesyndrom: durch *Anhäufung von Desoxykortikosteron* (DOC), das auch Na-retinierend wirkt: daher kein Salzverlust.

Einfache Form des AGS

Kongenitales männliches AGS: führt zur *Pseudopubertas praecox* der Knaben mit großem Penis, männlicher Behaarung, Stimme und Muskelansatz, aber *ohne* Ausreifung der Hoden (Gonadotropine ↓).

Kongenitales weibliches AGS: wandelt bereits embryonal das weibliche Urogenitalsystem in männlicher Richtung ab, hierdurch

- alle Übergangsformen des Urogenitalsystems (Abb. 71, S. 220),
- Wachstum des Phallus;
- Vermännlichung des Körperbaus;
- tiefe Stimme;
- männliche Behaarung;
- schnelles Wachstum, aber
- vorzeitiger Epiphysenschluß: daher
- *„als Kinder groß, als Erwachsene klein"*.

Indirekt durch Bremsung der Gonadotropinausschüttung des HVL:
- Ovarien keine Ausreifung: • primäre Amenorrhö,
  • Sterilität, • kleine Mammae.

Diagnose: 17-Ketosteroide und besonders Pregnantriol im Harn erhöht. Dexamethason senkt Steroidausscheidung.

(⧫ DD.: senkt nicht bei NNR-Adenom oder Tumor. Autonom!)

AGS-Salzverlustsyndrom unbehandelt tödlich: Erbrechen, Gewichtsverlust, Exsikkose, Na^+↓, K^+↑, Cl^- normal oder (↓), Cl^- im Harn ↑, Alkalireserve ↑.

⧫ DD.: oft verkannt als Pylorospasmus.

AGS-Hypertoniesyndrom, Sonderform des AGS, geht mit Blutdruckwerten bis zu 28/20 kPa** einher und kann bereits bei Kindern zur Herzinsuffizienz und Apoplexie führen.
Diagnose: 17-Ketosteroide und Tetrahydro-S im Harn erhöht.
Kortisolmangel führt besonders bei Belastung (Infektionskrankheit) zum Tod in einer *Addisonkrise.*

---

* 10–400fach im Blut erhöht. Tagesrhythmus mit max. 8 h (RIA).
** ~ 210/150 mmHg

Th.: Circulus vitiosus mit *Kortisonsubstitution durchbrechen:* senkt 17-Ketosteroidausscheidung. Kortisondosis so bemessen, daß 17-KS 20% über Norm bleibt. Bei Salzverlustkrise: Aldosteron. Bei Tumoren und Adenomen: Operation.

Spätes AGS tritt bei beiden Geschlechtern mit entsprechenden Veränderungen auf. Ursachen sind Karzinome (besonders bei Kindern), meist große benigne Adenome und Hyperplasien der NNR. Steroidausscheidung im Harn durch Dexamethason *nicht* supprimierbar. ♦ DD. kongenitales AGS: supprimierbar.

Überproduktion der Östrogene der NNR

führt bei Frauen (durch Bremsung der Gonadotropine des HVL) zur Atrophie der Ovarien und Sterilität, ist aber bei Männern auffälliger, wenn auch selten:

Verweiblichende NNR-Tumoren (Adenome, Karzinome) bei Männern, hierdurch Sterilität, Impotentia coeundi, Gynäkomastie, Rückbildung der männlichen Behaarung.

Primäre NNR-Insuffizienz: Morbus Addison

Vaskuläre, entzündliche, autoimmune (?), **tuberkulöse und metastatische Prozesse** (Bronchialkarzinom) zerstören die Nebennieren bis zum Vollbild des Morbus Addison. Die totale *Zerstörung der NNR* wirkt (ohne Substitution) tödlich. Das Gleichgewicht Hypophyse ↔ NNR ist gestört: hierdurch schüttet die Hypophyse *vermehrt ACTH* aus, dessen endständige Aminosäuren dem tierischen *MSH = Melanophorenhormon* entsprechen: Ausbreitung der Pigmentzellen. Klinisch langsam einsetzend:

- Braune Pigmentation belichteter Hautstellen, der Handlinien, an Druckstellen, der Mundschleimhaut und Nates (MSH-Effekt),
- Adynamie, organische Muskelschwäche (KH- und Elektrolytstoffwechselstörung),
- Anorexie (Anazidität des Magens),
- Übelkeit, Erbrechen, Durchfall (gesteigerte NaCl-Sekretion in den Darm),
- Bauch- und Muskelschmerzen, Gewichtsabnahme (Dehydratation),
- Hypotonie, besonders bei Lagewechsel: Schwindel, Ohnmacht (Kortisolmangel, vermindertes Plasmavolumen),
- T flach, PQ und QT verlängert im EKG (Elektrolytwirkung?),
- Hypoglykämie: Zittern, Heißhunger (Kortisolmangel),
- absolute Eosinophilenzahl erhöht (Kortisolmangel),
- Ionenverschiebung nach Schwere des Falles (eventuell $Na^+\downarrow$, $K^+\uparrow$),

■ US.; o Rö.: Kalk in NN (bei Tbc-Ätiologie) in 10% der Fälle.

Diagnose: • 17-Ketosteroide und 17-Hydroxykortikoide erniedrigt;
• ACTH-Belastung: NNR leicht erschöpfbar (Vorsicht!).

Th.: Dauersubstitution mit Kortikoiden (Wirkung auf KH- und EW-Stoffwechsel: „Glukokortikoide“) kombiniert mit Kortexon = DOC (Wirkung auf den Ionenhaushalt: „Mineralokortikoid“).

Akute Verlaufsform: Addisonkrise

Bei unzureichender Hormonsubstitution droht Krise besonders bei Belastungen *(Infektionskrankheiten, Gravidität):* Die genannten Symptome nehmen schnell zu, hierbei: Hyponatriämie, Hypochlorämie, Hyperkaliämie und Rest-N-Erhöhung. Koma, Tod. – (Perakut: Waterhouse-Friderichsen-Syndrom S. 73 und S. 317.)

Th.: Vorbeugend bei Belastung Substitution erhöhen! Koma: Große Kortisolinfusion, Ionenausgleich, Glukose; Prognose dann gut.

Sekundäre NNR-Insuffizienz

Bedingt durch ACTH-Mangel wurde sie bereits unter den *Hypophysenstörungen* erwähnt; die klinischen Zeichen werden aber durch den Mangel an NNR-Hormonen hervorgerufen. Auch ohne hypophysäre Steuerung zeigen die NNR jedoch durch das *ACTH-unabhängige* Aldosteron noch einen ausreichenden Mineraleffekt:

- Sekundäre NNR-Insuffizienz toleriert Kochsalzbeschränkung.
- Primäre NNR-Insuffizienz reagiert mit Krise.

Als weitere Besonderheiten zeigt die sekundäre NNR-Insuffizienz:

- Wasserretention, daher Abfall von Na^+ und K^+ im Plasma: Wasserintoxikation,
- keine Pigmentation (⧫ keine MSH-Wirkung wie bei primärer Form),
- Metopiron-Test: kein Anstieg der 17-Ketosteroide im Harn.

⧫ DD.: *Vitiligo (fleckige* Depigmentierung, im Alter ausgedehnter, erblich, harmlos).

Hypophysäres Koma, *die akute Verlaufsform der sekundären NNR-Insuffizienz,* droht besonders bei chromophoben Adenomen und bei Hypophysektomierten.

Th.: Kortison, keine Mineralokortikoide.

Nebennierenmark

Im Gegensatz zu den vielfältigen Störungen der NNR kennt man im Mark nur das

Phäochromozytom

Selten! Der Tumor verdankt den Namen seiner histologischen Chromierbarkeit. Nur ganz unreife Formen sind endokrin stumm, die übrigen bis zur 100–1000fachen Adrenalin- und Noradrenalinproduktion überaktiv. Die meist kleinen Tumoren sitzen zu *80% in dem Nebennierenmark (10% doppelseitig), der Rest in entsprechenden sympathischen Nervengeflechten des Bauches und Thorax* (Paragangliome). Extraadrenale Tumoren enthalten fast nur Noradrenalin, adrenale 75% Adrenalin und 25% Noradrenalin (wie normales Mark, doch unterliegen sie im Gegensatz zu diesem keiner zentralen Steuerung). Diese beiden Substanzen wirken teils synergistisch, teils antagonistisch:

Adrenalin steigert Pulsfrequenz, Minutenvolumen = *Minutenvolumenhochdruck,* senkt aber den peripheren Widerstand; steigert O_2-Verbrauch des Myokards um 250%, Koronardurchblutung nur um 75% (= relative Koronarinsuffizienz); bewirkt Hyperglykämie durch Glykogenolyse in der Leber. Stimuliert α- und β-Rezeptoren.

Noradrenalin senkt Pulsfrequenz, steigert Widerstand = *Widerstandshochdruck* (systolisch und diastolisch) ohne Beeinflussung des Minutenvolumens; schränkt Glomerulusfiltration (bis zur Anurie) ein; ist nicht KH-stoffwechselwirksam. Stimuliert nur die α-Rezeptoren.

[N.B.: Im Herzmuskel überwiegen β-Rezeptoren, in der Peripherie α-Rezeptoren!]

- Blässe, Schweißneigung, schlanker Körperbau (Gewichtsabnahme!),
- *Hochdruck bei Jugendlichen,* aber jedes Alter kann betroffen werden:
- persistierend, seltener paroxysmal, bis 300/200 mmHg,
- paroxysmale Tachykardie, Rhythmusstörungen, EKG: tief negatives T (bei Jugendlichen!), Herzvergrößerung, Linksinsuffizienz, (Infarkt, Apoplexie),
- evtl. Hyperglykämie, Glukosurie; erhöhter Hämatokrit.

Provokationsteste (bei paroxysmaler Form):

Vorsicht! 10 mg Regitin bereithalten (Doppelkanüle)!

- *Tyramintest:* 3 Plazeboinjektionen, dann Tyramin 0,025 → 0,05 mg/kg KH ansteigend: RR erhöht sich um mehr als 8/5,5 kPa*;
- *Glukagontest* (0,1 mg vortesten, dann 1 mg Glukagonhydrochlorid rasch i.v.): Hochdruckkrise nach 3 min;
- *Druck auf die NN,* auch zur Seitendiagnose: Hochdruckkrise.

Blutdrucksenkung (bei persistierender Form):

- Regitintest (nach Bettruhe 5 mg rasch i.v.): Bis 2 min > 4,5 kPa** systolisch und > 3,5 kPa*** diastolisch für 5 min Dauer senkend (Kollapsgefahr: Tachykardie. Vasoxyl, Aramin bereithalten!).

Chemisch: Die *Katecholamine* und das Abbauprodukt, die *Vanillinmandelsäure,* sind im frischen Harn vermehrt.

2 Tage ohne α-Methyldopa, Vanille, Bananen, Nüsse, Tee, Kaffee. Dann 24-h-Harn (angesäuert: konz. HCl 1 ml/100 ml). Besser: Katecholamine in 2-h-Harn nach Krise. Normwerte****:

Vanillinmandelsäure (Suchtest)	15– 22 µmol/d
Gesamt-Metanephrine (Suchtest)	< 0,6 µmol/d
Noradrenalin	150–250 nmol/d
Adrenalin	0– 40 µmol/d
Dopamin (maligner Tumor?)	< 3,3 nmol/d

Versprengte Phäochromozytome auffindbar durch 6-Stufen-Blut (V. cava cranialis bis tiefe kaudale V. renalis) auf Katecholamine i.S.

■ US., o Rö.: Schichtung, Computertomographie, Substraktionsmethode, Arteriographie (Vorsicht!).

---

* ~ 60/40 mmHg; ** ~ 35 mmHg; *** ~ 25 mmHg.

****

Vanillinmandelsäure (Suchtest)	2– 9 mg/24 h
Gesamt-Metanephrine (Suchtest)	< 1,3 mg/24 h
Noradrenalin	10–70 µg/24 h
Adrenalin	0–20 µg/24 h
Dopamin (maligner Tumor?)	< 500 µg/24 h

Th.: Operation, Vorbereitung mit α- bzw. β-Rezeptorenblockern, Phenoxybenzamin normalisiert Verminderung des Plasmavolumens. Dauerbehandlung, z. B. Schwangerschaft: Dociton; malignes Phäochromozytom: α-Methyltyrosin.

Hoden

Einfache Untersuchungsmethoden

Vorgeschichte: Pubertätsentwicklung, Stimmbruch, Bartwuchs, Libido, Potentia coeundi et generandi; weiter: Gynäkomastie (kommt auch bei normaler Pubertät vor), Knochen-(Rücken-)Schmerzen, Mumpsorchitis, Gonorrhö.

Gesamtinspektion: Körpergröße und Spannweite, genitaler Behaarungstyp (normal zum Nabel aufsteigend; „feminin" oben horizontal begrenzt), Bartstärke, Stirnhaarwinkel (normal ab 3. Dezennium zurückspringend), periorale Hautfältelung, Größe des Genitales, Lage, Größe und Spannung der Hoden.

Hodengröße: Nach Palpationserfahrung „normal, groß, klein, nur bohnengroß" o. ä.; genauer ist die vergleichende Palpation mit einem Orchidometer, einer Kette mit Hodenmodellen bekannten Volumens.

Ejakulat nach mindestens dreitägiger Karenz. Volumen 2,5–3,5 ml.
Normospermie > 60 Mill./ml, *Oligospermie* leicht: 40–60 Mill./ml, mittel: 20–40 Mill./ml, schwer: 20 Mill./ml, *Aspermie:* leer.
Normal > 60% bewegliche, > 70% gut geformte Spermien.

Hodenbiopsie bei besonderen diagnostischen und therapeutischen Fragen.

Röntgenologische Kontrastdarstellung der Ausführungsgänge.

Kerngeschlecht: Mundepithel und Leukozyten normal chromatin-negativ (S. 219; Tafel II, $_{21/22}$, nach S. 83), **Fluoreszenzkörper** positiv,

Hormone, Basisinformation: Testosteron, LH, FSH im Plasma (Tagesrhythmen!);

gezielt: Östrogene, Prolaktin (und Hypophyse S. 202);

Leydigzellfunktionstest: Testosteron vor und nach Gonadotropin.

LH-RH-Stimulationstest.

o **Röntgenologischer Pubertätsnachweis** bei beiden Geschlechtern: Nachweis des ersten Daumensesambeins.

Hormonale Steuerung der Gonaden

Entsprechend dem Grundprinzip jeder hypophysären Steuerung stimuliert der Hypophysenvorderlappen die Gonaden mit Gonadotropinen in Gegenregulation (Abb. 70).

Gonadotropine:

FSH (follicle stimulating hormone)	→	Östradiol
	↑	
ICSH (interstitial cell stimulating hormone) = LH (luteinizing hormone)	→	Testosteron
	↘	
LTH (luteotrophic hormone)	→	Progesteron

Als Eiweißverbindungen sind diese Hormone chemisch noch nicht rein darstellbar und auch nicht mit Depotwirkung erhältlich; *Choriongonadotropine* werden aus menschlichem Schwangerenharn gewonnen. – Gonadotropine sind nicht geschlechtsspezifisch.

Männliche Hormone werden von den *Leydigzellen* des Hodens, darüber hinaus bei Mann *und* Frau von den *Nebennierenrinden* gebildet. Das Steroidgerüst des männlichen Sexualhormons (Testosteron) entspricht dem des weiblichen Sexualhormons, der Nebennierenrindenhormone (mit Seitenketten an C 17) und der herzwirksamen Glykoside: Digitoxin,

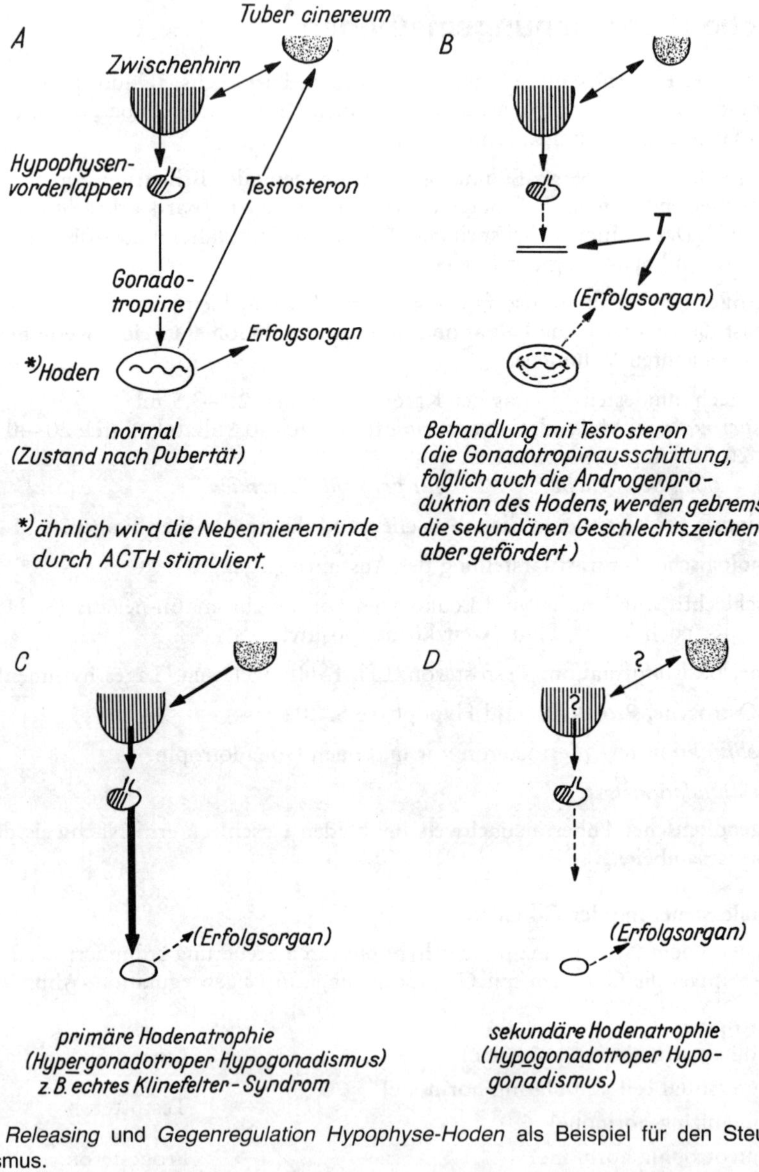

Abb. 70 *Releasing* und *Gegenregulation Hypophyse-Hoden* als Beispiel für den Steuerungsmechanismus.

Strophanthin und Szillaren. Therapeutisch werden Depotpräparate (z. B. Testosteronönanthat mit Seitenketten an C 17) wegen der wochenlang gleichmäßigen Wirkung bevorzugt. Sexualhormone sind synthetisierbar.

Tabelle 17 **Stimulation mit LH-RH**

	normal	Hypogonadismus Prim.	Sek.	Pubertas tarda	Tumor hypophysär/hypothalamisch
nach	↑	↑		↑	
vor	|	Ø	|	|	|

Formen des Hodenhochstandes

Physiologischer Hochstand bei der Geburt.

Pendelhoden im Kindesalter: Zeitweise Retraktion aus dem Skrotum bis an den äußeren Leistenring auf thermische oder taktile Reize.

Gleithoden: Im äußeren Leistenring, in das Skrotum herabdrückbar, aber infolge Kürze des Ductus deferens wieder zurückschnellend.

Retentio testis: In der Leiste tastbar, aber festsitzend.

Kryptorchismus: Hoden äußerlich nicht nachweisbar.

Anorchismus: Hoden nach normaler embryonaler Genitalentwicklung untergegangen (Laparatomie: nur Reste).

Hodenektopie: Beim Deszensus von der normalen Richtung abgekommener Hoden.

Th.: hCG-Behandlung, ggf. Operation ab 2. Lebensjahr!

Pubertas tarda – Pubertas praecox

Pubertas tarda: Verzögerung des Pubertätsbeginns über das 16. Lebensjahr hinaus. Röntgenologischer Nachweis des *ersten Daumensesambeins* zeigt Pubertätsbeginn an (normal 13. Lebensjahr). Meist gutartige Entwicklungsvariante.

Pubertas praecox: Vorzeitige *echte Ausreifung* durch Gonadotropinausschüttung, „idiopathisch" oder bei organischen Hirnschäden (Tuber cinereum, Zirbeldrüse, 3. Ventrikel; postenzephalitisch).

Pseudopubertas praecox: Scheinreifung mit Entwicklung der sekundären Geschlechtsmerkmale ohne Hodenreifung durch Hormone aus Leydig-Tumoren der Hoden oder aus den Nebennierenrinden (s. S. 209).

Unterfunktion der Hoden:

Releasing- und Hypophysenhormone sind für die Steuerung nötig. Über die Leydigschen Zellen informiert der Leydig-Zell-Funktionstest (Testosteronkurve nach hCG). – Spermiogramm nur bei mäßiger Hodenatrophie sinnvoll. – ♦ DD.: Hyperprolaktinämie–Syndrom.

Primäre Hodeninsuffizienz

LH-Basalwert erhöht und nicht weiter stimulierbar (LH-RH-Test).

Tubuläre Insuffizienz als Folge von Entzündungen (bes. Mumpsorchitis), Röntgenschäden, aber auch genuin als isolierte Atrophie des Samenepithels. *Leydigsche Zwischenzellen vermehrt.*

Interstitielle Insuffizienz: isoliert fraglich.

Tubuläre und interstitielle Insuffizienz bei totaler Fibrose des Hodens als Endzustand nach Entzündung, Torsion oder Trauma.

Folge immer: Beidseits primär geschädigte Hoden veranlassen die normale Hypophyse zu höchster Gonadotropinausschüttung (Gegenregulation fehlt), *hoher Gonadotropinspiegel bei niedrigem Androgenspiegel.* (Gleicher Hormonmechanismus beim Klinefelter-Syndrom: S. 221.)

Hodenatrophie bei Varikozele (meist links: Vene mündet rechtwinklig in V. renalis, rechts direkt in V. cava!).

Sekundäre Hodeninsuffizienz

LH-Basalwert niedrig und nicht stimulierbar (LH-RH-Test).

Interstitielle und tubuläre Insuffizienz. Infolge mangelhafter hypophysärer Stimulierung sind die *Leydigschen Zwischenzellen vermindert und degeneriert, hierdurch dann Atrophie des Samenepithels.*

Eine isolierte interstitielle bzw. tubuläre Insuffizienz ist sehr selten.

Folgen beider Formen der Hodeninsuffizienz
Selbstverständlich erst nach der Pubertät erkennbar, in den Auswirkungen aber abhängig von dem Zeitpunkt des Hormonausfalls.

Fetal: Formen des männlichen Pseudohermaphroditismus.

Präpuberal: Pubertätsentwicklung bleibt ganz aus.

- Infertilität, Impotentia coeundi,
- kleine Hoden,
- Mikrogenitale (Mikrogenitosomie);
- Epiphysenverschluß erheblich verzögert, daher
- eunuchoider Hochwuchs,
- dysproportioniert mit überlangen Extremitäten,
- Spannweite der Arme > Körpergröße,
- Genua valga, Senkfüße;
- Fistelstimme (kein Stimmbruch);
- kein Bartwuchs,
- spärliche, horizontal begrenzte Schambehaarung (NNR-Androgene),
- Haarwinkel an der Stirn abgerundet;
- evtl. Gynäkomastie (♦ DD. bei Klinefelter-Syndrom häufiger).

Postpuberal: Schädigung nach Vollendung der Pubertät

- Infertilität,
- herabgesetzte oder normale Kohabitationsfähigkeit,
- weiche, kleine Hoden,
- normale Penisgröße,
- proportionierter Körperbau,
- männliche Stimme;
- männliche Sekundärbehaarung wird meist geringer: Nachlassen des Bartwuchses, mangelhaftes Nachwachsen rasierter Pubes.

♦ DD.: Hypophysenschaden (bes. Tumoren), Myotonia atrophicans, Diabetes mellitus.

Spätfolgen allgemein: Ausfall der anabolen Eiweißwirkung der Androgene, daher

- Gesamteiweiß im Serum erniedrigt,
- Eisenbindungsfunktion gestört,
- Stützgewebe geschädigt:
  - Runzelung der Gesichtshaut (bes. Mundpartie),
  - o Rö.: Osteoporose (bes. LWS: Rückenschmerzen).
- Infektabwehr herabgesetzt.

Sonderformen:
- **Kallmann-Syndrom** *mit Geruchsstörung,*
- **Fertile Eunuchen:** *LH fehlt,* FSH und Spermiogenese normal,
- **Hyperprolaktinämie:** Impotenz, evtl. Aspermie, Gynäkomastie.

Th.: *Gonadotropine* nur bei hypogonadotropem Hypogonadismus mit Aussicht auf Fertilität 3 x wöchentlich 1000–5000 IE bis Fertilitätserfolg, sonst *Testosterondauersubstitution* mit 100 mg, nach 18. Lebensjahr mit 250 mg Depot ~ 1 x monatlich *bis zum Lebensende.*

Überfunktion der Hoden

Polyspermie kann zur Infertilität führen. Hormonüberproduktion besteht nur bei **Leydigzelltumoren:**

- Kinder: *Pseudopubertas praecox,*
- Erwachsene: *Feminisierung.*

Ovarien

Primäre Amenorrhö beim Turner-Syndrom (S. 222) und anderen Formen der Intersexualität, Stein-Leventhal-Syndrom.

Sekundäre Amenorrhö bei spätem adrenogenitalen Syndrom (NNR-Tumoren, S. 210), Sheehan-Syndrom (Nekrose der Hypophyse, S. 204), Hyperprolaktinämie, Umwelteinflüsse, hypogonadotroper Hypogonadismus.

Stein-Leventhal-Syndrom, anlagemäßige, aber sich weiter entwickelnde Markhyperplasie der Ovarien: Polyzystische Ovarien mit unterschiedlicher androgener Wirkung (virile Behaarung, evtl. Klitorishypertrophie, ♦ DD.: Virilisierender Tumor, NNR-Androgene).

Verstärkte Blutungen verschiedener Ursache bedingen Eisenmangelanämie.

Klimakterische Beschwerden, bereits vor Ende der Blutungen (Menopause) und über dieses hinaus: Hitzewallungen, Blutandrang zum Kopf, Herzsensationen, Schwindel, allgemeine Unpäßlichkeit, nervöse Überspannung. Schwere klimakterische Osteoporose.

Schwangerschaft: Eisenmangelanämie (S. 76), Nephropathie (S. 265).

Intersexualität

Mindestens 2‰ der Gesamtbevölkerung leidet an Intersexualität: Man faßt unter diesem Begriff alle *organischen* Krankheitsbilder zusammen, die entweder eine *Aberration der Geschlechtschromosomen oder eine Abwandlung des Genitales* im gegengeschlechtlichen Sinne aufweisen. Klinisch entscheidend (und therapierbar) sind Art und Ausmaß der hiermit verbundenen Hormonstörung der Gonaden und der Nebennierenrinden. Die von diesen Drüsen gebildeten Geschlechtshormone haben vielseitige, auch die allgemeine Trophik und Reaktionsweise beeinflussende Wirkungen. Die eigentlichen Veränderungen des Genitales können bei der Intersexualität sehr diskret sein.

Embryonale Entwicklung: Auch das normale Genitale ist frühembryonal sexuell indifferent angelegt. *Wolffsche Gänge* (aus denen später vorwiegend das *männliche* Gangsystem bestehen wird) und *Müllersche Gänge* (die später das *weibliche* Gangsystem ausmachen) liegen noch gleichwertig nebeneinander. Erst mit der weiteren Entwicklung erfolgt die Geschlechtsdifferenzierung:

in der 7. Woche der Hoden,
in der 10. Woche der Eierstöcke; weibliche Feten haben
in der 11.–13. Woche noch einen Sinus urogenitalis,
in der 14. Woche noch ein einheitliches Orificium externum,
in der 16. Woche dann ein getrenntes Orificium.

Diese normalen Daten sind auch für die intersexuelle Entwicklung entscheidend: Erreichte Differenzierungsstufen bleiben stabil.

Chromosomen: Der Mensch hat *46 Chromosomen, 44 Autosomen (22 Paare) und zwei Geschlechtschromosomen:* Die Frau XX, der Mann XY. Die Ordnung der Chromosomen erfolgt nach Form, Größe, Lage des Zentromers *(Denver-System)* und der Bandierung *(Pariser Konferenz)*. Aberrationen der Geschlechtschromosomen (Intersexualität) bedingen Mißbildungen der Gonaden.

Kulturmethoden lassen Teilungsfiguren der Gewebe und des Blutes (Lymphozyten) fotografisch erfassen und auswerten. Diese Sonderuntersuchung ist besonderen Laboratorien vorbehalten. Einige Intersexformen – und zwar nicht nur die hormonalbedingten – zeigen hier einen normalen Karyotyp, andere eine geschlechtschromosomale *Trisomie* (XXX: „Triplo-X"-Frauen) oder weitere zusätzliche X bzw. Y, wieder andere einen Chromosomenverlust (XO – hingegen ist YO nicht lebensfähig), Chromosomenabbrüche oder Translokationen (abgebrochener Stücke auf andere Chromosomen). Morphologisch nicht erkennbare Y-Translokationen sind durch das *H-Y-Antigen* zu erfassen. Als **Chromosomenmosaik** bezeichnet man das Vorkommen verschiedener Karyotypen nebeneinander, z. B. XY/XXY.

Chromosomenverlust ist Folge von *Non-disjunction* (Ausbleiben des Auseinanderrückens der Chromosomenpaare vor der Reifeteilung). – Andere Aberrationen: *Chromosomenabbruch* (evtl. mit Translokation); *Isochromosom*-Bildung durch Teilung in falscher Ebene, daher Verdoppelung eines Armes bei Verlust des anderen. – *Chromosomenmosaike* entstehen durch Teilungsfehler *nach* der Befruchtung, nur XX/XY sind Chimären.

„Kerngeschlecht": Eines der beiden X-Chromosome der Frau wird im Ruhekern heteropyknotisch und kondensiert sich zu dem sog. Geschlechts- oder X-Chromatinkörperchen*; das andere, „aktive" X ist im Interphasenkern nicht darstellbar. Auch Y ist nachweisbar.

Geschlechtschromatinkörperchen* (Tafel II, 21) sind bei Individuen mit *mindestens 2 X* in den Kernen aller Gewebe als *plankonvexe oder dreieckige Gebilde* von 0,8:1,2 μ Größe nachweisbar und zwar in 10–60% der Gewebekerne: Frauen und Intersexe mit mindestens zwei X sind also *„chromatin-positiv"*, Männer (XY) und Intersexe mit nur einem X (z. B. XO) sind *„chromatin-negativ"*. Im Mosaik kann der chromatin-negative Befund überdeckt werden.

Trommelschlegelanhängsel (Tafel II, 22 nach S. 83) an Leukozytenkernen sind entsprechende Gebilde, die nur bei Individuen mit *mindestens zwei X* vorkommen. Die Grundzahl 6:500 Leukozytenkerne ist individuellen Schwankungen unterworfen; meist ist sie höher.

F-(Fluoreszenz-)Körper sind Y-Derivate nach Atebrinimprägnation.

Klinisch weist man in den Kernen des **Mundepithelabstrichs** die Geschlechtschromatinkörper und im einfachen **Blutausstrich** (bzw. einer Leukozytenanreicherung) die Trommelschlegelanhängsel nach, in beiden die F-Körper.

Hermaphroditismus

Individuen mit Eierstock- *und* Hodengewebe: Primordialfollikeln und Samenepithel, eventuell Reifung bis Ei und Spermium. Hierdurch Gangsystem mit Übergängen vom Weiblichen zum Männlichen: klinisch 5 Grundtypen, Abb. 71 (gemäß Entwicklungsgeschichte, daher auch bei anderen Zwitterformen). ⅓ der echten Hermaphroditen menstruieren, alle sind infertil. Aus dem ursprünglichen Mosaik XX/XY wird durch Chromosomenverlust meist XX, seltener XY.

Th.: Hormonsubstitution, männlich oder weiblich. Operativ.

Pseudohermaphroditismus

Individuen mit Gonaden nur *eines* Geschlechts, aber diesem widersprechenden Genitale (Abb. 71).

Männliche Pseudohermaphroditen: *Hoden, XY, chromatin-negativ;* verschiedene Typen durch *Enzymdefekte:* mangelhafte foetale Testosteronproduktion (normal hat diese in der 10.–18. Woche ihr Maximum, so hoch wie bei Erwachsenen!).

Weibliche Pseudohermaphroditen: *Ovarien, XX, chromatin-positiv.*

Mosaikformen sind häufig. Der (seltene) weibliche Pseudohermaphroditismus ist nicht identisch mit dem adrenogenitalen Syndrom (s. S. 209).

Th.: Hormonsubstitution männlich bzw. weiblich.

---

* Barr-Körper

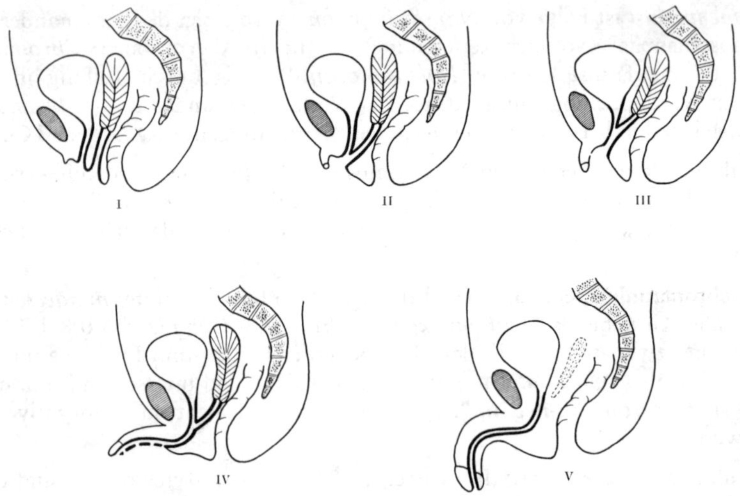

Abb. 71 Grundtypen des Urogenitalsystems bei echtem Hermaphroditismus, Pseudohermaphroditismus, Induziertem Pseudohermaphroditismus und Adrenogenitalem Syndrom. Die Erscheinungsform hängt von Stärke und Zeitpunkt der Induktionswirkung auf das Gangsystem ab (nach C. Overzier: Die Intersexualität. Thieme, Stuttgart 1961).

Testikuläre Feminisierung

Definitionsgemäß gehört diese klar umschriebene *Sonderform* zum *männlichen Pseudohermaphroditismus.* Geschlechtsbegrenzt dominant: genetisch bedingter *α-Reduktase-Defekt,* hierdurch Testosteron-Dihydrotestosteron-Konversion vermindert.

- *Hoden, XY, chromatin-negativ.* Hierbei aber
- ganz *weiblicher Phänotyp* mit *starken* Brüsten,
- große Statur, überdurchschnittliche Intelligenz,
- weibliches Genitale *ohne* Uterus
  (♦ DD. Pseudohermaphroditismus: *mit* Uterus),
- *primäre Amenorrhö,*
- *Sekundärbehaarung fehlt* (Pubes, Achselhöhlen: „hairless women"),
- Leistenbrüche beiderseits sehr häufig,
- Hoden
  - liegen in diesen Leistenbrüchen,
  - zeigen (gutartige) *Picksche Adenome,*
  - neigen zur *malignen Degeneration,*
  - sind *hormonal aktiv.*
- *Familiäres Auftreten häufig.*

Th.: Karzinomüberwachung; prophylaktische Hodenentfernung wegen guter Hormonproduktion nur ungern, nie vor 20. Lebensjahr.

Sogenanntes echtes Klinefelter-Syndrom

- Phänotypisch *männliche* Personen,
- Kerngeschlecht: *chromatin-positiv* (!),
- chromosomaler Grundtyp *XXY,*
- männlicher Hypogonadismus,
  - bohnengroße Hoden:
    - knotige *Hyperplasie der Leydig-Zellen* (!),
    - hyaline Degeneration der Hodenkanälchen,
    - ohne Spermiogenese *(Infertilität);*
  - *Testosteronmangel:*
    - mangelhafte Sekundärbehaarung,
    - fast ohne Bartwuchs,
    - weicher Gesichtstyp,
    - vorzeitige Impotentia coeundi und Alterung,
    - mangelhafte Muskelbildung,
    - o Rö.: frühzeitige *Osteoporose* (!),
- *erhöhte Gonadotropinausscheidung* (Abb. 70, S. 214),
- *Gynäkomastie* (15.–30. Lebensjahr): echter Drüsenkörper,
- oft herabgesetzte Intelligenz.
- *1–2‰ der männlichen Bevölkerung,*
- *9,5‰ der Debilen* leidet an echtem Klinefelter-Syndrom!

Die Symptome: Hypogonadismus, Gynäkomastie und erhöhte Gonadotropinausschüttung werden erst mit der Pubertät evident. Der Hormonmangel bedingt **Eiweißstoffwechselstörungen,** u. a. Muskelatrophie und (durch Schädigung der Knochenmatrix) *Osteoporose.* Rückenschmerzen und Infraktionen der Wirbelkörper führen zu frühzeitiger Invalidität. Neben dem chromosomalen Grundtyp XXY kommen höhere Aberrationen vor: z. B. XXXY (zweifach-chromatin-positiv), XXXXY (dreifach-chromatin-positiv) und Mosaikformen, am häufigsten XY/XXY (diese sehr selten fertil). Mit zunehmender Aberration sinkt die Intelligenz und treten schließlich Mißbildungen auf.

Th.: *Hormondauersubstitution* ab 16. Lebensjahr 250 mg Testosteron-Depot monatlich. Bei Osteoporose zusätzlich Calcium-Sandoz forte, Fluorpräparate.

YY-Syndrom

Fertile, übergroße Männer mit normalem Genitale, oft Varizen (Ulcus cruris), eventuell Gewaltverbrecher. 2 F-Körper; XYY.

(♦ DD. **XXYY:** hierbei kleine Hoden, infertil, chromatin-positiv).

Turner-Syndrom (Gonadendysgenesien)

- Phänotypisch *weibliche* Personen mit normaler Intelligenz,
- Häufigkeit: 1:7000 Geburten,
- Kerngeschlecht *chromatin-negativ* (!),
- chromosomaler Grundtyp *XO*,
- weiblicher Hypogonadismus:
  - *Gonaden rudimentär,* nur Stroma:
    - *primäre Amenorrhö* (!),
    - hypoplastisches äußeres Genitale,
    - hypoplastischer Uterus,
    - Infertilität,
  - *Östrogenmangel:*
    - mangelhafte Sekundärbehaarung,
    - fehlende Brustentwicklung,
    - vorzeitige Gesamtalterung,
  - o Rö.: früh Osteoporose (zuvor schon Anlagestörung),
- *Gonadotropinausscheidung erhöht* (Abb. 70, S. 214),
  - *Minderwuchs* und zahlreiche fakultative Mißbildungen:
    - *Breithals* (kurzer Hals mit Flügelfell), typisch aber selten,
    - *tiefer Haaransatz* im Nacken,
    - „Fischmaul“,
    - Epikanthus,
    - *eingezogener Nagelfalz,*
    - *Cubitus valgus – Genu valgum,*
    - *Schildbrust,*
    - Aortenisthmusstenose,
    - Herzmißbildungen, • Nierenmißbildungen u. a.
    - Etwa 90% der XO-Feten werden abortiert.

Formen ohne Mißbildungen (**reine Gonadendysgenesien**) seltener.

Th.: Östrogene zur weiblichen Entwicklung und Erhaltung.

Adrenogenitales Syndrom (AGS) s. hierzu S. 209 f

Nur beim weiblichen Geschlecht intersexuell.

Induzierter Pseudohermaphroditismus

In der Gravidität können Androgenbehandlung oder virilisierende Tumoren der Mütter *weibliche Feten vermännlichen,* wenn diese Einwirkung vor den kritischen Entwicklungsdaten (S. 218) einsetzt.

Tumoren mit heterosexueller Aktivität

I. **Hodentumoren:** Verweiblichung von Männern.
   1. Androblastome
      a) Zwischenzelltumoren
      b) Sertoli-Zelltumoren
   2. Granulosazelltumoren
   3. Teratoblastome mit chorionepitheliomatösem Gewebe und Chorionepitheliome
      Anhang: Extragonadale Chorionepitheliome

II. **Ovarialtumoren:** Vermännlichung von Frauen.
   1. Androblastome
      a) Arrhenoblastome
      b) Hiluszelltumoren
      c) Gynandroblastome
   2. Mischtumoren

III. **Nebennierenrindentumoren**
   1. mit vermännlichender Wirkung bei Frauen (spätes AGS, S. 210)
   2. mit verweiblichender Wirkung bei Männern.

Am häufigsten sind bei beiden Geschlechtern die Teratoblastome; aktive chorionepitheliomatöse Anteile sind an der Choriongonadotropinausschüttung im Harn erkenntlich: quantitativer HCG-Nachweis (immunologisch mit dem *„Luteonosticon-Test“* bzw. *„Pregnosticon-Test“*). Sie *metastasieren früh.* Von den seltenen Ovarialtumoren ist das *Arrhenoblastom* relativ häufig.

Th.: Operative Entfernung.

Schilddrüse

Steuerung der Schilddrüse:

Dem Gegenregulationsmechanismus (Abb. 72)

Hypophyse	⇄	**Schilddrüse**
(**TSH = Thyreoidea stimulierendes Hormon**	⇄	**Thyroxin**)

ist ein nicht artspezifisches synthetisierbares Neurohormon (Tripeptid) des Hypothalamus, **TRH = „TRF releasing factor“**, übergeordnet: TRH steuert die Hypophyse, ist aber auch selbst durch Thyroxin steuerbar. Ein weiterer Hemmfaktor für TSH und TRH ist der *Blutjodspiegel,* dessen Erhöhung aber andererseits auch den Jodstoffwechsel der Schilddrüse selbst hemmt. Neben dem TSH mit Direktwirkung auf die Schilddrüse (max. Ausschüttung nach 3 Stunden) gibt es eine zweite Substanz, **LATS = long acting thyroid stimulator,** dessen Effekt erst nach 9–16 Stunden einsetzt. LATS wird in den *Lymphozyten* transportiert, wahrscheinlich auch gebildet.* Es wird durch Zufuhr von Thyroxin nicht gehemmt, gleicht aber in seinen Wirkungen auf die Schilddrüse dem TSH. **EPS (Exophthalmus produzierende Substanz)** der Hypophyse wird unabhängig von diesen Reglerkreisen ausgeschüttet.

---

* IgG-Antikörper gegen eine Komponente der Schilddrüse mit Antigeneigenschaft?

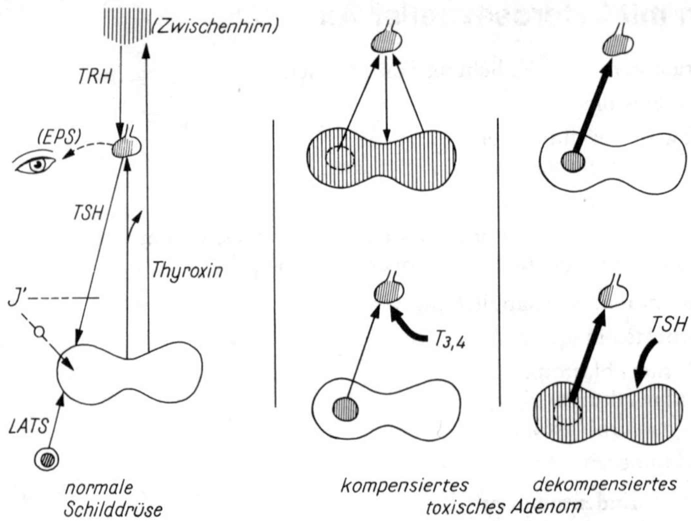

Abb. 72 *Gegenregulation der Schilddrüse, T_3-Suppressionstest und TSH-Stimulationstest.* Toxisches Adenom = „heißer Knoten".

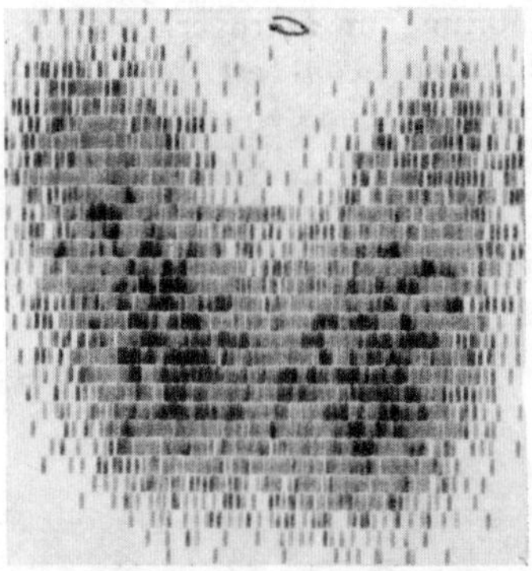

Abb. 73 *Normale Schilddrüse. (Szintigraphie).*

Schilddrüsenhormone: Abb. 77 (S. 227),
Thyreokalzitonin = Kalzitonin s. S. 232.

Untersuchungsmethoden
(vor Radioisotopen-Untersuchungen 3 Monate Jodfreiheit!):

- **Inspektion, Tastbefund** (schlucken lassen), **Auskultation.**
- US.: ♦ DD. Zyste – solider Knoten / Tumor.
- **TRH-Zeit:** TSH vor und 30 min nach 200 µg TRH schnell i.v.
- **ASR-Zeit** (Abb. 76), prüfbar *ohne Vorbedingungen:* Hinweis auf Diagnose und Verlauf; Norm: 250–350 msec.
- **Rö.:** Trachea verdrängt, eingeengt? Retrosternale Struma.

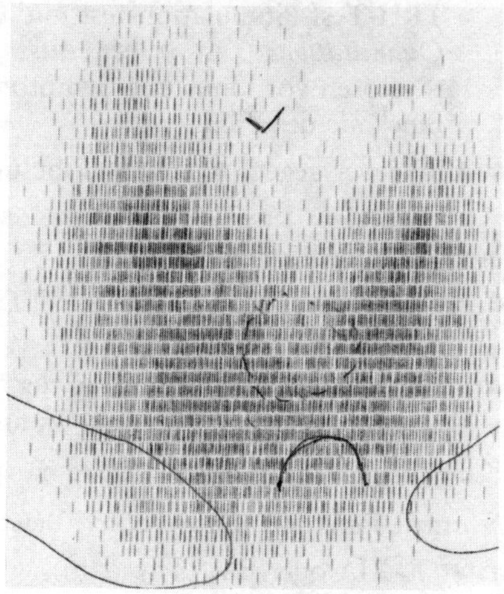

Abb. 74 *Struma diffusa,* typisch für jüngere Patienten.

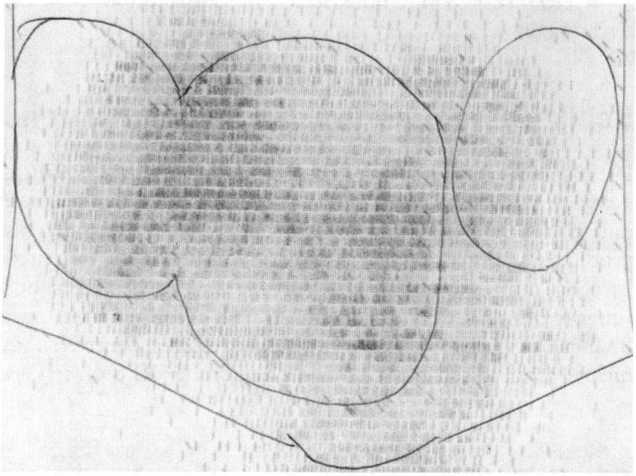

Abb. 75 *Struma nodosa,* typisch für ältere Patienten.

In-vitro-Labordiagnostik im Serum:

- **Gesamtthyroxin** (T_4-Test): *Basistest.*
  Radioimmunassay (RIA) oder **Enzymimmunassay** (EIA).
- **Freies Thyroxin,**
  wird durch Eiweißveränderungen beeinträchtigt (Gravidität, Östrogene, Hepatitis, Nephrose u. a.)
  - *indirekt:* thyroxinbindendes Globulin TBG-RIA,
  - *direkt:* kinetisch (RIA), hierbei auch **Gesamtthyroxin.**
- **Gesamttrijodthyronin** (T_3-RIA).
  Nur zur Erkennung der seltenen T_3-Hyperthyreose.
- **Thyreoidea-stimulierendes Hormon** (TSH-RIA)

- **TRH-Test** (Stimulationstest mit Thyreotropin-Releasing-Hormon)
  Quantitativer Test hoher Aussagekraft zur Früherkennung beginnender Hyperthyreosen vor klinischen Symptomen und vor nachweisbarer Hormonerhöhung mit Blockade des TSH.
- **Antikörper** gegen • Thyreoglobulin und • Mikrosomen. Entscheidend ist die Titerhöhe.

In-vivo Labordiagnostik:

- **^{123}J-Clearance,** gebräuchlicher **^{99m}Tc-Clearanceäquivalent,** innerhalb 20–30 min nach i.v.-Applikation. Anschließend
- **Szintigraphische Untersuchung** der Schilddrüse.
  Quantitative Auswertung mit Gammakamera.

Feinnadelpunktion: orientierende morphologische Untersuchung.

Normale Funktion (Euthyreose): Beweis

1.* • T_4-RIA oder EIA (Thyroxin),
  • TBG-RIA (thyroxinbindendes Globulin);
2. • TRH-Test (Thyreoidea Releasing Hormone).

Schilddrüsenüberfunktion: Hyperthyreose

Die Hyperthyreose ist nach dem Diabetes mellitus die *häufigste endokrine Erkrankung; sie betrifft Frauen fünfmal häufiger als Männer,* ist in Meeresnähe häufiger als im Gebirge und in der Stadt häufiger als auf dem Lande. Pathogenetisch ist die erhöhte Thyroxinproduktion erwiesen und die Symptomatik tierexperimentell nachahmbar: Die allgemeine Erregbarkeit, der erhöhte O_2-Verbrauch, die Gewichtsabnahme trotz gesteigerten Nahrungsverbrauchs, die Tachykardie und Herzveränderungen. Die Regulatoren versagen (mangelhafte Ansprechbarkeit übergeordneter Zentren?): Zugeführtes Thyreoidin bremst nicht. Pathologisch-anatomische Zeichen der Aktivität: Vergrößerung der Schilddrüse bis

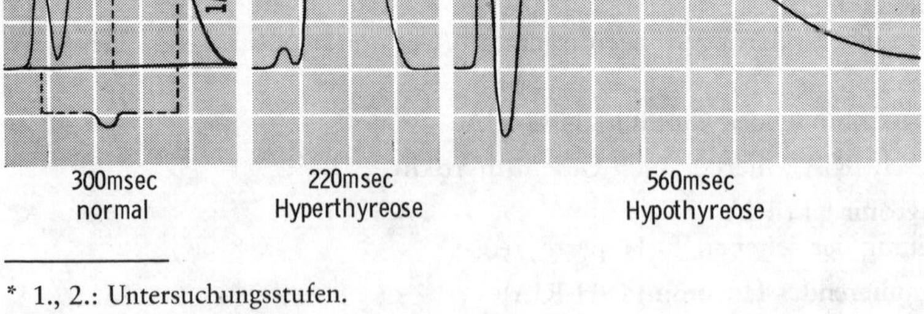

Abb. 76 *Achillessehnenreflexzeit (ASR-Zeit).*

---

* 1., 2.: Untersuchungsstufen.

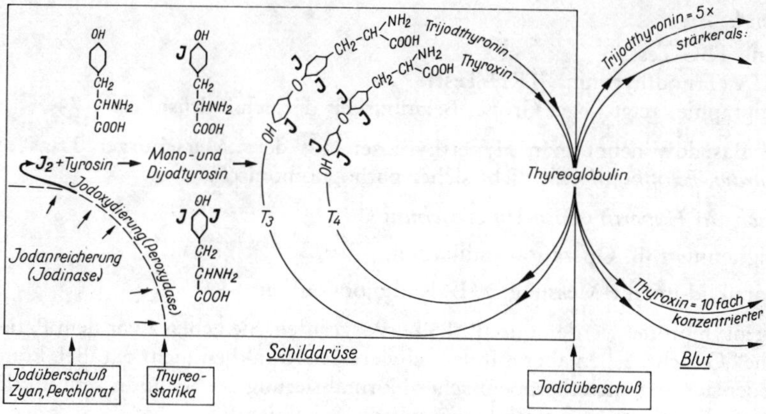

Abb. 77 *Chemischer Schilddrüsenkreislauf: Ansatzpunkte der Therapie.*
● Jodination, ● Jodisation, ● Kondensation der Hormonvorläufer,
● Inkretion von Thyroxin und Trijodthyronin in Aminosäureform.

auf das 3–4fache, diffuser parenchymatöser Kropf mit vielgestaltigen Follikeln, hohem Epithel, hellem Kolloid und Lymphozyteninfiltration im Interstitium. Beim „toxischen Adenom" ist die Aktivität histologisch kaum faßbar.

● Vergrößerung der Schilddrüse	– abgrenzbare, eventuell schwirrende Struma;
● allgemeine Nervosität	– stete Unruhe, hastige Sprechweise, gesteigerte Reflexe (Abb. 76);
● zittrige Hände	– feinschlägiger Tremor;
● Hautschwellungen	– diskrete generalisierte oder lokalisierte Ödeme (Lider, Wangen, Hand-, Fußrücken);
● Schwitzen bei Aufregung	– ständig feuchte Hände und Haut;
● Hitzegefühl	– warme, zarte Haut, mäßige Temperaturerhöhung;
● Herzklopfen	– Tachykardie (120–200/min), großes Schlag- und Minutenvolumen, RR: Hohe Amplitude, EKG: Hohe T-Wellen,
auch anfallsweise	– Vorhofflimmern, Paroxysmen;
● Durchfall, bes. bei Aufregung	– vermehrte Darmperistaltik;
● Heißhunger	– dennoch Gewichtsverlust;
● Ermüdbarkeit und Muskelschwäche	– „hyperthyreote Myopathie" (auch objektivierbar);
● Alte Patienten	– Gewichtsabnahme, Apathie, Herzinsuffizienz. Palmarerythem (⧫ DD. *aktive* Leberzirrhose);
	– Serumcholesterin niedrig; Lymphozytose.

Beweisend:
1. T_4 und TBG-Test;
2. T_3-RIA (Trijodthyronin), TRH-Test;
3. Szintigraphie: zeigt Lage, Größe, Beladbarkeit der Schilddrüse (Abb. 74).

Morbus Basedow nennt man Hyperthyreosen mit der **„Merseburger Trias“:** *Struma, Tachykardie, Exophthalmus;* nicht sicher pathognomonisch.

Zusätzlich zur Hyperthyreose-Untersuchung:

- Szintigramm: z. B. Operationsindikation,
- Radionuklid-uptake-Messung: z. B. Radiojodtherapie.

Die Augensymptome werden durch EPS hervorgerufen. Sie geben zwar dem Patienten das „typische“ Gesicht, gehen aber mit der Schwere der Krankheit nicht parallel, können ganz fehlen oder sich erst nach therapeutischer Normalisierung der Schilddrüsenfunktion, meist aber, wenn T_3-Substitution unterlassen wurde, ausbilden:

Endokrine Ophthalmopathie: Cave!

- Protrusio bulbi (bulborum), ● Lidödem, ● Augenmuskelparesen.
  Protrusio messen: Ophthalmometrie nach Hertel.
- *Äquivalent:* Lokale (meist prätibiale) Ödeme.

Isolierter endokriner Exophthalmus bei Euthyreose, nach behandelter Hyperthyreose (kompensierter Hyperthyreose); auch hier schilddrüsenstimulierende Antikörper.

⧫ DD.: Zwischenhirnstörung?, retrobulbärer Tumor.

Coma basedowicum ist der durch *extreme Steigerung der Hyperthyreosezeichen, Tachykardie über 300, Durchfälle, Hyperthermie, Konvulsionen, Muskelschwäche, Sprach- und Schluckstörungen* sich ankündigende Endzustand, der über Bewußtlosigkeit in 30% zum Tode führt. – Th.: Endojodin!! Lithiumchlorid, Methimazol.

Therapie der Hyperthyreose:

Thyreostatika bei leichten und mittelschweren Fällen, bes. vor dem 40. Lebensjahr (Abb. 77, S. 227).

Organische Substanzen mit SCN_2 (Thiourazil- und Merkaptoimidazolderivate) blockieren als Fermentgifte den Einbau des Jodids in Tyrosin und die Kondensation zum Thyronin.

Anorganische Perchlorate mit ClO_4, verhindern kompetitiv die Jodination und schwemmen den Jodidvorrat der Schilddrüse aus.

Die Hemmung der thyreoidalen Hormonsynthese bedingt durch hypophysäre Gegenregulation eine *frustrane* kompensatorische Hyperplasie der Schilddrüse, evtl. endokrine Augensymptome und prätibiale Ödeme. Dieser *Hypophyseneffekt* wird durch Zugabe von Schilddrüsenhormon weitgehend verhindert.

Kontraindikation gegen Thyreostatika: Gefahr der Trachealeinengung, retrosternale Struma, schwerer Exophthalmus.

Radiojod (nach dem 45. Lebensjahr!). Die Schilddrüse speichert ^{131}J fast selektiv; die β- und γ-Strahlen zerstören das Gewebe. Bei Überdosierung daher Myxödem.

Operation nur bei Fehlschlag interner Mittel und bei nicht zu jungen Patienten. Gefahr: Maligner Exophthalmus, Myxödem, parathyreoprive Tetanie, Rekurrensläsion. Operationsvorbereitung mit Methyl-Merkaptoimidazol (Favistan), dann in 10 Tagen 600 mg Jodid (nach Plummer); die Operation muß folgen, weil sonst die zeitweilige Besserung in den gefährlichen Jod-Basedow übergehen kann.

Tachykardie: Dociton. – Digitalis-überempfindlich; bremst nicht.

Wichtige Sonderformen der Hyperthyreose

Toxisches Adenom („heißer Knoten"): keine Augensymptome, meist nur *Herzsensationen.* Vorwiegend ältere Patienten. Die (ein bis zwei) umschriebenen Adenomknoten sind meist tastbar. Sie sind *autonom.* Bei starker Aktivität bremsen sie die TSH-Ausschüttung der Hypophyse; hierdurch wird die übrige Schilddrüse ruhiggestellt: Abb. 72, S. 224.

Kompensiertes toxisches Adenom: Adenom *und* Schilddrüse speichern ^{131}J. Erkennbar durch T_3-Suppressions-Test: Abb. 72 (das Adenom ist autonom). T_4 selten erhöht, TRH stimuliert nicht.

Dekompensiertes toxisches Adenom: nur Adenom speichert, übrige Schilddrüse ist aber mit TSH stimulierbar (Abb. 72, S. 224). Überfunktion des Adenoms auch hormonanalytisch faßbar.

Th.: Nach chirurgischer Ausschälung (oder Radiojodvernichtung) des toxischen Adenoms verschwinden die Zeichen der Hyperthyreose und die (inaktive) Restschilddrüse erholt sich wieder.

Struma basedowificata: entwickelt sich *aus einer benignen, jodaviden Struma bei Jodzufuhr* (iatrogen, durch jodhaltige Zahnpasta, Aufenthalt am Meer); sie neigt zum Koma.

Schilddrüsenunterfunktion: Hypothyreose

Myxödem nennt man die Form der Hypothyreose, die (namengebend) mit ● *ödematösschleimiger Aufquellung des Unterhautgewebes,* besonders des Gesichts, der Unterarme und Beine, Hand- und Fußrücken einhergeht. *(Gegensatz zum Ödem: Keine Dellenbildung!).* ● *Gewichtszunahme durch die Wasserretention.* Das Krankheitsbild entwickelt sich ● *langsam,* ● *vorwiegend bei Frauen, mit* ● *psychischer Abstumpfung und Antriebslosigkeit* (daher Klagen der Umgebung, kaum des Patienten selbst), ● *trockener Anschwellung der Mundschleimhaut und Zunge,* ● *Zahnverlust,* ● *Haarausfall,* ● *rissigen Fingernägeln,* ● *Obstipation,* ● *Kälteintoleranz,* ● *langsamen Puls,* ● *EKG:* Niederspannung, QT-Verlängerung, ● *Hypothermie,* ● *Hypercholesterinämie, Hyperlipämie.* ● ASR-Zeit > 320 msec.

1. ● T_4- und TBG-Test;
2. ● TRH-Test.

Primäre Hypothyreose: Schilddrüsenschaden durch Thyreoiditis, ^{131}J-Überdosierung, Operation oder „idiopathisch" (meist durch Autoaggression). STH-Spiegel im Blut stark erhöht.

Sekundäre Hypothyreose: Hypophysenschaden, kein TSH im Blut; durch TSH (nicht TRH!) stimulierbare Schilddrüse (Hormonjodanalyse, Zweiphasenstudium).

Th.: Einschleichen zur Dauersubstitution T_3+T_4.

Hypothyreotes Koma: *Hypothermie,* Bradykardie, zerebrale Krämpfe, Hyperkapnie, Hyporeflexie.

Th.: Schilddrüsen- und NNR-Hormone, Schockbehandlung.

Prognose: ernst, abhängig vom Grad der Hypothermie.

Kongenitale Hypothyreosen

1. Kongenitale Athyreose = sporadischer Kretinismus: Schilddrüse nicht palpabel, keine oder fast keine Radiojodaufnahme. Bei Geburt unauffällig, früh: Zeichen wie Myxödem mit verspäteter Dentition, dann Verdrängung der Zähne durch übergroße Zunge, Minderwuchs mit plumpen Knochen, oft völlige Verblödung. Neugeborenen-Screening.

Th.: Durch rechtzeitige Substitution voll ausgleichbar.

2. Endemischer Kretinismus: In Endemiegebieten (Jodmangelgebieten der Alpen) Kröpfe in der Aszendenz, Schilddrüse diffus oder häufiger knotig vergrößert, Radiojod wird gut aufgenommen. Zwergwuchs von 140–150 cm; rundes, runzeliges Gesicht mit eingezogener Nasenwurzel und Prognathie, zeitlebens offene Epiphysenfugen, plumpe Hände, Coxa vara und Koxarthrosen; psychisch: Oligophrenie verschiedenen Grades.

3. Genetische Störungen der Hormonsynthese (Enzymdefekte): Familiär, oft Blutsverwandtschaft der Eltern, große Struma, Hypothyreose.

Thyreoiditis

1. Akute Thyreoiditis: plötzliche, schmerzhafte Schwellung der Schilddrüse, häufiger aber nur eines Lappens, Schluckbeschwerden, Fieber und allgemeines Krankheitsgefühl. Radiojodaufnahme vermindert, läßt sich aber durch TSH erhöhen. Ausgang: Hypothyreose.

2. Subakute, granulomatöse Thyreoiditis (De Quervain): Virus?, langsamer und langer Verlauf (½ Jahr), Biopsie: Riesenzellen, Szintigraphie: fleckige Aufnahme. Th.: Kortison, Schilddrüsenhormon.

3. Struma lymphomatosa (chronische Thyreoiditis Hashimoto): 90% der Thyreoiditiden; meist langsame, wenig druckschmerzhafte Vergrößerung der ganzen Schilddrüse. Antikörper gegen Thyreoglobulin und Mikrosomen hoch (bei fibrösem Verlauf gegen Mikroso-

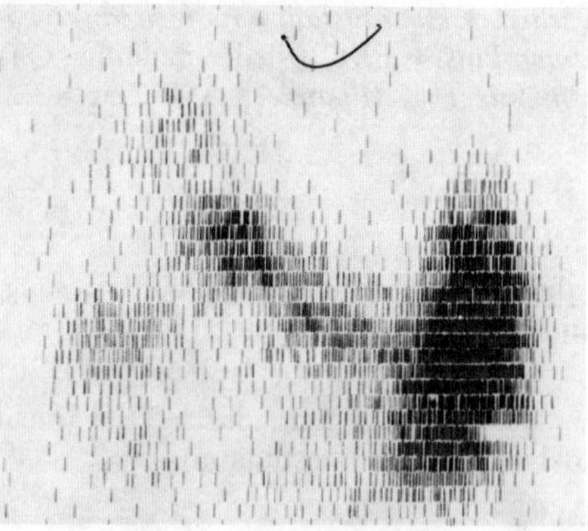

Abb. 78 *Kalte Knoten in großer euthyreoter Struma (gesichert durch Probepunktion)*

♦ DD.: Schilddrüsenzyste, ● intrathyreoidale Blutung, ● Schilddrüsenabszeß, ● Schilddrüsenkarzinom. *Hier:* 2 Zysten mit undifferenziertem Karzinom.

men niedrig: Hyperthyreose → Hypothyreose). Diffuse Lymphozyteninfiltration (Probepunktion). Oft Übergang in Struma maligna.

4. Primäre Hypothyreose: autoimmune Variante von (3) ohne Struma.

5. Eisenharte Struma fibrosa (Riedel) sehr selten; ♦ DD.: Karzinom.

Th.: Kortikoide, Schilddrüsenhormone (= TSH-Bremsung!).

Autoimmunthyreoiditis:

1.* • Antikörper: Thyreoglobulin- u. mikrosomale AK;
2. • In-vitro-Funktionsdiagnostik;
3. • Szintigramm;
4. • Zytologie (Aspirationspunktion).

Subakute (und akute) Thyreoiditis:

1. • BSG, Blutbild;
2. • Szintigramm, Uptake des Radionuklids;
3. • AK (Ausschluß: Immunthyreoiditis);
4. • Zytologie bei Solitäradenom.

Schilddrüsenkarzinom

Vorläufer sind oft die *regulationsunabhängigen Adenome:* 3% der nicht-jodspeichernden Adenome (*„kalter Knoten"*, Abb. 78) aber auch einzelne toxische Adenome (*„heißer Knoten"*, Abb. 72) werden maligne: Zytologie des Punktats! Verdächtig sind jede Schilddrüsenvergrößerung in höherem Alter, Rekurrensparese, eventuell Horner. Schilddrüsenkarzinome sind *metastasierungsfreudig* (bes. Knochen, Lunge) aber relativ benigne, wenn die Metastasen Hormone produzieren (sie speichern dann ^{131}J, ^{99m}Tc, eventuell besser $^{197}HgCl_2$). Dies kann durch das Szintigramm festgestellt werden. – Von den kalzitoninproduzierenden *C-Zellen* kann ein *medulläres Karzinom* ausgehen, das nicht speichert; Kalzitonin-RIA.

Th.: *Speichernde Metastasen lassen sich durch Radiojod (nach operativer Entfernung der Schilddrüse) ausbrennen.*

Sog. Euthyreote Struma (Blande Struma)

Die Schilddrüse kann auch *ohne endokrine Zeichen vergrößert* sein: Diese „euthyreote" Struma ist meist ein Knotenkropf, seltener eine diffuse Schilddrüsenvergrößerung. PBJ eventuell mäßig erniedrigt.

Exogene Strumafaktoren:

Jodmangel (Süddeutschland: Wasser, Nahrung);

Strumigene Substanzen in der Nahrung:

zyanogene Glykoside (Rhodanid),

Thioglykoside (z. B. Goitrin);

---

* 1–4: Stufen der Diagnostik.

Medikamente (z. B. überlange Favistan-Behandlung einer Hyperthyreose ohne Thybon-Zugabe).

Endogene Strumafaktoren:

Jodmangel durch Verlust,

relativer Jodmangel bei erhöhter endokriner Belastung (Schwangerschaft, Akromegalie),

Enzymdefekte.

Klinisch kann der Kropf durch *Verdrängung bzw. Einengung der Trachea (Säbelscheidentrachea*)* und des Ösophagus (Röntgen) sowie eine chronische *Herzüberlastung* bedeutungsvoll werden. Die Ausdehnung, insbesondere retrosternal, ist durch Szintigraphie festzustellen.

• Szintigramm (diffuse Struma? kalter/heißer Knoten?).

Th.: Schilddrüsenpräparate (TSH-Bremsung). Nur bei Erfolglosigkeit operative Verkleinerung, solange durch Druck noch keine *Tracheomalazie* entstanden ist. Cave: Jodpräparate = Struma basedowificata!

Nebenschilddrüsen

Die vier** linsengroßen, je 40–45 mg schweren Drüsen liegen mit großer Variabilität an der Hinterwand bzw. dem unteren Pol der Schilddrüse. Sie bilden **Parathormon** mit zwei Wirkungen auf:

Knochen → Hyperkalzämie,

Nieren → vermehrte Phosphatdiurese → Hypophosphatämie.

Kalzitonin (= Thyreokalzitonin), ein *Schilddrüsen*hormon, senkt Plasmakalzium *und* -phosphat. Also für

Kalzium im Serum: Parathormon(↑) -Kalzitonin(↓) *-Antagonismus,*

Phosphat im Serum: Parathormon(↓) -Kalzitonin(↓) *-Synergismus.*

Zum Kalziumstoffwechsel: 99,9% des Ca^{2+} ist in den Knochen und den Zähnen, 0,1% im Blutserum und in der extrazellulären Flüssigkeit (zur Hälfte ionisiert; zur Hälfte eiweißgebunden: Sinkt bei Hypoproteinämie). Kalziumaufnahme besonders im unteren Ileum (längste Verweildauer), Kalziumausscheidung vorwiegend durch die Nieren. Kalziumreiche Nahrung: Käse, Milch.

Zum Phosphorstoffwechsel: 80% des P ist in den Knochen und den Zähnen, 20% intra- und extrazellulär gelöst. Phosphoraufnahme nach Spaltung durch Phosphatase als Ion durch den Darm. Phosphorausscheidung durch die Nieren (90% organisches, 10% anorganisches P). Nahrungsgehalt: ubiquitär, immer ausreichend.

---

* • Belastungsdyspnoe, • inspiratorischer Stridor (verstärkt bei Belastung), • verstärktes Einsinken der Zwischenrippenräume bei Inspiration.

** oft auch überzählige, dann evtl. im Mediastinum.

Untersuchungsmethoden

Harnuntersuchungen

- *Kalziumausscheidung (quantitativ)* bei kalziumarmer (milchproduktefreier) Kost normal bis 200 mg/d, wenn genau!
- Praxisüberwachung der A.T. 10-Einstellung: Fällung mit Sulkowitch-Reagens (Oxalsäure + Ammonium-Kalziumoxalat $\overline{aa}$ 2,5 + Eisessig 5,0 = Aqua dest. ad 150,0) normal: Trübung.

Blutuntersuchungen

- *Kalzium* im Serum normal 2,15–2,75 mmol/l*;
- *Parathormon* – RIA;
- *alkalische Phosphatase* im Serum normal 60–370 U/l;
- anorganische Phosphate i.S. Norm bis 1,55 mmol/l** alters- und geschlechtsabhängig;
- Phosphat-Clearance, normale tubuläre Rückresorption des P:
  TRP mindestens 84%;
  normale Phosphat-Clearance bis 0,3 ml/s.***

o Rö.: Skelett; Darstellung von Epithelkörperadenomen szintigraphisch (oder besser arteriographisch, aber Strahlengefährdung!).

Neurologische Phänomene (S. 236).

Augenuntersuchung mit der Spaltlampe.

Hyperparathyreoidismus

Primärer Hyperparathyreoidismus *(Epithelkörperadenom), bei Frauen dreimal häufiger als bei Männern.* Symptomatisch vielseitig, anfangs meist als „Rheumatismus" oder „allgemeine Müdigkeit" verschleiert:

- **Ossäre Form, • renale Form, • gastrointestinale Form**
- *Nierensteinkolik* in 60% erstes Zeichen,
- *Osteopathie* in 25–30% erstes Zeichen,
- *Ulcus ventriculi* oder duodeni in 10% erstes Zeichen,
- ferner: Polydipsie, Polyurie, Bauchbeschwerden: Obstipation, Nausea oder Pankreatitis, Depressionen gelegentlich erstes Zeichen.

Ossäre Form: besonders bei *Frauen* im 30.–35. Lebensjahr; mit ziehenden „rheumatischen" Schmerzen – zunächst abends, dann ganztägig – beginnend. Rarifizierung der Knochenspongiosa (*„Tunnelierung"* im Gegensatz zur Osteoporose): o Rö. Schwund der Lamina dura der Zahnalveolen, generalisierte Entkalkung des Skeletts, fleckige Aufhellung der Schädelkalotte („Mottenfraß"), *Aufsplitterung der Kortikalis an den Endphalangen* (radial bevorzugt); Fischwirbelbildung. Alkalische Phosphatase bereits vor den Röntgenveränderungen stark erhöht. – *Nur in 10% auch rundlich-wabige Zysten und „braune Tumoren"*, besonders der langen Röhrenknochen und des Kiefers (Epulis gigantocellula-

---

* Ca 4,3–5,5 mval/l;
** P 4,5 mg%;
*** P-Clearance bis 18 ml/min; Aussagekraft gering.

ris); hierdurch tastbare Knochenauftreibungen und Spontanfrakturen: **Ostitis (Osteopathia) fibrosa cystica generalisata = von Recklinghausensche Krankheit.**

Gastrointestinale Form: Chronisches *Ulkus*leiden, akute oder chronische *Pankreatitis* (o Rö.: in 40% Verkalkungen); bei Epithelkörperkarzinom und (seltener) bei -adenom.

Renale Form mit ein- oder beidseitigen Kalziumphosphat- oder Kalziumoxalatsteinen (1,5% aller Steine, 8,5% der Rezidivsteine).

Klärung: Kalzium im Plasma, Parathormon-RIA (aber im Halsvenenblut nur vor Rezidivoperationen), Kalzium im Harn, Phosphat im Serum und Harn, Kalziumsuppressionstest; Skelettuntersuchung (röntgenologisch; bioptisch: Fibroosteoklasie, Tetrazyklinmarkierung).

Im weiteren Verlauf *Nephrokalzinose* (evtl. röntgenologisch faßbar) und *Niereninsuffizienz mit Erhöhung der Phosphatwerte* im Serum. – QT-Verkürzung im EKG entsprechend Kalzium im Serum, *Kalkablagerungen in den Konjunktiven und der Kornea,* Mediasklerose.

o Rö.-Lokalisation: Schichtung nach CO_2-Insufflation, Szintigraphie, evtl. Arteriographie.

Th.: Operative Entfernung der Epithelkörperadenome.

Sekundärer Hyperparathyreoidismus *(reaktive Epithelkörperchenhyperplasie* durch Hypokalzämie). Kalziummangel infolge:

- *Malabsorption,* selten *Nahrungs*kalzium-/D-Mangel (Rachitis),
- *Kalziumverlust* renal bei renal-tubulärer Azidose:
  Kalzium *und* Phosphat i.S. *niedrig* (Parathormon wirkt phosphaturisch).
- *Niereninsuffizienz* mit Phosphatausscheidungsstörung;
- Lange Dialyse (obige Ursachen und Wirkungen zusammen).

Löslichkeitsprodukt Ca × P wird überschritten = Ausfällung in Gewebe: Kalzium i.S. niedrig; *Phosphat i.S. hoch* („Phosphatstau" vor Niere). Organe (Pankreas, bes. Niere) verkalken; Knochen: Auflockerung der Kortikalis, Akroosteolyse ohne Zysten. Kinder: Wachstumsstörungen.

Tertiärer Hyperparathyreoidismus *(reaktive Epithelkörperadenome)* entwickelt sich aus dem sekundären Hyperparathyreoidismus, entspricht blutchemisch dem primären Hyperparathyreoidismus (gefürchtet nach Nierentransplantation).

- Primärer und tertiärer Hyperparathyreoidismus *autonom,*
- sekundärer Hyperparathyreoidismus *regulativ!*

Differentialdiagnose der Osteopathia von Recklinghausen:

- ♦ Sekundärer Hyperparathyreoidismus (s. oben).
- ♦ Ostitis deformans Paget: Verbiegung durch Knochenerweichung oder periostale Neubildung, Kompakta verdickt, keine Generalisation (eine idiopathische Krankheit).
- ♦ Morbus Uehlinger: Rarefizierte Spongiosa, Fibrose (bioptisch).
- ♦ Skelettkarzinose: Spontanfraktur besonders bei Hypernephrom.
- ♦ Knochenmetastasen bei Struma maligna, Melanom, Kolonkarzinom.
- ♦ Generalisierte Metastasierung besonders bei Mamma-, Prostata-, Knochen-, Schilddrüsen- und Nierenkarzinom.

- ♦ Multiples Myelom (Morbus Kahler): Schrotschußschädel, Elektrophorese, Knochenmark, Bence-Jones-Eiweißkörper im Harn.
- ♦ Hormonale Osteoporose: Morbus Cushing, Hypogonadismus, Klinefelter- und Turner-Syndrom, Altersosteoporose.
- ♦ Malabsorptionssyndrom und Eiweißmangelschaden (Hunger).
- ♦ Osteomalazie bzw. Rachitis durch Vitamin-D-Mangel: Osteoporose der Wirbelkörper und Verbiegungen der Röhrenknochen mit bandartigen Aufhellungen („Loosersche Umbauzonen").

Ferner Zysten bei

- ♦ Riesenzelltumoren, nach dem 20. Lebensjahr besonders in der Kieferregion und den Epiphysen der langen Röhrenknochen; Neigung zum Übergang in Osteosarkom.
- ♦ Ostitis multiplex cystoides Jüngling, scharfe Ausstanzungen an den Endphalangen bei Morbus Boeck.
- ♦ Solitäre Knochenzysten, anlagemäßig in den Epiphysenregionen, belanglos sofern nicht zur Spontanfraktur führend.

Hypoparathyreoidismus: Tetanie

Ursachen der Tetanie: Verlust von Epithelkörperchen bei Schilddrüsenoperation (**parathyreoprive Tetanie**); sehr viel seltener sind Tetaniesyndrome infolge Senkung des Kalziumspiegels *(Nierenkrankheiten, Steatorrhö, „chronisch-idiopathisch")* oder bei normalem Kalziumspiegel *(Gravidität; nach häufigem Erbrechen:* Magnesiummangel [hierbei psychiatrische Symptome]).

Entfernung der Epithelkörperchen:

- *Hypokalzämie,* trotz Resorption sinkt Ca-Ausscheidung im Harn;
- *anorganisches P im Serum steigt,* P-Ausscheidung im Harn fällt;
- Magnesium im Serum erniedrigt.

György-Formel:

$$\frac{(K^+) \cdot (HCO_3^-) \cdot (HPO_4^{2-})}{(Ca^{2+}) \cdot (Mg^{2+}) \cdot (H^+)} = K^*$$

* *Anstieg: neuromuskuläre Erregbarkeit* ↑; *Abfall: Erregbarkeit* ↓

Zeichen der Tetanie

- Prodrome: *Parästhesien,* ziehende Schmerzen in den Muskeln,
- Anfall mit schmerzhaften tonischen Muskelkontraktionen und gesteigerter neuromuskulärer Erregbarkeit:
  - *Karpalspasmus: Pfötchenstellung* der Hände mit gestreckten Fingern und eingeschlagenem Daumen;
  - *Pedalspasmus:* entsprechender Krampf der Füße (Equinovarusstellung) bzw.
  - *Karpopedalspasmus:* beide Erscheinungen gemeinsam;
  - Flexion des Ellenbogengelenks, Adduktion des Armes;
  - *Karpfenmaul:* Spasmus der Oberlippe, Herabziehen der Mundwinkel;

- *Laryngospasmus:* Krampf des Larynx, lebensgefährliche Asphyxie, besonders bei Kindern;
- *viszerale Tetanie:* Kardiospasmus, Pylorospasmus, Bronchialspasmus („tetanisches Asthma"), Blasen-, Sphinkter- und Analkrämpfe;
- *vaskuläre Tetanie:* Wadenkrampf, Stenokardie, Migräne, Kollaps.

Zeichen latenter Tetanie bzw. außerhalb des Anfalles

- *Hypokalzämie;* • *Sulkowitch-Probe* im Harn *negativ;*
- *QT-Verlängerung* im EKG als Ausdruck der Hypokalzämie;
  Chvosteksches Fazialisphänomen, Beklopfen des Fazialisstammes vor dem Gehörgang:
  Chvostek I = Zuckung im Gebiet aller Fazialisäste,
  Chvostek II = Zuckung von Mundwinkel und Nasenflügel,
  Chvostek III = Zuckung nur des Mundwinkels (bei Vegetativen);
- *Trousseausches Phänomen:* Blutstauung des Oberarmes bewirkt nach einigen Minuten Karpalspasmus;
- *Lustsches Zeichen:* Beklopfen des N. peronaeus superficialis am Fibulaköpfchen bewirkt Hebung des äußeren Fußrandes;
- *Hyperventilationsversuch:* maximale Atmung löst nach Minuten Anfall aus (infolge respiratorischer Alkalose?);
- Erbsches Zeichen: elektrische Erregbarkeit der Muskulatur verändert:
  - N. ulnaris durch 0,1–0,3 mA erregbar (Norm 0,6–1,8 mA), AÖZ vor ASZ,
  - KÖZ unter 5 mA auslösbar (sonst viel höher).
- Elektromyographie: spontane Gruppenentladungen.
- *Kortikaler Linsenkatarakt* der Augen (Spaltlampenbefund typisch);
- *Zähne:* furchenartige oder punktförmige *Schmelzdefekte;*
- *Nägel: quergerillt,* brüchig;

o *Rö.: Skelett: Hyperostosen.*

♦ DD.: Erhöhte neuromuskuläre Erregbarkeit infolge respiratorischer oder metabolischer Alkalose oder Hyperkaliämie (vgl. György-Formel S. 235). – *Hyperventilationssyndrom* bei psychogener Überlagerung und vegetativer Labilität, oft als „Tetanie" fehlgedeutet.

Th. der Tetanie: Im Anfall Kalzium i.v. – Zur Dauereinstellung Vitamin $D^{2 \text{ oder } 3}$-Trinkampulle bis zu 600 000 IE = 15 mg 2 x wöchentlich oder A.T. 10 20–100 Tropfen täglich unter Kontrolle des Serumkalziumspiegels und der Harnausscheidung; (Sulkowitch-Probe). A.T. 10 ist Dihydrotachysterin mit Vitamin-D-Wirkung; dieses entspricht der Wirksamkeit des Parathormons, das zu teuer ist.

♦ DD.: **Pseudohypoparathyreoidismus** (Albright). Genetische Resistenz gegen Parathormon: Kleinwuchs, Brachymetakarpie, -tarsie, Rundgesicht, geistige Retardierung, Weichteilverkalkung, Katarakt.

Pankreasinseln (Langerhanssche Inseln)

α-Zellen bilden Glukagon, das katalytisch aus dem Leberglykogen durch Aktivierung der Leberphosphorylase rasch Zucker frei macht: Hyperglykämisierender Faktor (HGF) (synergistisch wirken: Adrenalin, STH, ACTH über NNR, 11-Oxysteroide der NNR, Thyroxin). **β-Zellen bilden Insulin,** das die Hexokinasereaktion, also die Glukose-6-phosphatbildung, fördert und den Kohlenhydratstoffwechsel reguliert durch

- Glukosetransport in die Muskel- und Fettzelle,
- Steigerung der Glykogenbildung in der Leber und im Gewebe,
- Anregung extrahepatischer KH-Verwertung und Oxydation,
- Steigerung der Fettsäurenbildung aus KH,
- Steigerung der Eiweißsynthese aus KH-Zwischenprodukten,
- Wirkung auf Elektrolyt- und Phosphatstoffwechsel.

Das Endprodukt des intermediären anoxydativen Glukoseabbaues, die *Brenztraubensäure,* ist das chemische Bindeglied zwischen dem Zucker-, Fett- und Eiweißstoffwechsel. Das normale Pankreas produziert täglich 35 IE Insulin. Der *normale Nüchternblutzucker* beträgt 2,78–5,00 mmol/l**. Im Harn erscheint Zucker erst bei ≈ 8,88 mmol/l*** Blutzucker, also pathologisch; diese *„Nierenschwelle"* kann verändert sein: erhöht bei Arteriosklerose, erniedrigt bei Fermentstörung (renaler Diabetes, S. 266).

Untersuchungsmethoden*

Harn auf Zucker, Azeton

Blutzucker: Nüchtern normal 2,78–5,00 mmol/l**

Bestimmung der „wahren Glukose" genau und zuverlässig mit enzymatischen Methoden.

Tagesprofil: Mehrfache Blutzuckerkontrolle unter freier Lebensweise oder Diät zur Ermittlung der Schwankungen und Gipfel.

Einfache Belastung durch Frühstück: „postprandialer Blutzucker" 1 h.p.c. > 6,66 mmol/l**** suspekt (wichtiger Suchtest!).

*Glukosetoleranztest****** *(GTT)* mit 100 g Glukose oral:
BZ nach 60' max. 10 mmol/l; nach 120' max. 7,8 mmol/l.

(Beachte: hoher 120-Minuten-Wert für Diabetes pathognomonisch!)

Hyperinsulinismus

Adenome (in 10%: Karzinome) vorwiegend im Schwanz oder Korpus des Pankreas. Selten nur *Hyperplasie der β-Zellen* (Riesenformen, sog. BB-Zellen; Ausreifungsstörung der Granula).

---

* **Teststäbchen** sind für die meisten chemischen Proben im Handel. Diese qualitativen Proben geben quantitativ nur einen groben Anhalt.

** *Nüchtern-BZ* 70–95 mg%.

*** Nierenschwelle ≈ 160 mg% BZ.

**** *postprandialer BZ* > 120 mg%.

***** **Glukosetoleranztest:** BZ nach 60' max. 180 mg%; nach 120' max. 140 mg%.

Klinisch oft verkanntes Bild:

- *Irreführende neurologisch-psychische Zeichen* (Verwirrtheitszustände, Sprachstörungen, Krämpfe);
- *Schocksymptome:* Schweißausbruch, Tremor, Heißhunger;
- *1,66 mmol/l* Blutzucker,* bes. nüchtern (nachts, morgens; *Hungerversuch),*
- extrem *Koma:* Reflexsteigerung, prall gespannte Augenbulbi

⧫ (DD. Coma diabeticum: weiche Bulbi, Areflexie)

- oder bei mildem Verlauf: nur Heißhunger → Fettsucht,
- Insulinausschüttung extrem hoch,

■ US.; **o** Rö. Angiographie (Truncus coeliacus, evtl. A. mesenterica superior).

⧫ DD.: *Krämpfe* bei Epilepsie, evtl. vegetativer Labilität.

Th.: Akut Glukose i.v., Glukagon i.v., Diazoxide; später Operation.

Hypoglykämie bei Insulinüberdosierung (Diabetestherapie: Schock), Morbus Addison, Hypophysenvorderlappeninsuffizienz, Dumping-Syndrom, Leberzirrhose, akute Lebernekrose;

ohne anatomische Ursache: Hungerzustand, besonders nach Überlastung (Sport); vegetative Labilität.

Hypoinsulinismus – Diabetes mellitus (Zuckerkrankheit)

Die Zuckerkrankheit ist die *häufigste endokrine Störung;* an ihr leiden etwa 2% der Bevölkerung.

Anfänglich besteht nur ein relatives Insulindefizit, das durch überkalorische Ernährung vergrößert werden kann. Die β-Zellen versagen beim jugendlichen Diabetes nach Monaten, beim Altersdiabetes erst nach Jahren. Vordergründig ist der Mangel an *wirksamem* Insulin und beim Altersdiabetes die *Sekretionsstarre,* die eine zeitgerechte Ausschüttung verhindert. Klinisch ist die *Blutzuckererhöhung* das führende Symptom. Histologische Veränderungen der Inseln fehlen oder sind spärlich. Im übrigen ist der Diabetes mellitus offenbar nicht einheitlich und ätiologisch noch nicht ganz geklärt. Manifestationsfördernd sind *Überernährung (Übergewicht),* weniger andere Belastungen wie Gravidität oder Infektionskrankheiten. Für den jugendlichen Diabetes werden ätiologisch Viruskrankheiten diskutiert. Daß der Diabetes kein reiner Hypoinsulinismus ist, zeigt schon der hohe Insulinbedarf mancher Kranker im Gegensatz zu nur 35–40 IE Pankreatektomierter. Gegenregulationen des Glukagons, des HVL (ACTH, STH) und der NNR (Glukokortikoide) spielen eine große Rolle: Besserung des Diabetes nach Hypophysektomie bzw. Adrenalektomie; Diabetesbeginn in Wachstumsschüben, während der Schwangerschaft und im Klimax, bei Akromegalie, Morbus Cushing und Basedow; iatrogen bei Kortikoidbehandlung: „Steroiddiabetes". Eiweißbindungen (und Fettsäuren) können Insulin z. T. inaktivieren. Nach der Wirkungsart unterscheidet man *„freies"* und *„gebundenes" Insulin.* Das gebundene Insulin soll nur im Fettgewebe wirksam sein, das freie Insulin auch in der Muskulatur. Beim Altersdiabetes wird auch eine erschwerte Insulinabgabe aus den

* **Hyperinsulinismus** nüchtern BZ 30 mg%.

Inseln infolge Hyalinose und Kapillarmembranverdickung diskutiert oder die Glukose kann als physiologischer Reiz nicht mehr ausreichend in die β-Zellen eindringen. Sulfonylharnstoffe mobilisieren körpereigenes Insulin aus den Zellen. Insulinantikörper und Synalbumin können als Insulinantagonisten die Therapie erschweren.

Diabetes-Definitionen (WHO)

Prädiabetes (Potentieller Diabetes): Glukosetoleranztests normal, aber Risiko späterer Diabetesmanifestation erkennbar

- eineiiger Zwillingsgeschwister eines Diabetikers,
- beide Eltern Diabetiker,
- ein Elternteil Diabetiker, der andere familiär belastet,
- Mutter eines totgeborenen, großen Kindes (> 4,5 kg) mit Inselzellhyperplasie.

Latenter Diabetes: Glukosetoleranztest normal, aber unter Belastung (Schwangerschaft, Infektion, Streß) oder Provokation (Kortison) pathologisch.

Asymptomatischer Diabetes: (= „subklinischer Diabetes“ = „chemischer Diabetes“): nur Glukosetoleranztest diabetisch.

Klinischer Diabetes mellitus: Diabetes an manifesten Symptomen oder Komplikationen erkennbar. Glukosetoleranztest diabetisch.

Formenkreis des Diabetes

Kindlicher Diabetes: Manifestation vor dem 14. Lebensjahr, schwere Initialsymptome, insulinabhängig.

Jugendlicher Diabetes: Manifestation 15. bis 24. Lebensjahr, akute Manifestation, meist insulinabhängig.

Erwachsenendiabetes: Manifestation 25. bis 64. Lebensjahr, unterschiedlich insulinabhängig.

Altersdiabetes: Manifestation nach dem 65. Lebensjahr, (oft fette Pykniker) meist nicht insulinabhängig.

Schwangerschaftsdiabetes: Hyperglykämien in der Schwangerschaft (Kind, Embryopathia diabetica).

Pankreasdiabetes: Pankreas direkt gestört (Pankreatektomie, kalzifizierende Pankreatitis, Hämochromatose, Hämosiderose).

„Endokriner“ Diabetes bei Cushing-Syndrom, Akromegalie, evtl. Hyperthyreose.

Iatrogener Diabetes, bes. unter Kortisontherapie.

Die klinische Beobachtung, daß der „juvenile Diabetestyp“ schwer einstellbar ist, einen hohen und wechselnden Insulinbedarf hat und zur Azidose neigt, hat zur Annahme eines **Insulinmangeldiabetes** geführt; als **Gegenregulationsdiabetes** bezeichnet man die Form bei fetten, älteren Kranken, die oft bereits durch Diät allein einzustellen sind und nicht zum Koma neigen.

Klinische Zeichen des beginnenden Diabetes

- *Polyurie:* Heller Harn von hohem spezifischen Gewicht (über 1030 immer zuckerverdächtig!).
- *Polydipsie,* das Vieltrinken als Folge der Polyurie.
- *Glukosurie* infolge Hyperglykämie (normale Nierenschwelle ≈ 9 mmol/l* BZ),
- Gewichtsverlust trotz Appetit infolge des Jouleverlustes,
- *Hautjucken.*

Bei Zunahme des Diabetes dann Gefahr der Azidose:
Die Insulinantagonisten ACTH und STH steigern den Eiweißabbau zugunsten einer Glukoneogenese; der oxydative Aminosäureabbau fördert die Bildung von Ketonkörpern. Fett wird überstürzt mobilisiert (lipämisches Serum) und als Energiespender herangezogen; hierbei erfolgt eine Überproduktion intermediär nicht mehr verwertbarer Azetessigsäure und β-Oxybuttersäure:

- *Azetongeruch* (süßlich) der Atemluft,
- *Azetonurie,*
- *Azidose* (hierdurch Appetitmangel), Eiweiß- und Fettabbau:
- *rapider Gewichtsverlust* und Schwäche,
- Ketoseneigung besonders bei jugendlichem Diabetes.

Laktatazidose, besonders bei Diabetestherapie mit Biguaniden** (♦ DD.: Schock, akute Hypoxie, familiär): Kollaps, Sinusbradykardie, Koma, kein Azetongeruch; pCO_2 und $HCO_3\downarrow\downarrow$, $Cl\uparrow$, mäßige Hyperglykämie, Laktat i.S. > 30 mmol/l; Therapieresistenz der Azidose. Th.: Hämodialyse, $NaHCO_3$!!

Die unbehandelte Azidose führt zum **Coma diabeticum.**

Kompensatorische Möglichkeiten bei Azidose sind in der Niere:

Ausscheidung der β-Oxybuttersäure als undissoziierte Säure, nicht als Salz, das dem Körper Kationen entziehen würde,

Ammoniaksynthese zur Neutralisierung der Ketonsäuren und somit Einsparung von Basen.

Das Verhältnis CO_2:$NaHCO_3$ im Blut wird trotz
Heranziehen der Alkalireserve ($NaHCO_3$) zur Neutralisation der Säuren durch
Abatmung des CO_2 aufrecht erhalten.

Brechen die Kompensationsmöglichkeiten zusammen, dann gleitet der Patient in Stunden bis Tagen, oft auch plötzlich, in das

Koma: *Müdigkeit, Appetitlosigkeit, Übelkeit, Erbrechen, Durchfall, Bauchschmerzen,* großer *Flüssigkeitsverlust* (4–8 l infolge Hyperglykämie und osmotischer Diurese) mit *Hyponatriämie, Hyper- → Hypokaliämie: Bewußtlosigkeit, weiche Augenbulbi, Areflexie; Hypothermie (bei Komplikationen: Fieber), große Kußmaulsche Atmung, Herz-Kreislauf-Versagen.* Unerkannter oder schlecht eingestellter Diabetes neigt besonders in Zeiten

---

* Nierenschwelle 160 mg% BZ
** Für die Routinebehandlung sind Biguanide verboten.

erhöhten Insulinbedarfs (bei Infekten!) zu hohen Blutzuckerwerten (22–55 mmol/l!)* und Azidose (pH < 7,35, Standardbikarbonat < 9 mmol/l). In der Vor-Insulinära starben 80%, heute noch 5% der Komapatienten.

o Rö.: Kolon-Magen-Dünndarmblähung (relative intrazelluläre Hypokaliämie).

Coma hyperosmolare: infolge Anstieg der Serumosmolarität trotz *höchster* Blutzuckerwerte (55 mmol/l**) *azetonfrei,* also Alkalireserve und Blut-pH normal. Na^+ i.S. meist erhöht. Letalität ≈ 50%!

♦ DD: Schock; vaskuläre, entzündliche, traumatische Hirnschäden; Vergiftung; Leberkoma; Laktatazidose; Urämie.

Komplikationen des Diabetes mellitus

Der unkomplizierte Diabetes bietet körperlich keine Besonderheiten. Komplikationen können der Manifestation vorausgehen, hängen im übrigen wesentlich von der therapeutischen Einstellung des Diabetes ab. Zur Prophylaxe der Erblindung sind Augenkontrollen wichtig: fluoreszenzangiographische Darstellung der Mikroaneurysmen und Lichtkoagulation (Lasertechnik). Thoraxkontrollen wegen Tuberkulosegefahr. Der Diabetiker stirbt heute selten im Koma; letal sind die (Gefäß-)Komplikationen.

- *Haut:* Allgemeines Hautjucken, Pruritus vulvae, Balanitis, Furunkulosen, Panaritien, Phlegmonen, Parodontose, Karies; Xanthelasmen der Augenlider.
- *Infektionen, bes. Tuberkulose;* ungünstiger Verlauf aller Infekte, bes. Pyelitis mit Papillennekrose.
- *Fettleber* bei Diabetes: Zusammentreffen bei Überernährung.
- *Gefäßerkrankungen* (und deren Folgen als „Spätkomplikation" 10–15 Jahre nach Beginn des Diabetes):
  - *Allgemeine Arteriosklerose – Gangrän* an den Extremitäten, arteriosklerotischer Hochdruck – Zerebralsklerose – Apoplexie;
  - *Koronarsklerose-Herzinfarkt;*
  - *Arterio- bzw. Arteriolosklerose der Nieren:* Hochdruck;
  - *Glomerulosklerose Kimmelstiel-Wilson* (S. 266): Hochdruck;
- *Augen:* Diabetischer Katarakt; Retinopathia diabetica: Kapilläre Aneurysmen; Blutungen, Degenerationsherde, Glaukom, Erblindung, dann Letalität 15%/Jahr (Fluoreszenzangiogramm!)
- *Nerven:* Neuritis, Parästhesien, Muskelatrophien.
- *Gonaden:* Neigung zur Impotentia generandi et coeundi.
- Übergewichtige Totgeburten > 4,5 kg mit Inselzellhyperplasie.

Schwangerschaften bei Diabetes*** waren in der Vor-Insulinära eine große Seltenheit. Heute besteht die andere Schwierigkeit, die Gravidität zu einem guten Ende zu führen: Stoffwechselentgleisung, Schwangerschaftstoxikosen, ein Hydramnion und schließlich ein übergroßes Kind führen ohne Behandlung und vorzeitige Entbindung in über 50% zu prä-, peri- oder postnatalem Fruchttod. Hierunter sind allerdings auch angeborene Fehler (Gendefekte) die Todesursache.

---

* **Koma** BZ 400–1000 mg%;
** höchste BZ-Werte 1000 mg%.
*** *Physiologische Glykosurie bei Normoglykämie* in ~ 10% der Schwangerschaften mit Gipfel in der *36.–38. Woche.*

I. Trimenon: Neigung zu Hypoglykämie, II. Trimenon: Verschlechterung der KH-Toleranz; 2. Schwangerschaftshälfte: Neigung zur Ketazidose (infolge hPL: human Placental Lactogen).

⧫ DD.: transitorische (renale) Glukosurie Schwangerer.

Behandlung und Entbindung

Die Behandlung hat besonders Hypoglykämien (Hyperemesis!) zu vermeiden; die Entbindung sollte in der 36. oder 37. Woche (evtl. durch Sektio) erfolgen. Am Ende der Schwangerschaft klinische Überwachung. Interruptio nur bei bedrohlicher Verlaufsform des Diabetes oder gleichzeitiger aktiver Tuberkulose bzw. schweren Gefäßschäden (Spätsyndrom) und Nierenschäden diskutabel. Insulin ab II. Trimenon verdoppeln, jetzt scharf einstellen, auch Schock hinnehmen (keine oralen Antidiabetika). 1,5–2 g EW/kg KG; 7500 Joule.*

Ovulationshemmer erfordern genaue Diabetesüberwachung!

Prinzipien der Therapie des Diabetes

● Diät, ● Muskelarbeit, ● Insulin/Antidiabetika.

Grundlage der Behandlung ist stets eine genau ausgewogene Diät, die als *„Diabetesgrundkost" ≈ 8000 Joule*** enthält. Die Austauschbarkeit der Nahrungsmittel ist der Äquivalenttabelle (s. S. 243) zu entnehmen. Zucker ist ganz verboten. Zur Einstellung benötigt man die Tageszuckerausscheidung (2 x12 oder 3 x 8 Stunden getrennt) in Gramm und den Blutzuckerspiegel im Tagesprofil. Bei leichten Formen und Altersdiabetes genügt oft *Diät;* Übergewicht (in 90% der Fälle!) ist zu reduzieren!

Tabletten-Behandlung immer versuchen (Ausnahmen: Insulinmangeldiabetes = z. B. Jugendlicher Diabetes; Ersteinstellung vor Operation).

Euglucon: 1 Tbl. Semi-Euglucon zum Frühstück, evtl. steigern bis 2 Tbl. Euglucon (max. 3 Tbl.: meist sinnlos). Etwas andere Eigenschaften:

Gluborid, Glurenorm, Pro-Diaban u. a.

Insulin: Im Koma und postoperativ Altinsulin im Dauertropf, dosiert gemäß Blutzuckertagesprofil. Auch Ersteinstellungen sind meist mit Depot-Insulin möglich!

Depot-Insulin bei schwerem Diabetes (Insulinmangeldiabetes) nach Maßgabe des Zuckertagesprofils als einmalige Portion vor dem Frühstück, wenn nötig außerdem abends (dann ¼ bis ⅓ der Morgenmenge) oder Übergang auf ein länger wirkendes Depotpräparat. Ersteinstellung mit Rinderinsulin, bei Resistenz oder Allergie Schweineinsulin. Wiederaufnahme einer unterbrochenen Insulinbehandlung kann Schwierigkeiten bereiten: Antikörper!! *Kombinationspräparate* enthalten auch Altinsulin, haben also höhere Sofortwirkung. *Umstellung* von Insulin auf Euglucon kann sofort erfolgen.

Bei Azidose ist eine besondere Kostform (Hafertage, Hafer-Obst-Reis-Tage) erforderlich. Arbeit senkt den Zucker. Infekte verschlechtern die Stoffwechsellage; die Insulingaben sind in dieser Zeit zu erhöhen. Orale Antidiabetika sollten nicht in der Schwangerschaft gegeben werden.

Überdosierung von Insulin oder Antidiabetika, ebenso Reduktion der Mahlzeiten (Erbrechen) führen zum *Schock:* Hypoglykämie, Zittrigkeit, Schweißausbruch → Bewußtlosigkeit. Therapie in Stufen: Weißbrot, Zucker, bei Bewußtlosigkeit Glukose i.v.

---

* 7500 Joule ≙ 1800 Kalorien, ** 8000 Joule ≙ 1900 Kalorien.

Therapie des Coma diabeticum:

- Alt-Insulin (6–12 E/h, Perfusor)
  außerdem bis zum Absinken des BZ:
  20 E Alt-Insulin stündlich i.v.
- bei Blutzuckerabfall unter 14 mmol/l: Glukoselösung (5%) infundieren!
- Hypotone Lösung (⅓ physiol. NaCl- + ⅓ physiol. $NaHCO_3$-Lösung + ⅓ Aqua dest.) 2–3 l in den ersten 2 Std., dann 4–8 l/d physiol. NaCl-Lösung.
  Cave Lungenödem: zentraler Venendruck? (Subklaviakatheter),
- $NaHCO_3$ nach Basenbedarf 0,3 × kg Körpergewicht × Basendefizit Astrup (mmol/l) in 3 Stunden und nur bei pH < 7,1,
- Na^+-Defizit ~ 6,5 mmol/kg Körpergewicht,
- K^+-Defizit ~ 5 mmol/kg Körpergewicht (25 mmol/h),
- Phosphat 50–100 mmol (10 mmol/h) mit Kalium: KH_2PO_4 (2,7%) – K_2HPO_4 (7%)-Lösung [=0,6 mmol Phosphat + 1 mmol K^+-Ionen/ml],
- bei Oligurie und Kreislaufinsuffizienz (Zentralvenendruck?): 500 ml Rheomacrodex (10%), keine peripheren Kreislaufmittel,
- Antibiotika, Atemwege absaugen usw.

Tabelle 18 **Äquivalenttabelle der Nahrungsmittel für Diabetiker**

Die Nahrungsmittel sind nach ihrer Wertigkeit an **Kohlenhydraten bzw. Eiweiß bzw. Fett** geordnet. Ein *Austausch kann nur innerhalb der einzelnen Reihen* erfolgen. Als richtungsweisendes Maß für den (besonders wichtigen) Kohlenhydratgehalt ist die Äquivalentberechnung in **Broteinheiten** üblich (1 BE = 12 g Kohlenhydrat).

1. Kohlenhydrate: 1 BE* = 12 g KH entspricht 230 Joule**

Weißbrot	24 g	Erdbeeren	160 g
Grahambrot	25 g	Heidelbeeren	90 g
Vollkornbrot	26 g	Himbeeren	150 g
Knäckebrot	16 g	Johannisbeeren, schw.	100 g
Pumpernickel	24 g	Johannisbeeren, rot	130 g
Zwieback, eifrei	17 g	Mirabellen	80 g
Grieß, Mehl	16 g	Pfirsiche	110 g
Reis, roh	15 g	Pflaumen	80 g
Nudeln, roh	17 g	Preiselbeeren	125 g
Haferflocken	18 g	Süßkirschen	90 g
Kartoffeln	60 g	Stachelbeeren	130 g
Kartoffelbrei (Pulver)	15 g	Erbsen (i.D.)	110 g
Vollmilch (3,5%)	250 g	Erbsen, grün	80 g
Joghurt, mager	250 g	Grünkohl	200 g
Buttermilch (0,5%)	300 g	Möhren (gelbe Rüben)	165 g
Apfel	100 g	Paprikaschoten	230 g
Apfelsine	120 g	Rosenkohl	160 g
Banane	50 g	Rote Beete	160 g
Birne	90 g	Schwarzwurzeln	75 g
Brombeeren	130 g	Zwiebeln	120 g

ohne BE-Anrechnung bis 200 g erlaubt: Gurken, Kopfsalat, Spargel, Spinat, Tomaten

2. Eiweiß: 1 Ei (von 60 g) = 6,6 g EW + 6 g Fett = 370 kJ

10 g EW in:

Brathuhn, Puter (mager)	50 g	Speisequark, mager	60 g
Mortadella (30% F)	80 g	Hartkäse (30% F)	35 g
Rindfleisch mager	55 g	Weichkäse (20% F)	40 g
Fischfilet	55 g		

3. Fett: 1 E = 5 g = 195 kJ

Butter	6 g	Mayonnaise, fettarm	10 g
Butterschmalz	} 5 g	Eigelb	16 g
Schweineschmalz	} 5 g	Speck, durchwachs.	8 g
Kokosfett oder Öl	} 5 g	Schlagsahne (30%)	17 g

* Diätetische Lebensmittel müssen den Joule-Wert der Zuckeraustauschstoffe (Fruktose, Sorbit, Xylit) berücksichtigen: „*Neue BE*".

** 55 Kalorien

Tabelle 19 **Diabetesdiät-Tagesbeispiel 16 BE ca. 7600 Joule, ca. 1800 Kal.**

		KH g	BE	Joule	Kal.
1. Frühstück:	40 g Brötchen		2	470	112
	52 g Vollkornbrot		2	424	101
	10 g Butter		–	328	78
	25 g kalorienred. Marmelade		–	118	28
	20 g Corned beef		–	126	30
	20 g Holländer (45%)		–	336	80
	Tee o. Kaffee, Süßstoff		–	–	–
			4	1802	429
2. Frühstück:	Obstsalat				
	30 g Apfel	3,6		67	16
	30 g Orange	2,7		46	11
	20 g Sauerkirschen	2,6	1	50	12
	30 g Pfirsiche	3,1		59	14
	Süßstoff	–		–	–
	Zitronensaft	–		–	–
		12,1	1	222	53
Mittagessen:	250 ml Steinpilzsuppe (Tüte)		1	273	65
	100 g Rinderbraten (120 g roh)		–	861	205
	120 g Kartoffeln		2	428	102
	150 g Blumenkohl		½	164	39
	8 g Mehlküchentechnik		½	122	29
	10 g Kochfett (Butter)		–	328	78
	50 g Kopfsalat		–	29	7
	20 g Joghurt (Trinkmilch)		–	50	12
	Gewürze		–	–	–
	100 g Apfel		1	218	52
			5	2473	589
Nachmittag:	Kirschquark				
	50 g Magerquark		–	185	44
	80 g Dunstsauerkirschen			202	48
	Süßstoff, Zitronensaft		1		
			1	387	92
Abend:	25 g Graubrot		1	265	63
	52 g Schwarzbrot		2	525	125
	24 g Pumpernickel		1	248	59
	10 g Butter		–	328	78
	20 g gek. Schinken (Dose)		–	160	38
	20 g Mortadella		–	307	73
	40 g Edamer 30% Fett		–	470	112
	Paprika-Gurken-Tomatensalat				
	50 g Tomate		–	42	10
	50 g Gurke		–	21	5
	30 g Paprika		–	34	8
	5 g Öl		–	193	46
	20 g Joghurt		–	50	12
	Tee, Süßstoff		–	–	–
			3	2643	629
Spätmahlzeit	125 g Pampelmusensaft		1	155	37
			1	155	37
Total			16	7682	1829

Tabelle 20
Leitsymptome endokriner Krisen

	Überfunktionskrisen					*Unterfunktionskrisen*					
	Coma basedowicum	Hyperparathyreoidismus	Phäochromozytom	Aldosteronom Conn-Syndrom-Krise	Hyperinsulinismus	hypophysäres Koma	Myxödem-Koma	Tetanie	Coma diabeticum	Addison-Krise	AGS-Salzverlustsyndrom
Haut feucht	+				+						
trocken		+				+	+		+	+	
Bulbusdruck					↑				↓		
Abdominalkrisen			+						+		
Durchfall	+									+	+
Erbrechen		+				+			+		
Harnmenge	↓	↑		↑		↓	↓		↑	↓	↓
Exsikkose		+	+			+			+	+	+
Puls	↑	↑	↑		↑	↓	↓		↑	↑	↑
Blutdruck	↑	↓	↑	↑	↑	↓	↓		↓	↓	↓
Temperatur	↑	↑	↑			⇅	↓		↓	↓	
Myasthenie	+				+						
Blutzucker			↑		↓	↓			↑	↓	
Niereninsuffizienz		+								+	
Azotämie		+	+			+	+		+	+	+
Alkalose				+							
Azidose							+		+		
Natrium				↑		↓	(↓)		↓	↓	↓
Kalium				↓			(↑)		↓	↑	↑
Kalzium		↑					↓	↓		↑	
Phosphor		↑						↑			
stets Kreislauf, Wasser- und Elektrolythaushalt kontrollieren!	Azeton	Sulkowitch stark positiv	Blutdruckkrise Regitinversuch	EKG: QT verlängert	Pseudotetanie	Kollaps	Rauhe Haut	Tetanische Krämpfe	Azeton	Kollaps evtl. Hautfarbe	Säuglinge 17-KS vermehrt

Anhang:

Fettsucht – Magersucht*

Beide sind nur selten endokrine Störungen. Sicher endokrin ist die Fettsucht vom Cushing-Typ, also das **Cushing-Syndrom** bei Hyperplasie oder Adenom der Nebennierenrinden und der iatrogene **Steroid-Cushing.**

Gewisse Zusammenhänge mit den endokrinen Drüsen können bei manchen Fettsuchtformen *nach Entbindung* und im *Klimakterium* angenommen werden, wie dies auch unter *Östrogenen („Antibabypille")* bekannt ist. Eine Änderung der Nahrungsverwertung kann hier die Fetteinlagerung begünstigen. Die überwiegende Mehrzahl dieser Patienten gehört aber zum Typ der exogenen Fettsucht. *Eunuchoide und Kastraten* sind als solche (entgegen der landläufigen Meinung) nicht fett. Nur ihre besondere Neigung zur Luxuskonsumption läßt sie häufig fett werden.

Eiweißanabole Hormone bewirken vorwiegend eine Muskelzunahme. Der (seltene) Fettansatz bei Morbus Fröhlich tritt nur dann auf, wenn der Tumor beide hypothalamischen Fettzentren schädigt; dies ist also keine endokrine, sondern eine zentralnervöse Fettsucht.

Die ganz überwiegende Mehrzahl Fettsüchtiger leidet an einer **exogenen Fettsucht** durch Luxuskonsumption, obwohl diese Patienten selbst allzu gerne „die Drüsen" beschuldigen. Außerdem wird die Verteilung: Eiweiß, Fett, Kohlenhydrate oft falsch gewählt.

Fettsüchtige trinken sehr viel, wodurch die Fettanlagerung gefördert wird, und essen ständig außerhalb der drei Hauptmahlzeiten. „Wendepunkte" zur Fettsucht nach Operationen und Entbindungen erklären sich meist durch Beibehaltung der früher notwendigen Mehrkost, bei Graviden und Klimakterischen auch durch hormonal gesteuerte Nahrungsgelüste, wie sie als Kohlenhydrathunger auch prämenstruell bekannt sind. Die Fettsucht Jugendlicher (Tab. 21, S. 248) ist ausschließlich ein Problem häuslicher Erziehung und Belehrung, einschließlich der Mütter und Großmütter.

Folgen der Fettsucht: diese sind vielfältig, teils auch endokrin. Die „jugendliche Fettsucht" reift verspätet aus und ist übergroß (Hyperinsulinismus → Hypoglykämie → STH-Ausschüttung). Fettsucht begünstigt einen Diabetes mellitus, bes. bei familiärer Disposition. Sie führt zu einer Fettleber, diese bei hinzutretender Entzündung zur Fettzirrhose. Fettsüchtige haben häufig Hypertonie und Arteriosklerose. Sie sind anfällig für Herzinfarkte (S. 25). Durch ständige Herzüberlastung neigen sie zur kardialen Dekompensation, sind bei Infekten und Operationen ungünstiger gestellt. Ihre Lebenserwartung ist signifikant geringer als die Normalgewichtiger. Als **Pickwick-Syndrom** bezeichnet man (nach der Romanfigur von Charles Dickens) *extreme Fettsucht, Zyanose, Polyglobulie und periodische Schlafsucht* infolge alveolärer Hypoventilation ($pCO_2 > 6$ kPa); evtl. Cor pulmonale. Fettsüchtige bekommen häufig Pilzerkrankungen der Haut, leiden an Varizen und Ulcera cruris. Dies alles macht die Fettsucht zu einer behandlungsbedürftigen inneren Krankheit.

Therapie der Fettsucht: Krankhaft sind die Eßlust und Unvernunft der Patienten. Der Fettsüchtige ist phlegmatisch. Sein Fett schützt ihn vor Wärmeverlust. Die Luxuskonsumption hat vermehrte Insulinausschüttung, diese vermehrten Hunger zur Folge – ein Circulus vitiosus. Man gebe höchstens 4000 Joule** (beim Erwachsenen), hierbei vorwiegend Eiweiß (Fleisch, mageren Käse), Füllstoffe (Gemüse [S. 250] ohne Mehlschwitze), keine Kartoffeln, keine Suppen oder Süßigkeiten; alles schwach gewürzt in zwei Hauptmahlzeiten, abends nur Obst. Ein reiner Obst- oder Safttag ist wöchentlich einzuschalten.

---

* Idealgewicht S. 370   ** ~ 1000 Kalorien

Tabelle 21 **Differentialdiagnose der Fettsucht Jugendlicher**

	Morbus Fröhlich	*Jugendliche Fettsucht*	*Cushing-Syndrom*	*sog. Funktions-Cushing*	*Laurence-Moon-Biedl-Syndrom*
Ursache	Tumor, meist Kraniopharyngeom, mit Druck auf den Hypothalamus	Luxuskonsumption bzw. falsche Ernährung, oft bei psychisch schwieriger Familiensituation	NNR-Karzinom, -Adenom, -Hyperplasie	Fehlsteuerung der NNR, auslösbar durch Luxuskonsumption	hereditär-degenerativ; einfach autosomal-rezessiv; selten: unregelmäßig dominant
Symptome	Tumorzeichen Kleinwuchs, Hypogonadismus, mäßige Adipositas	Übergröße, evtl. sexuell retardiert, starke Adipositas	Stammfettsucht, Büffelhöcker, Striae, Muskelschwäche, Psychosyndrom, hoher RR, Diabetes, Eosinopenie, Osteoporose	Cushing-Typ: Striae, hoher RR, evtl. Übergröße, sexuell retardiert, mittlere bis starke Adipositas	Schwachsinn, Polydaktylie, Retinitis pigmentosa, Kleinwuchs, Hypogonadismus, Adipositas
Hormone	Erniedrigung bei Druck auf die Hypophyse	nicht hormonal; evtl. Gonadotropine (präpuberal) noch niedrig	Kortisolwerte erhöht	17-Ketosteroide und Kortikoide gering erhöht, später normal	nicht hormonal
Therapie	Operation	eiweißreiche, Joule-normale Diät!! evtl. Gonadotropine	Adrenalektomie	bis zum Abschluß der Entwicklung eiweißreiche, Joule-normale Diät	symptomatisch

Bewegungsübungen, Herz-Kreislauf-Überwachung. Bei „jugendlicher Fettsucht" gebe man, nachdem die Abmagerung in Gang gekommen ist, Choriongonadotropin (~ 3 x wöchentlich 2000 IE, 6 bis 10 Wochen lang); dieses fördert die zurückgebliebene sexuelle Ausreifung, wodurch dann Muskel- statt Fettansatz, bes. bei Jungen, begünstigt werden. Nulldiät ist nur klinisch durchführbar.

Magersucht ist noch seltener endokrin bedingt. Sie *kann* bei **Hypophysenausfall mit pluriglandulärer Insuffizienz** auftreten. Die organisch wichtigste Form, die **postpartale Hypophysennekrose** (**Morbus Sheehan**) zeigt aber trotz sicherer Zeichen der Hypophyseninsuffizienz (Amenorrhö, Rückgang der Sekundärbehaarung, Alabasterhaut) oft keine Magersucht. Mager sind Addison-Kranke.

Marfan-Syndrom: Magersucht, dominante Genmutation mit Arachnodaktylie (Spinnenfingrigkeit), Linsenschlottern, Linsenverschiebung, allgemeine Minderwertigkeit des Mesenchyms: Trichterbrust, Deckplatteneinbrüche der Brustwirbelkörper (Scheuermannsche Krankheit: Osteochondrosis deformans juvenilis), Senkfüße, Aneurysma dissecans der Aorta; Eunuchoidismus.

Anorexia mentalis (nervosa) = psychogene Magersucht: extrem abgemagert; meist Frauen nach Enttäuschungen oder junge Mädchen in Konfliktsituationen – Modetorheit. Sekundäre Amenorrhö. (♦ DD. Hypophysäre Magersucht hat niedriges STH.)

♦ DD.: Diabetes mellitus, Phthise, Tumorkachexie!

Auch die exogene Magersucht kann die endokrinen Drüsen schädigen, bes. die Gonaden: Amenorrhö bei psychogener Magersucht. Außerdem besteht die Gefahr der Tuberkulose.

Th.: Vorsichtige Auffütterung, eiweißanabole Hormone, evtl. Insulinmastkur. – Ernährung durch Sonde oder Infusion. – Psychotherapie.

Innersekretorische Krankheitsbilder bei primär normalen endokrinen Drüsen

Syndrome mit endokriner Überfunktion

Über 50% der ektopischen, endokrin-aktiven Tumoren in der Lunge.

Cushing-Syndrom (mit vermehrter Hydroxykortikoid- und 17-Ketosteroidausscheidung im Harn, Hypernatriämie und besonders *Hypokaliämie)* tritt nicht selten bei *kleinzelligen Bronchialkarzinomen,* gelegentlich auch bei anderen Karzinomen auf. Diese Tumoren bilden eine dem ACTH ähnliche Substanz, die zu einer Hyperplasie der Nebennierenrinden führt; außerdem evtl. MSH, dann Hautpigmentationen. 2–5% der Cushing-Fälle werden paraneoplastisch verursacht.

„Renale" Polyzythämie, häufig bei *Hypernephromen,* gelegentlich auch anderen Nierentumoren, wird wahrscheinlich ausgelöst durch eine hormonähnliche Substanz „Erythropoetin" aus den juxtaglomerulären Zellen der Niere.

Gynäkomastie, Hodenatrophie und horizontale („weibliche") Begrenzung der Schambehaarung bei *Leberzirrhose* der Männer infolge mangelhaften Abbaus der Östrogene in der Leber.

Syndrome mit endokriner Unterfunktion

Polypeptidhormone (Hypophysenhormone) und Hormone mit starker Eiweißbildung (Thyroxin) gehen mit dem Eiweißverlust bei Nephrose, Colitis ulcerosa, Sprue und dergleichen verloren.

Renaler Diabetes insipidus und das **Syndrom der testikulären Feminisierung** sind Beispiele für mangelhaftes Ansprechen des Erfolgsorganes trotz ausreichend vorhandenen Hormons (Enzymdefekt).

Tabelle 22 **Nährgehalte, bezogen auf 100 g**

	Eiweiß (g)	Fett (g)	Kohlen-hydrat (g)	kJ	kcal*
Pflanzliche Nahrungsmittel					
Gemüse – Kartoffeln					
Blumenkohl	2	+	2	70	17
Bohnen (grün)	2	+	5	125	30
Champignons	3	+	3	92	22
Chicorée	1	+	2	63	15
Erbsen (grün)	3	+	6	155	37
Feldsalat	1	+	2	63	15
Grünkohl	2	1	3	96	23
Karotten	1	+	6	125	30
Kartoffeln	2	+	19	355	85
Kartoffeln: Knödel	5	+	78	1425	340
Kartoffeln: Frites	4	8	35	965	230
Kopfsalat	1	+	1	42	10
Kürbis	1	+	4	84	20
Paprikaschoten	1	+	4	84	20
Radieschen	1	1	2	84	20
Reis (poliert)	7	0,5	80	1506	360
Rosenkohl	4	1	6	167	40
Sauerkraut	2	+	4	110	26
Schwarzwurzeln	1	+	9	172	41
Spargel	1	+	2	63	15
Spinat	2	+	2	70	17
Tomaten	1	+	3	75	18
Tomatenketchup	2	+	24	450	107
Zwiebeln	1	+	9	175	42
Getreideprodukte					
Brot, Knäcke	10	1	76	1590	380
Brot, Vollkorn	7	1	50	1000	240
Brötchen	7	1	60	1170	280
Haferflocken	8	1	84	1630	390
Cornflakes	14	7	65	1675	400
Nudeln	14	2	70	1630	390
Puddingpulver	5	2	80	1530	365
Weizen, Gries	10	1	75	1550	370
Weizen, Mehl	12	2	70	1550	370
Zwieback	10	4	75	1675	400
Obst					
Äpfel	0,3		11	200	48
Apfelsinen	0,7		7	167	40
Aprikosen	0,8		12	210	50

* 1 kcal ≙ 4,1868 kJ (Joule); 1 kJ ≙ 0,239 kcal.
1 g Eiweiß = 4,1 kcal = 17 kJ,
1 g Kohlenhydrat = 4,1 kcal = 17 kJ,
1 g Fett = 9,3 kcal = 38 kJ.

Fortsetzung Tabelle 22

	Eiweiß (g)	Fett (g)	Kohlenhydrat (g)	kJ	kcal*
Bananen	0,8		14	250	60
Birnen	0,5		13	230	55
Erdbeeren	0,9		8	155	37
Himbeeren	1,3		8	167	40
Pflanzliche Nahrungsmittel					
Johannisbeeren	1,0		9	167	40
Kirschen, süß	0,7		13	240	57
Erdnüsse	27	47	19	2640	630
Haselnüsse	18	54	16	2750	651
Walnüsse	15	62	14	2930	700
Pampelmusen	0,5		7	96	23
Pfirsiche	0,7		10	176	42
Pflaumen	7,7		12	210	50
Süßwaren					
Honig	+		80	1255	300
Kakaopulver	20	25	40	2000	475
Marmelade	1		65	1150	275
Pralinen	5	15	70	1900	455
Vollmilchschokolade	10	34	55	2365	565
Zucker			100	1650	394
Fleischwaren					
Fleisch, Hammel	13	20		1026	245
Kalb	16	8		585	140
Rind	15	11–24		733–1235	175–295
Schwein	10–20	7–36		610–1630	145–390
Kassler	15	23		1150	275
„Halb und Halb"	20	15		900	215
Herz	12	6	1	500	120
Leber	18	4	5	565	135
Nieren	15	5	1	500	120
Zunge	12	12	+	690	165
Schinken, geräuchert	16	30		1465	350
Schinken, gekocht	20	20		1150	275
Speck	2	80		3225	770
Speck, durchwachsen	10	60		2550	610
Wurst: Bratwurst	14	35		1590	380
Corned Beef	22	7		650	155
Fleischwurst	12	30		1360	325
Leberwurst	12	42	1	1860	445
Mortadella	12	33	+	1525	365
Salami	17	48		2220	525
Zervelat	17	40		1880	450
Frankfurter	13	20		1035	247

* 1 kcal ≙ 4,1868 kJ (Joule); 1 kJ ≙ 0,239 kcal

Fortsetzung Tabelle 22

	Eiweiß (g)	Fett (g)	Kohlenhydrat (g)	kJ	kcal*
Geflügel/Wild					
Ente	15	15		835	200
Gans	12	24		1130	270
Hähnchen	15	4		450	107
Suppenhuhn	20	13		840	200
Hase	17	2		420	100
Reh	16	3		400	95
Fische					
Aal, geräuchert	14	20	1	1050	250
Bückling, geräuchert	14	10	+	630	150
Forelle	10	1	+	220	52
Hecht	10	1		210	50
Heilbutt	14	5		420	100
Hering	12	12	+	680	163
Heringsfilet	17	20	+	1080	258
Hering in Soße	17	22	3	1130	270
Salzhering	9	7	+	420	100
Kabeljaufilet	17	+	+	327	78
Karpfen	10	5		355	85
Rotbarschfilet	19	4	+	480	115
Schellfischfilet	18	+	+	335	80
Thunfisch in Öl	24	22		1275	305
1 Ei	10	3	+	290	70
Milch					
Trinkmilch	3,3	3,3	5	270	64
Buttermilch	4	1	4	150	36
Kondensmilch (7,5%)	7	8	10	585	140
Kondensmilch (10 %)	9	10	13	774	185
Joghurt	6	4	5	315	75
Schlagsahne	2	32	3	1300	310
Eiscreme	4	13	20	880	210
Käse					
Hartkäse (45%)	32	30	2	1740	415
Hartkäse (30%)	32	23	1	1450	345
Hartkäse (20%)	35	10	3	1045	250
Schmelzkäse, vollfett	14	25	6	1300	310
Schmelzkäse, halbfett	25	10	1	860	205
Speisequark	18	1	2	380	90
Schichtkäse (10%)	16	4	3	480	115
Sahnequark (40%)	12	13	4	710	170

* 1 kcal ≙ 4,1868 kJ (Joule); 1 kJ ≙ 0,239 kcal

Fortsetzung Tabelle 22

	Eiweiß (g)	Fett (g)	Kohlenhydrat (g)	kJ	kcal*
Fette/Öle					
Butter	1	83	+	3260	780
Margarine	1	80	+	3260	780
Mayonnaise	2	50–80	3–5	2135–3200	510–765
Olivenöl	+	100	+	3890	930
Schweineschmalz	+	100	+	3950	945
Getränke					
Apfelsaft	+		11	198	47
Johannisbeersaft	+		13	240	57
Orangensaft	1		10	198	47
Pampelmusensaft	1		10	125	30
Traubensaft	+		18	310	74
Vollbier, hell	0,5	3,5	(im Extrakt)	190	45
Malzbier	0,4	2,5	(im Extrakt)	138	33
Wein, rot	8,5	8,5	(sehr unter-	290	70
Wein, weiß		7,5	schiedlich)	250	60

* 1 kcal ≙ 4,1868 kJ (Joule); 1 kJ ≙ 0,239 kcal.

Fettstoffwechselstörungen

Verdacht auf Hyperlipoproteinämie

- Familiäres Vorkommen,
- Xanthome,
- Xanthelasmen, Kornealring bei Kindern/Jugendlichen,
- Nüchternserum trüb,
- Herzinfarkt/Angina pectoris vor 40. Lebensjahr (auch familiär),
- Adipositas, Diabetes mellitus, Gicht,
- Fettleber, Abdominalkoliken unklarer Genese,
- Pankreatitis, Nephrose, Hypothyreose, Alkoholismus.

Suchreaktion: Cholesterin + Triglyceride.

4 Hauptfraktionen: Cholesterin, Triglyzeride, Phospholipide, freie Fettsäuren.

Trennung der Lipoproteide: α-, Prä-β-, β-Lipoproteide, Chylomikronen (Elektrophorese: Agarose-Gel, Zelluloseazetatfolie, Ultrazentrifuge, bes. Typ IIb, V) + Lipoproteidase.

Normalwerte und Bewertung stark von Methode abhängig.

Tabelle 23 **Klinische Symptome der Hyperlipoproteinämien**

	Klinik	Arterio-sklerose	Beginn	Häufigkeit
Typ I	eruptive Xanthome Hepatosplenomegalie Lipaemia retinalis Bauchkoliken	selten	Kind	< 1%
Typ II a + b	tuberöse Xanthome tendinöse Xanthome Kornealring	**sehr oft**	Kind	**20%**
Typ III	tendinöse Xanthome planare Xanthome tubero-eruptive Xanthome Glukosetoleranz oft pathologisch	**sehr oft**	Erwach-sene	< 5%
Typ IV	evtl. eruptive Xanthome evtl. Hepatosplenomegalie Glukosetoleranz oft pathologisch	**oft**	Erwach-sene	**70%**
Typ V	eruptive Xanthome Hepatosplenomegalie Lipaemia retinalis Bauchkoliken	selten	Erwach-sene	< 5%

Low-density-lipoproteins haben die größte atherogene Wirkung. LDL-Cholesterin als Parameter zur Quantifizierung der LDL ist nach Bestimmung des HDL-C* zu errechnen (LDL-C = Gesamtcholesterin – Triglyceride/5-HDL-C**). Die Erhöhung des Gesamtcholesterins ist eng mit den LDL verbunden. Hingegen bleiben die HDL bei steigendem Gesamtcholesterin etwa konstant.

Tabelle 24

• Primäre Hyperlipoproteinämien:

	fett-induzierbare Hyperlipidämie	Hypercholesterinämie (Hyperbetalipoproteinämie)		Hypercholesterinämie + Hypertriglyzeridämie	kohlenhydrat- u. alkohol-induzierbare Hyperlipidämie	kalorisch-induzierbare Hyperlipidämie		
Vorkommen	(+)	+++		+	+	+++!		
	I	**IIa**	b	**III**	**IV**	**V**		
	↑↑↑	↑↑↑		↑↑↑	↑↑↑	↑↑↑	Gesamtlipide	
	↑↑	↑↑↑		↑↑	n/↑↑	↑↑	Cholesterin	
	↑↑↑	n		↑↑	↑↑↑	↑↑	Triglyzeride	
	↑	∅		∅	∅	∅	Chylomikronen	Lipid-Elektrophorese
	n	n	↑	↑↑	↑↑↑	↑↑	Prä-β-Lipoproteide	
	n	↑↑			n	n	β-Lipoproteide	
	↓	n		n	n	n/↓	Lipoproteidlipase	
		LDH	VCDL LDH	flockig β-LP	VCDL	VCDL	Ultrazentrifuge	
	klar	klar	trüb	trüb	trüb	trüb	Serum nach 12 h Stehen	
	n	n		↓	↓	↓	Glukosetoleranz	

* High-density-lipoprotein-Cholesterin
** Friedewald-Formel

Tabelle 25

• **Symptomatische Hyperlipoproteinämien:**	
Hyperglyzeridämie	Alkoholismus, Adipositas, Diabetes, Pankreatitis
Hypercholesterinämie	Hypothyreose, Arteriosklerose, Koronarsklerose
Hyperphosphatidämie	biliäre Zirrhose, intra- und extrahepatischer Verschlußikterus
• **Hypolipoproteinämien:**	**Malabsorption-Maldigestion**
A-β-Lipoproteidämie	Bassen-Kornzweig-Syndrom (Dünndarmbiopsie)
An-α-Lipoproteidämie	Tangier-Krankheit

Tabelle 26 **Mögliche Hyperlipoproteinämietypen**

Alkoholismus	I, III, IV, V
Cholostase	II
Diabetes mellitus	I, IV, V
Dysglobulinämie	IV, V
Hypothyreose	II, (III), (IV)
Nephrotisches Syndrom	II, (IV), V
Pankreatitis	I, III, IV, V
Plasmozytom	II, IV

Th.: Typ I	fettarm, mittelkettige Fettsäuren
IIa + b	cholesterinarm, Gewichtsreduktion, ungesättigte Fettsäuren, KH-Reduktion, Nikotinsäure
IIa	intermittierend auch D-Thyroxin T_4 (cave: Herz)
III	wie IIb + Bezafibrat
IV + V	KH-Reduktion, ungesättigte Fettsäuren, Gewichtsreduktion, Bezafibrat, Nikotinsäure.

Nieren und Harnwege

Aufgaben der Nieren

1. *Ausscheidung von Wasser, Elektrolyten, Abbaustoffen,*
2. *Regulation der Osmolarität und des pH,*
3. *Bildung pressorischer bzw. depressorischer Substanzen und des Erythropoetins.*

Sie erfüllen diese Aufgaben durch Filtration in den Glomeruli, Exkretion und Resorption in den einzelnen Tubulusabschnitten und hierbei Konzentration des Harnes nach Bedarf. Der Konzentrationsversuch nach Volhard prüft die Fähigkeit des distalen Tubulus, Wasser und gelöste Substanzen selektiv zu bearbeiten; diese ist abhängig vom antidiuretischen Hormon (ADH), der Ansprechbarkeit des Tubulus auf ADH und der Ausscheidungsrate der gelösten Stoffe. Clearancemethoden überprüfen isoliert Abschnitte und Leistungen. Die Nieren benötigen einen ausreichenden Blutdruck und eine hohe Sauerstoffversorgung: Unter 13,5 kPa* ist die Filtration gefährdet, unter 8 kPa** wird sie eingestellt; dies führt nach 30 min zu Tubulusschädigungen, im weiteren dann zur irreversiblen Anurie. – Abhängig vom Grad der renalen Hypoxie wird ein Erythropoetinfaktor gebildet, der enzymatisch auf ein α-Globulin des Plasmas wirkt und so das aktive Hormon Erythropoetin bildet (= Regulation der Erythropoese).

Untersuchungsmethoden*** (und Begriffe):

Tastbefund: Tumor? Zystenniere? Klopfschmerz: Pyelitis?

Harnmenge

Norm	1200 ~ 1500 ml/Tag
Oligurie	unter 500 ml/Tag
Anurie	0 (bis 200 ml/Tag)
Polyurie	über 2000 ml/Tag
Pollakisurie	= Oftharnen (Blasenentzündung, Restharn)
Strangurie	= Zwangsharnen (Schmerzen: Blase-Harnröhrenentzündung)
Dysurie	= Fehlharnen (Entleerungsstörung)
Restharn:	pathologisches Unvermögen der vollkommenen Blasenentleerung (Menge durch Katheterisierung meßbar, szintigraphisch und aus Rö.-Rückstand schätzbar).

Spezifisches Gewicht normal 1001–1030 (Konzentrationsversuch nach Volhard: Trokkenkost einen Tag, evtl. + Nacht).

Isosthenurie: gleichbleibendes spezifisches Gewicht um 1012.
Hyposthenurie: ständig niedriges spezifisches Gewicht.

---

* ≈ 100 mmHg.

** ≈ 60 mmHg.

*** **Teststäbchen** sind für die meisten chemischen Untersuchungen im Handel. Diese qualitativen Proben geben quantitativ nur einen groben Anhalt.

Proteinurie (pathol.): *qualitativ* z. B. Sulfosalizyllösung (20%ig) einige Tropfen in Harn = Trübung bis Niederschlag. Teststäbchen. Alkalischer Harn täuscht! Ansäuern!

Proteinurie in g/24 h Biuret: *„minimal"* < 0,5 g/d, *„mäßig"* 0,5–5 g/d, *„schwer"* > 5 g/d. – Gering und harmlos bei orthostatischer (lordotischer) Proteinurie; 25% der Jugendlichen.

Erythrozyturie bei Glomerulonephritis (Zylinder!), Zystitis, Tumor, Papillom u. a. – Teststäbchen.

Hämaturie (unzentrifugierter Harn): Norm < 5, pathologisch > 10 Ery/mm³ (Zählkammer); Zusatz: Hb-Teststreifen.

„Addis-count": in bekannter Harnmenge/Zeit. Zählkammer,
Norm bis 2000–4000 Leuko/min, 2000 Ery/min.

Schnellmethode: frischer, unzentrifugierter Harn. Zählkammer, Norm in 1 mm³ unter 10 Leuko bzw. Ery.

Leukozyturie bei *bakterieller* Entzündung; *steril* bei Tuberkulose, Trichomonaden, Glomerulonephritis (Zylinder!), Phenazetinniere, u. a. Fluor.

Bakteriologisch: Bakterienzahl und Resistenzbestimmung aus Mittelstrahlurin (Norm < 10^3) besser aus suprapubischer Punktion (Norm: steril). – Resistenzbestimmung.

Teststäbchen 1. Nitrit, 2. Keimzahl a. gram-negativ, b. gesamt.

Erreger im Harn (nach Häufigkeit): Escherichia coli, Klebsiellen, Proteus, Enterokokken, koliforme Keime, Pseudomonas, Staphylokokken, Sproßpilze.

Blut: „Rest-N-Wert"* Norm max. 0,07–0,12 mmol/l,**

Kreatinin ♂ 0,053–0,097, ♀ 0,044–0,80 mmol/l; Harnstoff 1,66–8,33 mmol/l; Harnsäure ♂ 0,20–0,42, ♀ 0,14–0,34 mmol/l.

Phenolrotausscheidung: Norm 40%,
erniedrigt bei überwiegend tubulärer Insuffizienz.

Clearance*:** Normalwerte bei Bestimmung von
Glomerulusfiltrat: Inulinclearance 1,5–2,2 ml/s
Plasmadurchströmung: PAH-Clearance 10,8 (8,0–13,6) ml/s
Filtrierter Plasmaanteil: $FF = \frac{C_{In}}{C_{PAH}}$ 0,195 (0,157–0,233)
Endogene Kreatinin-Clearance: 1,5–2,3 ml/s

---

* **Rest-N** ist der nach Enteiweißung im Serum verbleibende organisch gebundene Stickstoff: Harnstoff-N, Aminosäure-N, Kreatin-N, Kreatinin-N, Harnsäure-N. – Methodisch ist die Rest-N-Bestimmung obsolet; sprachlich wird der Begriff noch für „harnpflichtige Substanzen" gebraucht. *Kreatinin und Harnstoff steigen bei Niereninsuffizienz auch zuerst an, sind also beweisend.* Eine Retention harnpflichtiger Substanzen erfolgt erst bei Einschränkung der endogenen Kreatinin-Clearance zwischen 6,6–8,3 ml/s (40 und 50 ml/min)! Kreatinin wird in etwa konstanter Beziehung zum Muskelstoffwechsel ausgeschieden. (Die Harnsäure-Clearance kann die Inulin-Clearance bei Niereninsuffizienz wesentlich übersteigen; daher steigt die Harnsäure weniger an als Kreatinin und Harnstoff.)

** Rest-N-Norm bis max. 45 mg/100 ml; Kreatinin < 1,4 mg/100 ml; Harnstoff < 45 mg/100 ml; Harnsäure 3,5–6,9 mg/100 ml.

*** **Clearance:** *Glomerulusfiltrat:* Inulinclearance 90–130 ml/min. *Plasmadurchströmung:* PAH-Clearance 646 (478–814) ml/min. *Endogene Kreatinin-Clearance:* 90–140 ml/min.

Annähernde Bestimmung des Glomerulusfiltrates:

$$\frac{U \times V}{P} \times \frac{1{,}73}{O};$$

U = mg Kreatinin/ml Urin
V = ml Urin/min
P = mg Kreatinin/ml Serum
O = Oberfläche des Pat. (Formel Dubois)

Tubuläre Funktion: Messung des Säure-Basen-Haushalts und der Ionenausscheidung im Harn.

Zystoskopie, eventuell mit Ureterenkatheter, wichtig: *Ein- oder doppelseitige* Nierenerkrankung (Harnsediment, Bakterienkultur, Blauausscheidung), Probeexzision aus Blase, Steinextraktion.

■ **US.:** Organlage, -größe, -form; Relation Parenchym; Raumforderung (solide Tumoren, Zyste, Hydronephrose);

o Rö.: (Urogramm, Angiogramm, Szintigramm) bei Pyelonephritis (U), Tbc (**U, A**), Nierenarterienstenose oder -venenthrombose (**U, A,** S), akute Anurie (U, **A,** S), Malignom (U, A), Zyste (U, A, S), Obstruktion (U, S). – Retrograde Pyelographie selten (Infektionsgefahr!).

Nierenbiopsie: bei Glomerulonephritiden*, akutem Nierenversagen, Nierenvenenthrombose, vaskulären Systemerkrankungen*, interstitieller Nephritis.

Augenhintergrund: (Renale, vaskuläre Zeichen?) Tab. 2, S. 49.

Akute diffuse Glomerulonephritis

Diese schwere Krankheit betrifft fast ausschließlich *Kinder und junge Menschen unter 30 Jahren:* 5–20 Tage nach Infektion mit nephrotropen β-hämolytischen Streptokokken (Angina, Scharlach, Zahnabszeß, Sinusitis u. a.) *allergisch-entzündliche Reaktion der Kapillaren.* Betrifft vorwiegend durch Antigen-Antikörper-Komplexe die Glomeruli, ist aber als Allgemeinerkrankung der Kapillaren nicht auf die Nieren beschränkt.

Kardinalsymptome sind:
- *Blutdrucksteigerung,*
- *Proteinurie,*
- *Hämaturie,*
- *Ödeme.*

Glomerulonephritis	Herdnephritis	Glomerulosklerose	Glomerulonephrose
Hochdruck		Hochdruck	
Proteinurie	Proteinurie	Proteinurie	Proteinurie
Hämaturie	Hämaturie		
Ödeme			Ödeme

Abb. 79 *Leitsymptome der glomerulären Erkrankungen.*

* mit Immunologie.

Die *Ödeme sind Folge der Durchlässigkeitserhöhung* bei allgemeiner Kapillariitis (Rumpel-Leede positiv), nicht Ausdruck einer Nierenfunktionsstörung. Ebenso wird die *Blutdrucksteigerung extrarenal,* durch Impulse vasomotorischer Zentren im Hypothalamus erklärt; es ist ein Widerstandshochdruck bei enggestellten Arteriolen (daher hoher diastolischer Wert), zu dem im weiteren Verlauf ein Volumenhochdruck treten kann. Die Blutdruckerhöhung geht den renalen Zeichen voraus und kann diese überdauern.

- *Wenige Tage bis 3 Wochen nach überstandener Angina* oder dgl. erneut schlechtes Befinden (allergische Reaktion):
- *Kopfschmerzen* (Hochdruck, Hirnödem),
- *Gliederschmerzen* (allgemeine Kapillariitis),
- *Kreuzschmerzen* (Nierenschwellung mit Kapselspannung),
- *Blässe der Haut* (Engstellung der Arteriolen),
- *Ödeme, bes. um die Augen* im lockeren Bindegewebe (erhöhte Kapillardurchlässigkeit),
- ■ US.: Große Nieren mit breitem reflexarmen Parenchymsaum.

♦ DD.: Kardiale Ödeme an abhängigen Partien (Beine). –

bei schwerem Verlauf:

- *Sehstörungen,* evtl. Amaurose (Hirnödem),
- *Übelkeit – Erbrechen* (Ionenverschiebung, Hirnödem),
- *Oligurie* (Ödeme, Nierenschwellung/Kapselspannung),
- *evtl. Bewußtlosigkeit,* pseudourämische Krämpfe (Hirnödem). –

♦ DD.: Epilepsie. Th.: Cave: Überwässerung!

Man findet

- *Blutdruckerhöhung:* systolisch bis 27, diastolisch 13–16 kPa*,
- *Bradykardie:* 40–50/min, evtl. Myokarditis,
- o Rö.: *Herzdilatation:* in den nächsten Tagen,
- **Harn** *akut*
  - fleischwasserfarben bei starker Hämaturie,
  - Erythrozyten im Sediment,
  - Zylinder, bes. Ery-Z. und granulierte Zylinder,
  - Benzidinprobe und Teststäbchen auf Blut positiv.

Nephrotische Verlaufsform

- Proteinurie (stark),
- Zylinder (hyaline und granulierte),
- Fettkörnchenzellen,
- doppelbrechende Substanzen.

---

* ≈ systolisch bis 200, diastolisch 100–120 mmHg.

Vaskuläre Verlaufsform

- Proteinurie geringer,
- granulierte Zylinder,
- Wachszylinder,
- Insuffizienzzylinder,
- Erythrozytenbefund wechselnd.

- *hypochrome Anämie,*
- *Augenhintergrund: Papillitis, enge Arterien* (Tab. 2, S. 49),
- *Clearance:*
  - *Glomeruläre Filtration erniedrigt,*
  - *Plasmadurchströmung normal oder erhöht,*
- Harnstoff nur bei Oligurie gering erhöht,
- *Rumpel-Leede positiv,*
- *Antistreptolysin-O-Titer erhöht,*
- *C_3-Nephritischer Faktor erniedrigt,*
- *Streptokokkennachweis im Rachenabstrich,*
- Nierenbiopsie: Immunfluoreszenzmikroskopisch starke diffuse Anfärbung des Glomerulus für γ-Globulin und Komplement.

Typenwandel der Glomerulonephritis

Klassische Form wie dargestellt. Abwandlung der Kardinalsymptome:

Anhypertone Form: ohne Hochdruck mit Urinbefund und Ödemen.

Rein-renale Form: nur Urinsymptome.

Periphere Form: mit Hypertonie, evtl. Ödemen *(Nephritis ohne Proteinurie, akute postinfektiöse Hypertonie).*

Minimal proliferierende Glomerulonephritis

Akute membranöse Glomerulonephritis, Lipoidnephrose

- Lipämie: Cholesterin, Phospholipoide und Neutralfette erhöht,
- *doppelbrechende Lipoide im Harn* (Malteserkreuze).

Minimale Proliferation, lichtoptisch nur durch Zellzählung im Glomerulus feststellbar: histologisch auch bei jahrelangem Bestehen unverändert und reversibel.

Fast nur bei Kindern und Jugendlichen. Ätiologie unklar. Streptokokkeninfekte (ASR-Titer ↑), selten.

Ödeme durch den Eiweißmangel: erniedrigter onkotischer Druck. Verminderung des Blutvolumens, hierdurch Ausschüttung von Adiuretin und Aldosteron: Vermehrte Na^+-Resorption und Durst. Die Lipämie soll vielleicht den onkotischen Druck kompensatorisch heben (= Hypothyreose?). – Primär *keine Niereninsuffizienz.*

Prognose: Spontanheilung 30% bei Erwachsenen, 50% bei Kindern.

♦ DD. (nur histologisch): **Mesangioproliferative, perimembranöse und membranoproliferative Glomerulonephritis.** Prognose: schlecht.

Th.: Antibiotisch, antihypertensiv, immundepressiv.

Goodpasture-Syndrom: *Männer mit Lungenbluten* (Autoantikörper gegen Lungen- und Nierenbasalmembran); fluoreszenzmikroskopisch gleichmäßig lineare Ablagerung von IgG auf Glomerulusbasalmembran.

Th.: *Bettruhe* (Herz, Kreislauf!), *Penizillin* (Streptokokken!), Kortikoide (Allergie!), *Na^+-arme Diät* (verstärkte tubuläre Na^+-Reabsorption: Ödem, Hochdruck!), *Wasserbilanzierung*. Später: Tonsillektomie unter Penizillinschutz; 40 g Eiweißzufuhr täglich.

Vaskuläre Verlaufsformen der Glomerulonephritis

Gelingt die Ausheilung nicht im ersten akuten Stadium, in dem pathologisch-anatomisch nur exsudative Veränderungen in den Glomeruli vorliegen, dann sind 3 verschiedene Verlaufsformen möglich:

- Subakut,
- subchronisch,
- chronisch.

Subakute Glomerulonephritis

Stürmische, in *wenigen Wochen zum Tode* führende Verlaufsform, pathologisch-anatomisch *intra-* und *extrakapilläre Zellproliferation* mit „Halbmond" unter der Bowmanschen Kapsel. Schwere klinische Zeichen:

- *Starke Proteinurie, Zylindrurie,*
- *universelle Ödeme, Ergüsse* in den Körperhöhlen,
- *Hypertonie* 27/16 kPa*,
- *Clearance eingeschränkt,*
- *Niereninsuffizienz:* Im Blut sind Harnstoff, Kreatinin, K^+, Phosphat und Sulfat erhöht, Ca^{2+} und Bikarbonat erniedrigt;
- *Coma uraemicum → Tod.*

Intravitale histologische Diagnose durch *Nierenbiopsie* möglich.

Subchronische Glomerulonephritis

Weniger stürmische, aber ebenfalls progrediente und zur *Niereninsuffizienz* führende Verlaufsform *mit starker Eiweißausscheidung, Ödemen und Hypoproteinämie:* **„Glomerulonephritis mit nephrotischem Einschlag".**

Chronische Glomerulonephritis

Aus akuter Form, eventuell nach symptomarmer Latenz (bis zu 20 Jahre):

- nur mäßige Blutdrucksteigerung,
- meist ohne Ödeme und Hämaturie, aber
- Proteinurie und Zylindrurie.

---

* ≈ 200/120 mmHg.

Pathologisch-anatomisch sklerosieren die Glomeruli zunehmend, fallen funktionell aus und es kommt zur

entzündlichen (sekundären) Schrumpfniere. Diese Entwicklung bedingt das viele Jahre dauernde, langsam-progrediente klinische Bild:

- Proteinurie mäßig oder fehlend (unter 1 g/d günstig),
- Zylindrurie nur gelegentlich (bes. granulierte Zylinder),
- *Isosthenurie um 1012–1015,*
- Harn strohgelb (Ausscheidungsstörung für Harnfarbstoffe),
- Renale Anämie (Pathogenese s. S. 271),
- *Blutdruck ansteigend (Widerstandshochdruck),*
- *Augenhintergrund: Arteriolopathie, Papillen- und Netzhautödem,*
- *Niereninsuffizienz-Zylinder:* plump, meist hyalin, Durchmesser 2 bis 6mal dicker als der andere Zylinder (Bildung in gestauten, dilatierten Tubuli oder Sammelrohren),
- Clearance zunehmend eingeschränkt: Glomeruläre Filtration und Plasmadurchströmung – *Retention von Phenolrot,*
- *Harnstoff, Kreatinin im Serum extrem erhöht und Bikarbonat im Serum erniedrigt;*
- *Urämie → Coma urämicum → Tod* (S. 276 f).
- *„Stille Urämie"* trotz Harnstoff bis 50 mmol/l* monatelang fast beschwerdefrei;
- *Apoplexie* oder *akute Herzinsuffizienz* (Linksüberlastung) können als Hochdruckfolge den Tod vorzeitig auslösen.

■ US.: kleine Nieren.

o Rö.: Renale Osteopathie (sek. Hyperparathyreoidismus).

Auch chronische Nephritiden können „ausheilen", d. h. jahrzehntelang stationär bleiben. Tückisch sind besonders die „primären" Verlaufsformen, weil sie nur zufällig entdeckt werden. Sie haben keinen demonstrablen Beginn und offenbar keine Beziehung zu einem Streptokokkeninfekt. Bei geringen Allgemeinerscheinungen findet man eine Proteinurie, eventuell ohne Blutdrucksteigerung.

Th.: *Eiweißarme, kalorienreiche Diät* [Kartoffel-Ei-Diät] (= wenig N-Metaboliten); *Flüssigkeit* (max. Ausschwemmung der N-Metaboliten); *Azidosebehandlung:* Na-Bikarbonat, Na-Laktat; *Kochsalzbilanzierung und mit Vorsicht* (S. 44 f) *Glykosidtherapie* (max. Glomerulusfiltrat). Evtl. künstliche Niere, Nierentransplantation.

Benigne Hämaturie (Herdnephritis)

Hier sind *nur einzelne Glomeruli* betroffen, die Symptome sind daher auf die lokale Durchlässigkeitserhöhung beschränkt (Abb. 79, S. 259):

• *Hämaturie,* • *geringgradige Proteinurie und* • *Zylindrurie.*

Hochdruck besteht nicht, Niereninsuffizienz nur ganz ausnahmsweise, nämlich wenn die Zahl der Herde ungewöhnlich groß ist. Fast immer spontane Ausheilung; Übergang in diffuse Glomerulonephritis aber möglich. – **Formen:**

---

* 300 mg/100 ml

Löhleinsche Herdnephritis: bei Sepsis lenta und bakterieller Endokarditis nach der 6. Krankheitswoche als allergische Reaktion mit Degeneration und Thrombose einzelner Glomeruli. Klinisch bedeutungslos, aber differentialdiagnostisch wichtig. Seit antibiotischer Ära selten.

Akute, parainfektiöse Herdnephritis: bei Angina, Scharlach, Pneumonie, Typhus, Viruskrankheiten.

Herdnephritis bei Systemerkrankungen: Purpura Schönlein-Henoch, Erythematodes, Panarteriitis nodosa, Wegner-Granulomatose.

Nephrotische Verlaufsformen

Nephrosen sind durch eine *erhebliche Eiweißdurchlässigkeit* der Glomeruli gekennzeichnet, deren *Folge* eine Schädigung der Tubuli und eine Dysproteinämie sind; hierbei *diffuse teigige Ödeme.* (Keine renale Blutdrucksteigerung.) Bei Erwachsenen findet man eine reine Nephrose äußerst selten, häufig als *„nephrotischer Einschlag"* bei chronischer Glomerulonephritis oder anderen Grundkrankheiten:

• Lipoidnephrose, reine Nephrose	11%
• akute Glomerulonephritis	2%
• subakute Glomerulonephritis	3%
• chronische Glomerulonephritis ohne Hypertonie	35%
• chronische Glomerulonephritis mit Hypertonie	25%
• Erythematodes	1%
• Amyloidose	9%
• Diabetes mellitus	5%
• Myelom	0,5%
• Schwangerschaft	3%
• Zirkulationsstörung, Nierenvenenthrombose	1%

Reines nephrotisches Syndrom

- *Schwere allgemeine Ödeme* und Ergüsse infolge
- *erheblichen Eiweißverlustes* ($\approx$ 30 g/d),
- Harnzylinder (aber keine Erythrozytenzylinder),
- *Hypoproteinämie* (4–5 g%) und *Dysproteinämie* (Albumine sehr niedrig; α_2-, β-Globuline hoch, γ-Globuline niedrig: Abb. 80);
- Blutsenkungsgeschwindigkeit stark erhöht;
- Hypercholesterinämie,
- Hypokalzämie,
- Infektionsbereitschaft (infolge γ-Globulin-Mangel),
- keine Blutdrucksteigerung (Abb. 79, S. 259).
- Perkutane Nierenbiopsie.

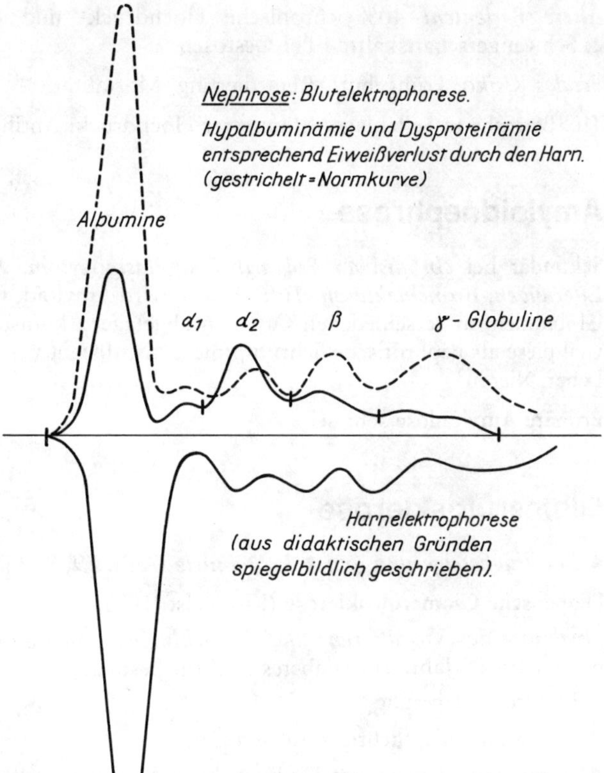

Abb. 80 Blut- und Harnelektrophorese bei Nephrose. Normalwerte S. 367.

Grundtherapie der Nephrosen: Saluretika, Spironolactone, 10%-Dextran-Lösung. Diät: NaCl ↓, (K^+ ↑?), Kortison.

Das nephrotische Syndrom kann so ausgeprägt sein, daß die entzündliche Komponente ganz in den Hintergrund tritt. Diese kombinierten Formen führen auch zur *Niereninsuffizienz* (Schrumpfniere).

Hochdruck und Schwangerschaft

Risikofaktoren: Familiäre Disposition, Diabetes; Mehrlingsschwangerschaft, Blasenmole, Hydramnion.

Früherkennung: „Lagerungstest" (in Mens VI–VIII nach Linkslagerung konstanten diastolischen RR abwarten, dann in Rückenlage RR 1. und 5. min messen: Anstieg um 2,5 kPa* 5. min auffällig = später bei 94% Hochdruck).

• Hypertonie (H), meist • Proteinurie (P), • Ödeme (E = edema): **„EPH-Gestosen"**; selten • **Eklampsie** (aber häufigste Todesursache!).

Jüngere Patienten: Hochdruck meist „schwangerschaftsbedingt".

* ≈ RR 20 mmHg und mehr.

Ältere Patienten: 40% chronische Hochdruck- und Nierenleiden, davon 30% in 2. Schwangerschaftshälfte EPH-Gestosen.

Fetales Risiko: Frühgeburt, Retardierung, Mortalität.

Th.: Bettruhe in Seitenlage. Manifester Hochdruck: Antihypertonika.

Amyloidnephrose

Sekundär bei *chronischer Polyarthritis, Plasmozytom, Morbus Hodgkin, chronischen Eiterungen, Bronchiektasen, Tuberkulose* wird Amyloid, wahrscheinlich eine Fällung von Globulinen, in verschiedenen Organen abgelagert: klinisch bedeutungsvoll in der Niere, weil diese als nephrotische Schrumpfniere insuffizient wird. Diagnose *bioptisch:* Rektum, Leber, Nieren. Prognose: Infaust.

Primäre Amyloidose sehr selten.

Glomerulosklerose

• *Blutdrucksteigerung und* • *Proteinurie* (Abb. 79, S. 259). Prototyp:

Diabetische Glomerulosklerose (Kimmelstiel-Wilson)

Hyalinose des Vas afferens und der Schlingenkapillaren vor dem 40. Lebensjahr, wenn bereits 10–15 Jahre ein Diabetes mellitus besteht:

- Blutdrucksteigerung,
- Retention harnpflichtiger Substanzen,
- verminderte Zuckerausscheidung (hohe Nierenschwelle!),
- diabetische Retinopathie: Sehstörungen,
- Proteinurie, Ödeme. Prognose: schlecht.

Störungen renaltubulärer Partialfunktionen

Hier *fehlen die klassischen Symptome der Nierenkrankheiten* (Proteinurie, Ödeme, Blutdrucksteigerung, Isosthenurie, Urämie) oder treten erst später hinzu. Zu den Partialfunktionen s. Abb. 81.

Renaler Diabetes: Herabsetzung der Rückresorptionskapazität einiger oder aller Tubuli für Glukose führt zu *Glukosurie* (im Gegensatz zum Diabetes mellitus: ohne Hyperglykämie!). Dominantes Erbleiden (Fermentmangel) ohne Übergang in Diabetes mellitus. (⧫ DD.: Glukosurie bei nephrotischem Syndrom, Niereninsuffizienz.)

Zystinurie: Herabsetzung der Rückresorptionskapazität für die sehr ähnlichen Diaminosäuren Zystin, Lysin, Arginin und Ornithin; führt nur zu Symptomen bei *Steinbildung.* 1,4–3,8% der Nierensteine sind Zystinsteine. Die renale und die enterale Rückresorption sind gestört. Rezessiv vererbbar *(Klassisches Beispiel eines hereditären Transportdefekts!).*

Glyzinurie: Rückresorption der Aminosäure Glyzin (bei normalem Glyzinplasmaspiegel) gestört. Die Konzentration reicht nicht zu eigener Steinbildung, nur zur Anregung von *Oxalatsteinen mit Glyzinanteil.* (Dominantes, geschlechtsgebundenes Erbleiden.)

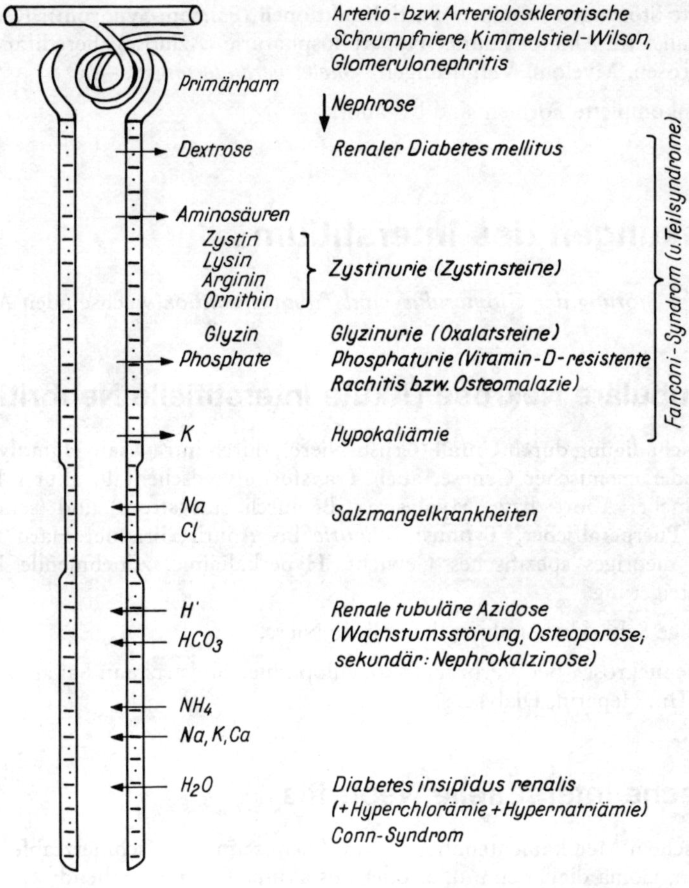

Abb. 81 Tubuläre Partialfunktionen.

Isolierte Störung der Phosphatrückresorption: Normalerweise hemmt das Parathormon die Phosphatrückresorption im proximalen Tubulus und steigert so die Ausscheidung. Auch können Kalzium-Resorptionsstörungen im Darm eine Überfunktion der Nebenschilddrüsen (= Vermehrung von Parathormon) auslösen oder es kann ein primär tubulärer Defekt vorliegen. Verschiedene klinische Syndrome, alle mit schweren Skelettdeformierungen im Sinne einer *Vitamin-D-resistenten Rachitis* bzw. *Osteomalazie.*

Isolierte Störung der Wasserrückresorption (Diabetes insipidus renalis): Ansprechbarkeit auf das antidiuretische Hormon des Hypophysenhinterlappens fehlt: *Polyurie, Polydipsie, Hypernatriämie, Hyperchlorämie;* bei Kindern: *Wachstumsstörungen.*

Isolierte Störung der H^+-Ausscheidung (Renale tubuläre Azidose): pH-Urin = pH Blut; die filtrierbare Azidität und die Ammoniumausscheidung sind vermindert: *Wachstumsstörungen, Osteomalazie, Osteoporose;* Hypotonie, Lähmungen und EKG-Veränderungen durch Hypokaliämie; sekundär: Nephrokalzinose, *Nephrolithiasis.*

Kombinierte Störungen tubulärer Partialfunktionen (Fanconi-Syndrom): Renale Glukosurie, generalisierte Aminoazidurie, Hyperphosphaturie (Azidose); hereditär oder erworben (Nephrosen, Myelom, Vergiftungen): *Skelettveränderungen.* –

Mehrere, inkomplette Formen sind bekannt.

Erkrankungen des Interstitium

Gleichzeitige Störung der Glomerulus- und Tubulusfunktion wechselnden Ausmaßes.

Akute tubuläre Nekrose (Akute interstitielle Nephritis)

Bei Nierenschädigung durch **Unfall (Crush-Niere),** durch **intravasale Hämolyse** (immunologischer oder chemischer Genese, auch Transfusionszwischenfall, akuter Kreislaufkollaps, krimineller Abort) bzw. **Myolyse** (z. B. durch Starkstrom) und (selten) während **Scharlach, Puerperalfieber, Typhus:** *Oligurie* bis Anurie, brauner Harn mit braunen Zylindern, niedriges spezifisches Gewicht, Hyperkaliämie, zunehmende Rest-N- und Blutdrucksteigerung.

Th.: Sofortige Schockbehandlung, künstliche Niere.

Nierenrindennekrose: bei Verbrauchskoagulopathie, Shwartzman-Sanarelli, septischem Schock. – Th.: Heparin, Dialyse.

Chronische interstitielle Nephritis

Bei chronischem Medikamentenabusus, bes. **Phenazetin** (Kopfschmerztabletten), seltener bei Myelom, Coma diabeticum u. a. oder aus akuter Form entstehend:

- *Normochrome Anämie* (Markdepression und Hämolyse),
- *urämische Zeichen* (Rest-N, bes. Harnstoff, stark erhöht) bei nur geringer Blutdrucksteigerung;
- tubuläre Funktionsstörung: Isosthenurie, Hyperkaliämie, Hypokalzämie, Azidose (Osteodystrophie, braune Pigmentierung an Stirn und Schläfen),
- Phenolrot-Test stark eingeschränkt,
- Harnbefunde uneinheitlich (bei Phenazetin: Leuko, keine Bakterien),
- o Rö.: evtl. Papillennekrose und -verkalkung; Phosphatsteine, schwach kontrastgebend.
- Perkutane Nierenbiopsie.

Pyelonephritis

Bakterielle Entzündung (ein- oder beidseitig) von Interstitium (!), Kanälchen und Nierenbecken, sekundär der Gefäße und Glomerula.

Häufigste entzündliche Nierenerkrankung. Sehr oft verkannt; unbehandelt nach Jahren zur entzündlichen Schrumpfniere führend.

Erreger: E. coli (50–70%), Enterokokken (10–30%), Proteus (10%), Aerobakter (10%), Pyozyaneus (8%).

Obstruktive, aszendierende Pyelonephritis: bei Stenose (Prostatahypertrophie, Mißbildung, Striktur, Stein, Tumor), Dauerkatheter, Innervationsstörung; Mädchen (Säuglingsalter, Defloration, Gravidität),

nicht-obstruktive Pyelonephritis: hämatogen (lymphogen vom Darm?); *Diabetes mellitus, Hypokaliämie (Laxantienabusus), Phenazetinabusus.*

⧫ DD.: **Asymptomatische Bakteriurie.** Kurztherapie (wie unten) mit Kontrollen.

Akute Pyelonephritis

- Zystitis (Pollakisurie, Harnbrennen) oft tagelang Vorläufer.
- *Fieber, plötzlich, septischer Typ,*
- *Rückenschmerzen,* oft kolikartig,
- Erbrechen;
- *Nierenlager klopfschmerzhaft* (meist beidseitig);
- Harn: reichlich Leuko (evtl. Zylinder), Ery, Epithelien; Bakterien;
- Proteinurie unter 3 g/24 h;
- Leukozytose,
- Blutsenkungserhöhung.
- Nierenfunktion nicht eingeschränkt,
- Blutdruck normal.

⧫ DD.: Rechts akute Appendizitis, links akute Pankreatitis.

Th.: Antibiotika. Probekultur nach 5 therapiefreien Tagen. Rezidive!

Prognose: Unterschiedlich, abhängig von renaler Beteiligung.

Chronische Pyelonephritis

Sekundär nach akuter (bzw. rezidivierender) Pyelonephritis oder
primär (seltener): schleichend, oft unbemerkt.

- Temperaturen subfebril (nur im Schub höher),
- Rückenschmerz dumpf,
- Erbrechen (auch vor Niereninsuffizienz),
- Nierenlager mäßig klopfempfindlich (meist einseitig).
- *Harn:*
  - *geringe* Proteinurie (< 5 g/d)
    (⧫ DD.: Stärkere Proteinurie bei chronischer Glomerulonephritis),
  - im Schub reichlich Leuko (> 200 000/h) und Leukozylinder, Erregernachweis und Keimzahl über 100 000/ml,
  - Hämaturie (auch als einziges Symptom),
- Kreatininclearance ↓
  (⧫ DD.: Clearance bei chron. Glomerulonephritis früher eingeschränkt),
- Blutsenkungsbeschleunigung uneinheitlich,
- Hochdruck (kann lange fehlen),

o Rö.-Pyelogramm: Nierenbecken unscharf, ungleichmäßig gefüllt (Funktion!), deformiert; Nieren und Parenchym unregelmäßig verkleinert: Verlaufskontrolle!

o ⧫ Rö. DD.: Akute P./chronische P. mit akutem Schub.

Verlauf zur Pyelonephritischen Schrumpfniere (ein- oder beidseitig?):

- *Kopfschmerzen,*
- *Anämie,*
- Hautfarbe schmutziggrau,
- *Durst* (Isosthenurie!),
- Kreatininclearance ↓↓,
- Rest-N-Erhöhung (Kreatinin, Harnstoff) bei < 30% Funktion,
- Azotämie: azotämisches Erbrechen,
- Harn: → Isosthenurie, *hell;* oft ohne Sediment,
- *Hochdruck zunehmend,*
- Augenhintergrund: *Arteriolopathie → Papillen-, Netzhautödem,*

o Rö.: kleiner Nierenschatten; Angiographie: Gefäße rarifiziert, Isotopennephrogramm eingeschränkt.

- Ausgang: **Urämie** nach Jahren oder Jahrzehnten (evtl. **Apoplexie**).

⧫ DD.: Chronische Glomerulonephritis; essentielle Hypertonie mit sekundärer Nierenbeteiligung. – Bei einseitigem Befall: Chronische Pyelitis in (anlagemäßig) hypoplastischer Niere.

Th.: wie chronische Glomerulonephritis (S. 263); Antibiotika (bei Schüben!).

Vaskuläre Nierenkrankheiten

Arteriosklerose und Arteriolosklerose der Nieren

Bei allgemeiner Arteriosklerose oder selektiv bzw. vorwiegend die Nieren befallend: *Hochdruck, Augenhintergrund (schwere Arteriolopathie, bei Niereninsuffizienz auch Papillen- und Netzhautödem)* (Tab. 2, S. 49), Übergang in

Vaskuläre Schrumpfniere (Nephrosklerose): *Sehr geringe Proteinurie, Hyposthenurie – Isosthenurie, Polyurie, Steigerung harnpflichtiger Substanzen: Urämie.* Ein genuiner Hochdruck kann so *sekundär* „renalisiert" werden.

Maligne Nephrosklerose: s. S. 266 (Glomerulosklerose).

Nierenarterienstenose – „Goldblatt-Mechanismus"

Die *Einengung einer Nierenarterie* führt (auch experimentell) durch Ischämie der Niere zu einer Hypertonie: Renin selbst ist nicht die blutdrucksteigernde Substanz, sondern eine Hypertensinase aktiviert das Hypertensinogen des Blutplasmas zum Hypertensin.

Nach operativer Entfernung der minderdurchbluteten Niere verschwindet der Hochdruck, sofern die andere Niere noch nicht sekundär geschädigt ist. Bei plötzlich auftretendem Hochdruck, bes. Jugendlicher, frühzeitig Renovasographie, seitengetrennte Reninbestimmung im Nierenblut und gegebenenfalls Operation! *Ursachen* der Gefäßeinengung: Embolie, Arteriosklerose, Kompression (Tumor, Lymphknoten).

Verdacht ist berechtigt, wenn

o Rö.: i.v. Pyelogramm und Isotopennephrogramm seitendifferent,

• Hypertonie plötzlich,

• Stenosegeräusch im Oberbauch,

• keine Heredität für Hypertonie und • kein Hypertonikertyp.

Gesichert wird die Diagnose durch

o Rö.: Angiographie der Nierengefäße (transfemorale Aortographie),

• *Reninaktivität* im Nierenvenenblut *erhöht* (verglichen mit normaler Seite und peripherem Blut).

Panarteriitis (Periarteriitis) nodosa

Diese Allgemeinerkrankung der Arterien verläuft **in der Hälfte der Fälle mit Nierenbeteiligung:** *Renaler Hochdruck, vielseitiger Sedimentbefund* infolge Beteiligung der Glomeruli *und* Tubuli (S. 291).

Anämie bei chronischer Niereninsuffizienz

Die längere Überlebenszeit bei Dialysebehandlung macht die Kenntnis der **Ursachen der Anämie** zur Voraussetzung der Therapie:

• Erythropoetinmangel,

• Hämolyse,

• okkulte Blutungen,

• Knochenmark-Hemmung durch Urämie,

• Delta-Aminolävulinsäure- und Globinsynthese gestört,

• Folsäuremangel,

• Transferrinmangel (und Eisenresorptionsstörung?),

• Iatrogen: • Blut- und Eisenverluste durch Hämodialyse,
  • Hemmung der Erythropoese durch Transfusionen,
  • Arzneimittelschäden.

Osteoporose bei Niereninsuffizienz ist ebenfalls seit der Dialysebehandlung ausgeprägter (s. sek. Hyperparathyreoidismus S. 234).

Klinik: Akutes Nierenversagen

Kaum Nierenbeschwerden, schneller Harnstoffanstieg.

Azidose, Azotämie:	Erbrechen, Diarrhö, Darmblutung; ZNS: Krämpfe, Bewußtlosigkeit.
Hypervolämie:	Hypertonie → Linksherzinsuffizienz → Lungenödem, Hirnödem, Fluid Lung.
Kalium (↑ > 6 mval/l):	EKG (S. 11). Erregbarkeit des Herzens sinkt → Herzstillstand in der Diastole.

o Rö.: Angiogramm, (Urogramm, Szintigramm).

Th.: Schockbehandlung, „Nierenstarter", hoch Furosemid, Mannit-Infusion, Elektrolyt- und Flüssigkeitsbilanzierung (Cave: Überwässerung!), gegen Hyperkaliämie: Ionenaustauscher, Dialyse. – Pharmakokinetik verändert (Herzglykoside, Antibiotika)!!

♦ DD.: Akutes Nierenversagen

Prärenal:

- *zirkulatorisch:* • *hypovolämisch,* • *hypotensiv,* • *kardial;*
- *toxisch:* • *endogen,* • *exogen,* • *immunologisch.*

Renal:

• glomerulär, • interstitiell, • vaskulär, • tubuläre Verstopfung.

Postrenal:

• Nierentumor, • Ureter-, • Blasenstörung, • Prostata, • Urethra.

Nierentuberkulose

Durch *hämatogene Streuung von Lungenherden* kann die Niere nach einer Latenzzeit von 3–15 Jahren klinisch ein- oder doppelseitig erkranken; tatsächlich schwelt der Prozeß schon früher und zwar wohl immer doppelseitig. Dann *kanalikuläre Ausbreitung in die Prostata, Samenblasen und Nebenhoden.*

Verdächtig ist besonders jede „Zystitis" junger Männer bis zum 30. Lebensjahr; schlechtes Allgemeinbefinden; evtl. Senkungserhöhung, Fieber. Frühdiagnose besonders wichtig. Zystoskopie *(Schleimhauttuberkel);* verzögerte Blauausscheidung; Ureterkatheter: Getrennte Harnuntersuchung, retrograde Pyelographie *(Kelchdefekte);* Katheterharn auf Tuberkelbakterien (Anreicherung, Färbung nach Ziehl-Neelsen: Verwechslungsmöglichkeit mit Smegmabakterien; *Kultur; Tierversuch);* Bewertung der Nebenerscheinungen: Lungen-Tbc-Anamnese, Nebenhoden-Tbc u. dgl.

Nierentuberkulose ist eine *offene* Tuberkulose: Ausscheidung über den Harn.

Ohne Behandlung: tuberkulöse, „käsige" Zerstörung der Niere (bei Kalkeinlagerung „Gipsniere"), wenn beidseitig: Urämie.

Th.: Tuberkulostatika und Antibiotika, evtl. einseitige Nephrektomie oder Polresektion.

Nierenmißbildungen und Tumoren

Tabelle 27 **Raumfordernde Prozesse der Nieren**

Bösartig 90% (= 2% aller Krebsfälle): Prädilektionsalter 20–40 Jahre.

- **Mißbildungen bzw. Entwicklungsstörungen:**
  - **Zystennieren,** doppelseitig, selten einseitig,
  - **Multiple Nierenzysten,** ein- oder doppelseitig,
  - **Solitärzysten,** ein- oder doppelseitig (angeboren, erworben)

  ganz intrarenal, vorwiegend intrarenal, vorwiegend extrarenal,

  ♦ DD.: Tumor, Zyste, Tumor in Zyste, zystisch degenerierter Tumor, Tumor neben Zyste!
  - **Peripelvikale Zysten oder Hiluszysten** (kubisches Endothel. Embryonale Lymphgefäßreste? Postinfektiöser Lymphgefäßverschluß?),
  - **Markschwammniere,**
  - **Pseudotumoren** mit *normalen* Nierenkonturen (z. B. Hyperplasie der Bertinischen Säulen).
- **Geschwülste** • des Nierenparenchyms, • des Kelchsystems,
- **Unspezifische und spezifische Entzündungen** (Abszesse, Karbunkel, Kavernen, Tuberkulome),
- **Parasitäre Erkrankungen** (Taenia echinococcus, Filarien),
- **Systemerkrankungen** (Sarkoidose, Morbus Hodgkin, Bruzellosen),
- **Pseudotumoren** mit *meist unregelmäßigen* Nierenkonturen (umschriebene Hyperplasie nach Trauma, Operation, Infarkt, Infektion).

■ US.: Lage und Größe der pathologischen Formation.
♦ DD.: Solide Tumoren (Reflexe erhalten),
Zysten (reflexfrei, retrozystisch relative Schallverstärkung).

o *Rö.: Untersuchungsfolge bei Verdacht auf Nierentumor:*

o *Leeraufnahme:* Nierenform, -größe, -lage, -kontur, -achsenstellung,

o *Infusionsurogramm* mit Nephrotomographie bzw. Zonographie,

o *Nierenszintigraphie,*

o *Nierenangiographie* (evtl. Pharmakoangiographie),

o *Kavographie* mit oder ohne Darstellung der V. renalis,

o *Lymphographie* (vor Operation bei Tumornachweis).

Zystenniere

Zwar bereits bei der Geburt anatomisch anlagemäßig vorhanden, führt aber erst mit Vergrößerung der unzähligen Zysten durch Druckatrophie des aktiven Parenchyms *im 30.–40. Lebensjahr zur Urämie; tastbare Nierenvergrößerung,* zunehmende Niereninsuffizienz. – Oft Kombination mit Zystenleber.

■ US.; **o** Rö.: Schichtung, Angiogramm, Isotopennephrogramm. Prognose: Infaust.

Hingegen: **Nierenzysten** (einzelne) ohne klinische Bedeutung;

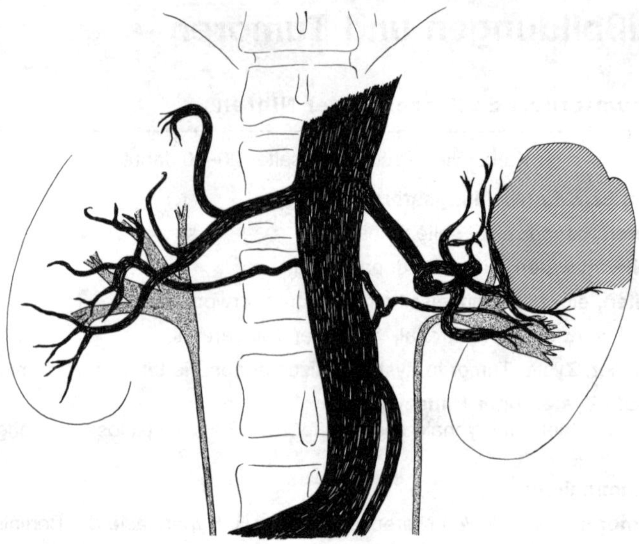

Abb. 82 *Hypernephrom.* Senkung der Niere mit Abbiegung des Ureters, Spreizung der Nierenbeckenkelche und Verdrängung der Gefäße. Kombiniert: Pyelogramm und Renovasogramm. (Vorausinformation durch ■ Ultraschall!)

Weitere Mißbildungen, doppelte Nierenbecken, evtl. doppelter Ureter, Hufeisenniere (unteren Pole zusammengewachsen); Wanderniere (Senkung und Ureterknickung), aberrierende Arterien (Kompression des Ureters oben). Klinisch nur bedeutungsvoll wegen der Förderung von Pyelitiden und Steinbildungen. Hypoplasie und einseitige Aplasie der Niere bedingen Funktionsausfall (Cave: Exstirpation der anderen Niere!).

Hypernephrom (Abb. 82)

Besonders maligner Tumor, vorwiegend 45.–65. Lbj. Beginn symptomarm: geringe Schmerzen, Gewichtsabnahme, Hämaturie, tastbare Resistenz oder Rö.-Zufallsbefund. *Erste Zeichen oft: typische große Lungen- und Knochenmetastasen*/Spontanfraktur, Polyglobulie, gelegentlich Fieber. Bei Gefäßverschluß durch Tumorthromben: Hypertonie, einseitige Varikozele.

Ableitende Harnwege und Blase

Blasenentzündung (Zystitis)

Vorwiegend eine Erkrankung junger Mädchen: Brennen beim Wasserlassen; Tenesmen; häufige, kleine Harnmengen (Pollakisurie); Leuko, Blasenepithelien und etwas Eiweiß im Harn. Harmlos, aber *Gefahr aufsteigender Entzündung:*

Zystopyelonephritis

Schweres Krankheitsgefühl; *septische Temperaturen;* Klopfschmerz der Nierenbecken; Leuko, geschwänzte Epithelien, etwas Eiweiß im Harn.

Gefahr der **pyelonephritischen Schrumpfniere.**
(Oder: Hämorrhagische Zystitis bzw. Zystopyelonephritis.)

Th.: Konsequent mit Antibiotika und Spasmolytika (Rezidivneigung).

Blasentumoren

Gestielte oder breit aufsitzende benigne Papillome oder maligne papilläre Krebse. *Hämaturie,* Schmerzen. Zystoskopie.

o Rö.: Aussparung bei Kontrast- (oder Luft-)Darstellung; Arteriographie.

Nierensteine (Nephrolithiasis)

Steine können im Nierenparenchym bzw. fest in einem Kelch sitzen und sind dann klinisch stumm. Im Nierenbecken können sie sich zu **„Ausgußsteinen"** vergrößern; kleine Steine können Koliken verursachen (Abb. 53, S. 144): *Schmerzausstrahlung zur Harnröhre, Mikrohämaturie.* Steine können Anlaß zu einer Pyelitis und durch Ureterverschluß zur funktionslosen **Hydronephrose (Sackniere)** geben.

Steinarten: Ca-oxalat, Ca-phosphat 80%; Harnsäure, Urat bis 20%; Zystin u. a. 1%.

o Rö.
1. leer: *schattengebend*
   Ca-oxalat *stark,* Ca-phosphat *schwach,* Urat *nicht;*
   nach Steinabgang: isolierte Kolonblähung.
2. Pyelographie i.v., nur ausnahmsweise retrograd.
3. Isotopen-Renovasogramm nach Kolik:

Kurvenanstieg	=	Abflußbehinderung,
Kurvenverlängerung	=	Abflußverzögerung,
keine Aufnahme	=	stumme Niere.

Erste Symptome als Kind: Zystin-; 20.–40. Lebensjahr: Oxalat-; 40.–60. Lebensjahr (Fleischesser): Harnsäurestein.

„Steindiathese" bei: **Epithelkörperchentumor** (bei ~ 5%, S. 233), **Zystinurie** (S. 266), **renal-tubuläre Azidose** und **tubuläre Insuffizienz** (S. 267).

Th.: Kleine Steine: Abtreibungs- bzw. Auflösungsversuch; bei Gefahr der Nierenschädigung: Pyelotomie; bei funktionsloser Niere: Nephrektomie, sofern andere Seite funktionstüchtig. – Rezidivprophylaxe: Flüssigkeitszufuhr (Harn spez. Gew. unter 1010), Diät.

Prostatitis

Durch Trichomonaden, Gonorrhö, meist unspezifisch, ist besonders als Herd aufsteigender Entzündungen bedeutungsvoll: Miktionsbeschwerden, druckschmerzhafte Prostata, Leukozyten im Exprimat.

Sog. Prostatahypertrophie

Adenomatose der Prostata. *Rektaler Tastbefund:* große, evtl. ungleiche Prostata. **o** Rö.: Blasenboden angehoben. Erkrankung alter Männer mit Miktionsbeschwerden *(Pressen beim Wasserlassen, Harnträufeln, Pollakisurie)* und mangelhafter Entleerung der Harnblase *(infizierter Restharn,* evtl. Rückstauung bis in die Nieren: *Urämie, Hochdruck;* kaschiert bei *„Überlaufblase":* Blasenhochstand tastbar!).

Th.: Dauerkatheter (Antibiotika, Vasektomie), Operation.

Prostatakarzinom

Nach Bronchial- und Magenkrebs bei Männern wichtigstes Karzinom: 1/7 der Karzinome über 50 Jahre, 1/4 über 60, 1/3 über 70.

Stadium 0: Zufallsbefund (mikroskopisch), **A:** isolierter Knoten, **B:** Befall eines oder beider Prostatalappen, **C:** Organgrenzen überschritten, **D:** Fernmetastasen.

Rektaler Tastbefund: Knotige, gegen Umgebung schlecht abgrenzbare Prostata. Metastasierung *lymphogen in regionäre Lymphknoten, hämatogen* besonders osteoplastisch *in Wirbelsäule und Beckenknochen,* Leber, Lunge. Saure Phosphatase, speziell *„Prostata"-Phosphatase erhöht,* bei Knochenmetastasen auch alkalische Phosphatase. Perineale oder transrektale Stanzenbiopsie.

o Rö.: Niere-Blase, Knochen, Lungen. Sr-Szintigraphie: Becken, LWS. Lymphographie.

Th.: Wenn inoperabel, *Östrogene (auf Dauer)* und Kastration: Metastasen bilden sich zurück, Lebensverlängerung über Jahre!

Urämie

(Wiederholung und Zusammenfassung)

Echte Urämie ist Ausdruck einer Niereninsuffizienz mit Retention harnpflichtiger Substanzen (bes. Harnstoff und Kreatinin), Azidose, azotämische Osteopathie mit sekundärem Hyperparathyreoidismus und Zunahme der aromatischen Substanzen (Xanthoproteinreaktion) und erniedrigtem Bikarbonat im Serum. *Früherkennung durch Kreatinin-Clearance.*

Akut z. B. bei Crush-Syndrom (Na^+ im Harn über 70 mmol/l: akute Tubulusnekrose); *chronisch* bei langsamen Nierenversagen: Anämie; Kopfschmerzen; Muskelschwäche; kompensatorische Ausscheidung der harnpflichtigen Substanzen über Magen-Darm-Schleimhaut (Appetitlosigkeit, Erbrechen, Durchfälle), Lungen (Foetor ex ore), Endothelien (z. B. Perikarditis), Haut (urinöser Geruch); Koma: Gesteigerte Reflexe, klonische Krämpfe, Tod. Bei Azidose: Kussmaul-, häufiger Cheyne-Stokes-Atmung, chronische Azidose: Hypokalzämie (EKG: QT-Dauer verlängert), Hyperkaliämie (EKG: schmales T), fibrilläre Zuckungen.

Stadien der Niereninsuffizienz

1. **Volle Kompensation**
   - Glomeruläre Filtration eingeschränkt:
   - Clearance herabgesetzt, aber
   - Retentionswerte nicht erhöht.
2. **Kompensierte Retention**
   - Retentionswerte erhöht, besonders Kreatinin,
   - ohne klinische Zeichen (= *„Azotämie"*).
3. **Dekompensierte Retention**
   - klinisch: urämische Zeichen

   Th.: kompensierte Retention erreichen!
4. **Terminalstadium (Urämie)**
   - Kompensation nicht mehr erreichbar.

   Th.: Dialyse, Transplantation.

Ursachen der Urämie

Akut: Crush-Niere, Vergiftungen, intravasale Hämolyse bzw. Myolyse, reflektorische Anurie;

chronisch: Entzündliche Schrumpfniere, pyelonephritische Schrumpfniere; interstitielle Form; nephrotische Schrumpfniere (Amyloid); Gichtniere; arterio- und arteriolosklerotische Schrumpfniere; Kimmelstiel-Wilson, Panarteriitis nodosa; Zystenniere; ausgedehnte Tuberkulose; Hydronephrose: Steinverschluß, Prostatahypertrophie.

Extrarenales Syndrom ist die Bezeichnung für eine Retention harnpflichtiger Substanzen infolge sekundärer Nierenschädigung, z. B. durch Hypochlorämie (durch schweres Erbrechen, Coma diabeticum), Hyponatriämie bei Exsikkose oder Blutdruckwerten unter 10,5 kPa*. – Wichtige Begleiterscheinung vieler schwerer Krankheiten.

Pseudourämie: Kopfschmerzen, Erbrechen, Pulsverlangsamung, Krämpfe, zeitweise Bewußtlosigkeit (infolge Hirnödem: z. B. auch bei akuter Glomerulonephritis und Schwangerschaftsnephritis) *ohne* Retention harnpflichtiger Substanzen.

Konservative Therapie der Niereninsuffizienz

- Ausscheidung der harnpflichtigen Substanzen steigern (renale Entzündung, Herzinsuffizienz behandeln),
- Anfall der harnpflichtigen Substanzen vermindern (Kartoffel-Ei-Diät senkt Harnstoff-Kreatinin-Quotient i.S. auf 10),
- Steigerung der Diurese (Na^+, K^+ i.S. beachten!)
  (Furosemid, evtl. NaCl, bei Hyperkaliämie: Kationen-Austauscher),
- Hypertonie-Behandlung,
- bei Anämie: gewaschene Ery, Eisen,

---

* ~ 80 mmHg

- bei Osteopathie: Kalzium, Vitamin D.
- Allgemein: bei Dosierung Ausscheidungsstörung beachten!

Nierenbiopsie: Systematik der Glomerulonephritiden

- Minimalveränderungen.
- *Diffus glomerulär:*
  - membranös (epi-, peri-, extramembranös),
  - proliferativ,
    - endokapillär-mesangial,
    - intra- oder extrakapillär,
    - membrano-proliferativ.
- *Herdförmig:*
  - fokal-segmental sklerosierend,
  - fokal-segmental proliferativ.

♦ Differentialdiagnose: Gesichtsödem

Abgesehen von den auch bei Gesunden gelegentlich zu beobachtenden leichten Schwellungen der Unterlider, sind *Gesichtsödeme immer ernst zu nehmen* und klinisch-ätiologisch genau abzuklären.

- **Akute Glomerulonephritis:** Eventuell *sehr flüchtige* Schwellung um die Augen, Hochdruck, Hämaturie, Proteinurie.
- **Subakute Nephritis:** Allgemein gedunsenes Gesicht, eventuell rötlich, Hochdruck, Harnbefund.
- **Chronische Nierenerkrankung:** Fahles Hautkolorit (Anämie, gelbbräunliche Tönung durch Harnchromogene), Gesichtsfarbe entspricht aber nicht immer dem typischen „blassen Hochdruck".
- **Diabetische Nephropathie:** Rötliche Facies diabetica, labiler Hochdruck.
- **Kimmelstiel-Wilson-Syndrom:** Blasses Gesicht, Niereninsuffizienz, alter Diabetes.
- **Schwangerschaftsnephropathie:** Zweite Hälfte der ersten Schwangerschaft, Proteinurie, Blutdrucksteigerung, Eklampsie.
- **Nephrose:** Allgemeine *teigige* Schwellung der Haut, vorwiegend der Beine. *Starke* Proteinurie.
- **Vegetativ-hormonale Dysregulation:** Ohne besondere Bedeutung, bei Frauen prämenstruell.
- **Cushing-Syndrom:** Rotes Vollmondgesicht, gelegentlich gedunsen.
- **Myxödem:** Blasses, allgemein geschwollenes Gesicht, universelles Myxödem *(nicht eindrückbar)*, trockene und schilfrige Haut, spröde Haare, Verlangsamung, ASR-Zeit verlängert.
- **Maligner Exophthalmus:** Lymphabfluß gestaut, mit oder ohne Schilddrüsenüberfunktion.

- **Stokesscher Kragen** bei Abflußhindernis: Ganzes Gesicht und Hals geschwollen, Mediastinalsarkom, Bronchialkarzinom.
- **Morbus Hodgkin:** Lymphabfluß gestaut durch (tastbare) Halslymphknotenpakete.
- **Lokale Schwellung:** bei Zahn- oder Nebenhöhlenentzündungen.
- **Erysipel des Gesichts:** Lokale Rötung mit scharfer, fortschreitender Grenze, Fieber.
- **Quinckesches Ödem:** besonders Ober- und Unterlider, fast sulzig.
- **Parkinsonismus:** Allgemein verstrichene Gesichtszüge (Maskengesicht), täuscht Ödeme vor.
- **Arzneimittelexanthem,** ubiquitär, auch durch Hautkreme, Kosmetika.
- **Urtikaria** ubiquitär, umschriebenes Ödem der Kutis.

♦ Differentialdiagnose: Beinödeme

Symmetrisch:	Herzinsuffizienz (Rechtsinsuffizienz), Nierenerkrankungen und Hepatopathien mit Hypo- bzw. Dysproteinämie.
Hauttemperatur, kalt:	kardial,
warm:	nephrogen.
Druckschmerzhaft:	venösbedingte Ödeme, fehlt bei kardialen und nephrogenen Ödemen.

- **Kardiales Ödem:** meist *zuerst nur abends. Nykturie, Leberschwellung.* Zieht beim liegenden Patienten in Rückenpartie.
- **Nephrotisches Ödem:** *generalisiert* (Skrotum!), *teigig,* Delle bleibt bestehen, starke Proteinurie, Dysproteinurie, Hypercholesterinämie, keine Hypertonie.
- **Nephritisches Ödem:** Gesicht und Augenlider!! An Beinen gering.
- **Hypoproteinämie** (Leberzirrhose, Malabsorptionssyndrom): generalisiert, aber vorwiegend an abhängenden Partien (Beinen).
- **Thrombose-Thrombophlebitis:** evtl. *einseitig,* gespannt, schwer eindrückbar; entzündete Venen als schmerzhaft-derbe Stränge tastbar. Keine Lebervergrößerung im Gegensatz zu kardialen Ödemen.
- **Intraabdominale Venenkompression** (Tumor): *einseitige, später beidseitige* Schwellung des ganzen Beines, nicht druckschmerzhaft.
- **Lymphödem** (Elephantiasis): meist asymmetrisch, *langsam stetig zunehmend* (auch der Zehen). Haut blaß, derb mit tiefliegenden Haarfollikeln. Ohne erkennbaren Grund *seit früher Jungend.*
- **Myxödem:** generalisiert, nicht eindrückbar, *Haut trocken,* Gesichtsausdruck stumpf. Puls langsam. ASR-Zeit verlängert.
- **Hyperthyreose:** gelegentlich beetartige Hautschwellung, rauh, bes. über Schienbein („lokales Myxödem"). ASR-Zeit verkürzt.
- **Turner-Syndrom:** teigige Schwellung von Hand- und Fußrücken, stets bei Neugeborenen, oft bei Jugendlichen.
- **Prämenstruell und in der Schwangerschaft:** hormonell, harmlos.

- **Nonne-Milroy-Meige-Syndrom:** *symmetrisch, indolent, hart.* Minderwuchs, Hypogenitalismus, Akromikrie, Adipositas. Familiäres chronisches Ödem.
- **Angioneurotisches Ödem (Quincke):** allergisch, *anfallsweise, lokalisiert;* vorwiegend Gesicht. Kopfschmerzen, Erbrechen, Durchfälle.
- **Trophoneurotisches Ödem:** bei Lähmung, Apoplexie, Polyneuritis.
- **Sudecksche Atrophie:** Trophoneurose nach Frakturen und Ruhigstellung, Osteoporose: Rö. *beide* Extremitäten auf *einer* Platte (zum Vergleich).
- **Bindegewebsschwäche:** nach langem Sitzen (Reise), Verschwinden auf Hochlagerung und Bewegung.
- **Hypokaliämie** (Abführmittelabusus, Infusionen): Muskelschwäche, Inappetenz, Unruhe, Parästhesien: EKG S. 11!
- **Kortisontherapie:** Anamnese, Elektrolytstörung, Vollmondgesicht.

♦ Differentialdiagnose: Hämaturie

- **Hämorrhagische Glomerulonephritis:** Hochdruck, Proteinurie, Gesichtsödeme.
- **Herdnephritis:** evtl. leichte Proteinurie.
- **Niereninfarkt:** kurz, stärkere Hämaturie.
- **Panarteriitis nodosa:** unklares Fieber, Bauchschmerzen, Eosinophilie, Hautknötchen?
- **Nephrolithiasis:** Kolik (Schmerzausstrahlung zur Harnröhre).
- **Nierentumor:** Intermittierende Hämaturie, Polyglobulie, Röntgenbefund, Metastasen.
- **Nierentuberkulose:** Lungentuberkulose?, Tuberkel in Blasenschleimhaut, Kultur, Tierversuch.
- **Zystenniere:** angeboren. Tastbefund meist ab 30.–40. Lebensjahr; dann zunehmende Niereninsuffizienz.
- **Hämorrhagische Pyelitis:** Septische Temperaturen, Klopfschmerz der Nierenlager.
- **Hämorrhagische Zystitis:** starke Miktionsbeschwerden, Zystoskopie! (Medikamentenschaden? Endoxan?)
- **Tumoren der Blase:** benigne Papillome, Karzinome; Zystoskopie.
- **Fremdkörper der Blase:** Zystoskopie.
- **Prostatakarzinom:** rektaler Tastbefund, Prostata-Phosphatase, evtl. Skelettmetastasen.
- **Urethritis,** hämorrhagische Harnröhrenentzündung: meist Gonorrhö.
- **Überdosierung von Antikoagulantien, Hämorrhagische Diathese:** Hautblutungen, Rumpel-Leede-Stauungsversuch.

NB.: Harn*zylinder* nur bei Hämaturie aus der *Niere.*

♦ **Hämaturie:** *deck*farbener Harn,
Hämoglobinurie: *lack*farbener Harn.

Dreigläserprobe: Blut im 1. Glas: Urethritis, im 3. Glas: Blasenblutung,
im 1.–3. Glas: Nierenblutung.

⧫DD.: Spezifisches Gewicht des Harns

⧫ Spezifisches Gewicht *hoch* und *Oligurie:*

- **Akute, diffuse Glomerulonephritis:** Hochdruck, Lidödeme, (Ery-)Zylinder.
- **Lipoidnephrose:** Ödeme und Proteinurie stark, doppelbrechende Lipoide.
- **Stauungsniere:** kardiale Insuffizienz, statische Ödeme.
- **Zucker im Harn** erhöht immer das spezifische Gewicht.

⧫ Spezifisches Gewicht *niedrig* und *Oligurie (Hyposthenurie):*

- **Diffuse Glomerulonephritis** (aller Stadien): Hochdruck, Zylinder, Lidödem.
- **Nephrosklerose:** Hochdruck, Kreatinin im Serum erhöht, Augenhintergrund.
- **Amyloidnephrose:** Proteinurie, Rektumschleimhautamyloid.
- **Extrarenales Syndrom:** Grundleiden?

⧫ Spezifisches Gewicht *niedrig* und *Polyurie (Isosthenurie):*

- **Chronische Glomerulonephritis:** Hochdruck, Augenhintergrund.
- **Nephrosklerose:** Hochdruck, Augenhintergrund.
- **Interstitielle Nephritis:** Anamnese, Kreatinin im Serum erhöht, Phenolrottest stark eingeschränkt.
- **Chronische Pyelonephritis:** Anamnese; Rö.: Nierenbecken deformiert, erweitert, unscharf.
- **Zystenniere:** Rö.: Gespreizte Nierenkelche; Szintigraphie und Angiographie: Aussparungen.
- **Extrarenales Syndrom:** Grundleiden?
- **Diabetes insipidus:** keine Einschränkung auf hypertone NaCl-Infusion.
- **Hyperparathyreoidismus:** Ca^{2+} im Serum hoch, Nierensteine, Ulkus, Pankreatitis.

Knochen, Gelenke, Kollagenosen

Untersuchungsmethoden: o Rö.!, Szintimetrie (^{99m}Tc), z. B. Kalziumstoffwechsel (^{45} oder ^{47}Ca, ^{85}Sr), Knochendichte (^{125}J-Densitometriequellen). Blut: Senkung, Elektrophorese, Immunelektrophorese, Immunologie, Kalzium, alkalische Phosphatase. Biopsie, Gelenkpunktion.

Rheumatismus

Das akute rheumatische Fieber ist eine typische Zweiterkrankung nach einer durch Streptokokken der Gruppe A bedingten Angina.

Tabelle 28 **Ätio-Pathogenese und Klinik des Rheumafiebers**

1. *Akutes rheumatisches Fieber* Pankarditis Endomyokarditis Rheumatisches Fieber Chorea minor	A-Streptokokken-Infekt | Bildung zirkulierender Antigen-Antikörper-Komplexe mit Einbau von Komplement | dadurch entzündungsauslösende Wirkung im Gewebe
2. *Entzündliche Rezidive* mit isolierter Organmanifestation	Typenspezifische Reinfektion mit A-Streptokokken | Bildung kreuzreagierender Antikörper | | Streptokokken-Polysaccharide — Gewebe
3. *Schleichende Entwicklung des Rheumafiebers* mit isolierter Organmanifestation	a) kreuzreagierende Antikörper nach A-Streptokokken-Infekt b) Auto-Antikörper gegen Antigene des Herzens c) Infiltration mit immunaktiven Lymphozyten
4. *Chronisches Rheumafieber* nur Endomyokarditis! (auch rheumatische Myokarditis) *kein* Gelenkbefall!	a) Auto-Antikörper gegen Antigene des Herzens b) Infiltration mit immunaktiven Lymphozyten

Zahngranulome enthalten diese Erregergruppe im allgemeinen nicht. Ihnen kommt daher praktisch keine Bedeutung für die Auslösung des rheumatischen Fiebers zu, wohl aber im Sinne des Herdgeschehens (S. 284).

Immunologische Vorgänge beim Rheumatismus: Das mit Sauerstoff reagierende O-Streptolysin bildet als „echtes Antigen" Antikörper: **Antistreptolysin.** Der Antistreptolysintiter steigt mit Beginn des akuten Infekts schnell an und erreicht mit dem Auftreten der rheumatischen Zeichen (≈ 4. Woche) den höchsten Wert.

Der Antistreptolysintiter ist

hoch	beim akuten rheumatischen Fieber und bei der sekundär chronischen Polyarthritis,
unterschiedlich	beim Morbus Bechterew,
niedrig	bei der Rheumatoiden Arthritis.

Dieses unterschiedliche Verhalten ist differentialdiagnostisch bedeutungsvoll und zeigt die Beziehungen der verschiedenen Erkrankungen des klinisch-rheumatischen Formenkreises zu den Streptokokken. Es kann aber nicht für die Erkrankungen, sondern nur für die (β-hämolysierenden) Streptokokken (der Gruppe A, auch C und G) spezifisch sein! Aussagekraft hat nur ein Titeranstieg. Er ist auch bei anderen (nicht rheumatischen) Infektionen mit Streptokokken zu erwarten. Nachweis: Latex-Test, Hämolyse-Hemmungs-Test.

Streptokokken der Gruppe A bilden u. a. Streptokinase, die (auf indirektem Weg) Plasminogen (Profibrinolysin) zu Plasmin (Fibrinolysin) aktiviert. Der **Antistreptokinasetiter** ist bei der akuten Polyarthritis erhöht, nicht aber bei der primär chronischen Polyarthritis. Diagnostisch ist die Probe wenig brauchbar, weil auch Gesunde oft Erhöhungen zeigen.

Streptokokken der Gruppe A bilden auch Hyaluronidase. Ihr Antikörper, die *thermostabile Antistreptokokkenhyaluronidase,* ist beim akuten rheumatischen Fieber erhöht, wesentlich höher als bei der Rheumatoiden Arthritis. Diagnostisch ist die Probe aber nur von begrenztem Wert, weil auch andere Erreger Hyaluronidase bilden. Hyaluronidase löst Kitt- und Gerüstsubstanzen auf.

Allergische Vorgänge: *Der rheumatische Gewebsschaden ist eine allergisch-hyperergische Reaktion.* Rezidivierende Streptokokkeninfekte bedingen durch Umstimmung der Reaktionslage des Mesenchyms die Erkrankung.

Injektion von Fremdkörpereiweiß (Antigen) veranlaßt Antikörperbildung: Immunisierung, Sensibilisierung. Die nach Immunisierung veränderte Reaktionslage gegenüber dem Antigen heißt *Allergie.* (Zuvor bestand *Normergie).* Zwei Reaktionsformen sind zu unterscheiden:

- *Allergische Früh- bzw. Sofortreaktion* durch *humorale* Antikörper, klinisch: u. a.:
  - *Anaphylaktischer Schock* nach intravenöser Reinjektion des Antigens in den nun sensibilisierten Körper (Kollaps, evtl. Tod),
  - *Serumkrankheit* bei Antigennachschub aus Fremdeiweißdepot in die bereits anlaufende Antikörperbildung (nach 7–14 Tagen Latenz: Kopfschmerzen, Fieber, Urtikaria oder morbiliformes Exanthem, Arthralgie); nach i.v. Gabe: *Serumschock,*
  - *Allergische Reaktion vom Reagintyp:* disponierte Personen bilden Reagine auf viele Fremdantigene wie Pollen, Katzenhaare, Staub (Haut- bzw. Schleimhautmanifestationen bei Heufieber, Asthma, Enterokolitis, Urtikaria).
- *Allergische Spätreaktion, „Tuberkulintyp“,* ein *produktives, zelluläres* Phänomen, bei dem Immunzellen die Reaktionspartner des Antigens sind:
  - Prototyp ist die Tuberkulinreaktion. In einem sensibilisierten Organismus bildet sich bis 24–48 Stunden nach intrakutaner Injektion von Tuberkulin eine Induration mit Erythem infolge perivenöser Ansammlung von Lymphozyten und Histiozyten.

Der Antigen-Antikörper-Komplex löst die Freisetzung von Stoffen mit besonderer Wirkung auf die glatte Muskulatur (Gefäßmuskulatur!) aus. Die rheumatische Zweitkrankheit ist wahrscheinlich Ausdruck abnormer Sensibilisierung gegen Streptokokkenantigene mit nachfolgender Antigen-Antikörper-Reaktion. *Fibrinoide Nekrosen und Aschoff-Knötchen* sind das morphologische Substrat.

Prostaglandine sensibilisieren Schmerzrezeptoren gegen Mediatoren (z. B. Bradykinin, Serotonin) und führen zur *Gefäßerweiterung, Ödem, Fieber.* Prostaglandine werden ubiquitär in Zellen nach Schädigung der Membran aus Membran- und Plasmalipiden synthetisiert.

Herdgeschehen (Fokus): *Fokusgewebe sind Eintrittspforten und Streuherde.* (Streuung hämatogen oder lymphogen, abakteriell.) β-hämolysierende Streptokokken der Gruppe A aus Tonsillen und Zahngranulomen haben ein gemeinsames (heterogenes) Antigen zu Substanzen der Herzinnenhaut; sie können daher dort rheumatische Veränderungen auslösen.

Neurale Faktoren: Rheumatisch-allergische Vorgänge werden nur bei intakten Nervenbahnen wirksam. Zentrale Streuungsvorgänge beeinflussen direkt-nerval und auf dem Weg über die Gefäße (Bedeutung von Wetterfronten, Freibleiben hemiplegischer Gebiete).

Humorale Vorgänge: Bei den rheumatischen Erkrankungen besteht eine *Dysproteinämie,* die bei den akuten Formen *eine starke Beschleunigung der Blutsenkungsgeschwindigkeit* (BSG) bedingt. Die Elektrophorese zeigt eine Herabsetzung der Albumine bei gleichzeitiger Erhöhung der Globuline und zwar bei den akuten Formen besonders der α_2-Globuline, bei den chronischen Formen der γ-Globuline. – Schneller als die BSG reagiert das sogen. **C-reaktive Protein** vermehrt: Diese Eiweißfraktion gibt mit dem C-Polysaccharid von Pneumokokken eine Präzipitationsreaktion, die beim Gesunden nicht vorkommt. – Spezifisch für den Rheumatismus sind diese Reaktionen aber nicht; sie sind lediglich *Zeichen des Entzündungsprozesses,* vielleicht auch der Antikörperbildung.

Tabelle 29 **Humorale Autoimmunphänomene**

Autoantikörper gegen	Krankheitsspezifisch	Unterschiedlich assoziiert
DNS	**L**upus erythematodes	–
Nucleoproteine	**L**upus erythematodes	rheumatoide **A**rthritis, **S**jögren-Syndrom, autoimm. chron.-akt. **H**epatitis
Mitochondrien	primäre biliäre Zirrhose	autoimm. chron.-akt. **H**epatitis
Leberzellmembran	autoimm. chron.-akt. **H**epatitis	–
Gammaglobulin	rheumatoide **A**rthritis	**L**upus erythematodes **S**jögren-Syndrom Leberzirrhose
mikrosomales Schilddrüsenantigen	Hashimoto-Thyreoiditis Morbus Basedow	Schilddrüsenkarzinom **L**upus erythematodes
Thrombozyten	thrombozytopenische Purpura	**L**upus erythematodes
Spermien	autoimmune Sterilität	–

Rheumafaktoren (RF)* gehören meist der *IgM-Klasse* an. Sie *können mit IgG verschiedener Spezies reagieren,* besonders mit menschlichem, auch autologem IgG und Kaninchen-IgG (auf die H-Ketten).

Hormonale Beziehungen: Die allergisch-hyperergische Gewebsreaktion des Rheumatismus ist von der *unspezifischen Gewebswirkung der Nebennierenrindenhormone* weitgehend abhängig. Erschöpfung der Nebennieren durch Überanstrengung („**Stress**"), wie Infektionskrankheiten, körperliche Überlastung u. dgl. begünstigen den Rheumatismus; Nebennierenrindenhormone spielen die größte Rolle in seiner Behandlung.

Genetische Disposition, assoziiert mit Histokompatibilitätssystem auf 6. Chromosom. „Rheumatikerfamilien".

Anatomisch ist das **Aschoff-Knötchen** die allergisch-hyperergische Gewebsreaktion in der gefäßnahen Muskulatur. Dieses Granulom entwickelt sich in 3 Stadien:

1. das akute exsudative Stadium,
2. das subakute Stadium der Zellulation,
3. das Narbenstadium.

Klinik des Rheumatismus

Rheumatisches Fieber (Akute Polyarthritis)

Meist 5–20 Tage nach vorausgegangener Angina tritt *plötzlich* (oft über Nacht) mit Fieber bis 40 °C eine heftig schmerzhafte Schwellung und Rötung verschiedener Gelenke auf: Knie-, Fußgelenke, Schulter-, Ellenbogen-, Handgelenke (also im wesentlichen *große* Gelenke). Betroffen werden ganz vorwiegend *Jugendliche:* Erster Gipfel Schulkinder (6–10 Jahre), zweiter Gipfel 15.–25. Lebensjahr. Die Blutsenkungsgeschwindigkeit steigt sehr hoch an; es tritt Leukozytose ein. Im Rachenabstrich finden sich β-hämolytische Streptokokken der Gruppe A. – In 80% Antistreptolysin-O-Langzeiterhöhung (ASR).

Das akut fieberhafte Stadium kann nach wenigen Tagen unter Behandlung abklingen, neigt aber zu remittierenden Fieberschüben, wobei andere Gelenke befallen werden. Unter dem akuten Bild auftretende rheumatische **Endo-, Myo- und Perikarditiden** (S. 21 f) oder linsengroße *subkutane Knötchen* sind diagnostisch beweisend. Letztere bestehen aus einer Ansammlung rheumatischer Granulome. Hauterscheinungen werden in 10–15% der Fälle beobachtet: Krankheitstypisch ist nur das in der 2. bis 3. Woche auftretende **Erythema anulare** mit girlandenförmigen, blaßrötlichen, leicht fortdrückbaren Effloreszenzen. Als Überempfindlichkeitsreaktion der Haut findet man das allgemein-allergische **Erythema nodosum** mit linsen- bis fünfmarkstückgroßen Flecken, meist an der Streckseite der Unterschenkel. Eine *„rheumatische Pneumonie"* gibt es bei Kindern. Prinzipiell kann der *„viszerale Rheumatismus"* alle Organe und die Gefäße befallen. Die *Chorea minor* (Veitstanz) wird nicht mehr unbestritten als zentralnervöser Rheumatismus aufgefaßt.

---

* *Nachweis:* Latex-Test und Waaler-Rose-Test (spezifischer).

Vorkommen: in 60–80% bei Rheumatoider Arthritis, 20–30% bei Kollagenosen, evtl. bei Leberkrankheiten, Morbus Boeck, Waldenström, Plasmozytom, Leukämie, Lues, Tbc. und in 5–10% bei Gesunden (mit steigendem Alter).

Diagnose bei 2 Hauptkriterien
oder 1 Hauptkriterium + 2 Nebenkriterien:

Hauptkriterien:

- *Karditis,*
- *Polyarthritis*,*
- *Chorea minor*,*
- *subkutane Knötchen,*
- *Erythema anulare.*

* *nie zusammen*

Nebenkriterien:

- Fieber,
- Gelenkschmerz,
- BSG erhöht,
- Leukozytose,
- α_1- u. α_2-Globuline ↑,
- C-reaktives Protein erhöht,
- Antistreptolysin ↑,
- IgG-sensibilisierte T-Lymphozyten,
- EKG: PQ-Verlängerung,
- Serum-Fe ↓, Cu ↑,
- hypochrome Anämie,
- Iritis rheumatica,
- β-Streptokokken A,
- rheumat. Herzklappenfehler,
- rheumat. Organerkrankung.

Rheumatoide Arthritis (Primär chronische Polyarthritis [PCP])

Akute und chronische Polyarthritis rheumatica sind zwei verschiedene Leiden, nicht Verlaufsformen eines Leidens. Daher ist die neue Nomenklatur zu begrüßen. Die Rheumatoide Arthritis ist der Ausdruck einer *pathologischen Reaktion des mesenchymalen Systems,* vorwiegend eine chronische (abakterielle) Entzündung der Synovia zahlreicher Gelenke, ohne vorausgehende infektiöse Erkrankung. (Infektiöse Genese wird aber diskutiert: Mykoplasmen? Virus?) Bedeutend sind die *erbliche Disposition* und das *Überwiegen des weiblichen Geschlechts.* Eine Endokarditis gehört nicht zum Verlauf:

- Beginn *schleichend:* Leistungsabfall, Gewichtsverlust;
- bei Frauen bevorzugt im *Klimakterium,*

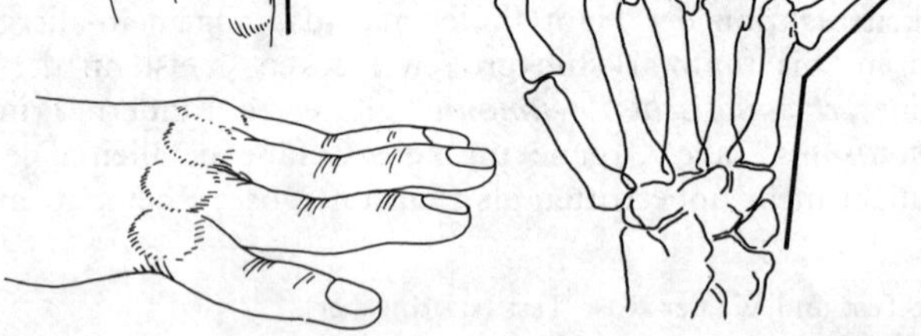

Abb. 83 *Rheumatoide Arthritis (PCP).* Grobe Destruktion der Grundgelenke, Knochendefekte, Subluxationen mit ulnarer Deviation. Gelenkspalten werden vermißt. Bajonettstellung der Finger.

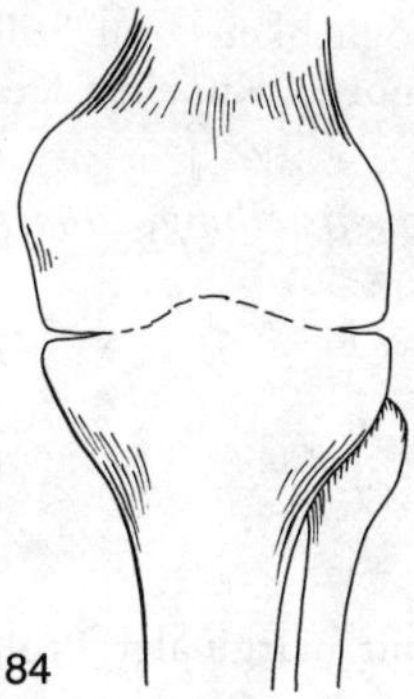
Abb. 84

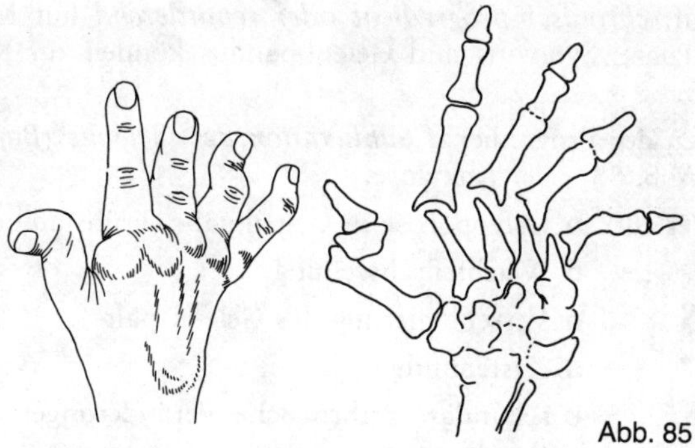
Abb. 85

Abb. 84 *Rheumatoide Arthritis* des Kniegelenks. Gelenkspalt aufgehoben. Bei dem großen Gelenk stellt sich die Differentialdiagnose zur Arthrose bzw. Arthrose mit sekundärer Arthritis: Diese hätte stärkere Randzackenbildungen. Die rheumatoide Arthritis läßt sich aus den übrigen Gelenkbeteiligungen und den immunologischen Reaktionen diagnostizieren. Eine erhöhte Senkung findet sich sowohl bei der rheumatoiden Arthritis als auch bei der sekundär entzündeten Arthrose, nicht aber bei der einfachen Arthrose.

Abb. 85 *Arthritis mutilans* mit teleskopartiger Verkürzung der Finger („Main en lorgnette").

- *Morgensteifigkeit, Schmerzen in kleinen* Gelenken bei Bewegung oder Druck:
  Gänsslenscher Handgriff = *quere Kompression der Finger- und Zehengrundgelenke.*
- Symmetrisch: *Spindelförmige Auftreibung der Fingermittelgelenke:*
  Abb. 84 (bindegewebig-entzündliche Proliferation der Synovia mit Pannusbildung),
- *teigige Schwellung der Fingergrundgelenke*
  (erst nach Jahren auch Beteiligung der großen Gelenke, Abb. 84),
- subkutane Knoten über Knochenvorsprüngen (bes.: Finger, Ellenbogen),
- Hygrome an Sehnen.
- *Latexfixationstest positiv* (homologe IgG): Agglutination γ-Globulin-beladener, biologisch inerter Partikel zum Nachweis des durch die Antigen-Antikörper-Reaktion gebildeten Rheumafaktors,
- *Waaler-Rose-Test positiv* (heterologe IgG),
- *Senkung* und • *C-reaktives Protein erhöht* (Entzündungsgrad!),
- *Dysproteinämie* erst im Verlauf:
  - Albuminverminderung,
  - α-Globulinvermehrung,
- Immunglobuline IgA $\uparrow\uparrow$, IgG $\uparrow$, IgM $\uparrow\uparrow$.
- *Serumeisen erniedrigt,* • *Anämie.*
- *Synovialflüssigkeit:* trüb, niederviskös; Leukozytose (Neutrophile Leukozyten $\uparrow$, mononukleäre Zellen $\downarrow$); Komplement: Synovialflüssigkeit $\downarrow$, Serum normal.
- *Synovia (histol.):*
  - Proliferation der innersten Zellschicht,
  - mononukleäre Infiltration tieferer Schichten,
  - perivaskuläre Lymphozyteninfiltrate,
  - fibrinoide Degeneration.

- Verlauf: *chronisch-progredient oder remittierend* mit Möglichkeit zum Stillstand in jeder Phase. Synovitis und Gelenkpannus können zur Knorpel-Knochen-Destruktion führen.
- Zeichen der Progredienz: *Subluxation der Gelenke (Bajonettstellung, ulnare Abduktion,* Abb. 83) oder Ankylose.

o Rö.-Verlauf:
  - o Osteoporose in Gelenknähe (Frühstadium),
  - o Weichteilschwellung,
  - o Verschmälerung des Gelenkspalts,
  - o Zystenbildung,
  - o sekundäre arthrotische Veränderungen mit marginaler Proliferation: Randzacken.

Spondylitis ancylosans (Morbus Bechterew)

Streng abzutrennende chronisch-rheumatische Entzündung.

- Beginn zwischen 20. und 40. Lebensjahr oder Pubertät mit
- rezidivierendem, wechselseitigen ischialgiformen Schmerzen morgens,
- Fersenschmerzen, Retrosternalschmerz,
- Periostitis des Kalkaneus, Trochanter major, Dornfortsätze; Iridozyklitis:
- *ganz vorwiegend bei Männern* (9:1), familiär gehäuft.

o Rö.: *Iliosakralgelenke:* Verknöchernde Ankylose (Abb. 86),
  - ♦ DD.: Reiter, Crohn, Still, Psoriasis-Arthritis,
  - *kleine Wirbelgelenke* anschließend verlötend, daher
  - *Thoraxstarre* (Rippenfixation): *Bauchatmung,*
  - *„Bambusstabbildung"* der Wirbelsäule: Verknöcherung der Bänder (Abb. 86):
  - *Versteifung und starke Verkrümmung der Wirbelsäule.*

- Schobersches Zeichen: Abstand Dornfortsatz 1. LWK-Grube unter 5. LWK beim Beugen *weniger als 50%* verlängert.
- Thoraxstarre, Folgen: Tuberkulose, Pneumonie, Herzinsuffizienz.
- Später: Amyloidose, evtl. Aortenklappeninsuffizienz.
- Rheumafaktoren meist nicht erhöht.
- Genetische Assoziation des Histokompatibilitätskomplexes, bes. HLA-B-Locus.

Atypische Formen:

Psoriasis-Arthritis: Rheumafaktoren nur selten positiv! Nagelpsoriasis, asymmetrischer Gelenkbefall, besonders Endgelenke, *Arthritis mutilans* (Abb. 85). ♂ : ♀ = 1:1.

Still-Syndrom: Kinder, Jugendliche. Polyarthritis weniger akut. Milz, Lymphknotenvergrößerung, hypochrome Anämie.

Felty-Syndrom: Chronische Polyarthritis häufig mit akutem Beginn, *Milztumor,* Lebervergrößerung, Granulozytopenie bis Agranulozytose (Mundepithelnekrosen), *Eosinophilie, Lymphknotenschwellungen,* bräunliche Pigmentation belichteter Hautstellen.

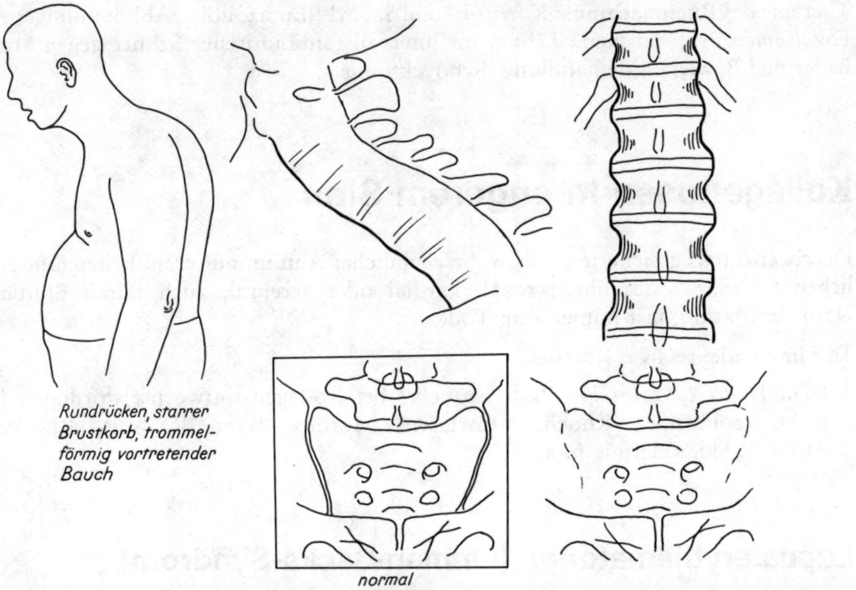

Abb. 86 *Morbus Bechterew.* Erstes Zeichen: Spalt des Iliosakralgelenks aufgehoben. „Bambusstab" der Wirbelsäule durch Verkalkung der Längsbänder. Verkrümmung der Wirbelsäule und starrer Thorax durch Verschluß der kleinen Gelenke der Wirbelsäule und Rippenansätze (Bauchatmung).

Sjögren-Syndrom: *Rheumatoide Arthritis, Keratoconjunctivitis sicca, Schwellung der Tränendrüsen, der Parotiden und der Glandulae submandibulares,* verminderte Speichelsekretion, Rhinitis, Pharyngitis, Ösophagitis, achylische Gastritis. Evtl. Leberfunktionsstörungen. Sehr hohe Senkung. Rheumafaktoren häufiger positiv als bei rheumatoider Arthritis.

Caplan-Syndrom: *Rheumatoide Arthritis mit knotiger Silikose der Lungen.*

Reiter-Syndrom

Trias: • *Urethritis,* • *Konjunktivitis,* • *Arthritis.*

- Polyarthritis: zuerst Kniegelenke, dann Schulter, Finger und – wie bei Morbus Bechterew – Wirbelsäule und Iliosakralgelenke.
- Evtl. monatelang hohes Fieber,
- Balanitis circinata, • Iridozyklitis,
- Keratoderma blennorrhoicum: bes. Stamm und Fußsohlen.
- Fast nur Männer. • Auch Spätkomplikationen nach Dysenterie.
- Genetische Assoziationen des Histokompatibilitätskomplexes, bes. HLA-B-Locus.

♦ DD.: Urethritis durch Mykoplasma-T-Formen (Phenolrot-Probe auf Urease).

Morbus Whipple (Intestinale Lipodystrophie): *Polyarthritis,* Polyserositis, Adenopathie, Hautpigmentation, Fieber und *Malabsorptionssyndrom* bei Verlegung der Villi und intestinalen Lymphbahnen. Dünndarmbiopsie: PAS-positive Makrophagen und Stäbchen (Erreger?). – Selten; fast nur Männer, 40.–60. Lebensjahr. Th.: Antibiotika.

♦ DD.: Arthritiden bei Colitis ulcerosa, Enterocolitis regionalis.

Therapie des Rheumatismus: *Kortison-* und Salizyl- (Butazolidin-)Abkömmlinge; Amuno, *Fokalsanierung* (Tonsillen, Zähne) im Intervall (antibiotischer Schutz gegen Streuung); Bäder und Bewegungsbehandlung. Synovektomie.

Kollagenosen in engerem Sinn

Oberbegriff teils gesicherter, teils wahrscheinlicher Autoimmunkrankheiten. Die entzündlichen Gefäßprozesse führen renal, kardial oder zerebral, auch durch Blutung oder Darmperforation, fast immer zum Tode.

Th.: Immundepressiva, Kortison.

♦ DD.: *Hydroxyprolin im Harn vermehrt* bei Kollagenstoffwechselstörungen (Hyperparathyreoidismus, Knochenmetastasen, Morbus Paget, Rachitis, Rheumatoider Arthritis, Sklerodermie u. a.).

Lupus erythematodes (Libman-Sacks-Syndrom)

Autoimmunkrankheit mit Antikörpern gegen die Zellkerne.

Schweres Krankheitsbild, vorwiegend *jüngerer Frauen.* Remissionen sind unter der Behandlung möglich. Die viszerale Beteiligung ist unterschiedlich. In etwa 60% der Fälle besteht eine (meist symmetrische) Hautbeteiligung. – Oligosymptomatik: *Unklare Bauchbeschwerden, Ery im Urin, hohe Senkung, wechselnde Temperaturen* nicht übersehen!! – Evtl. Schub nach Sulfonamiden, INH, Procainamid.

- *Leichte Gelenksymptome* (80%) bis schwere Polyarthritis;
- *schmetterlingsförmige Hautrötung des Gesichts* (typisch, 50%),
- periinguinales Erythem (typisch, selten);
- *generalisierte Lymphknotenvergrößerung* (50%),
- Milzvergrößerung (20%);
- *Ergüsse in allen Körperhöhlen,* trockene/feuchte Pleuritis (50%),
- symmetrische Pneumonitis oder Atelektase der Lungen;
- *Nierenbeteiligung (häufig! prognostisch entscheidend: Insuffizienz!):* Ery, Eiweiß, Zylinder, *DNS-Autoantikörper,* C_3-Nephritischer Faktor erniedrigt,
- Nierenbiopsie, Immunfluoreszenz;
- Blutdruck normal, erhöht nur bei Schrumpfniere;
- *Herz:* Wechselnder Geräuschbefund (abakterielle, verruköse Endokarditis Libman-Sacks), EKG: Erregungsleitungsstörungen;
- *Temperaturen wechselnd, teils hoch,*
- unklare Bauchbeschwerden, Koliken, evtl. Durchfälle,
- *Blutsenkungsgeschwindigkeit stark erhöht,*
- *γ-Globuline vermehrt,*
- *Leukopenie* bis Agranulozytose,

- LE-Zellen: Polymorphkernige Leukozyten mit phagozytierten, meist kreisrunden, azidophilen „rauchigen“ Einschlüssen – Rosetten, – *besser:*
- *Immunfluoreszenztechnik,*
- *Antiglobulinkonsumptionstest positiv,*
- Antinukleäre Faktoren (Latex, Komplementfixation, Immunfluoreszenz).
- DNS-Autoantikörper zur Diagnose und Therapieüberwachung.
- Tod: Infekt (50%), Urämie (10%), Blutung/Infarkt (30%).

♦ DD.: Falsch-positive Luesreaktionen evtl. Jahre vor LE.

Th.: Kortison, Antirheumatika, evtl. Immundepressiva.

♦ DD.: *Arzneimittelinduzierter LE,* z. B. auf Hydantoin, D-Penizillamin. Prognose fraglich, Gefahr der Verbrauchskoagulopathie.

Panarteriitis (Periarteriitis) nodosa

Prognostisch infauste generalisierte, gefäßgebundene Immunreaktion. Wegen der vieldeutigen Symptome oft verkannt. Sicherung der Diagnose bei tastbaren Gefäßknötchen durch *Probeexzision.* Verdacht berechtigt bei Zusammentreffen von Symptomen wie

- unklares Fieber,
- Leukozytose, *Eosinophilie (!);* (♦ DD. Erythematodes: Leukopenie),
- *Hochdruck* (Nierenbeteiligung in der Hälfte der Fälle!),
- gleichzeitig: Erythrozyten, Leukozyten-, Fett- und Wachszylinder, breite Zylinder im Harn (Glomeruli *und* Tubuli betroffen!),
- *Krämpfe im Abdomen* (Beteiligung der Abdominalgefäße),
- *Polyneuritis* und Polymyositis,
- Splenomegalie, • Myokarditis, • Lungeninfiltrate,
- hämorrhagische Hodeninfarkte u. a. Organbeteiligungen.

Arthritiden bei verschiedenen Angiitisformen:

Hypersensivitätsangiitis: perakute Bauchschmerzen, Polyneuritis.

Wegener-Granulomatose: Rhinorrhö, Epistaxis; Otorrhö, Hörverminderung; *Nekrotisierende Granulome: Lungenrundherde (○ Rö.), Respirationstrakt* (Nasenmuscheln). Fokale Glomerulonephritis (Biopsie).

Arteriitis temporalis: Patient über 60 (50) Jahre, harte A. temporalis, schwere Kopfschmerzen (bis Visusverlust!), hohe BSG. Oft auch **Polymyalgia rheumatica:** CK normal. – Th.: Kortison!

Dermatomyositis

Wegen schmerzhafter Muskelveränderungen leicht Verwechslung mit Gelenkrheumatismus. Viszerale Beteiligung besteht fast immer.

- *Lila-weißfleckige Haut,* besonders um die Augen,
- *schmerzhafte Muskelveränderungen,* die benachbarte Haut einbeziehend, *Beginn proximal, Ausbreitung zentrifugal,*

- *Kreatin und vermehrt Kreatinin im Harn* (Muskeluntergang),
- Muskelbiopsie: Degeneration und zellige Infiltration,
- wechselnde Beteiligung des Intestinum, ähnlich Erythematodes.
- Blut: *Eosinophilie,* • *hohe Blutsenkung,*
- uncharakteristisches Fieber,
- Zusammentreffen *mit malignen Tumoren häufig* (17%).

o Rö.: Interstitielle Calcinosis.

Progressive (systematisierte) Sklerodermie

Sklerose des Zungenbändchens, Schluckstörungen: *Schleimhautveränderungen in Ösophagus und Magen,* langgestielte Divertikel der distalen Kolonhälfte, *Perikarditis,* Myokard- und Lungenfibrose, Nierenbeteiligung, Sklerodaktylie, Hautverhärtung (Arthralgien der kleinen Gelenke). Kalkablagerung in Weichteilen, Absorption der Endphalangen. *Immunfluoreszenzuntersuchung.* Antikörper gegen Nukleolus-RNS und Kernproteine.

Anhang:

Sog. Muskelrheumatismus

Wahrscheinlich kein Antigen-Antikörper-Geschehen, ohne typische Rheumagranulome, sondern kolloidosmotischer Vorgang mit Bildung von *Myogelosen* und Mitwirkung einer verstärkten motorischen Innervation. Myalgien mit brettharter Muskelspannung:

Lumbago („Hexenschuß") der Lendengegend, (⧫ DD.: Pyelonephritis),

„Steifer Hals" des M. trapezius oder der seitlichen Nackenmuskulatur.

Zephalodynie: Knoten am oberen Nackenrand.

Th.: Kortisonderivate, Wärme, evtl. Fokalsanierung, Massage.

Infektarthritiden

Akut: bei *Sepsis* (bes. Staphylokokken), *Gonorrhö* (sehr schmerzhafte **gonorrhoische Monarthritis** großer Gelenke [Knie] nach fast unmerklicher Polyarthritis). Gelenkpunktat: hohe Leukozytose. Antistreptolysin-O-Titer normal. Penizillin!

Chronisch: als „Fungus" bei *Histoplasmose, Aktinomykose, Tuberkulose,* selten Lues.

Osteomyelitis

Aus septischer Streuung. Nachweis szintigraphisch mit ^{99m}Tc-Pyrophosphat.

Spondylitis bei **Tuberkulose, Bruzellosen, Typhus,** sonst selten.

- Rö.: auf ein Wirbelsegment beschränkt, Zwischenwirbelraum verschmälert, subdiskale Wirbelkörperdefekte, WK-Einbrüche, -Verschmelzungen. – Frühdiagnose durch *Szintigraphie.*
- *Selten,* wegen guter antibiotischer Therapie des Grundleidens; *wichtig* (Fokuseigenschaft!), Gelenkdestruktion → Ankylosierung.

Periarthritis humeroscapularis

Plötzlich einsetzende Schmerzen im Schulterbereich mit Druckschmerzhaftigkeit in der Kapsel. Degenerativer Prozeß, besonders der Sehnenansätze, mit Kalkeinlagerungen (röntgenologisch) und sekundär entzündlichen Veränderungen. Ursachen: Herdinfekte, Witterungsschäden, Überbelastung.

Th.: Kortisonderivate, Kurzwellen, Massage, Röntgenbestrahlung.

Epicondylitis (radialis, ulnaris) humeri

Plötzlicher Schmerz (und Druckschmerz) des Kondylus mit Ausstrahlung zum Unterarm. Überlastung („Tennisellenbogen“).

Th.: wie oben. Ruhe.

Arthritis urica (Gicht, Uropathie)

Stoffwechselkrankheit: *häufigster hereditärer Transportfehler.* Betrifft fast nur *Männer* (20:1), den pyknischen Typ, wird durch *Luxuskonsumption* verstärkt: *Gichttophi,* zunächst monartikulär *(Großzehe: Podagra* 90%), dann an allen Gelenken (u. a. Fingergrundgelenk: *Chiragra)* und *Ohren,* enthalten Na-urat-Kristalle (Murexidprobe); können aufbrechen. *Zystisch-ausgestanzte Knochendefekte. Nierensteine; Gichtniere* prognostisch ungünstig: Uratablagerungen, interstitielle Entzündung/Pyelonephritis, Gefäßschäden. Hoher RR. Harnsäure im Serum über 420 µmol/l*. – Hierbei oft Fettleber, Hochdruck, Diabetes mellitus.

Akute Gicht (Schmerzanfälle mit symptomfreien Intervallen) – **chronische Gicht.**

Sekundäre Gicht: bei Blutkrankheiten mit erhöhtem Zellumsatz bzw. -abbau unter Therapie.

Psoriasis: Hyperurikämie bei 20–50% (evtl. sekundäre Gicht).

Th.: Kolchizinderivate (sofortige Kupierung des Anfalls differentialdiagnostisch verwertbar), Allopurinol, Benzbromaron. Purinarme Diät (ohne Kaffee, Fleisch mäßig, keine Innereien, kein Alkohol), viel trinken. – Amuno, Butazolidin. – Steinauflösung: Uralyt-U.

---

* Harnsäure i. S. > 7 mg/ml

Tabelle 30 ♦ **Serologische Differentialdiagnose**

CRP: C-reaktives Protein, **RF:** Rheumafaktoren, **ASR:** Anti-Streptolysin-O-Titer, **AStaR:** Anti-Staphylosin-Titer

Rheumatischer Formenkreis	**CRP**	**RF**	**ASR**	**AStaR**
Rheumatisches Fieber	+++	∅	+++	++
Rheumatoide Arthritis	+	+++	+	+
Morbus Bechterew	+	(+)	+	++
Erythema nodosum	(+)	∅	++	+
Purpura rheumatica	+	(+)	++	+
Iritis rheumatica	(+)	(+)	++	+
Carditis rheumatica chron.	+	∅	++	+
Chorea minor	+	∅	++	+
Degenerative Gelenkerkrankungen	(+)	∅	(+)	(+)
Kollagenosen				
Lupus erythematodes	+	+	+	+
Panarteriitis nodosa	+	+	+	+
Streptokokken-Infekte				
Angina acuta	+++	∅	+++	∅
Tonsillitis chronica	+	∅	++	∅
Scharlach	+++	∅	+++	∅
Erysipel	+++	∅	+++	∅
Pneumonie	+++	∅	+++	∅
Staphylokokken-Infekte				
Osteomyelitis	+	∅	∅	+++
Pneumonie, Meningitis, Sepsis	++	∅	∅	+++
Prostatitis	+	∅	∅	++
Mastitis	+	∅	∅	++
Nierenerkrankungen				
Glomerulonephritis acuta	++	∅	+++	+
Chronische Nephritis	(+)	∅	+	+
Lebererkrankungen				
Hepatitis	+	∅	+	(+)
Leberzirrhose	+	(+)	+	+
Cholezystitis	+	∅	+	+

Tabelle 31 ♦ **Differentialdiagnose der Synovialflüssigkeit**

	Durchsichtigkeit	Viskosität	Leuko	Neutro	Lympho	andere Mono	Kristalle (polarisiertes Licht)	Komplement	
								Synovial	Serum
normal	klar	„normal“	10/mm	10%	40%	50%	keine	„normal“	„normal“
Rheum. Fieber	trüb	↓	↑↑	↑↑	↓	↓↓	keine	↓	normal
Reiter-Syndrom	trüb	↓	↑↑	↑↑	↓↓	↓	keine	↑	↑
Erythematodes	klar	normal	↑	normal	↑	↓	keine	↓	↓
Osteoarthritis	klar	normal	↑	normal	↑	↓	keine	normal	normal
Septische Arthritis	sehr trüb	↓	↑↑↑	↑↑↑	↓↓	↓↓	keine	↓	↑
Gicht akut	trüb	↓	↑↑↑	↑↑↑	↓↓	↓↓	stark negativ doppeltbrechende Stäbchen	↑	↑
Gicht chronisch	trüb	normal	↑	↓	↑	normal		normal	normal
Tbc	trüb	↓	↑	↓	↑	~	keine	Kultur	

♦ Differentialdiagnose der Rheumatoiden Arthritis

Akuter Krankheitsbeginn:

- Rheumatisches Fieber — große Gelenke, Herzbeteiligung, AST erhöht;
- septische Arthritis — Gelenkexsudat: purulent, Keime;
- „virämische“ Arthritis — extraartikuläre Organmanifestationen; Hepatitis, Röteln, Mumps;
- Serumkrankheit — allergisches Exanthem, Eosinophilie;
- Schönlein-Henoch — Purpura, Hämaturie, Meläna;
- akute Gicht — Anfall, Oligoarthritis, Harnsäure im Serum erhöht;

Subakuter Verlauf:

- Arthritiden bei — Colitis ulcerosa, Ileitis regionalis, Morbus Whipple;
- Reiter-Syndrom — Urethritis, Konjunktivitis;
- Erythematodes — Haut, Herz, LE-Zellen, antinukleäre Faktoren;
- Dermatomyositis — Myositis, CK erhöht, Biopsie;
- Periarteriitis nodosa — Myositis, Polyneuritis, Nierenbeteiligung, Hochdruck;
- progressive Sklerodermie — Intestinaltrakt, Lunge, Niere beteiligt;
- Sarkoidose — Lungen, Hilus, Iridozyklitis;

Chronisch-deformierender Verlauf:

• Psoriasis-Arthritis	Psoriasis von Haut und Nägeln;
• Morbus Bechterew	Sakroileitis, WS-Längsbandverkalkung;
• chronische Gicht	Tophi, Harnsäure im Serum erhöht;
• Osteoarthrose	Heberdensche Knoten, primär nicht entzündlich;
• Hämarthrose	bei Hämophilie;
• Knorpelveränderungen	bei Ochronose, Hämochromatose.

Degenerative Gelenkerkrankungen:

Arthrosen

Primär *regressive Veränderung des mesenchymalen Gewebes* auf erblicher Grundlage = Minderwertigkeit des Chondroitin-Protein-Komplexes der Gelenkknorpel. Häufiger noch als Rheumatismus. Von diesem durch das Fehlen entzündlicher (und spezifisch-rheumatischer) Zeichen abzugrenzen. Falsche Belastung fördert Arthrose.

- „Anlaufschmerz" nur bei Beginn der Bewegung (♦ DD. Gelenkrheuma: immer),

o **Rö.:**
- o *Verschmälerung des Gelenkspaltes,*
- o *Randzackenbildungen,*
- o freie Gelenkkörper durch Absprengung,
- o gelenknahe Knochenzysten durch Resorptionsvorgänge,

o **Szintigraphie:** mäßige (Arthritis: stärkere) Anreicherung.

- Heberden-Knötchen an distalen Fingergelenken: erbsengroß, unverschieblich, mit oder ohne Entzündung,
- Deformierung der Gelenke,
- *Knirschen bei Bewegung.*
- Beginn ≈ 40. Lebensjahr, Männer = Frauen.

Im Verlauf (Trauma) kann auch die Arthrose zur Entzündung führen (Senkungsbeschleunigung) → Verdickung der Gelenkkapsel.

Sekundäre Arthrosen: *posttraumatisch* (auch Mikrotraumatisierung: Fußballerknie), *postinfektiös,* bei *statischen Fehlbelastungen.*

Spondylarthrose der Wirbelkörper, besonders nach Bandscheibenschaden evtl. mit Brükkenbildung,

Koxarthrose des Hüftgelenks, **Gonarthrose** des Kniegelenks.

Th.: Kurzwelle, Fangopackungen, Bewegungsübungen; antiphlogistisch, schmerzstillend. Endoprothese, evtl. operativ-versteifend.

Osteomalazie

Mineralstoffwechselstörung mit gesteigertem Knochenumbau. Rachitis der Erwachsenen (10♀:1♂) in Belastungszeiten bei mangelhafter Vitamin-D-Versorgung (Resorptionsstörung) oder vermehrter Kalkausscheidung.

Spätrachitis im Pubertätsalter,

Klimakterische Osteomalazie,

Senile Osteomalazie,

Renale Osteomalazie bei chron. Nierenkrankheiten.

- *Schmerzen,* bes. Rücken und Oberschenkel,
- Skelettdeformierung:
  - *Trichterbrust* (Jugendliche),
  - *Kyphose* (Klimax: Sitzzwerge),
  - *Kartenherzform des Beckens* (Frauen),
- *Watschelgang.*

o Rö.:
  - o Knochendichte vermindert, Struktur verwaschen: Atrophie,
  - o Loosersche *Umbauzonen:* Unscharf begrenzte, bandförmige Aufhellungen, bes. Schambeinäste, Oberschenkel u. a.
  - o Milkman-Syndrom: Dauerfraktur an Schambeinästen, Schenkelhals und unterhalb des Trochanter minor.

- Spontanfrakturen.
- Alkalische Phosphatase erhöht,
- Kalzium und Phosphor leicht erniedrigt,
- Knochenbiopsie: osteoide Säume.

Th.: Vitamin D (S. 199), Kalzium, anabole Hormone.

Osteoporose

Ursache: Mangel an anabolen Hormonen (Hypogonadismus, Klimax, Senium) bzw. Überwiegen kataboler Hormone (Cushing-Syndrom, Kortikoidtherapie), Malabsorption, falsche Kost. – Frühzeitig starke *Rückenschmerzen,* später Rundrücken. Gefahr der Invalidität. Evtl. Beckenkammstanze histologisch.

o Rö.: Osteoporose erst bei 60% Kalziumverlust faßbar. Kalkverarmung der Knochen ohne spezielle Deformierung, verminderte Schattendichte, scharfe Konturen, feine Einrisse der Wirbelkörperdeckplatten, später grobe Einbrüche *(Fischwirbel), Schenkelhalsfrakturen.*

Th.: Rechtzeitig Dauersubstitution mit Sexualhormonen bzw. eiweißanabolen Hormonen, Kalziumstöße, Natriumfluorid.

Osteodystrophia deformans (Morbus Paget)

Alterserkrankung unbekannter Ursache; Vererbung kommt vor.

- „Rheumatische Beschwerden",
- *Verdickung* einzelner Knochen (Tibia, Schädel, WK, Becken, Femur):

o Rö. teils wabig, teils sklerotisch mit strähniger Veränderung der Spongiosa,

- *Vergrößerung des Schädels (Kopfschmerzen),*
- *Schwerhörigkeit:* Nervenschädigung durch Verengung des Knochenkanals,
- *Verkrümmung der Unterschenkel,*
- *Erhöhung der alkalischen Serumphosphatase.*
- Szintigraphie der Knochen mit ^{99m}Tc-Pyrophosphat zeigt Anbaugebiete.
- *Herzinsuffizienz:* erhöhte Volumenbelastung, wahrscheinlich infolge Shunt im Knochenmark.

♦ DD.: **Osteomyelosklerose** (S. 95), **Plasmozytom** (S. 95)

Knochenmetastasen

Hypernephrome und **Schilddrüsenkarzinome** bilden vorwiegend *osteoklastische* Metastasen, **Prostata-** und **Mammakarzinome** vorwiegend *osteoplastische,* **Bronchialkarzinome** *gemischte.*

Bei osteoplastischen Metastasen ist die alkalische Phosphatase erhöht.

o Rö.: Demineralisation erst ab 30% und Herdgröße 1,5 cm nachweisbar, *szintigraphisch* mit ^{99m}Tc-Pyrophosphat aber *schon ab Phase I des reaktiven Knochenumbaus.*

Halswirbelsäulensyndrom (HWS-Syndrom)

Bei Bandscheibendegeneration und Osteochondrose der unteren und mittleren Halswirbelsäule oder Spondylitiden wird ein *Wurzelschmerz* mit Parästhesien ausgelöst, der bis in die Finger ausstrahlt. Die Beschwerden sind oft von der Kopfhaltung abhängig.

Th.: Glisson-Schlinge.

Schulter-Hand-Syndrom: Reflexdystrophie mit Durchblutungsstörungen, Muskelatrophie und evtl. Ulzerationen.

Th.: Glisson-Schlinge.

Karpaltunnelsyndrom: Akroparästhesien, Schmerzen in der Hand (mit Ausstrahlung zur Schulter!) bes. *nachts,* bei Bewegung nachlassend. Vorwiegend bei Frauen. N. medianus und/oder Gefäße werden im Karpaltunnel von Bindegewebe oder verdicktem Retinaculum flexorum [Lig. carpi transversum] gedrückt, z. B. bei Akromegalie, Amyloidose, Rheumatoider Arthritis, Myxödem, Gravidität.

♦ DD.: Schulter-Hand-Syndrom (oben); Neuritis.

Th.: Operation.

Nucleus-pulposus-Hernie der LWS

Degenerierte Bandscheiben reißen bei starker Belastung ein und lassen den Nucleus pulposus heraustreten. Dieser drückt auf die Nervenwurzeln. Es wird ein Ischiassyndrom ausgelöst, das also typischerweise *plötzlich nach körperlicher Anstrengung* (ruckartigem Heben) auftritt.

o Rö.: Funktionsaufnahmen der Wirbelsäule, evtl. Myelographie.

Th.: Bettruhe auf harter Unterlage, evtl. Operation.

Hypertrophische Osteoarthropathie

- *Trommelschlegelfinger und -zehen* (Abb. 87),
- *chronische Periostitis der langen Röhrenknochen,*
- *Arthritis.*

Idiopathisch selten, *meist Hinweis auf anderes Leiden:* einfache Trommelschlegelfinger bei *Herzfehlern* (bes. kongenitale, zyanotische Form), *Leber-* (bes. biliäre Zirrhose), *Darmkrankheiten* (chronische Diarrhö).

Gesamtleiden bei *Lungenkrankheit* (außer Tuberkulose): Chronisch eitrige Bronchiektasen, Lungentumoren (Frühdiagnose!).

Im aktiven Stadium ist die Haut über den Enden der langen Röhrenknochen blaurot; brennendes Gefühl nimmt bei Heben ab, bei Senken zu.

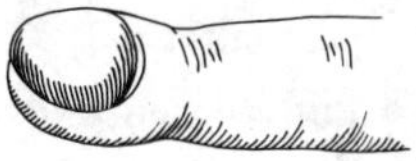

Abb. 87 *Trommelschlegelfinger* bei chronischem Sauerstoffdefizit (z. B. Rechts-Links-Shunt oder chronischem Lungenemphysem). Uhrglasnagel.

Neuropathische Gelenkerkrankungen

Trophisch gestörte Gelenke werden durch Mikrotraumen geschädigt:

- **Tabes dorsalis:** Knie, Hüften, Sprunggelenke, Wirbelgelenke;
- **diabetische Neuropathie:** Tarsal- und Metatarsalgelenke;
- **Syringomyelie:** Schultern, Ellenbogen.

Folgen: Ergüsse, sekundäre Entzündungen, Arthrosen.

Wasser- und Elektrolytsyndrome*

Erhaltungsbedarf:	Wasser		2500 ml/d
	Natrium		50–80 mmol/d**
	Kalium		40 mmol/d**
Normalwerte:	*Natrium*	im Serum	135–145 mmol/d**
	Kalium	im Serum	4,0–5,4 mmol/d**
	Magnesium	im Serum	0,6–1,1 mmol/d***
Hämatokrit (= Zellvolumen im Blut)			♂ 40–48%
			♀ 36–42%

Osmolarität: die reale (die tatsächliche Dissoziation berücksichtigende) Gesamtkonzentration aller gelöster Substanzen, bezogen auf 1 l Lösung (Osmolalität: auf 1 kg Wasser).

Festlegung des Säure-Basen-Status

- **pH:** negativer Logarithmus der H^+-Ionenkonzentration.
  $Norm_{arteriell}$ 7,42 (7,39–7,45),
  vorgetäuscht auch bei *kompensierter* Azidose (Alkalose);
- pCO_2: Norm 40 (37–43) mmHg. Erweist *respiratorische Störung;*
- **Standardbikarbonat:** Norm 24 mmol/l**.
  Bikarbonatkonzentration des Plasma *nach Äquilibrierung* des Blutes bei 37 °C auf pCO_2 = 10 kPa**** und maximaler O_2-Sättigung des Hb (hierdurch wird Abhängigkeit der HCO_3-Konzentration von H^+-Ionen der fixen Säuren und CO_2-Druck ausgeschaltet);
- **Pufferbasen:** Norm 48 mmol/l** bei 15% Hb.
  Bei *metabolischer* Störung erhöht oder erniedrigt;
- **Base-Excess:** Norm –2,3 bis +2,3 mmol/l**. Aktueller Pufferbasenwert minus normale Pufferbasenkonzentration (bei pH = 7,4; pCO_2 = 10 kPa****);
  Base-Excess (positiv): metabolische *Alkalose,*
  Basendefizit (negativ): metabolische *Azidose.*
- **Astrup-Verfahren** bestimmt pCO_2 und Säure-Basen-Status in *einem* Arbeitsgang.

Akute Verluste extrazellulärer Flüssigkeit infolge Erbrechen, Durchfall, Exsudation in Körperhöhlen, Diabetes insipidus bedingen:

- *Kreislaufschwäche:* Hypotonie, Tachykardie, Kollaps,
- *Hämatokrit-, Hb- und Ery-Anstieg,*
- *Harnstoff-, Kreatinin-, Rest-N-Anstieg* (Hypotonie, Oligurie),
- *Azidose* (Ketonsäurebildung, Niereninsuffizienz, Verlust alkalischer Sekrete),
- oder: *Alkalose* (nur bei HCl-Verlust: Erbrechen).

---

* „Endokrine Krisen“: S. 246, „EKG bei Ionenverschiebungen“: S. 11 und S. 20;
** mval/d;
*** 1,2–2,2 mval/l;
**** ~ 40 mmHg.

Hypertone Dehydratation, allgemein bei erhöhtem Wasserbedarf nach Verlust z. B. durch Schweiß (Na-arm), Diabetes insipidus, osmotische Diurese (fehlerhafte Infusionsbehandlung), bedingt:

trockene Schleimhäute, idiomuskulärer Wulst (Thorax mit Reflexhammer klopfen). Fieber, Delirien → Koma, Kreislaufschwäche.

Hypotone Dehydratation bei chronischem Wasser- und Salzverlust (Fistelbehandlung, Nieren- oder NNR-Insuffizienz u. a.):

Na^+ erniedrigt, Glomerulusfiltrat eingeschränkt. Harnstoff und Kreatinin erhöht.

Unruhe, Reizbarkeit, Oligurie. Idiomuskulärer Wulst.

Ödeme sind *extrazelluläre* Flüssigkeitsansammlungen, abhängig vom *hydrostatischen Druck* (Herzinsuffizienz; Pfortaderhochdruck, Leberzirrhose) oder *kolloidosmotischem Druck* (erniedrigt bei nephrotischem Syndrom, Leberzirrhose).

Wasservergiftung infolge Zufuhr trotz Ausscheidungsstörung:

bei NNR-, Nieren-, Leber- oder schwerer Herzinsuffizienz. Erhöhte ADH-Aktivität oder Kortisolmangel?,

bei Erbrechen, Durchfall, Dyspnö (Lungenödem, kein Anasarka). Krämpfe → Koma.

Hyponatriämiesyndrom trotz ausreichender Zufuhr und Bestand durch Na^+-Verschiebung in die Zelle bei K^+-Mangel:

bei mangelhafter Eliminierungsfähigkeit der Zelle für aufgenommenes Na^+, pulmonalen Erkrankungen und generalisierten Ödemen,

infolge erhöhter ADH-Aktivität und Kortisolmangel oder

bei exogener Überwässerung.

Die Symptome entsprechen einer milden Wasservergiftung.

Hypokaliämiesyndrom, häufig und wichtig, infolge:

mangelhafter Zufuhr bei Dauerinfusionen, Nahrungskarenz; erhöhtem Verlust

intestinal: Laxantien; Diarrhö, Erbrechen, Ileus;

renal: primärer und sekundärer Hyperaldosteronismus, Cushing-Syndrom, Kortikoide; tubuläre Nierenschädigung; Infusion. Diuretika, Digitalis, PAS, Biogastrone; Leber-Zirrhose-Koma.

K^+-Verschiebung in die Zelle zum Glykogen- und Proteinaufbau (nach Coma diabeticum, Rekonvaleszenz nach Operation).

Neuromuskulär: Hypo- bzw. Areflexie, Parese-Paralyse, Schluckbeschwerden, Magen-Darm-Atonie (Ileus), tetanische Krämpfe;

kardial: Hypotonie, Tachykardie, Extrasystolie, Digitalisempfindlichkeit; EKG: ST-Senkung, T-Abflachung, scheinbare QT-Verlängerung (Abb. 6, S. 11),

renal: tubuläre Schädigung mit Proteinurie, Konzentrationsschwäche bei Isosthenurie und Störung der Harnsäuerung.

(♦ DD.: primäre Nierenkrankheiten, renale tubuläre Azidose).

Th.: 100–150 mmol K^+ in 1 molarer Lösung mehrere Tage täglich als KCl, nur bei Azidose als K-Bicarbonat. – Per os: Kalinor-Alkal-Dragées (KCl) 3 x 2 tgl. – Kaliumreich sind Obstsäfte, getrocknete Früchte, Bananen, Gemüse, Fisch, Magerkäse.

Hyperkaliämiesyndrom, seltener, infolge:

übermäßiger Zufuhr bei Dauerinfusion;

mangelhafter renaler Ausscheidung: Morbus Addison, Oligurie, Anurie; K^+-Verschiebung aus der Zelle bei Glykogen- und Proteinabbau (Crush, Leberatrophie, postoperativ).

Durst, Körperschwäche, Konvulsionen. Hypertonie, Bradykardie, EKG: T spitzzeltförmig (Abb. 6, S. 11), Kammerflimmern: Tod.

Hyperkalzämiesyndrom bei Hyperparathyreoidismus, Mammakarzinom (bes. Therapie), Multiplem Myelom, Morbus Boeck.

Intestinal: Appetitlosigkeit, Erbrechen, Obstipation, Bauchschmerzen;

Renal: Polyurie-Polydipsie, Hyposthenurie, Dehydration, Niereninsuffizienz, Nephrokalzinose;

Psyche: Apathie, Schläfrigkeit, Konvulsionen, Koma.

Hypokalzämie: Tetanie s. S. 235.

Phosphor: s. bei Nebenschilddrüsen S. 232.

Magnesiummangel, mit Verschiebungen ähnlich K^+, ohne umschriebene Symptome bei: diabetischer Azidose, chronischem Alkoholismus, Leber- und Darmkrankheiten; (Magnesiummangel des eiweißgebundenen Anteils bei Myxödem).

Magnesiumüberschuß bei Niereninsuffizienz und (des eiweißgebundenen Anteils) bei Hyperthyreose: Lähmungen bis Narkose.

Störungen des Säure-Basen-Haushalts zeigen Abweichungen des arteriellen pH 7,42 (7,39–7,45):

pH $\downarrow$ = Azidose pH $\uparrow$ = Alkalose.

Respiratorische Azidose: Anhäufung von CO_2 im Serum (behinderte Abgabe: Pneumonie, Pneumothorax; erhöhtes CO_2 in Alveolarluft: Narkose, ZNS-Störung): Bikarbonat und pCO_2 $\uparrow$, pH $\downarrow$.

Respiratorische Alkalose (Stimulierung des Atemzentrums, Enzephalitis, Vergiftung, Kompensation einer metabolischen Azidose): Bikarbonat und pCO_2 $\downarrow$, pH $\uparrow$.

Metabolische Azidose: $[H^+]$-Anstieg infolge $[HCO_3^-]$-Abfall durch Verbrauch des Bikarbonatpuffers bei Säure-$[H^+]$-Anreicherung:

$$[H^+] + [HCO_3^-] \rightleftharpoons H_2O + CO_2.$$

Bei Coma diabeticum, Niereninsuffizienz, Schock, Diarrhö (Bikarbonatverlust). Umgekehrt: metabolische Alkalose.

Kompensierte Störungen haben einen Ausgleich über das jeweils andere System gefunden: metabolisch $\rightleftharpoons$ respiratorisch.

Hyperkapnie (alveoläre Hypoventilation) = Erhöhung,
Hypokapnie (alveoläre Hyperventilation) = Senkung des pCO_{2art}.

Puffersysteme im Blut: Kohlensäure/Bikarbonat; $HPO_4^{--}/H_2PO_4^-$; Eiweißkörper; Hämoglobin.

Th.: Es steht ein großes Infusionsprogramm der pharmazeutischen Industrie zur Verfügung. Kaliumsubstitution: siehe oben.

Tabelle 32

	respiratorische Azidose	kompensierte resp. Azidose	metabolische Azidose	kompensierte metab. Azidose
pH	↓	↻ „kompensiert"	↓	↻ „kompensiert"
pCO_2	**↑**	bleibt erhöht	normal	**↓**
art. Bic.	↑	**↑**	↓	↓↓
St. Bic.	normal	↓	↓	↓
GPB	normal	↑	↓	↓
BE	normal	↑	↓	↓

↑ = Beginn der Störung; St. Bic. = Standard-Bikarbonat;
GPB = Gesamtpufferbase; BE = Basen-Excess.

Infektionskrankheiten*

Infektionskrankheiten sind durch pathogene Mikroorganismen (Bakterien, Viren) hervorgerufene, übertragbare Krankheiten. Diese sind durch einen mehr oder weniger typischen Krankheitsverlauf gekennzeichnet; letztlich bestimmt aber der *Nachweis des Erregers bzw. seiner Toxine oder der hierauf gebildeten spezifischen Antikörper die Diagnose.*

Für das Zustandekommen der Erkrankung ist außer der *Exposition* die *Disposition* entscheidend: Nicht jeder Kontakt mit einem Erreger bzw. einer erkrankten Person führt zur Krankheit; der Mensch muß auch ansteckungsfähig sein, d. h. in schlechter Abwehrlage. Trotz Infektion können klinische Symptome ausbleiben: die *inapparenten Infektionen* sind ansteckungsfähig, sie bewirken *stille Feiung.* Die Gefahr der Ansteckung erhöht sich mit der *Infektiosität des Erregers;* diese kann wechseln, wie die Symbiose des Menschen mit zahlreichen, fakultativ pathogenen Mikroorganismen zeigt. Nach überstandener Krankheit, stiller Feiung oder auch angeboren, kann der Mensch immun gegen den Erreger sein. Er kann diese Immunität auch durch Impfung erwerben: *Aktive Immunität* durch Impfung mit apathogenen oder abgeschwächten Mikroorganismen, worauf Antikörper und zelluläre Immunität entstehen, oder *passive Immunität* durch Zufuhr von Antikörpern, die von infizierten Tieren oder Menschen gewonnen wurden. Letztere wirkt schneller aber kürzer und ist durch die Möglichkeit einer *Serumkrankheit,* einer Allergie gegen das artfremde Serum, belastet. Bei mehrfacher Injektion ist daher Serum einer anderen Tierart zu nehmen bzw. sind bestimmte Vorsichtsmaßregeln zu beachten. – Bedingten Schutz vor Infektion durch die Umgebung bietet auch *humanes Rekonvaleszenten-γ-Globulin* als Träger der von B-Lymphozyten gebildeten Immunkörper: z. B. bei Gabe an gravide Frauen zum Schutz vor Röteln. Auch ohne selbst krank zu sein, kann der Mensch also pathogene Mikroorganismen beherbergen und ausscheiden: Diese *Dauerausscheider* (z. B. Typhus) sind eine ständige Gefahr für die Mitmenschen (gesetzliche Kontrollen für Lebensmittelberufe, Berufsverbot; Hygienevorschriften für alle Dauerausscheider). Auch viele Virusspezies persistieren lange im Organismus als potentielle Infektionsquelle.

♦ **Bakterielle Infekte:**
- Leukozytose, ● Linksverschiebung,
- toxische Granulationen der Neutrophilen,
- alkalische Leukozytenphosphatase ↑;

♦ **Virusinfekte:**
- nicht-eitrig, ● Lymphozyten,
- Serumreaktionen, ● diphasisches Fieber,
- Organotropie,
- alkalische Leukozytenphosphatase ↓.

Hospitalismus: die Hauskeiminfektion der Krankenhäuser, besonders der Intensivstationen.

Vermeidbar durch Asepsis und *gezielte* Antibiotika- und Chemotherapie.

In der Inneren Klinik sind häufig:

---

* Hierzu Tabelle 33 (S. 323–328) beachten.

- E. coli 40–60%
- Klebsiella species 20–30%
- Proteus mirabilis 10–15%
- Pseudomonas aeruginosa (!) 5–10%
- Staphylococcus aureus ~ 5%

Infektiöse Erkrankungen, vorwiegend der Mundhöhle:

Angina lacunaris (akute Mandelentzündung)

Gerötete und geschwollene Tonsillen mit grau-weißen, stippchenförmigen (nie flächenhaften) Belägen, allgemeine lymphatische Schwellung des Halses: Plötzlicher Beginn mit hohem Fieber, Schüttelfrost, schweres Krankheitsgefühl, Schluckbeschwerden. Besonders bei Jugendlichen. Nur wenige Tage.

Komplikationen: Retrotonsillarabszeß, Angina necroticans, Jugularvenenthrombose.

Nachkrankheiten (bei Streptokokkenallergie nach rezidivierender Angina): Rheumatisches Fieber; rheumatische Endo-, Myo- und Perikarditis; Glomerulonephritis (Blutdruck- und Harnkontrolle!).

Scharlach-Angina s. S. 309 f.

Angina Plaut Vincenti

Meist einseitige, tief nekrotisierende Tonsillitis mit schmutziggrauen, zur Blutung neigenden Belägen. Aber: geringes Krankheitsgefühl ohne Fieber, nur lokale Beschwerden, fauliger Mundgeruch. Neigung zu Rezidiven. Prognose: Günstig.

Erreger: Zusammenwirken von 2 Mikroorganismen (Fusobacterium Plaut Vincenti, Spirochaeta Borrellia buccalis). Heilung durch Ausschaltung eines Erregers.

Mononucleosis infectiosa (Pfeiffersches Drüsenfieber)

Eine Angina, häufig vom Typ der Angina lacunaris, oder aber der Angina Plaut Vincenti ähnelnd, steht klinisch oft im Vordergrund, kann aber auch fehlen. Jugendliche: kissing disease!

Unter Abgeschlagenheit und geringem, unregelmäßigem Fieber: Trias

- *allgemeine Lymphknotenschwellung** – *Milzvergrößerung,*
- *Angina,* nicht selten auch ein flüchtiges, masernähnliches Exanthem,
- *Blutbild* 10–30 000 Gesamtleukozyten: 50–90% monozytoide Zellen (Tafel III, $_9$; vor S. 84).
- LDH und HBDH hoch, Quotient aber normal.

---

* (Die Lymphknotenschwellung in zeitlicher Reihenfolge des Auftretens: Subokzipital, aurikulär: bis erbsgroß, hintere Zervikalgegend bes. links. Leistenbeuge und Axilla: bohnengroß. Obere Zervikal- und Kieferwinkelknoten: walnußgroß, u. a.).

Hanganatziu-Deicher- bzw. *Paul-Bunnel-*Reaktion ab 10. Tag positiv*. Bei 20% ist Paul-Bunnel- ebenso wie Henle-Test (fluoreszierende Antikörper) negativ: hier sind Zytomegalievirus, Toxoplasmose o. a. Erreger die Ursache.

Leberbeteiligung in 15% (Schwellung, GPT-, GOT-Anstieg, evtl. Ikterus), selten Meningoenzephalitis, Perikarditis. Gute Prognose. (Beziehung zu Burkitt-Tumor. Fast regelmäßig zusätzliche Bande an Chromosom 14. Nur in malariadurchseuchten Gebieten: hochgradige RHS-Belastung.)

♦ DD.: Leukämie, Virusinfektionen, Serumkrankheit, Meningitis, durch Differentialabsorption krankheitsunspezifischer Antikörper.

Diphtherie

Weiße, über die Tonsillen hinausgreifende, festsitzende Membran; bei Ablösung: Blutung. Neigung zu Nekrosen. Ausdehnung evtl. bis Zungenspitze, Nase, Larynx (akute Erstickungsgefahr), bei kleinen Mädchen Genitale. In Wunden. Eigentümlicher Mundgeruch.

Schweres, fieberhaftes Krankheitsbild, durch den Lokalbefund (Erstickung) und die allgemein-toxische Wirkung nicht selten letal. Dank der aktiven Schutzimpfung (S. 329) war die Diphtherie fast ausgerottet, trat aber 1976/77 erneut auf, *primär kardiotoxisch*, im Spätstadium mit *Tetraplegie*. – Sporadisch atypische Fälle (Abstrich!).

- Lokalisierte und progrediente Form.
- Primär toxische oder maligne Form.

Komplikationen durch Toxinwirkung:

- *Akute toxische Kreislaufschäden* (Lähmung des Vasomotorenzentrum und der peripheren Gefäße),
- *Myokardschäden* 2./3. und 6./7. Woche; schwere Erregungsleitungsstörungen (Block),
- *Neuritische Frühlähmungen* ab 2.–3. Woche (Gaumensegellähmungen: nasale Sprache, Verschlucken mit Speiseausfluß durch die Nase, Akkomodationsparesen der Augen); *Spätlähmungen* ab 6. Woche. Polyneuritis (Gangstörungen u. a.).
- *Schick-Test:* Toxin intrakutan erzeugt bei Di-Empfänglichen Quaddel für 6 Tage.

Stomatitis aphthosa idiopathica

Kleine, oft zahlreiche, sehr schmerzhafte weiße Flecken – später Bläschen, dann Ulzera – an beliebiger Stelle der Mundschleimhaut, besonders bei Jugendlichen. Gutartig, aber hartnäckig, evtl. mehrere Wochen dauernd und sehr zu Rezidiven neigend. – (*Nicht* durch Herpesvirus!)

Th.: Mit Albotyl betupfen, mit Hexoral spülen.

---

* Beweisend 1 : 100 und mehr; dann auch Differentialabsorption positiv. – Schnelltest „Monosticon“ in wenigen Minuten.

Herpesvirus-Infektionen*

Primärinfektion: Stomatitis aphthosa herpetica (Typ I). Bläschenbildung in der Mundhöhle *durch Herpesvirus.* Nur in 1% apparent.
Okkulte, lebenslange Infektion in sensorischen Ganglien.

Rezidive aus der okkulten Dauerinfektion der Spinal- und Trigeminus-Ganglien (25% Virusausscheider aus Speichel- und Tränendrüsen!):

Herpes simplex rezidivans: *stecknadelkopf- bis linsengroße Bläschen in gruppierter Anordnung an der Lippe bzw. am Übergang Haut/Schleimhaut:* Nasenflügel, Vulva, Glans, besonders bei Jugendlichen. Bereitschaft bei Resistenzschwäche durch andere fieberhafte Erkrankungen, bes. Pneumonie (Enteritis, Pyelitis), Nahrungsmittelunverträglichkeit, Menses. Gutartig.

Abakterielle Meningoenzephalitis (50% aller Enzephalitiden! S. 316).

Prognose: Enzephalitis ernst.

Th.: Vor Ausbruch des „Rezidivans" = Jucken: häufig Tupfen mit Alkohol. Bei Enzephalitis: Adenosin-Arabinosid.

Sekundärinfektion: Urethritis (Typ II) nach Aufnahme des Verkehrs in 15%, selten apparent. Also evtl. zwei serologisch verschiedene Herpestypen (I und II) gleichzeitig an verschiedenem Ort. Auch der genitale Herpes rezidiviert.

Pyogene Infektionen der Spalträume des Mundbodens und Halses

Derbe, druckschmerzhafte Entzündung (selten Phlegmone) von Wange, Mundboden, Perimandibularregion: von Zahnsystem, Speicheldrüsen oder Lymphgebiet ausgehend (Streptokokken, Staphylokokken, Anaerobier). Cave: über Parapharyngealraum aszendierend *(Meningitis)* oder deszendierend *(Mediastinitis).* Kieferchirurgie!

Aktinomykose des Mundbodens und Halses

Brettharte Infiltration, livide Verfärbung, oft chronische Fisteln.

Diagnose: histologisch, mikrobiologisch. Serologisch unsicher.

Th.: Kieferchirurgie, Antibiotika, Bestrahlung.

Prognose: bei Lungen-, Magendarm-Befall ungünstig.

Parotitis epidemica (Mumps)

Schwellung der Parotis (meist beidseitig), wodurch Ohrläppchen abstehen; Haut über Parotis meist gerötet. Parotisausführungsgang geschwollen. Vorwiegend bei Kindern. Mäßiges Fieber und Krankheitsgefühl, meist nur geringe lokale Schmerzen.

---

* *Infektionsmodus analog Varizellen – Zoster* (S. 311)! Herpetiforme Hautveränderungen können *Frühsymptom bei Neoplasie* sein!

Absonderungen bis 1. Woche nach allen Erscheinungen. Wird (leider) oft ambulant durchgemacht, wodurch Verbreitung und Befall anderer Organe gefördert werden:

des anatomisch ähnlichen Pankreas (**Pankreatitis:** Gefahr des Diabetes mellitus),

des reifen Hodens (**Orchitis,** sehr schmerzhaft, Gefahr der Sterilität), ebenso **Ovariitis, Hepatitis** und (wichtig! in 10%!) **Meningitis** (oft Defektheilung! Schutzimpfung!).

Prophylaxe der Orchitis bei Parotitis: Spermiogenese mit Östrogenen bremsen, Kortikoide.

Prognose der Parotitis gut.

♦ Differentialdiagnose: Angina

A. catarrhalis	nur Rötung;
A. follicularis	weiße Stippchen der Tonsillen;
A. lacunaris	Stippchen können konfluieren;
A. Plaut Vincenti	meist einseitig, flächenhaft, dann schmutzig-grau nekrotisierend;
Monozytenangina	wie A. lacunaris, seltener wie A. Plaut Vincenti (Drüsen, Blutbild!);
A. agranulocytotica	nekrotische Geschwüre (Granulozytopenie);
Diphtherie	schwer ablösbare Beläge: Blutungen;
A. phlegmonosa	Retrotonsillarabszeß (Vorwölbung, Verdrängung der Uvula);
A. herpetica	Herpesbläschen in Mund und Rachen (= primäre Stomatitis aphthosa der Kleinkinder);
A. luica	Primäraffekt an der Tonsille;

Angina auch sekundär bei Infektionskrankheiten, bes. Scharlach, Herpangina bei Coxsackie-Viren.

Lymphknotenschwellung durch Toxoplasmose, Cytomegalie-Virus, Adeno-Viren.

Infektiöse Erkrankungen mit Hauterscheinungen

Erysipel (Wundrose)

Rötung mit scharfer Begrenzung gegenüber der gesunden Haut, flächenhaft fortschreitend.

Phlegmonöse Haut- und Schleimhautentzündung mit Ödem. Fieber. Durch β-hämolysierende Streptokokken der Gruppe A. Ausbreitung: lymphogen.

Masern (Morbilli)

Stark juckendes makulo-papulöses Exanthem, das stets (blasse) Hautstellen freiläßt. Zweiphasiger Krankheitsverlauf:

Katarrhalisches Vorstadium: Konjunktivitis und Lichtscheu, Rhinitis, Pharyngitis, Tracheobronchitis und 2–3 Tage Fieber bis 39 °C.

Enanthem (2. Tag): linsengroße, rötlich-braune Flecken am weichen Gaumen und der Uvula.

Kopliksche Flecken 3.–5. Tag: weiße, rot umrandete Flecken auf der Wangenschleimhaut gegenüber vorderen Backenzähnen.

Exanthemstadium: Nach kurzem relativem Wohlbefinden und Fieberabfall erneut – jetzt höheres – Fieber und makulo-papulöses Exanthem *hinter den Ohren,* auf das Gesicht übergreifend, dann Rumpf, zuletzt Extremitäten befallend. Schuppt später kleieförmig.

Infolge der starken Kontagiosität werden Masern fast stets im Kindesalter durchgemacht. Prognose meist gut: Kleinstkinder sind durch **Masernpneumonie** gefährdet, die durch Nekrosen der Bronchiolen später *Bronchiektasen* begünstigt und auch nicht selten letal verläuft (Riesenzellpneumonie). Andere Komplikationen: **Endokarditis, hämorrhagische Nephritis, Otitis media** (hämolytische Streptokokken), **Meningitis, Enzephalitis, subakute sklerosierende Panenzephalitis** (in 50% der Masern EEG-Veränderungen!). Im Verlauf der Maserninfektion wird positiver Tuberkulintest negativ: **TB-Reaktivierungsgefahr!**

Prophylaxe: *Schutzimpfung* S. 330 wichtig.

Röteln (Rubeola)

Exanthem masernähnlich, jedoch blassere, rosarote, nicht konfluierende Flecken.

Ohne Vorboten – oder nach leichten katarrhalischen Erscheinungen – geringes Fieber, *Beginn des Exanthems hinter dem Ohr; rasche Ausbreitung* über Gesicht, Nacken und ganzen Körper. Meist feine Blutpunkte auf der Uvula. *Gelenkschmerzen, Nackenlymphknoten geschwollen, Milztumor. Plasmazellvermehrung.* Meist kurzer, komplikationsloser Verlauf; selten Meningoenzephalitis, Polyneuritis. Bei Zweifel: Antikörperbestimmung durch Hirst-Test (HHT) und/oder indirekten Immunfluoreszenztest (IFT).

Rubeolenembryopathien treten nach Infektion der Mutter im 1.–3. Schwangerschaftsmonat bei bis zu 90% der Früchte auf (Neugeborene sind infektiös! Bei Infekten in späterem Schwangerschaftsmonat: *Abort).*

- **Cataracta centralis,** Mikrophthalmie, Pigmentveränderungen der Netzhaut;
- **Taubheit:** Störungen in der Entwicklung des Cortischen Organes;
- **Kongenitale Herzfehler:** Offener Ductus arteriosus Botalli, offenes Foramen ovale, Ventrikelseptumdefekt;
- **Minderwuchs; Mikrozephalie, hypoplastische Zähne, Wolfsrachen;**
- **Hernien, Hypospadie, Kryptorchismus** u. a. m.

Th.: Schutz von Mutter und Kind mit humanem Rekonvaleszenten-γ-Globulin wirkt nur bei Gabe 1–2 Tage nach Exposition. Aktive Schutzimpfung (Lebendimpfstoff, aber nicht in der Schwangerschaft). – 80% der gebärfähigen Frauen haben Antikörper (HHT; IFT): dann keine Gefahr.

Scharlach (Scarlatina)

Rötung der Uvula und der vorderen Gaumenbögen mit scharfer Abgrenzung gegenüber hartem Gaumen. Himbeerzunge. Fieberröte der Wangen mit zirkumoraler Blässe (!). Dichtstehende, stecknadelkopfgroße, hochrote Flecken, am stärksten in den Hautfalten der Achselhöhlen und Leistenbeugen. Ausschlag mit dem Glasspatel fortdrückbar. – Scharlach zur Zeit wieder häufiger.

Krankheitsverlauf: Plötzlich Kopfschmerzen, Fieber (bis 39,5 °C), Schüttelfrost, Gliederschmerzen, Halsschmerzen, Fieberröte der Wangen. Am 2. Tag *Exanthem*, an den Beinen beginnend. Rumpel-Leede *positiv*. Langsamer Fieberabfall. Himbeerzunge. Ende 1., Anfang 2. Woche: *Gelenkschmerzen* (evtl. Frührheumatoid mit symmetrischer Schwellung der Finger-, Zeh-, Hand- und Fußgelenke), Gefahr der *interstitiellen Scharlachnephritis* (Proteinurie, granulierte Zylinder, Lympho, Ery). Abblassen des Exanthems. Nach freiem Intervall ab 8.–10. Tag *Desquamationsstadium* bei gutem Allgemeinbefinden ohne Fieber: Schuppung anfangs kleieförmig, später großlamellär.

β-hämolysierende Streptokokken der Gruppe A im Rachenabstrich.

Antistreptolysin-Titeranstieg.

Auslöschphänomen (Schultz-Charlton): Rekonvaleszentenserum oder frisches Normalserum löschen intrakutan gespritzt frisches Scharlachexanthem innerhalb 6–8–24 Stunden aus.

Septischer Scharlach mit nekrotisierender Angina, hohem Fieber und oft tödlichem Kreislaufkollaps.

Komplikationen:

Endokarditis-Myokarditis: Herzklappenfehler.

Scharlachnephritis: akute Glomerulonephritis in 2. Krankheitsphase zu Beginn der 3. Krankheitswoche mit erneutem Fieberanstieg: Hypertonie, Proteinurie, Zylindrurie.

Otitis media: Neigung zur chronischen Form (Schwerhörigkeit).

⧫ DD. **Arzneimittelexanthem:** bes. Binotal, Pyramidon, Aspirin, Chinin, Sulfonamide u. a.

⧫ DD. **Nahrungsmittelallergie:** Erdbeeren u. a.

⧫ DD. **Serumkrankheit:** Nach Impfung.

Th.: Antibiotika unterbrechen Verlauf sofort.

Fleckfieber (Typhus exanthematicus)

Blaßrote oder braunrote, roseolenähnliche, nicht erhabene Flecken; anfangs stecknadelkopfgroß und mit Spatel fortdrückbar, dann polymorph (!) und auf Spateldruck abblassend, am ganzen Körper. Rumpel-Leede positiv.

Krankheitsverlauf mit 10–30tägigem kontinuierlichem Fieber, stets hochbedrohlich. Kurze Zeit: Kreuzschmerzen, Schwindel. Dann rascher Fieberanstieg mit schweren Kopfschmerzen, Gliederschmerzen, trockener Zunge, Pharyngitis. Ab 3. Tag *enzephalitische Phase* (Stammhirn): Benommenheit, Schlaflosigkeit, Singultus. Beine angezogen, zentrale Vasomotorenlähmung [Kollaps, Tod], Tachypnoe [„zerebrale Respiration“], Schwerhörigkeit [Akustikusschädigung], extrapyramidale Störungen [Tremor, Muskelkloni], Athetose, Hyperkinesie, hochrotes, gedunsenes Gesicht, Exanthem. – Milztumor. Etwa ab 13. Tag Entfieberungsperiode: Gefahr verschiedener Nachkrankheiten bzw. Begleitkrankheiten durch Resistenzschwäche, bes. Myokarditis, Bronchopneumonien.

Pocken (Variola vera, Variola major)

Beginnend im Gesicht (Stirn, Nasenflügel, Oberlippe), dann über den Rumpf und die distalen Extremitäten ausbreitend: kleine rote Flecken, dann Bläschen, die rasch bis erbsgroß anschwellen, mehrkammerig und eingedellt sind. Umwandlung in Pusteln, Eintrocknung. Brauner Schorf, hinterläßt starke Narben. Hohe Todesrate!
Bei Verdacht Patient (und Kontaktpersonen) am Ort lassen! Gesundheitsamt benachrichtigen (Pockenalarmplan)! *Pocken gelten zur Zeit als ausgestorben!*

Nachweis: Guarnierische Einschlußkörperchen in den Zellen des Pockeninhalts. Übertragbarkeit auf Kaninchenkornea oder Zellkultur. Virusnachweis elektronenmikroskopisch.

Variolois können als leichte immunologisch begründete Modifikation der Variola bei Personen auftreten, deren Impfung 10 Jahre zurückliegt oder vor geraumer Zeit Pocken überstanden haben. Variolois sind aber *voll infektiös!!*

Alastrim, ein modifiziertes, pathogenitätsschwaches Pockenvirus, bedingt und überträgt nur leichte Erkrankung.

♦ DD.: Herpes simplex, Schutzimpfung (Eccema vaccinatum, Vaccina generalisata), atypische Varizellen, Zoster.

Seltene Komplikationen nach Impfung:

- **Impfenzephalitis,** 9–12 Tage nach Impfung, prognostisch ernst;
- **Eccema vaccinatum:** Vakzineinfektion vorhandener Ekzeme;
- **Vaccina generalisata:** hämatogene Aussaat;
- **Bakterielle Sekundärinfektion** der Impfpusteln.

Windpocken (Varizellen) . . . . Primärinfektion*

Papulös-vesikulöses Exanthem; anfangs bis linsengroße Maculae, die sich zum Teil bereits zurückbilden; dann zentral gedellte Bläschen in rotem Hof; Eintrocknung in 1–2 Tagen. Nebeneinander verschiedene Entwicklungsstadien! Ausheilung ohne Narben, wenn Sekundärinfektion (durch Kratzeffekte) vermieden wird.

Krankheitsverlauf: Bei geringem Krankheitsgefühl und mäßigem Fieber tritt Exanthem an behaarter Kopfhaut, Gesicht, Rumpf und Schleimhäuten (Mund, Vulva) auf. Krankheitsdauer etwa eine Woche. – Lebensbedrohliche Komplikation: **Varizellenenzephalitis** selten.

♦ DD.: **Zoster generalisatus varicellosus.**

♦ DD.: **Pocken** bereits anfangs auch an Extremitäten, Handflächen, Fußsohlen; gleiches Stadium, gekammert: fallen angestochen nicht zusammen.

Zoster (Gürtelrose) . . . . Rezidiv*

Aus lebenslanger Persistenz in Spinalganglien.

In Gruppen angeordnete Bläschen, auf das Gebiet eines oder mehrerer Nervensegmente beschränkt, daher am Brustkorb gürtelförmig bzw. halbrund-gürtelförmig.

---

* Infektionsmodus analog Herpesvirus (S. 307).

Außer den *Interkostalnerven* wird das *Trigeminusgebiet* bevorzugt; aber auch andere Nervengebiete werden gelegentlich befallen. Zoster ist das lokalisierte Rezidiv einer Windpockeninfektion bei Teilimmunität gegen Windpocken-Zoster-Virus. Der Virus sitzt im Ganglion (okkulte Infektion) und breitet sich beim Rezidiv entlang der hinteren Wurzel aus. – Cave: *Enzephalitis* (Th.: Adenosin-Arabinosid?).

Die Erkrankung verläuft unter Fieber und zunehmenden heftigen Schmerzen, die auch nach Abklingen noch lange bestehen bleiben können (Interkostalneuralgie, Trigeminusneuralgie).

♦ DD.: **Zoster symptomaticus** bei Morbus Hodgkin (3%), Leukämie, Bandscheibenprozeß oder Tumor dieser Headschen Zone.

♦ **Differentialdiagnose: Exanthembildende Viruserkrankungen**

Masern:	makulo-papulös, juckend; freie Hautstellen.
Röteln:	–, jedoch blasser; nichtkonfluierende Flecken.
Infektiöse Mononukleose:	–, flüchtig; Blutbild.
Coxsackie-Virus:	Herpangina, Boston-Exanthem.
ECHO-Virus:	Effloreszenzen bei Respirationsinfekt.
Pocken:	rote Flecken, dann Bläschen mit Delle.
Varizellen, Zoster:	papulös-vesikulös; verschiedene Stadien.
Herpes:	Bläschen an der Lippe.
Hand-, foot- and mouth-disease:	Flüchtige Bläschengruppen interdigital, evtl. am Mund; subfebril; gutartig; bes. bei Kindern. Bei Erwachsenen Bornholm-ähnlich. Coxsackie A 16.

Infektiöse Erkrankungen, vorwiegend der Atmungsorgane

Rhinitis (Schnupfen)

Mit Schwellung der Nasenschleimhaut, Sekretion und Niesreiz einhergehender, stark ansteckender Infekt: 100 Virustypen bekannt. Oft mit erheblichen Allgemeinerscheinungen (Fieber, Kopfschmerzen) verbunden. Kann durch Aktivierung von Bakterien auch Sekundärinfektionen (Sinusitis, Otitis, Bronchitis) auslösen.

Infekte des oberen Respirationstraktes

Influenza-, Parainfluenza-, Adeno-, ECHO-, Corona-, Coxsackie-Viren oder *Mykoplasma-pneumoniae*-Erkrankungen sind – mit Einschränkung der schweren Influenza – im klinischen Verlauf nicht sicher zu unterscheiden. Serodiagnose! Bedingt abgrenzbar sind:

Herpangina *durch Coxsackie-Virus A und ECHO-Viren.* Akute, fieberhafte Pharyngitis mit Bläschen. Dauer wenige Tage.

„Sommergrippe“ *durch Coxsackie-Virus A* im Frühjahr bis Herbst. Dauer mehrere Tage.

„Fieberhafter Katarrh" *durch Adenovirus.* Hohes Fieber, Kopfschmerzen, Pharyngotracheitis. Dauer: 3–5 Tage. BSG normal. In Massenquartieren.

„Pharyngotracheales Fieber" *durch Adenovirus.* Hohes Fieber, Konjunktivitis, Pharyngitis, Schwellung der Halslymphknoten, gastrointestinale Symptome. Dauer: ~ 10 Tage. Rö.: mehrere Lungeninfiltrate.

Bornholmsche Krankheit

(Myalgia aut Pleurodynia epidemica)

Coxsackie-Virus B: Inkubation 4 Tage. *Heftige Schmerzen des Zwerchfells und der Muskulatur.* Perikarditis, Pleuritis. Atembeschwerden, Pleurareiben, Schüttelfrost (39 °C). Dauer 2 Tage, evtl. Rezidiv.

♦ DD.: Herzinfarkt, Pneumonie. **Prognose:** gut.

Influenza („Grippe")

Rhinitis, Pharyngitis und sanguinolente Tracheobronchitis mit allgemeinem schweren Krankheitsgefühl, Kreuzschmerzen und Fieber, oft mit kritischem Abfall am 3. Tag; relative Bradykardie (Puls langsamer als bei dem Fieber zu erwarten), Leukopenie. Verlauf oft tödlich. – Bei 80% der Infizierten nur „leichte Erkältung".

Virus: **Typ A** *Pandemien* des ganzen Erdballs alle 10–12 Jahre, zwischenzeitlich lokale Ausbrüche; **Typ B** *nur lokale Ausbrüche* alle 4–6 Jahre. **Typ C** seltener, milderer Verlauf.

Komplikationen:

- Schwerer Kreislaufkollaps in der Krise (Kreislauftoxin?);
- Myokarditis, später
- vasomotorische Labilität;
- Nebenhöhleninfektionen;
- hämorrhagisch-schleimige Tracheobronchitis,
- Bronchopneumonie (Lungenabszeß);
- gastrointestinale Infektionen („Darmgrippe"),
- neural: Neuritis, Fazialislähmung, selten Meningoenzephalitis.

Keuchhusten (Pertussis)

Nach mehreren kurzen Hustenstößen ziehende, „jauchzende" Inspiration, Erstickungsgefühl, Anschwellung des Kopfes und Zyanose.

Krankheitsverlauf in 3 Stadien:

Stadium katarrhale: 1–2 Wochen uncharakteristischer Husten, besonders nachts,

Stadium convulsivum: 2–6 Wochen mit den typischen *Hustenanfällen,* Expektoration von *zähem* Schleim, evtl. Erbrechen.

Stadium decrementi: In unbestimmter Zeit Abklingen der Anfälle, atypischer Husten.

Der Verlauf der Erkrankung, die Dauer und Intensität der Anfälle ist stark von psychogenen Faktoren abhängig. Psychopathische Kinder steigern sich in bedrohliche Anfälle hinein und behalten den Anfallstyp des Keuchhustens oft lange über die Infektzeit hinaus.

Komplikationen sind **Bronchopneumonie** und **Keuchhustenenzephalitis** mit Krampfneigung, evtl. schweren Konvulsionen, bei Kleinkindern bedrohlich. *Cave:* Tbc.

Pneumonie, Q-Fieber s. S. 117, Tuberkulose s. S. 124 ff.

Infektiöse Erkrankungen, vorwiegend der Verdauungsorgane

Hepatitis s. S. 170 und Tabelle S. 324

Typhus abdominalis

Uncharakteristische Bauchsymptome, Verstopfung oder Durchfall. Führende Symptome sind *Fieber, Bradykardie, Milztumor und „typhöser" (benebelter) Zustand. Leukopenie, relative Lymphozytose, Aneosinophilie. Roseolen.*

Vor klinischer Symptomatik 3 Stadien der Bakterienausbreitung:

1.Vermehrung am Primärherd (Darmwand), 2. Generalisationsphase, 3. Organmanifestation (Darm, Leber, Haut).

Klinischer Verlauf mit typischer Fieberkurve:

Stadium incrementi: 1. Woche, *langsam* ansteigende Temperaturen und zunehmendes Unwohlsein mit Kopfschmerzen, meist Obstipation (anatomisch: Markige Schwellung der Lymphknoten und Peyerschen Plaques im Dünndarm).

Stadium acmes: 2. Woche, *Kontinua bis 41 °C, relative Bradykardie, Benommenheit,* erbsbreiartige Stühle (anatomisch: Geschwürsbildung und Verschorfung der Peyerschen Plaques), bakterielle Streuung.

Roseolen (9. ~ 25. Tag schubweise): Stecknadelkopfgroße, rosarote Flecken an Bauch und Rücken, weniger an Extremitäten, nie an Hand- und Fußfläche; auf Spateldruck verschwindend (= bakterielle Embolie mit Histiozyten);

Milztumor: Mittelhart, 1 Querfinger unter dem Rippenbogen tastbar;

„Typhuszunge": Roter Rand, belegte Mitte, Stomatitis;

Bronchitis – Bronchopneumonie (Tachypnoe!);

Neuritis acustica (Schwerhörigkeit), meningeale Reizerscheinungen.

Amphiboles Stadium: 3. Woche, *intermittierendes Fieber,* Pulslabilität, weicher Milztumor, evtl. ulzeröse Stomatitis, Meteorismus (anatomisch: Abstoßung der Verschorfung, klinisch: Gefahr der Blutung und Perforation!).

Stadium decrementi: 4.–6. Woche, lytische Entfieberung, Rückgang des Milztumors und der Diarrhöen.

Rekonvaleszenz: 5.–8. Woche, meist subnormale Temperaturen, Heißhunger, psychische Labilität.

Komplikationen:

- Darmblutungen (5–6%) 3. Woche,
- Darmperforationen (5–12%) 3.–5. Woche,
- chronische Peritonitis,
- Kreislaufversagen,
- Cholezystitis (Dauerausscheider, Steinbildung),
- Venenthrombosen, Milzinfarkte,
- Bronchopneumonie,
- Meningitis, Enzephalitis,
- noch nach Jahren: Spondylitis.

Typhus ambulatorius: leichte, oft verkannte Form, Gefahr der Dauerausscheidung von Typhusbakterien mit dem Stuhl (aus Gallenblase).

Typhus gravis und rezidivierender Typhus.

Dauerausscheider: 1–6% der Typhusrekonvaleszenten.

Paratyphus

Vorwiegend in den Sommermonaten auftretend; Verlauf entweder *wie Typhus abdominalis,* meist Paratyphus **B**, seltener auch **A**, im Verlauf aber milde.

Salmonellen-Gastroenteritis

Stürmischer Beginn mit „Brechdurchfall", Leibschmerzen, Tenesmen, Fieber über 39 °C, evtl. Herpes. Elektrolyt- und Wasserverlust: *Kreislaufkollaps,* Nierenversagen, evtl. Durchwanderungsperitonitis, Meningitis.

Erreger: bes. S. typhi murium, Panama, Heidelberg, unzählige andere.

Ansteckung: durch Speisen (Kühlschrankkost!), Eier, Milch, Wasser, seltener durch Ausscheider. *Inkubationszeit:* wenige Stunden bis Tage (Toxinwirkung oder Infektion). *Nachweis:* Kulturen aus Stuhl, Blut.

♦ DD.: **Virusenteritis:** Fieber, Pharyngitis/Rhinitis, Kopf- und Muskelschmerzen. – **Nahrungsmittelvergiftung:** kein Fieber.

Bakterienruhr (Dysenterie)

Sehr häufiger Durchfallstuhl mit Blut, Eiter und Schleimbeimengungen aus dem Kolon. Tenesmen.

Nach kurzen Prodromi: Fieber und schmerzhafte, wäßrige Durchfälle mit Blut und Schleimbeimengungen, 20–30mal täglich, hierzu starke Tenesmen. Oft anfangs mehr Blut *(rote Ruhr),* im Stadium der Geschwürsbildung: Eiter *(weiße Ruhr).* Aufgetriebenes Abdomen, Kolon druckempfindlich. Exsikkose, extrarenales Syndrom (Rest-N-Erhöhung bei intakten Nieren). Bluteindickung (Eiweiß, Hb, Ery hoch; Blutsenkung niedrig; Leukozytose, Linksverschiebung; Eosinophile bleiben!). Herzinsuffizienz.

Spätkomplikation: Reiter-Syndrom (S. 289).

Andere Folgen: Verdauungsstörungen (chronische Ruhr), Anazidität des Magensaftes, Polyneuritis.

Amöbenruhr

Durch Entamoeba histolytica hervorgerufene geschwürige Darmkrankheit, die fast ausschließlich in warmen Ländern zu manifesten Erkrankungen führt. Inkubationszeit 2–4 Wochen, Infektion durch Trinkwasser und Nahrungsmittel (feuchtes Milieu!). Leibschmerzen, Durchfall mit Blut ohne Eiter, Tenesmen, kein Fieber. Nur bei manifester Erkrankung sind rektoskopisch und röntgenologisch Darmveränderungen nachweisbar. – In unseren Breitengraden nur Träger von *Minutaformen* und *Zysten* ohne Erkrankung. – Mikroskopischer Amöbennachweis im Stuhl, HHT, KBR. Indirekter Immunfluoreszenz-Test.

Komplikationen: *Leberabszeß* (in 15%) sehr gefürchtet.

Staphylokokken-Enterotoxin-Vergiftung

Hitzebeständiges Toxin. Häufigste Nahrungsmittelvergiftung. 3 Stunden nach Nahrungsaufnahme explosive Diarrhö und Erbrechen ohne Fieber. Wasser- und Elektrolytverlust: Wadenkrämpfe, Kollaps, Untertemperatur.

Th.: Erbrechen fördern. Kreislauf! Antibiotika gegen Staphylokokken.

Infektiöse Erkrankungen, vorwiegend des Nervensystems:

Abakterielle (seröse) Meningitiden können durch Insolation oder verschiedene Viren hervorgerufen werden, die ihrerseits sehr verschiedene Manifestationen zeigen:

Virusenzephalitis

50% aller Enzephalitiden durch Herpesvirus! – Subakute sklerosierende Panenzephalitis (Masern-Virus).

ARBO-Viren (= arthropod borne, durch Arthropoden übertragen) *führen nach 4–21tägiger Inkubation zur inapparenten Infektion, seltener Krankheit:* plötzliches Fieber, Kopfschmerzen, Erbrechen, Stupor, Dysarthrie, choreatische Bewegungsstörungen, Singultus, Augenmuskellähmungen, Hemi- und Paraplegien; Liquor: Eiweiß, Zellzahl weniger erhöht. Zu unterscheiden: amerikanische, fernöstliche, eurasische und afrikanische Gruppe. In Deutschland sehr selten.

Th.: bei Herpesvirus Adenosin-Arabinosid.

Virusmeningitis (Abakterielle Meningitis)

Durch Poliomyelitisvirus, ECHO- (entero cytopathogenic human orphan) Virus, Coxsackie u. a., auch als Begleiterkrankungen bei zahlreichen allgemeinen Viruskrankheiten (Mumps, Masern, Röteln, Zoster, Infektiöse Mononukleose). Schwere Krankheitsbilder durch Virus der **lymphozytären Choriomeningitis** (Maus, Goldhamster).

Virusnachweis ist durchweg möglich. Liquor bakteriell steril; meist hohe Zellzahl (mononukleär), geringe Eiweißvermehrung (nach Erreger verschieden). Antikörper-Bestimmung.

Bakterielle Meningitis epidemica

Tröpfcheninfektion. – Akuter Krankheitsbeginn mit hohem Fieber, Erbrechen, Kopfschmerzen, Wadenschmerzen, Überempfindlichkeit gegen Licht, in 40% morbilliformes Exanthem.

Meningeale Reizzeichen („Meningismus“ und Liquorbefund):

- *Genickstarre:* Kopfbeugung unmöglich,
- *Opisthotonus:* Hohlstreckstellung der Nacken-Rücken-Muskulatur,
- *Kernig-Phänomen:* gebeugte Unterschenkel lassen sich nicht strecken,
- *Brudzinski-Phänomen:* bei passiver Bewegung des Kopfes werden die Knie angezogen,
- *Kahnbauch:* kahnförmige Einziehung des Bauches.
- *Allgemeine Hyperästhesie, Augenmuskellähmungen (Doppelbilder),*
- *Fazialisparese, Extremitätenlähmungen.* • *Letalität 8%.*
- *Liquor:* Milchig-trüb, später *eitrig;* Eiweiß vermehrt: Zucker stark vermindert; Zellzahl 6000/3 und mehr;

♦ DD. **Häufigkeit der Erreger:** Pneumokokken 40%, Meningokokken 10%, Staphylokokken 3%, Streptokokken 3%, Escherichia coli, Proteus, Haemophilus influenzae je 2%.

Waterhouse-Friderichsen-Syndrom: *Meningokokkensepsis,* Metastasen in *Nebennieren (vor* Meningitis) *oft Tod nach wenigen Stunden,* dann ohne Meningitis. Jedes Alter, meist Kinder, 10% plötzlicher Tod junger Erwachsener. Aus voller Gesundheit: *Schock (Addison-Krise), Purpura, blutige Diarrhö,* nicht immer Leukozytose (meist mit Eo), Liquor normal, Verbrauchskoagulopathie (S. 73).

Durchwanderungsmeningitis (Eitrige M., M. purulenta)

Meist otogen *(Otitis media),* seltener von Sinusitis, Osteomyelitis, Hirnabszeß, Liquorfistel (Nase) u. a. ausgehend. Herd suchen! Meist *Pneumokokken* (35% Letalität), selten Staphylokokken, Streptokokken, Pyozyaneus, Koli, Listeria monocytogenes, Amöben.

Meningitis tuberculosa

Schleichender Beginn, afebril oder *subfebril,* Allgemeinsymptome bei geringen meningealen Symptomen (Nackensteifigkeit) zunächst vorherrschend. Anatomisch: Basismeningitis! Daher *Abduzensparese* (längster intraduraler Verlauf eines Nerven!). *Miliartuberkel* erst im Verlauf am Augenhintergrund, in den Lungen (o Rö.) oder der Leber (Biopsie) nachweisbar. – Tbc-Frühgeneralisation, selten Spätgeneralisation.

Liquor: *Mäßige Pleozytose* (bis 1000/3 Zellen), vorwiegend *Lymphozyten,* Nonne-Apelt und Pandy positiv, *Eiweiß stark vermehrt, Zucker und Chloride vermindert,* nach Abstehen: *Spinnwebsgerinnsel* (enthält Tuberkelbakterien). Mastix-Kurve Abb. 90, S. 341. – *Letalität 3–5%.*

Spinale Kinderlähmung (Poliomyelitis anterior acuta)

Selektive Entzündung der grauen Vorderhörner des Rückenmarks und der motorischen Kerne der Medulla oblongata, nach Abklingen der Entzündung: Atrophie.

Auftreten im *Sommer* und *Herbst.* Schwere körperliche *Überanstrengungen* bahnen der Erkrankung oft den Weg. In Epidemiezeiten sollten Kindern daher große Wanderungen und Sportleistungen verboten, Tonsillektomien unterlassen werden. Bei Erwachsenen ist der Verlauf meist schwerer. – Epidemiologisch wichtig: Manifestation macht nur 1‰ der inapparenten Infektionen aus! Seit Schluckimpfung kaum Erkrankungen. Gefahr durch Poliowildviren (bes. aus Nahost).

Vor-Krankheit (infolge Virämie): uncharakteristisch mit Fieber, Kopfschmerzen, Schwäche, Schweißausbruch, *Hyperästhesie.*

Symptomfreie Latenzperiode: einige Tage ohne Fieber.

Präparalytisches Stadium: Fieberverlauf biphasisch *(„Dromedartyp“).*

Meningitische Phase: Stunden bis 3 Tage. Akute Kopfschmerzen, Extremitätenschmerzen, katarrhalische Erscheinungen, *Dreifußphänomen:* Sitzen nur mit Armstütze möglich, *Kniekußphänomen:* Patient kann gebeugte Knie nicht küssen. *Liquor: Eiweißvermehrung, 50 bis 500/3 (gelegentlich mehr) Zellen.*

Adynamische Phase: Stunden bis 5 Tage. Allgemeine Muskelschwäche, Reflexdifferenzen bis Areflexie, Innervationsstörungen geringen Grades, bes. des Fazialis, Tremor, Urinverhaltung.

Paralytisches Stadium: am 2.–4. Tag des 2. Fieberschubes. *Schlagartige schlaffe Lähmungen,* meist morgens, Blasen- und Mastdarmlähmungen, evtl. in den nächsten Tagen zunehmend (aufsteigend: Atemlähmung). Reflexe erloschen.

Reparationsstadium: Bis 2 Jahre. Ab 14. Tag Entartungsreaktion, ab 3. Woche faradisch und galvanisch träge Zuckungen. Anodenschließungszuckungen, Teilrückbildung der Lähmungen.

Landrysche Paralyse: Verlaufsform aufsteigend bis zur Medulla oblongata; Atemlähmung des Zwerchfells und der Interkostalmuskulatur, evtl. durch künstliche Beatmung überbrückbar, meist Tod.

Tollwut (Lyssa)

Virusinfektion durch Biß kranker Tiere (Füchse, Hunde, Katzen, Rehe, Amseln). Tier nicht töten: beobachten (immunfluoreszenzmikroskopisch: Negri-Körperchen in Tupfpräparaten von Konjunktiven). Erst bei Symptomen Gehirn einschicken.

Die Wanderung des Virus erfolgt auf dem Nervenwege und dauert aus gehirnfernen Wunden evtl. Monate bis zur manifesten Erkrankung.
Klinische Zeichen: Hydrophobie, Krampf der Schlingmuskulatur, Speichelfluß, unbehandelt stets Exitus.

Tetanus (Wundstarrkrampf)

Bazilleninfektion durch erdverschmutzte Wunden; Erreger ubiquitär. Der anaerobe Bazillus hält sich als Spore über Jahre im Staub.
Klinische Zeichen: Krampfanfälle der Muskulatur, beginnend in den Kaumuskeln *(Trismus)*; hierbei grinsender Gesichtsausdruck *(Risus sardonicus)*. Später Hohlstreckhaltung der Nacken-Rücken-Muskulatur *(Opisthotonus)*. Auslösbar durch Geräusche.

Prognose sehr fraglich, unbehandelt tödlich. Prophylaktisch impfen! Autounfälle!

Botulismus

Vergiftung (!) durch verdorbene Nahrungsmittel. Das von den anaeroben Botulismusbakterien gebildete *Gift lähmt die ganglionären Synapsen und motorischen Endplatten, so daß diese bei Nervenimpulsen Azetylcholin nicht freisetzen können* (= Ganglienblocker, pharmakologische Antagonisten sind Azetylcholin und Prostigmin).
Klinisch: Schwindel, Kopfschmerzen, Übelkeit, Erbrechen, Lähmungen: bes. Augenmuskeln *(Akkommodationsstörungen, Doppelbilder, Ptose)*; Schlucklähmungen; Salivation; Blasen-, Mastdarm- und Extremitätenlähmungen bei vollem Bewußtsein. Periphere Atemlähmung: Tod.
Th.: (Blutabnahme zum späteren Giftnachweis.) Darmentleerung, Austauschtransfusion. Botulismusserum 100 ml i.v. (nach 2–3 Tagen wiederholen), evtl. 20 ml intralumbal (3 Tage täglich). Prostigmin 1 mg i.m. Absaugen des Speichels, Kreislauf! Flüssigkeit!

Geschlechtskrankheiten

Lues (Syphilis)

Serologische Untersuchungen bewertet man *„reaktiv"* (früher: positiv), *„nicht reaktiv"* oder *„biologisch aspezifisch reaktiv"* (früher: biologisch falsch positiv).

Lues-Suchreaktion: Hämagglutinationstest mit Treponema-pallidum-Antigen (**TPHA-Test**). Auch gut behandelte, ehemalige Patienten reaktiv. *Schnell-Suchtests:* Reagin-Tests vom Typ der Rapid-Plasma-Reagin-Card-Tests (**RPRC-Test**). In 30 min vorläufiges Ergebnis.

Bestätigungsreaktionen: Fluoreszenz-Treponema-Antikörper-Absorptionstest (**FTA-ABS-Test**). Wenn (selten) mit TPHA divergierend zusätzlich Treponema-pallidum-Immobilisations-Test (**TPI-Test**, Nelson).

Verlaufskontrolle: Quantitativer Nachweis von Reagintyp-Antikörpern mit den klassischen Seroreaktionen (**VDRL-Test, Cardiolipin-KBR, MKR II**)*. Erfolg der Therapie korreliert mit Titerabfall.

---

* VDRL Veneral Disease Research Laboratory,
KBR Komplement-Bindungs-Reaktion,
MKR Meinicke-Klärungs-Reaktion.

⧫ DD.: *Biologisch aspezifisch reaktive Seren* bei Leukosen, Malignomen, Leber-, Lungen- und Stoffwechselkrankheiten (besonders bei Gammaglobulinvermehrung).

Die Syphilis hat drei gesetzmäßig ablaufende Krankheitsphasen:

Stadium I und II: „Frühsyphilis", III und Neurosyphilis: „Spätsyphilis".

Lues I: *Primäraffekt,* ein nach 2–4 Wochen an der Stelle der Infektion (Genitale, Analgegend, Mund, Finger) auftretendes derbes Geschwür mit speckigem Grund und schmerzloser Anschwellung der regionalen Lymphknoten.

Lues II: *Typischer Hautausschlag,* ein etwa 8 Wochen nach der Infektion auftretendes makulöses oder papulöses bzw. papulosquamöses Exanthem, hierbei Kopfschmerzen, Gelenkbeschwerden und leichtes Fieber – Ausdruck der allgemeinen allergischen Reaktion.

Lues III: *Organmanifestation* nach etwa 5–20jähriger Erscheinungsfreiheit, auftretend bei etwa der Hälfte der unbehandelten Fälle und abhängig von der Organdisposition:

Als **Gumma,** einer verkäsenden, entzündlichen Granulationsgeschwulst, die zur Kolliquationsnekrose neigt und somit Gewebsdefekte hervorruft. Lokalisation beliebig, besonders typisch aber in

- Nasenrücken → *Sattelnase,*
- Schädeldach und Gaumen → *Lochdefekte,*
- Leber → *Hepar lobatum,*
- Herzmuskel → Reizleitungsstörungen, Herzwandaneurysmen.

Als **chronisch-interstitielle Entzündung** *an typischer Stelle,* mit den Folgen der Gewebszerstörung, u. a.:

- *Mesaortitis* (Untergang der elastischen Fasern) → *Aortenaneurysma* (S. 58),
- *Endokarditis der Aortenklappe* → *Aorteninsuffizienz* (S. 34 ff),
- *Entzündliche Verschwellung des Koronarostium,* selten auch eine Koronariitis → *Angina pectoris, Herzinfarkt, Herztod,*
- *Arteriitis der Hirnbasisgefäße* → *Aneurysma,* Blutung – auch andere Gefäße (Pulmonalis, Extremitäten),
- *interstitielle Myokarditis* → *Reizleitungsstörungen, Aneurysma,*
- *interstitielle Hepatitis* → *Leberzirrhose,*
- *Lues cerebri:* Gefäßprozesse → Hemiplegien, partielle Hirnausfälle.

Tabes dorsalis (S. 353) und **progressive Paralyse.**

Konnatale Lues, von der Mutter auf den Feten übertragen, hat Fruchttod zur Folge oder bei Überleben sofort die *tertiärluischen* Erscheinungen, weil bei der hämatogenen Übertragung die immunisatorischen Stadien ausbleiben:

- *Hutchinson-Zähne:* tonnenförmig mit Querrillen, Schneidefläche halbmondförmig,
- *Keratitis parenchymatosa:* interstitielle Hornhautentzündung → Erblindung,
- *Labyrinthitis* → Taubheit, zusammen = **Hutchinson-Trias;** ferner
- Hydrocephalus internus, Gummen der Knochen, Leber usw.

Gonorrhö (Tripper)

Interne Komplikationen durch hämatogene Streuung:

Monarthritis, bes. im *Kniegelenk* (oder Sternoklavikulargelenk), *sehr schmerzhaft* mit lokaler Rötung der Haut, seltener auch Tendovaginitis, Iridozyklitis, Endokarditis oder Pyämie.

Trichomonaden des Genitales können Zystits hervorrufen.

Infektiöse Erkrankungen, ohne besondere Organmanifestation

Sepsis

Durch Invasion verschiedenartiger Erreger von einem Herd ausgehende *hämatogene Streuung:*

Akute Sepsis, plötzliches Ereignis während oder nach Infekten verschiedenster Art (Otitis media, Sinusitis, Zahngranulom, Tonsillitis, urologische Krankheiten u. a.).

Chronische Sepsis, als langdauernde Streuung z. B. von Endocarditis lenta oder Cholangitis lenta.

Klinische Zeichen: *Hoher Fieberanstieg und Schüttelfrost* bei Einbruch in die Gefäßbahn, weiche *Milzschwellung, Leukozytose;* Senkungserhöhung, toxische Zeichen: Tachykardie, Vasomotorenkollaps, Diarrhöen, Bewußtseinstrübung.

Malaria

In warmen Ländern endemisch oder epidemisch, in Deutschland nach Auslandsreisen (auch unter Prophylaxe!), selten hier angesteckt. *Jedes Fieber nach Rückkehr aus warmen Zonen ist verdächtig!* Frühdiagnose lebensrettend! Erreger und Inkubationszeiten:

Plasmodium vivax/ovale	10–16 Tage	**Malaria tertiana**
Plasmodium malariae	3– 6 Wochen	**Malaria quartana**
Plasmodium falciparum	7–14 Tage	**Malaria tropica**

Ungeschlechtliche Vermehrung durch Schizogonie bildet „Geschlechtsform", aus dieser nach Kopulation durch Sporogonie die „geschlechtliche Form". Dieser Generationswechsel ist mit Wirtswechsel verbunden: *Schizogonie und Gametenbildung im Menschen, Befruchtung und Sporogonie in der Anophelesmücke.*

Fieber typisch bei Malaria tertiana und quartana, täglich regellos bei Malaria tropica (diese oft durch Verbrauchskoagulopathie/Schock im ersten Schub tödlich!). Diagnose: Blut „dicker Tropfen". Meldepflicht: Erkrankung, Tod.

Prophylaxe: Resochin, Daraprim 1 Woche vor bis 8 Wochen nach Reise, auch bei Gravidität (Ärztl. Mitt. 1. 3. 79).

Th.: *Sofort* bei Verdacht mit Resochin, schon vor Diagnose.

Toxoplasmose

Kongenitale Form: *Chorioretinopathie, Hydrozephalus, später intrazerebrale Verkalkungen* bei Frühgeburt (sonst Totgeburt) infolge diaplazentarer Übertragung auf den Feten.

Erworbene Form (z. B. von rohem Schweinefleisch): *Meist chronisch* mit uncharakteristischen Zeichen, Lymphadenitis und subfebrilen Temperaturen oder *akut* als Meningitis (Toxoplasma Gondii 3–7 µm intrazellulär im Liquor und Gewebe; Komplementbindungsreaktion, Immunfluoreszenzserologie).

♦ DD.: Evtl. **Infektiöse Mononukleose** nachahmend (S. 305), jedoch meist ohne Angina (Paul Bunnel negativ).

Zytomegalie (der Erwachsenen)

Oft Folgeerkrankung bei Karzinom, Leukämie, Nierentransplantation (Immundepression), Transfusion. Inapparent oder als Darminfekt, Glomerulonephritis, Hepatitis, interstitielle Pneumonie, „Pfeiffersches Drüsenfieber" (meist ohne Angina). Riesenzellen ∅ 30 µm mit Einschlüssen in Speichel, IgM-Antikörper, Eisenspiegel erniedrigt.

♦ DD.: Toxoplasmose, Adeno-Viren.

Leptospirosen

a) Weilsche Krankheit (Icterus infectiosus Weil)

Biphasischer Fieberverlauf. Generalisationsstadium 3–8 Tage mit Kopfschmerzen, Rükken- und *Wadenschmerzen,* starke Leukozytose, dann Senkungserhöhung. Organstadium lebensbedrohlich durch **hepatorenales Syndrom** (toxische Hepatose, interstitielle Nephritis): *Ikterus* (ab Ende 1. Woche), *Eiweiß* im Harn, *Rest-N-Erhöhung* ohne Hochdruck. Meningitis: 20% Letalität.

b) Kanikolafieber

Meningitis serosa: Kopfschmerzen, Schüttelfrost, Erbrechen, Benommenheit, Liquorbefund; nur gelegentlich mit Leber- und Nierenbeteiligung.

Brucellosen

Morbus Bang (vorwiegend bei Melkern), **Maltafieber** (erwerbbar aus Ziegen- und Schafsmilchkäse der Mittelmeerländer) u. a. An diese seltenen Erkrankungen sollte man denken, wenn der Patient *bei relativem Wohlbefinden undulierendes chronisches Fieber* hat und septische Allgemeinzeichen zeigt (Milz- und Leberschwellung, Leukopenie, Senkungserhöhung). Diagnose: Widalsche Reaktion. – ♦ DD. Typhus ebenfalls Leukopenie!

Hinweise auf weitere Infektionskrankheiten s. Tab. 33, S. 323 ff.

Tabelle 33 **Übersicht der wichtigsten Infektionskrankheiten**

Krankheit	Erreger	Übertragungsart	Inkubationszeit	Untersuchungsmaterial*	Chemo- und Serumtherapie	Meldepflicht
Aktinomykose (Strahlenpilzerkrankung)	Actinomyces israeli	z. B. von Ähren durch kariöse Zähne	–	Eiter, Gewebe	Penizilline Polysulfonamide	–
Angina lacunaris	Streptokokken u. a.	Tröpfcheninfektion	1–3 Tage	Abstrich	Penizilline	–
Angina Plaut Vincenti	Symbiose s. Text	(Tröpfcheninfektion)	?	Abstrich	Penizilline	–
Bakterienruhr (Dysenterie)	Shigellen	Stuhl per os (Fliegen, Nahrungsmittel)	1–7 Tage	Erreger im Stuhl oder Rektalabstrich, 2. Woche Blut zum Gruber-Widal	Sulfonamide Ampizillin Chloramphenikol	Verdachtsfall Erkrankungsfall Todesfall Keimträger
Botulismus	Clostridium botulinum	Lebensmittel, Wurstkonserven oder Gemüse	½–2 Tage	Toxinnachweis, Nahrungsmittel, Erbrochenes, Blut	Antitoxisches, bivalentes Botulismusserum	Verdachtsfall Erkrankungsfall Todesfall
Brucellosen: **Morbus Bang,** **Maltafieber u. a.**	Brucellen: Br. abortus Br. melitensis, suis u. a.	Milch u. Milchprodukte (kranker Tiere); Berufsinfektion	3–20 Tage	Erreger im Blut, Eiter; ab 2. Woche Blut serologisch	Tetrazykline Streptomyzin Chloramphenikol	Erkrankungsfall Todesfall
Diphtherie	Corynebact. diphtheriae**	Nasen-, Rachensekret auf Schleimhäute	3–5 Tage	Abstrich v. Tonsillen, Nase, Wunden zur 12–20 Stunden-Kultur	Antitoxisches Serum, Penizilline***	Erkrankungsfall Todesfall

* Bei serologischer Diagnose ist der Titeranstieg im Abstand von 10–14 Tagen für Viruskrankheit beweisend.
KBR = Komplementbindungsreaktion; **HHT** = Hämagglutinations-Hemm-Test (HIRST-Test).

** Diphtherie- (und Scharlach-)Toxin werden nicht vom Genom der bakteriellen Zelle kodiert sondern vom Genom eines lysogenen Phagen.

*** Achtung: Haut-Test, Korneal-Probe!

Fortsetzung von Tabelle 33

Krankheit	Erreger	Übertragungsart	Inkubationszeit	Untersuchungs-* material	Chemo- und Serumtherapie	Meldepflicht
Fleckfieber a) epidemisches	Rickettsia prowazeki	Kleiderlaus (Mensch)	10–14 Tage	Weil-Felix-Reaktion im Blut, Titer ab 7. Krankheitstag ansteigend	Tetrazykline Chloramphenikol (Sulfonamide kontraindiziert!)	Verdachtsfall Erkrankungsfall Todesfall
b) endemisches	R. mooseri	(Nager)				
Gasbrand	Clostridium perfringens u. a.	Erde u. Fäzes in zerfetzte Wunden	1–5 Tage (auch ruhend)	Erreger im Wundmaterial	Polyvalentes Gasödemserum, Penizilline Chloramphenikol Tetrazykline	–
Gonorrhö	Neisseria gonorrhoeae	(meist venerisch) Schleimhautkontakt	3–5 Tage	Sekret: Direktkultur u. mikroskopisch	Penizilline (resistente Stämme nehmen zu!)	Erkrankungsfall
„Grippe" (grippaler Infekt)	Para-Influenza, Entero-Viren, Adeno-Viren	Tröpfchen	2–5 Tage	Rachenspülwasser (für Viruszüchtung), 2 × Blut: KBR, HHT	Chemoth. bakt. Begleitkeime	Todesfall
Hepatitis infectiosa **A „hep. epidemica"**	Virus a) Picorna-ähnlicher Virus	a) Tröpfchen, Stuhl, Wasser per os	2–6 Wochen	RIA	keine spezifische Therapie Leberschutz	Erkrankungsfall Todesfall
B „Serumikterus"	b) DANE-Partikel	b) Blut (Inokulation) und wie A	2–6 Monate	KBR Ouchterlony-Test RIA, ELISA-Test**		
Herpes simplex recidivans	Virus	Tröpfcheninfektion, Trinkgläser	okkulte Infektion	Blaseninhalt, Blut: KBR immer gleichbleibender Titer!	symptomatisch	–

* Bei serologischer Diagnose ist Titeranstieg im Abstand von 10–14 Tagen für Viruskrankheit beweisend.
KBR = Komplementbindungsreaktion; **HHT** = Hämagglutinations-Hemm-Test (HIRST-Test).

** **E**nzym **l**inked **i**mmune **s**orption **a**ssay

Fortsetzung von Tabelle 33

Krankheit	Erreger	Übertragungsart	Inkubationszeit	Untersuchungs-* material	Chemo- und Serumtherapie	Meldepflicht
Influenza (Epidemische und pandemische Influenza)	epidemie-eigene Virussubtypen	Tröpfchen	2–5 Tage	Rachenspülwasser (für Viruszüchtung), 2 × Blut: KBR, HHT	Chemoth. bakt. Begleitkeime	Todesfall
Keuchhusten (Pertussis)	Bordetella pertussis	Tröpfchen	7–14 Tage	Erreger im Sputum (Hustenplatte)	Tetrazykline Chloramphenikol	Todesfall Erkrankung nur bei Häufung i. Anstalten
Kinderlähmung (Poliomyelitis)	Virustypen I „Brunhilde“, II „Lansing“, III „Leon“	Stuhl (Kontakt, Nahrung, Wasser) Ausscheidung: 2, evtl. viele Mon.	7–10 Tage	Rachenspülwasser, Blut, Stuhl, Liquor: Viruszüchtung. KBR, Neutralisationstest	keine spezifische Therapie	Verdachtsfall Erkrankungsfall Todesfall
Leptospirosen a) **Weilsche Krankheit**	L. ictero-haemorrhagiae	Rattenharn in Wasser auf Haut- u. Schleimhäute	1–2 Wochen	serol. Blut, Liquor ab 2. Woche Agglutinationslysis-test	Penizilline Tetrazykline	Erkrankungsfall Todesfall
b) **Kanikolafieber**	L. canicola	Kontakt m. Hunden				
Lues (Syphilis)	Treponema pallidum	(venerischer) Schleimhaut-kontakt	2–4 Wochen	Erreger mikrosk. im Reizserum; serol.: Blut, Liquor	Penizilline	Erkrankungsfall
Masern (Morbilli)	Virus	Tröpfchen, Luft (gesunde Zwischenträger)	9–11 Tage, bis zum Exanthem 2 Wochen	klin. Diagnose! (Viruszüchtung HHT, KBR)	keine spezif. Therapie, Superinfektionen: Antibiotika	Todesfall Erkrankung nur bei Häufung i. Anstalten
Meningitis epidemica (Genickstarre)	Neisseria meningitidis	Tröpfchen-infektion	2-4 Tage	Erreger im Liquor, evtl. Blut	Sulfonamide Penizilline	Erkrankungsfall Todesfall

* Bei serologischer Diagnose ist der Titeranstieg im Abstand von 10–14 Tagen für Viruskrankheit beweisend.
KBR = Komplementbindungsreaktion; **HHT** = Hämagglutinations-Hemm-Test (HIRST-Test).

Fortsetzung von Tabelle 33

Krankheit	Erreger	Übertragungsart	Inkubations-zeit	Untersuchungs-* material	Chemo- und Serumtherapie	Meldepflicht
Milzbrand (Anthrax)	Bacillus anthracis	Berufsinfektion (Häute, Borsten): Haut- u. Schleimhautwunden	2–3 Tage	Erreger in Eiter, Stuhl, Blut, Sputum	Penizilline	Verdachtsfall Erkrankungsfall Todesfall
Mononucleosis infectiosa (Pfeiffersches Drüsenfieber)	EB-Virus (**E**pstein-**B**arr): Erreger des Burkitt-Lymphoms	Tröpfcheninfektion (Speichel und Zellen)	5–10 Tage (unsicher)	Hanganatziu-Deicher bzw. Paul-Bunnel-Reaktion, Henle-Test, Monosticon-Schnell-Test	Symptomatisch	–
Mumps (Parotitis epidemica; Pankreatitis; Meningitis; Orchitis)	Myxovirus parotidis (RNS-haltig)	Tröpfchen	2–3 Wochen	Blut, Sputum: Virusisolierung.KBR.	keine spezifische Therapie bekannt. (Antibiotika; Kortison, Östrogene)	Erkrankung nur bei Häufung in Anstalten
Ornithose-Psittakose	Ornithose-Chlamydien	Vögel, bes. Wellensittiche	1-2 Wochen	KBR; Sputum, Blut, Liquor, Harn: Viruszüchtung	Tetrazykline (Chloramphenikol)	Verdachtsfall Erkrankungsfall Todesfall
Pocken (Variola vera, Variolois)	Variola Viren	Kontakt, Tröpfchen, Staub, Gebrauchsgegenstände	8–14 Tage	Virus im Pustelinhalt (Elektronenmikroskop); Viruszüchtung; 2 × Blut: HHT	Chemotherapie gegen Sekundärinfektion	Verdachtsfall Erkrankungsfall Todesfall Pockenalarm!
Q-Fieber	Coxiella burneti	Staub	12–30 Tage	2 × Blut; KBR	Tetrazykline Chloramphenikol	Erkrankungsfall Todesfall
Röteln (Rubeola)	Toga-Virus	Kontakt, Tröpfchen	2-3 Wochen	Viruszüchtung, 2 × Blut: HHT. SRHT**	keine spezifische Therapie	Erkrankung nur bei Häufung in Anstalten

* Bei serologischer Diagnose ist der Titeranstieg im Abstand von 10–14 Tagen für Viruskrankheit beweisend. **KBR** = Komplementbindungsreaktion; **HHT** = Hämagglutinations-Hemm-Test (HIRST-Test).

** **SRHT** = **S**ingle **R**adial **H**aemolysis **T**est

Fortsetzung von Tabelle 33

Krankheit	Erreger	Übertragungsart	Inkubationszeit	Untersuchungs-* material	Chemo- und Serumtherapie	Meldepflicht
Salmonellen-Gastroenteritis	S. typhi murium, S. Panama, S. Heidelberg, S. Thompson u. a.	Eier, Milch, Konserven, Wasser; seltener von Ausscheidern	wenige Stunden bis maximal 10 Tage	Kulturen aus Stuhl, Blut, seltener Erbrochenem	Metifex	Verdachtsfall, Erkrankungsfall, Todesfall, Keimträger
Scharlach (Scarlatina)	Sc. pyogenes**	Kontakt, Tröpfchen, alter Staub	3–4 Tage	Streptokokkenzüchtung	Penizilline	Erkrankungsfall Todesfall
Sepsis	E. coli u. a.	–	–	Blut, Material vom Herd	Penizilline Tetrazykline Chloramphenikol	–
Tetanus (Wundstarrkrampf)	Clostridium tetani	Erde in Wunden	4–28 Tage (auch ruhend)	Toxinnachweis im Blut, Gewebe	Antitox. Serum, [Kurare, Beatmung] Penizilline	Erkrankungsfall Todesfall
Tollwut (Lyssa)	Virus	Biß von krankem Tier (Hund, Fuchs u. a.)	8 Tage – mehrere Monate	Konjunktivaltest und Gehirn des Tieres: Negrikörperchen bei Immunofluoreszenz	Impfung	Verdachtsfall Erkrankungsfall Todesfall
Toxoplasmose	Toxoplasma gondii	oral diaplazentar	?	Liquorsediment, Gewebe: intrazell. T.; Blut: KBR, Immunfluoreszenz	Polysulfonamide u. Pyrimethamin (erreichen Latenz). Cave: Panmyelophthise	Erkrankungsfall Todesfall

* Bei serologischer Diagnose ist der Titeranstieg im Abstand von 10–14 Tagen für Viruskrankheit beweisend. **KBR** = Komplementbindungsreaktion; **HHT** = Hämagglutinations-Hemm-Test).

** Scharlach- (und Diphtherie-)Toxin werden nicht vom Genom einer bakteriellen Zelle kodiert sondern vom Genom eines lysogenen Phagen.

Fortsetzung von Tabelle 33

Krankheit	Erreger	Übertragungsart	Inkubationszeit	Untersuchungs-* material	Chemo- und Serumtherapie	Meldepflicht
Tuberkulose	Mycobacterium tuberculosis	Kontakt, Tröpfchen, Staub	Tage bis Wochen	Sputum bzw. Exkret: mikroskopisch, Kultur, Tierversuch Resistenzprüfung	Tuberkulostatika s. S. 130	Verdachtsfall Erkrankungsfall Todesfall
Typhus abdominalis und **Paratyphus**	Salmonella typhi, Salmonella paratyphi A u. B u. a.	per os: Stuhl, Urin, Lebensmittel, Milch, Wasser (Fliegen)	1–3 Wochen	Erreger 1. u. 2. Wo. im Blut, ab 2. Wo. im Stuhl; ab Ende 2. Wo. Blut zum Gruber-Widal	Chloramphenikol Ampizillin Paromomyzin Paratyphus: ohne	Verdachtsfall Erkrankungsfall Todesfall Keimträger
Windpocken (Varizellen)	Varizellen-Virus	Tröpfchen, Luft, Gebrauchsgegenstände, gesunde Zwischenträger	2-3 Wochen	Viruszüchtung, 2 × Blut: KBR	keine virusspezifische Therapie. Chloramphenikol	Erkrankung nur bei Häufung in Anstalten
Zytomegalie	Z.-Virus	Tröpfchen	variiert stark	Harn: Virusnachweis, 2 × Blut, Liquor; KBR Z.-IgM-Antikörper	ohne	–

* Bei serologischer Diagnose ist der Titeranstieg im Abstand von 10–14 Tagen für Viruskrankheit beweisend.
KBR = Komplementbindungsreaktion; **HHT** = Hämagglutinations-Hemm-Test (HIRST-Test).

Chloramphenikol-Therapie nur in begründeten Ausnahmefällen und unter besonderen Vorsichtsmaßnahmen!

Impfstoffe und Schutzimpfungen*

Tabelle 34

Cholera

1. Impfstoffart:	Inaktivierte Bakterien von Vibrio cholerae-Biotypen (Behringwerke).
2. Indikation:	Vor Reisen in verseuchte Gebiete.
3. Kontraindikation:	Akut Erkrankte, Rekonvaleszenten: chronische Herz-, Leber-, Nierenkrankheiten.
4. Dosierung:	1. Injektion: 0,5 ml 2. Injektion: 1,0 ml im Abstand von 1–2 Wo., bei fortdauernder Exposition Auffrischimpfung von 1,0 ml nach 6 Monaten. Kinder: halbe Dosierung.
5. Applikation:	Subkutan.
6. Wirkungsdauer:	Etwa 6 Monate.

Diphtherie (auch als Kombinationsimpfstoff)

1. Impfstoffart:	An Aluminiumhydroxid adsorbiertes Diphtherie-Formoltoxoid (Asid, Behringwerke) 0,5 ml = 75 IE.
1. Indikation:	Bei Säuglingen und Kindern bis 10. Lbj.
3. Kontraindikation:	Akute Erkrankungen, Tuberkulose, überstandene Tbc-Meningitis, Nephritis und Nephrose; Systemerkrankungen der blutbildenden Organe; kardiale Dekompensation; zerebrale Mißbildung.
4. Dosierung:	2 × 0,5 ml (Abstand 4–8 Wo.) bis 6. Lbj., 2 × 0,3 ml (Abstand 4–8 Wo.) vom 6.–10. Lbj., Auffrischimpfung nach 1 Jahr mit jeweiliger Altersdosis.
5. Applikation:	Intramuskulär.
6. Wirkungsdauer:	4–5 Jahre.
7. Bemerkungen:	Impfung Erwachsener 2 × 0,1 ml, Auffrischimpfung nach 1 Jahr mit 0,1 ml.

Gelbfieber

1. Impfstoffart:	17D-Impfstoff (WHO-Empfehlungen).
2. Indikation:	Reisen in Gelbfiebergebiete.
3. Kontraindikation:	Leber- und Nierenerkrankungen, Überempfindlichkeit gegen Hühnereiweiß.
4. Dosierung:	0,5 ml, Kinder: reduzierte Dosis.
5. Applikation:	Subkutan oder intramuskulär.
6. Wirkungsdauer:	10 Jahre.
7. Bemerkungen:	Impfungen nur bei autorisierten Gelbfieberimpfstellen (BRD).

Influenza

1. Impfstoffart:	An Aluminium(hydr)oxid gebundene inaktivierte Influenzaviren bzw. Spaltprodukte (Asta, Behringwerke, Sandoz). Jährlich aktualisierte Antigenzusammensetzung nach WHO.
2. Indikation:	Erhöhtes Infektionsrisiko, Betriebsimpfung.
3. Kontraindikation:	Akute Erkrankungen, Hühnerproteinallergie.
4. Dosierung:	0,5 ml mit jährlicher Wiederholung.
5. Applikation:	Intramuskulär.
6. Wirkungsdauer:	Etwa 1 Jahr.
7. Bemerkungen:	Impfung jährlich im Herbst.

---

* Die Angaben der Herstellerfirmen sind zu beachten.

Keuchhusten (auch als Kombinationsimpfstoff)

1. Impfstoffart:	Inaktivierte, an Aluminiumhydroxid und -phosphat gebundene Stämme von Bordetella pertussis (Asid, Behringwerke).
2. Indikation:	Säuglingsalter, Kleinkinder bis 2. Lbj.
3. Kontraindikation:	Erkrankungen wie bei Diphtherie.
4. Dosierung:	3 × 0,5 ml im Abstand von 4–6 Wo., Auffrischimpfung nach 1 Jahr.
5. Applikation:	Intramuskulär.
6. Wirkungsdauer:	Einige Jahre.
7. Bemerkungen:	(*Kombinations*impfstoff DTK besser verträglich) – Komplikationen des ZNS zeigen sich meist innerhalb ½–24 Std., dann weitere Impfungen ohne Pertussiskomponente.

Masern (auch als Kombinationsimpfstoff)

1. Impfstoffart:	Lebend-Virusimpfstoff.
2. Indikation:	Kinder ab 15. Monat
3. Kontraindikation:	Akute Erkrankungen, Hühnereiweißallergie, Allergien gegen Neomycin, Framycetin und Kanamycin, AMS, Leukämie, Schwangerschaft; Kortikoide; Bestrahlung; drei Monate Abstand nach Immunglobulin, Plasma. Vier Wochen Abstand zu anderen Lebendimpfstoffen.
4. Dosierung:	1 × 0,5 ml.
5. Applikation:	Subkutan.
6. Wirkungsdauer:	Vermutlich lebenslang.
7. Bemerkung:	Entwicklung sehr im Fluß. Aktuelle Hinweise der Behring-Werke beachten.

Parotitis epidemica (auch als Kombinationsimpfstoff)
Wichtig wegen Meningoenzephalitis, Taubheit, Orchitis, Ovariitis, Pankreatitis (Diabetes!).

1. Impfstoffart:	Lebend-Virus-Impfstoff.
2. Indikation:	Kinder ab 15. Monat.
3. Kontraindikation:	S. unter Masern.
4. Dosierung:	1 × 0,5 ml.
5. Applikation:	Subkutan.
6. Wirkungsdauer:	Vermutlich lebenslang.

Pocken

1. Impfstoffart:	Lebendes Vacciniavirus, als Pockenlymphe, flüssig oder gefriergetrocknet, nur zur Vorimpfung: a) Vaccineantigen (mit Formalin inaktivierte Gewebekulturaufschwemmung von Vakzinia-Virus). b) MVA (Modifiz. Virus Ankara): abgeschwächte Lebendvakzine (Landesimpfanstalt München).
2. Indikation:	Zweitimpfung, wenn Erstimpfung nach Gesetz von 1874 erfolgte. Gefährdetes Krankenhaus- und Laborpersonal. – Evtl. vor Auslandsreisen. a) + b) Bei überalterten Erstimpflingen (ab 3. Lebensjahr), bei Wiederimpflingen in schlechtem Allgemeinzustand oder langem Impfintervall als Vorimpfung.
3. Kontraindikation:	Gesetzlich geregelt; insbesondere Schwangerschaft bei Pockenerstimpfung! (Wiederimpfung ab 3. Monat bedingt möglich). Zellulärer Immundefekt.
4. Dosierung:	1 Tropfen. a) 1 ml, b) 0,2 ml.
5. Applikation:	Skarifikation. a) Intramuskulär 8 Tage vor Skarifikation, b) Intrakutan, 5 Tage – 6 Monate vor Skarifikation.
6. Wirkungsdauer:	3 Jahre.
7. Bemerkung:	Gesetz v. 18. 5. 76 (Bundesgesetzblatt *1976* I, 1216ff.) – Neuregelung in Vorbereitung.

Poliomyelitis (auch als Kombinationsimpfstoff)

1. Impfstoffart:	a)	Impfstoff nach Salk aus formalin-inaktivierten Poliomyelitisviren, Typ I–III (Behringwerke, nur als Kombinationsimpfstoff).
	b)	Impfstoff nach Sabin aus abgeschwächten, vermehrungsfähigen Poliomyelitisviren; Typ I–III (Behringwerke). *Gebräuchlicher.*
2. Indikation:	a)	Bei Kontraindikation gegen b und in Kombinationsimpfstoffen zur Säuglingsimpfung.
	b)	Kinder vom 3. Monat an, Erwachsene bis zum 40. Lebensjahr, insbesondere beruflich Exponierte und vor Auslandsreise.
3. Kontraindikation:	a)	Akute Erkrankungen.
	b)	Infektionskrankheiten, Durchfall, akute Infektionskrankheiten in der Wohngemeinschaft, frischer operativer Eingriff, Kortisonbehandlung, AMS. (Abstand zu anderen Lebendimpfstoffen 4 Wochen).
4. Dosierung:	a)	2 × 0,5 ml (Abstand 4-6 Wo.) und Auffrischungsdosis nach 1 Jahr.
	b)	2 × (Abstand 6–8 Wo.) und Auffrischungsdosis nach 1 Jahr.
5. Applikation:	a)	Intramuskulär.
	b)	Auf Würfelzucker oder mit Saft vermischt. Einzeldosis auch unverdünnt.
6. Wirkungsdauer:		ca. 4–10 Jahre.
7. Bemerkungen:		Starke körperliche Anstrengung für 1 Woche unterlassen.

Röteln

1. Impfstoffart:	Lebendimpfstoffe (Behringwerke, Röhm-Pharma, Wellcome).
2. Indikation:	Alle Mädchen vor Pubertät, seronegative Frauen (dann 2 Monate vor und 3 Monate nach Impfung keine Konzeption).
3. Kontraindikation:	Gravidität, akute Erkrankungen.
4. Dosierung:	1 × 0,5 ml.
5. Applikation:	Subkutan.
6. Wirkungsdauer:	Wahrscheinlich lebenslang.
7. Bemerkungen:	Frauen mit Antikörpertiter > 1 : 8 gelten als seronegativ und somit nicht immun gegen Röteln.

Tetanus (auch als Kombinationsimpfstoff)

1. Impfstoffart:	Tetanus-Formol-Toxoid, adsorbiert an Aluminiumhydroxid (Asid, Behringwerke, Immuno).
2. Indikation:	Immunisierung *aller* Personen, beginnend mit dem Säuglingsalter ab 3. Lebensmonat.
3. Kontraindikation:	Akute Erkrankungen.
4. Dosierung:	2 × 0,5 ml im Abstand von 4–8 Wochen, 3. Impfung nach 6–12 Monaten, Auffrischimpfung jeweils nach 10 Jahren.
5. Applikation:	Intramuskulär.
6. Wirkungsdauer:	Ca. 10 Jahre bei kompletter Grundimmunisierung.
7. Bemerkungen:	Bei Verletzung nicht oder unvollständig Immunisierter: Simultanimpfung! (Impfung + Tetanus-Immunglobulin an kontralateraler Körperstelle). Danach Impfung vervollständigen.

Tollwut

1. Impfstoffart:	Inaktiviertes, auf humanen diploiden Zellen gezüchtetes Virus. (HDC-Vaccine; Behringwerke, Mérieux).
2. Indikation:	a) Präexpositionell. b) Postexpositionell nach Biß oder Kontakt mit tollwutverdächtigem Tier: S. Merkblatt WHO.
3. Kontraindikation:	Keine!
4. Dosierung:	a) 3 × 1 ml im Abstand von 4 Wochen. Auffrischimpfung mit 1 × 1 ml nach 1 Jahr, weiterhin nach 2–5 Jahren. b) Je 1 ml am Tage 0 – 3 – 7 – 14 – 30 – 90 (gesamt 6mal). Auffrischimpfung wie a).
5. Applikation:	Intramuskulär. Bis 48 h auch lokal.
6. Wirkungsdauer:	Siehe unter 4. a) und b).
7. Bemerkungen:	Auskunft: Paul-Ehrlich-Institut, Ffm. Bei schweren Bißverletzungen zusätzlich Tollwut-Immunserum (40 IE/kg KG; Behringwerke) oder humanes Tollwut-Immunglobulin (20 IE/kg KG; Behringwerke, Tropon).

Tuberkulose

1. Impfstoffart:	BCG-Impfstoff aus Bac. Calmette-Guerin, lyophilisiert, dazu Lösungsmittel (Behringwerke)
2. Indikation:	Neugeborene bis 6. Lebenswoche, sicher tuberkulinnegative Schulanfänger und Schulabgänger, tuberkulinnegative exponierte Erwachsene (Angehörige, Pflegepersonal).
3. Kontraindikation:	Akute Erkrankungen, Früh- und Mangelgeburten, Ekzem, Blutkrankheiten, Antikörpermangelsyndrom, Kortisonbehandlung und wie bei Diphtherie, 4 Wochen Abstand zu anderen Lebendimpfstoffen.
4. Dosierung:	1 × 0,1 ml *aktuelle Firmenangabe beachten!*
5. Applikation:	Außenseite des Oberschenkels streng intrakutan.
6. Wirkungsdauer:	5–10 Jahre.
7. Bemerkungen:	In BRD: Öffentliche Empfehlungen der Länder beachten.

Typhus (auch als Kombinationsstoff)

1. Impfstoffart:	a) Suspension abgetöteter Bakterien. In Kombination als Adsorbatimpfstoff gegen Typhus, Paratyphus A und B (Behringwerke). b) Typhus-Oral-Impfstoff aus aufgeschlossenem Bakterienmaterial in Dragéeform: (Typhus, Paratyphus A und B).
2. Indikation:	a) Vor Exposition (z. B. Personal der Infektionsabteilungen, vor Reisen in stärker verseuchte Gebiete). b) In Katastrophenfällen, bei Epidemien, vor Reisen.
3. Kontraindikation:	a) Akute Infektionen, Tuberkulose, Diabetes, chronische Herz-, Leber-, Nierenkrankheiten. b) Fieberhafte Erkrankungen, Durchfälle.
4. Dosierung:	a) 2 × 1,0 ml im Abstand von 4 Wochen. Bei fortdauernder Exposition Auffrischimpfung nach 12 Monaten. Kinder: Halbe Dosierung. b) An 3 Tagen je 3 Dragées morgens nüchtern. Bei fortdauernder Exposition Wiederholung nach 3 Monaten.
5. Applikation:	a) Subkutan, b) oral.
6. Wirkungsdauer:	a) Bis zu 6 Monate am wirksamsten. b) Monate.
7. Bemerkungen:	a) Nicht im Inkubationsstadium impfen!

Kombinationsimpfstoffe

Diphtherie + Tetanus
Diphtherie + Tetanus + Keuchhusten
Diphtherie + Tetanus + Poliomyelitis (Salk)
Masern + Mumps
Masern + Mumps + Röteln (in Vorbereitung)
Typhus + Paratyphus A+ B

Impfungen in der Schwangerschaft:

Unbedenklich: Tetanus, Influenza (inakt. Impfstoff), Typhus-Paratyphus (oral), Tollwut (nur HDC-Vaccine), Poliomyelitis (Salk und Sabin).

Bedingt möglich: Gelbfieber, Pockenwiederimpfung, Cholera, Diphtherie.

Verboten: Pocken (Erstimpfung), Masern, Mumps, Röteln, Tuberkulose.

Zeitabstände zwischen den Schutzimpfungen

Nach Schutzimpfungen gegen	Mindestabstand zu Schutzimpfungen gegen		
	Pocken (Erstimpfung)	Pocken (Wiederimpfung), Gelbfieber, Polio (oral), Masern, Röteln, Mumps, BCG**	Cholera, Typhus-Paratyphus, Pertussis, Influenza, Diphtherie, Tetanus**
Pocken (Erstimpfung)*		1 Monat	1 Monat
Pocken (Wiederimpfung)*	–	1 Woche	kein
Gelbfieber	1 Monat	2 Wochen	kein
Polio (oral) Masern** Röteln** Mumps** BCG*	1 Monat	1 Monat	kein
Cholera** Typhus-Paratyphus** Influenza Pertussis** Diphtherie** Tetanus**	1 Monat	kein	kein

* sofern eine Reaktion vollständig abgeklungen ist und keine Komplikationen aufgetreten sind.
** und Schutzimpfungen mit entsprechenden Kombinationsimpfstoffen.

Neurologie

Allgemeine Diagnostik der Nervenkrankheiten

Organisch sind Krankheiten *mit gesicherter Grundlage.*

Funktionell nennt man Krankheiten *ohne nachweisbare (!) Grundlage,* insbesondere wenn sie *wechselhaft* und stark *psychisch beeinflußbar* sind.

Psychogen überlagert können aber auch organische Störungen durch funktionelle Zeichen sein.

Folgende prinzipielle anatomische und pathophysiologische Gegebenheiten sind stets zu beachten:

Kreuzungsverhältnisse, z. B. der Pyramidenbahnen (Abb. 88):
Verletzung *oberhalb:* Lähmung der *anderen* Körperhälfte;
Verletzung *unterhalb:* Lähmung der *gleichen* Körperhälfte.

Zwei oder mehr Neuronen setzen eine Bahn zusammen:

Unterbrechung der Pyramidenbahn (d. h. des zentralen Neurons der gesamten motorischen Leitungsbahn):

Degeneration bis zum Ganglion im grauen Vorderhorn des Rückenmarks = *Spastische Lähmung* (z. B. Querschnittsläsion).

Unterbrechung des peripheren motorischen Neurons (d. h. des Vorderhorns oder peripheren Nervs):

Degeneration von Nerv und Muskel mit den Zeichen degenerativer Atrophie = *Schlaffe Lähmung, Muskelatrophie, A- bzw. Hyporeflexie, elektrische Entartungsreaktion* (z. B. periphere Nervenverletzung).

Verlauf der Bahnen, z. B. eng nebeneinander in der Capsula interna, setzt dort mehr Bahnen der Zerstörung durch eine etwaige Blutung aus als ein gleich großer Gewebsuntergang der Hirnwindungen (Abb. 88).

■ **US.:** Echoenzephalographie. – Elektroenzephalographie (**EEG**).

o Rö.: Standardaufnahmen, Arteriographie, Pneumenzephalographie, Myelographie; Szintigraphie: Gehirn, Liquorzisternen, Subarachnoidalraum im Wirbelkanal, Schädelknochen, Wirbelsäule; Computertomographie.

Motorische Reizerscheinungen:

- **Tonische Krämpfe,** unwillkürliche Muskelkontraktionen starker Intensität und minuten- bis tagelanger Dauer:
  - *Tetanus* = Krampf der gesamten Körpermuskulatur,
  - *Trismus* = Krampf der Kaumuskulatur,
  - *Opisthotonus* = Krampf der Streckmuskulatur, des Nackens und des Rückens,
  - *Crampus* = Krampf einzelner Muskeln.
- **Klonische Krämpfe,** kurzdauernde, schnell aufeinanderfolgende Muskelkontraktionen.

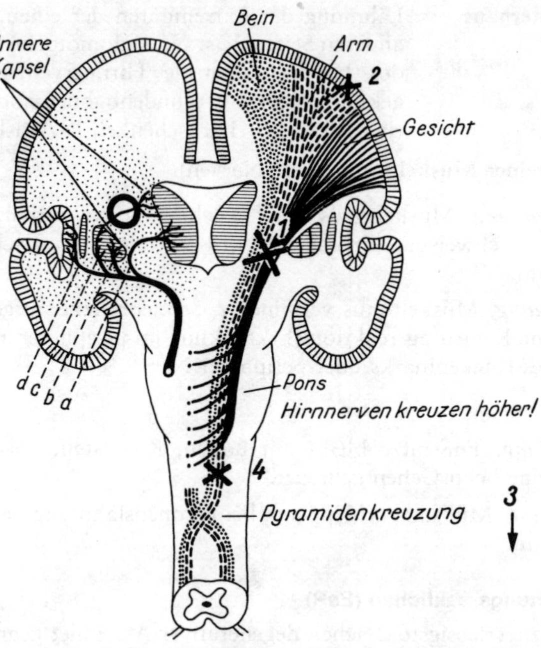

Abb. 88 *Pyramidenbahnen, Pyramidenkreuzung und Blutversorgung der inneren Kapsel:* A. cerebri media mit den Ästen: a) A. lenticulo-optica, b und c) Aa. lenticulo-striatae, d) A. insulae Reilii, gepunktetes Gebiet: Versorgungsbereich der A. cerebri media,
o häufigste Stelle der zerebralen Massenblutung, 1. Unterbrechung an dieser Stelle muß viele Pyramidenbahnen treffen (Halbseitenlähmung), 2. Rindenblutung trifft nur kleines Gebiet, 3. Läsionen der Pyramidenbahnen unterhalb der Kreuzung bedingen gleichseitige Lähmung, 4. Läsionen an dieser Stelle: Hirnnervenlähmungen auf der gleichen Seite, periphere Lähmungen auf der Gegenseite.

(**Konvulsionen,** klonische Krämpfe mit schüttelnder Bewegung des ganzen Körpers oder einer Extremität.)

Choreatische Bewegungen, ungewollte, zappelnde Aktionen, abwechselnd verschiedener Körpergegenden.

Athetotische Bewegungen, ungewollt, wurmförmig.

Tremor, schnell aufeinanderfolgende, *„grob- oder feinschlägige"* rhythmische Zuckungen.

Fibrilläre Muskelzuckungen, Zuckungen einzelner Muskelbündel ohne Bewegungseffekt.

Motorische Lähmungserscheinungen (Abb. 88)

- **Parese,** Lähmung (verschiedenen Schweregrades)
- **Paralyse,** Lähmung vollkommen (vgl. Abb. 88_{1-4}):

1. Hemiplegie	=	Lähmung einer Körperhälfte (Läsion in Capsula interna),
2. Monoplegie	=	Lähmung einer Extremität oder Gesichtshälfte (Hirnrinde),
3. Paraplegie	=	Lähmung beider Arme oder Beine (Rückenmark) oder Gesichtshälften (beider Fazialiskerne in der Medulla oblongata),

4. **Hemiplegia alternans** = Lähmung der Extremitäten der einen, der Hirnnerven der anderen Seite, meist N. oculomotorius oder N. facialis. (Sitz des Herdes: Zentrale Hirnnervenbahnen haben bereits gekreuzt, übrige Pyramidenbahnen noch nicht: Okulomotoriuslähmung = Hirnschenkel, Fazialislähmung = Brücke.)

5. **Lähmung einzelner Muskeln** (periphere Nerven).

- *Spastische Lähmung,* Muskeltonus erhöht, Sehnenreflexe vorhanden, „Pyramidenzeichen" (S. 337) nachweisbar (Erkrankung des zentralen motorischen Neurons: Rinde, Pyramidenbahn).
- *Schlaffe Lähmung,* Muskeltonus vermindert, Sehnenreflexe aufgehoben, Muskelatrophie, elektrische Entartungsreaktion (Erkrankung im peripheren motorischen Neuron: Vorderhorn des Rückenmarks oder peripherer Nerv).

Bei Lähmung der Beine:

- *Spastischer Gang:* Fußspitze bleibt am Boden, Knie steif, bei Adduktorenspasmus werden die Beine beim Gehen gekreuzt.
- *Paretischer Gang:* Mühsam, schleppend, bei Peroneuslähmung hängt Fuß herab, daher „Hahnentrittgang".

Elektrische Entartungsreaktionen (EaR)

Die EaR ist das zuverlässigste Zeichen degenerativer Atrophie; geändert kann sein:

der Grad der Erregbarkeit des Nerven bzw. Muskels,
die Qualität der Reaktion (träge statt blitzartig).

Zuckungsgesetz des normalen Muskels: Eine Muskelzuckung läßt sich mit geringster Stromstärke durch Reizung mit der Kathode bei Schließung des galvanischen Stromes auslösen: Kathodenschließungszuckung = *KSZ.* Größere Stromstärke erfordert die Anodenschließungszuckung = *ASZ,* noch größere die Anodenöffnungszuckung = *AÖZ,* die größte die Kathodenöffnungszuckung = *KÖZ.*

Normale Zuckungsformel: KSZ > ASZ > AÖZ > KÖZ.

Die Muskulatur zeigt 2–3 Wochen nach totaler Nervenläsion eine **komplette EaR,** werden noch Teile nervös versorgt eine **partielle EaR:** Zuverlässigstes Zeichen der EaR ist die träge Zuckung.

Tabelle 35

		faradisch	galvanisch
Komplette EaR:	Nerv	–	–
	Muskel	–	erst erhöht, dann erniedrigt träge Zuckung KSZ ≦ ASZ
Partielle EaR:	Nerv	herabgesetzt	herabgesetzt
	Muskel	herabgesetzt	träge Zuckung KSZ ≦ ASZ

Störungen der Reflexe

Sehnenreflexe werden durch Schlag auf die Sehne ausgelöst (plötzliche Dehnung) und haben eine Muskelzuckung zur Folge, die nur zustande kommt bei Integrität des *Reflexbogens:*

Sensibler Nerv mit Spinalganglion →
hintere Wurzel des Rückenmarks →
Reflexkollateralen →
Ganglienzellen des grauen Vorderhorns (Reflexzentrum) →
motorischer Nerv → Muskel.

Wichtigste Eigenreflexe:

Patellarsehnenreflex (PSR): • *aufgehoben* bei Unterbrechung
des sensiblen Reflexbogenanteils: Neuritis des N. femoralis, Erkrankung der hinteren Wurzel und Hinterstränge (Tabes dorsalis),
des Reflexzentrum ($L_{2\text{-}4}$): Myelitis,
des motorischen Reflexbogenanteils: Vordere Wurzel, Neuritis,
• *gesteigert* bei Rückenmarkerkrankung,
oberhalb des Reflexbogens (wodurch hemmende Fasern ausfallen): Läsionen der Hirnrinde oder der Pyramidenbahnen.

Achillessehnenreflex (ASR): Reflexzentrum tiefer (L_5–S_2), aufgehoben bei Neuritis des N. ischiadicus, sonst wie PSR.

Trizepssehnenreflex ($C_{6\text{-}7}$): Streckung im Ellenbogengelenk,

Radiusperiostreflex ($C_{6\text{-}7}$): Beugung im Ellenbogengelenk.

Wichtigste Fremdreflexe:

Plantarreflex ($S_{1\text{-}2}$), Bestreichen der Fußsohle bewirkt normalerweise Beugung der Großzehe nach unten. Hingegen findet man folgende *„spastische Zeichen" bei Läsion der Pyramidenbahn:*

„Pyramidenzeichen"

- Babinski: Langsame *Dorsal*flexion der Großzehe bei *Bestreichen* der *lateralen Fußsohle,*
- Oppenheim: Langsame *Dorsal*flexion der Großzehe, weniger auch der kleinen Zehen, bei *kräftigem Bestreichen des Schienbeins,*
- Mendel-Bechterew: *Plantar*flexion der Zehen bei Beklopfen des Fußrückens über Metatarsale III/IV; normal: Dorsalflexion.
- Rossolimo: Schlag gegen Zehen von unten löst *Gegenbewegung* aus; fehlt normalerweise.
- Mayer: Passive Beugung des 3. und 4. Fingers im Grundgelenk bewirkt normalerweise *Streckung und Opposition des Daumens;* fehlt bei Pyramidenbahnläsion.
- Trömner (C_8–D_1): Finger-Phänomen. Anschlag der Fingerendglieder bewirkt Beugung.
- Hoffmann (C_8–D_1): Knips-Reflex. Festes Knipsen der Fingernägel bewirkt Beugung der Finger und Adduktion des Daumens.

Bauchhautreflexe: reflektorische *Kontraktion der Bauchmuskeln* bei Bestreichen der Haut (fehlen bei multipler Sklerose!).

Kornealreflex: Lidschluß bei Berührung der Kornea (fehlt bei Trigeminusschädigung und Kleinhirnbrückenwinkeltumor).

Gaumensegelreflex: *Hebung des weichen Gaumens* bei Berührung der Uvula (fehlt bei Gaumensegellähmung).

Störungen der Koordination = Ataxie

Rombergsches Phänomen: Schwanken bei geschlossenen Augen und Füßen.

Ataktischer Gang: Breitbeinig und unsicher.

Ataktische Bewegung: z. B. im Knie-Hacken-Versuch, Zeigefinger-Nasen-Versuch.

Formen der Ataxie:

- Zerebrale Ataxie (Läsion: Frontallappen, Vierhügel),
- zerebellare Ataxie: nur ataktischer Gang (Kleinhirn, Wurm),
- spinale Ataxie (hintere Wurzel: Myelitis, Hinterstränge: Tabes).

Pupillenstörungen

Miosis, abnorme *Enge* der Pupillen: Tabes, progressive Paralyse, Meningitis, Sympathikuslähmung, Morphin.

Mydriasis: abnorme *Weite* der Pupillen: Glaukom, Koma, epileptischer Anfall, Atropin, LSD.

Anisokorie: *Ungleichheit* der Pupillen, z. B. Weite auf der Seite der Hirnblutung, Enge auf der Seite der Sympathikuslähmung; ferner bei Tabes, Gehirnläsionen usw.

Entrundung bei Tabes, Paralyse, Enzephalitis.

Pupillenreaktion: Normalerweise *Verengung auf Lichteinfall.*

Reflexbogen: Lichtreiz der Retina →
N. opticus → Chiasma (partielle Kreuzung) →
Tractus opticus → vordere Vierhügel →
Okulomotoriuskern →
N. oculomotorius → M. sphincter pupillae.

Konsensuelle Reaktion (gleichstarke Mitverengung der nicht belichteten Pupille) wegen partieller Kreuzung im Chiasma und Verbindung zwischen den Okulomotoriuskernen.

Reflektorische Pupillenstarre (Argyll Robertson), *Lichtreaktion fehlt, Konvergenzreaktion erhalten oder überschießend.* Tabes, Paralyse, Enzephalitis.

Absolute Pupillenstarre *auf Licht, Konvergenz und Akkomodation:* bei Lues cerebri.

Ptosis, Herabhängen des Oberlids bei Okulomotoriuslähmung.

Hornerscher Symptomenkomplex, *Miosis – Ptosis – Enophthalmus* einseitig (oft auch Hemmung der Schweißbildung, Hautgefäßerweiterung), bei Zerstörung des Centrum cilio-spinale im Rückenmark C_8D_1 oder der von hier zum Auge verlaufenden Sympathikusfasern bei epipleuralen Prozessen der Lungenspitzen, Armplexuslähmungen, Syringomyelie, intramedullärem Tumor u. a.

Lähmung mehrerer Augenmuskeln, Doppelbilder, bei tuberkulöser oder luischer Meningitis, Schädelbasisbrüchen.

Konjugierte Ablenkung, „Kranker blickt Herd an", z. B. bei frischer Blutung.

Nystagmus, schnelle klonische Bewegungen der Bulbi z. B. bei starkem Seitwärtsblicken, u. a. bei multipler Sklerose.

Gesichtsfeldeinschränkungen: Perimeterbild!

- *Konzentrisch:* Sehnervenatrophie, z. B. Tabes,
- *Zentral:* Multiple Sklerose, Intoxikation: Nikotin, Alkohol.

Hemianopsie (halbseitiger Gesichtsfelddefekt auf jedem Auge, Abbildung 89):

- *Homonyme Hemianopsie* (identische Netzhautstellen beidseits betreffend, z. B. rechts nasal + links temporal): Erkrankungen des Tractus opticus, vordere Vierhügel, Sehstrahlung. Hinter dem Chiasma bilden die Fasern der identischen Netzhautstellen den Tractus opticus.
- *Heteronyme Hemianopsie* (stets bitemporal, weil diese Fasern sich im Chiasma kreuzen): Hypophysentumoren, luische Meningitis.

Papillenveränderungen (Spiegelung des Augenhintergrundes):

- *Stauungspapille,* prominent, gerötet und mit verwaschenen Grenzen; Kardinalsymptom der Hirndruckerhöhung: z. B. Meningitis, Hirntumor.
- *Sehnervenatrophie,* weiß, scharf begrenzt: z. B. Tabes.
- *Temporale Abblassung* der Papille: bei Hypophysentumor, retrobulbärer Neuritis, bes. Multipler Sklerose aber auch Intoxikation, Sinusitis.
- *N. olfactorius-Schaden:* Geruchsprüfung aromatisch fehlt, aber Reaktion auf Ammoniak.

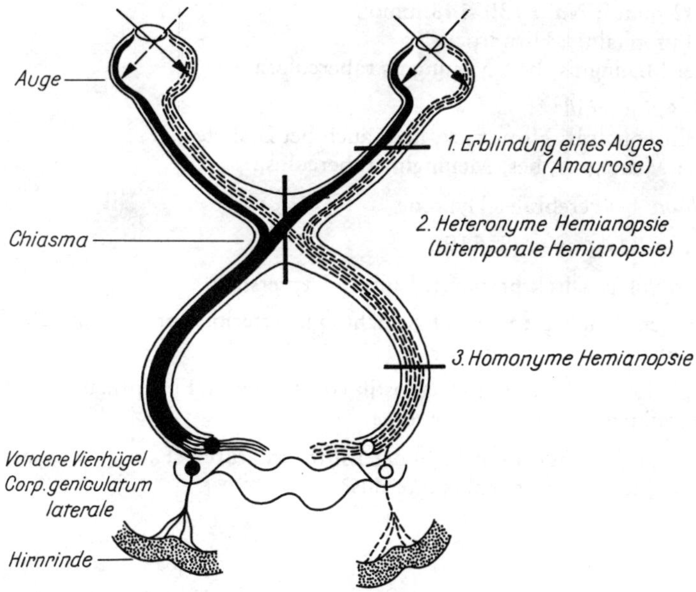

Abb. 89 *Optische Bahnen.*

Liquoruntersuchung

Cave: Stets vorher *Stauungspapille ausschließen!*

Lumbalpunktion: Zwischen 3./4. LWK (= Höhe des Beckenkamms) oder 2./3. LWK. Patient muß anschließend 24 Std. flach liegen.

Subokzipitalpunktion nur bei ständiger Übung.

Liquorbefunde (Normalwerte):

Druck: 60–160 mm Wasser:

Zellzahl: ~ 8/3 Zellen (Fuchs-Rosenthal-Kammer = 3,2 mm^3 Inhalt: 16 mm^2 Fläche, 0,2 mm Höhe = 3,2 mm^3).

Zelldifferenzierung bei Pleozytose (Zellzahlvermehrung) aus Liquorsediment: Polymorphkernige Leukozyten bei akuter, Lymphozyten bei chronischer Entzündung,

Nonne-Apelt: Eiweißfällung durch Ammoniumsulfat, positiv bei pathologischer Globulinvermehrung,

Pandy: 1 Tropfen wässerige Phenollösung, Trübung = positiv bei Eiweißvermehrung,

Kolloidreaktionen: Mastix-, Salzsäure-Kollargol-, Goldsol-Kurven (Abb. 90, S. 341),

Gesamteiweiß bis 0,28 g/l; Albumine bis 0,25 g/l; Globuline bis 0,08 g/l*.
(Ges.-EW erhöht bei schwerer Intoxikation durch Psychopharmaka.)

Liquorelektrophorese *(immer mit Serumelektrophorese vergleichen: Täuschung bei durchlässiger Liquorschranke!)*

β-Fraktion erhöht (Norm 9–15 rel. %): Morbus Pick, Morbus Alzheimer;
γ-Fraktion erhöht (Norm 5–13 rel. %): aktive Lues cerebro-spinalis, Leukoenzephalitis, 85% der Fälle von Multipler Sklerose.

Cl^-: 116–132 mmol; *Na^+:* 130–148 mmol.
(erhöht bei Enzephalitis, Hirndruck;
erniedrigt bei Meningitis, bes. Meningitis tuberculosa),

Zucker: 2,5–4,5 mmol/l**
(erhöht bei Enzephalitis, Hirndruck, aber auch bei Diabetes;
erniedrigt bei Meningitis, bes. Meningitis tuberculosa),

Laktaterhöhung bei zerebraler Hypoxie.

Luesspezifische Reaktionen (S. 319).

Liquorbakteriologie: Direktpräparat, Kultur, Tierversuch.

o Rö.: Pneumenzephalographie mit Schichtung, Arteriographie (Abb. 28, S. 59); Isotopendiagnostik,

Elektroenzephalographie (EEG): Diagnostik von Tumoren, Epilepsie u. a. Feststellung des Todes bei Reanimationsversuch. *Tomometrie.*

Echoenzephalographie bestimmt Lage der Mittelstrukturen (Falx), Weite des III. Ventrikels. Hirnatrophie? Hydrocephalus internus?

---

* Gesamteiweiß 15–40 mg%; Albumine 75–80%, Globuline 20–25%.
** Zucker 45–80 mg/100 ml.

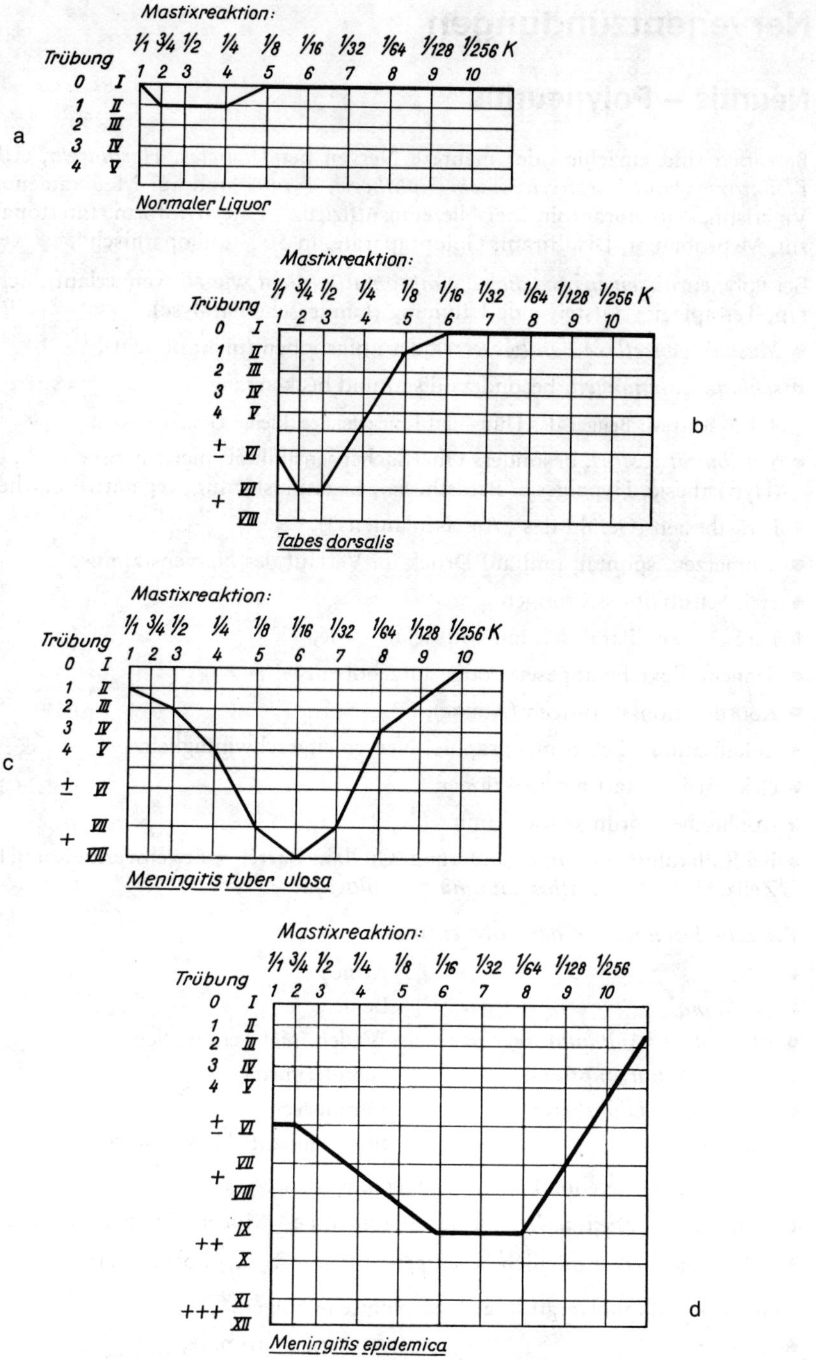

Abb. 90 *Normomastix-Reaktion des Liquor.* Die Tabes- und Meningitiszacken sind weitgehend typisch, lassen aber allein die Diagnose noch nicht stellen.

Nervenentzündungen

Neuritis – Polyneuritis

Betroffen sind einzelne oder mehrere Nerven bei *Diabetes, Herdinfekt, Alkohol- oder Bleiintoxikation, Porphyrie, nach Diphtherie, Typhus* und auf Medikamente: Isoniazid, Vincristin, Nitrofurantoin (bei Niereninsuffizienz), Enterovioform, Intestopan, Hydralazin, Meprobamat, Disulfiram, Goldpräparate, in 50% „idiopathisch".

Bei Polyneuritis *eigengesetzliche Symptomatik* (nicht wie Nervenverlauf): Schultergürteltyp; Tetraplegie; aufsteigende Lähmung (Landrysche Paralyse).

- *Muskeleigenreflexe herabgesetzt* oder aufgehoben (nicht obligat),
- *schlaffe Lähmungen,* besonders distal und beckennahe.
  - Paresentrias: Beuger des Hüft- und Kniegelenkes, kleine Gesäßmuskeln.
- *Sensibilität gestört,* besonders Oberflächensensibilität, meist symmetrisch, distal betont (Hypästhesie, Hypalgesie, Parästhesie), Lagesinnstörung, vegetative Erscheinungen.
- Parästhesien (Gefühl des „Ameisenlaufens"),
- Schmerzen, spontan und auf Druck im Verlauf des Nervenstamms,
- evtl. Sensibilitätsstörungen,
- Paresen bzw. Paralysen mit Muskelatrophie,
- Sehnenreflexe herabgesetzt oder aufgehoben,
- Koordinationsstörungen (Ataxie),
- Lokalisation: Elektromyographie, Nervenleitgeschwindigkeit,
- elektrische Entartungsreaktionen,
- trophische Störungen der Haut.
- Bei Radikulitis: Liquorveränderung (Guillain-Barré) = Eiweißvermehrung bei normaler Zellzahl = *Dissociation albumino-cytologique.*

Typische Lokalisation der Polyneuritis:

• *Blei:*	Arme
• *Thallium:*	Beine
• *Alkohol (B_1-Avitaminose):*	Waden, nicht einheitlich
• *Tetanus-Schutzimpfung:*	Schultergürtel
• *Botulismus, Diphtherie:*	Hirnnerven
• *Diabetes:*	nicht einheitlich, symmetrisch

♦ DD.: intermittierende Porphyrie, Gefäßprozesse.

♦ DD.: *Parästhesien außerdem* bei Anämien, bes. Morbus Biermer, Tetanie.

Th.: Ursache soweit möglich beseitigen! Vitamin $B_{1,6,12}$ hochdosiert.

Chronische Alkoholvergiftung: Neurologische Folgen:

- Tremor,
- zerebrale Krampfanfälle,
- Delir,
- Optikusatrophie,
- Wernicke-Enzephalopathie,
- Morbus Marchiafava-Bignami,

- Korsakow-Psychose,
- Polyneuropathie,
- Myopathie,
- zentrale pontine Myelinolyse,
- zerebrelläre Degeneration.

Wernicke-Enzephalopathie: horizontaler und vertikaler Nystagmus, Lähmung der äußeren Augenmuskeln, konjugierte Blickparesen mit Ataxie, Schlaflosigkeit, Kritikunfähigkeit.

Morbus Marchiafa-Bignami: sehr selten. Besonders Italiener. Demenz, Krampfanfälle, Tremor, Rigor.

Zentrale pontine Myelinolyse: Hirnstammsymptomatik (spastische Bulbärparalyse, Tetraparese).

Zerebellare Degeneration: Zerebellare Stand- und Gangunsicherheit, hierbei Ataxie für Feinbewegungen der Beine, seltener Nystagmus, Dysarthrie, Tremor.

Fazialislähmung

Rheumatisch, Zoster sine Zoster (ohne Effloreszenz), Tumor, Blutung, lymphozytäre Meningitis (Liquor!), fortgeleitete Entzündung.

Periphere Fazialislähmung:

- Einseitig, ganze Gesichtsseite betreffend:
- *Stirn glatt, kann nicht gerunzelt werden,*
- Auge
  - *Lagophthalmus* (nicht zu schließen, Unterlid hängt),
  - *Bell-Phänomen* (bei Schließversuch: physiologische Bulbusdrehung nach oben sichtbar),
  - *Kornealreflex fehlt* (efferenter Reflexschenkel unterbrochen),
- Mundwinkel hängt, Pfeifen unmöglich,
- Nasolabialfalte verstrichen,
- Wange bläht sich beim Blasen auf.

Zentrale Fazialislähmung:

- Einseitig- *oder* doppelseitig (bei Läsion in der Brücke oder Medulla oblongata),
- *Stirn-Augen-Ast bleibt frei* bei einseitiger Läsion (Innervation von beiden Seiten!),
- *Dissoziation* zwischen willkürlicher und unwillkürlicher Bewegung (fehlt anfangs bei plötzlichem Ereignis).
- Keine Entartungsreaktion.

Weitere Lokalisationsdiagnostik durch Beobachtung der Ausfälle mitgeführter Fasern.

♦ DD. **Melkersson-Rosenthal-Syndrom:** *Rezidivierende Fazialisparesen* und rez. Gingivaschwellung, Cheilitis granulomatosa, Gesichtsschwellungen, Lingua plicata, – Hyperakusis, Tränenfluß, Geschmacksstörung.

Th.: Gemäß Ätiologie. „Rheumatische" Form: Kortisonderivate, Vitamin B_{1}, $_{6}$, $_{12}$, anschließend galvanische Behandlung (faradisch nur, wenn erregbar!). Auge vor Austrocknung schützen.

♦ **DD. der Ptose:** • Lähmungen des N. oculomotorius; • Horner-Symptomenkomplex; • Myasthenia gravis; • familiär (bedeutungslos).

Neuralgien

Neuralgien können an allen *sensiblen* Nerven auftreten. Ätiologisch sind ein rheumatisches Herdgeschehen, eine Intoxikation, eine Neuritis oder (häufig) mechanische Noxen zu erwägen.

- Neuralgischer Schmerz
  - nur im Bereich des betroffenen Nerven,
  - anfallsweise und sehr heftig,
- Druckempfindlichkeit des Nerven,
- reflektorische Begleiterscheinungen
  - motorische (Krämpfe, Zuckungen),
  - vasomotorische (Röte oder Blässe der Haut),
  - sekretorische (Schweißausbruch, Tränenfluß),
- trophische Störungen.

Trigeminusneuralgie

Besonders schmerzhaft und zu *Rezidiven* neigend, *einseitig*.
Betroffener Ast ist erkennbar am **Druckpunkt:**

- *Foramen supraorbitale:* Ramus I = Neuralgia ophthalmica,
- *Foramen infraorbitale:* Ramus II = Neuralgia supramaxillaris,
- *Foramen mentale:* Ramus III = Neuralgia inframaxillaris.

♦ DD.: Sinusitis, Tumor der Schädelbasis.

♦ Th.: Herdsanierung! Kortisonderivate, Vitamin $B_{1, 6, 12}$; Hyperämisierung; notfalls Verödung des Ganglion trigeminale (semilunare Gasseri). Tegretal, Zentromid.

Okzipitalneuralgie

Entlang des N. occipitalis major.

Brachialneuralgie

Druckpunkte: Plexus brachialis (Fossa supraclavicularis), Innenseite der Oberarmmitte und Sulcus ulnaris des Ellenbogens.

♦ DD.: **HWS-Syndrom,** S. 298, **Pancoast-Tumor** S. 124.

Interkostalneuralgie

Druckpunkte: Paravertebral, Axillarlinie, parasternal. Fast immer Folge eines Zoster (S. 311).

Sog. Ischias

Selten *infektiös-toxisch*. Meist *Wurzelkompression* bei Bandscheibenprolaps (in 90%: LWK 4/5): dann Schmerz bei Husten verstärkt.

S_1-Symptomatik:

- Spontanschmerz: Hinterseite des Beines → Ferse → lateraler Fußrand,
- Lasègue positiv: *Schmerz bei Anheben des gestreckten Beines,* nicht des gebeugten,
- Sensibiliätsstörung: Dermatom S_1 (bes. lateraler Fußrand),
- ASR *negativ,*
- Parese des M. triceps surae *(Zehenstand unmöglich).*

L_5-Symptomatik:

- Schmerzen: Oberschenkel außen, Unterschenkel außen und vorne, Fußrücken, Großzehe,
- Sensibilität im gleichen Bereich gestört,
- PSR und ASR *erhalten,*
- Parese: M. extensor hallucis longus, Fußheber *(Fersenstand unmöglich).*
- ♦ DD.: Rückenmarktumor, Knochenmetastase, Uterus- oder Rektumkarzinom.

Muskelinvertationen

Myotonie

- *Verlangsamte* Muskel*kontraktion,*
- *verlangsamte Lösung* der Kontraktion:
  „Zweckwidrige Persistenz der Kontraktion bei willkürlichen Bewegungen",
- *Besserung* bei wiederholter Bewegung.
- *Muskelwulst* auf Schlag mit Perkussions-Hammer.

Myotonia congenita (Thomsen)

- hereditär, • ab Kindheit, • seltener ab Pubertät.

Myotonia atrophicans (Steinert)

- hereditär, • bes. Männer, • bes. 3. Lebensjahrzehnt.
- Vorderarme – Gesicht – Hals:
  Kopf fällt zurück bei schnell hochgerissenem liegenden Patienten,
- Körperhaltung ähnlich Morbus Parkinson (Blickdiagnose:)
- *Hodenatropie,* • *Stirnglatze,* • *Struma,*
- *Katarakt,* • *Akrozyanose,* • *Inguinalhernie.*

Myasthenia gravis

„Gegenstück zur Myotonie".
Thymusvergrößerung (kleinzelliger Tumor) in 50%.

- ♀ : ♂ = 3:1; Manifestationsgipfel jenseits der Pubertät.
- *Muskelschwäche, zunehmend* mit Muskelarbeit.

- *Gesicht und Schlund* am stärksten betroffen,
- Extremitätenmuskulatur in schweren Fällen,
- *Ptose,* ein- oder beidseitig, Zunahme bei Öffnen/Schließen,
- *Okulomotoriuslähmung:* Doppelsehen.
- *Test:* Prostigmin (Besserung: in 30 min), Tensilon (in Sekunden).

♦ DD.: Myasthenia gravis oder/und Hyperthyreose.

Zerebrale Störungen

An den Hirngefäßen überwiegt die *direkte vasodilatatorische* CO_2-*Wirkung.* (In anderen Gefäßgebieten bewirkt CO_2 hingegen eine Vasokonstriktion, weil dort die zentrale, den Gefäßtonus erhöhende Wirkung im Vordergrund steht.) Bei plötzlichem *Blutdruckabfall kann nur durch lokale Vasodilatation* die Hirndurchblutung aufrecht erhalten werden. *Erhöhter zerebraler Widerstand* ist nur durch Erhöhung des Blutdrucks zu kompensieren.

Ohnmacht

Akuter Blutmangel des Gehirns aus psychischer oder organischer Ursache (Blutungsanämie, Kollaps, Absacken des Blutes in das Intestinum).

Th.: Flach lagern, bei Blutverlust Beine wickeln bzw. Blut übertragen.

Arteriosklerose des Gehirns

- Gedächtnisschwäche,
- Affektlabilität,
- Schlaflosigkeit,
- Kopfschmerzen,
- Schwindel;
- flüchtige Herderscheinungen bei Blutdruckabfall (Extrasystolie, Herzinfarkt). *Cave:* Erweichungsherd.
- **Arteriosklerotischer Parkinsonismus** bei *pallidärem* Schaden.

(♦ DD. im Gegensatz zu echtem Parkinson, S. 353, erst spät, oft einseitig auftretend, ohne Schauanfälle und vegetative Störungen).

Th.: Hydergin, Nikotinsäureamid u. a., –
bei Parkinsonismus: Skopolaminderivate.

Zerebrale (apoplektische) Insulte (hierzu Abb. 88, S. 335!)

Massenblutung bzw. Durchblutungsnot (Enzephalomalazie) sind im akuten Zustand oft nicht mit Sicherheit zu unterscheiden. Die Apoplexie kann größere Defekte setzen und ist in ihren zerstörenden Auswirkungen nachhaltiger. Der Vorgang *zerebraler Kreislaufstörungen und des* O_2-*Mangels* ist beiden gemeinsam.

Apoplexie, die Gefäßruptur mit zerstörender Massenblutung, bietet prinzipiell das schwerere Bild,

Enzephalomalazie, der Erweichungsherd (Kolliquationsnekrose), ist sehr viel häufiger und kann klinisch flüchtig sein.

Akuter Insult bei ausgedehntem Herd in der inneren Kapsel:

- *Schlaffe* Hemiplegie der Gegenseite,
- Aufhebung aller Reflexe,
- Bewußtlosigkeit,
- Cheyne-Stokes-Atmung (Abb. 38, S. 109),
- bei Hirndruck:
  - gespannter Puls,
  - Stauungspapille,
- Augendeviation: „Kranker blickt Herd an“,
- Kopfdrehung zum Herd,
- gelähmte Wange wird aufgeblasen.

■ US.: Verschiebung im Echogramm bei Massenblutung.

o Rö.: *Angiographie* bei Vorboten (monokuläre Sehstörung, flüchtige Ischämie); im Intervall (nach Rückbildung von Herdsymptomen) vor gefäßrekonstruktiver Operation.

Computertomogramm: nur bis 3. Tag Dichteanhebung (nach 8 Tagen nur mit Kontrastmittel).

♦ Liquor blutig: Ventrikeleinbruch meist tödlich,
Aneurysmaruptur,
Hb gering: hämorrhagischer Infarkt.

Restierender Zustand:

- *Spastische* Hemiplegie (beginnend nach 2 Tagen),
- Zunge weicht zur gelähmten Seite ab,
- gesteigerte Sehnenreflexe,
- Babinski und andere spastische Zeichen,
- Lähmungsbereich verkleinert sich.
- Gang: Angewinkelter Arm, steifes „verlängertes“ Bein beschreibt Kreisbewegung.

Sehr wichtig, und aus der Vorgeschichte und den Befunden durchaus möglich, ist die Erkennung der **Arachnoidalblutung** und der **Embolie** wegen der Therapie (Tab. 36).

Th.: *Massenblutung:* Hirnödem (Tutofusin, Lasix, Elektrolyt- und Wasserausgleich), Hochdruck (Catapressan), Sedierung (Atosil), Hämostyptika (ε-Aminokapronsäure), O_2.

Enzephalomalazie: Blutdruck stabilisieren, ggf. anheben, zirkulierendes Blutvolumen vergrößern (Rheomacrodex, Elektrolyt- und Wasserausgleich; evtl. Digitalis), Hirnödem (Lasix), Sedierung.

Embolie: Eupaverin forte, Fibrinolyse, Ödembehandlung, Glykoside, Herzrhythmusbehandlung, Blutdruck, Sedierung.

– Später: Zwei Jahre Übungstherapie, Massage usw.

Tabelle 36 **Symptomatik akuter zerebraler (apoplektischer) Insulte***

	Rhexisblutung (Massenblutung)	**Enzephalomalazie** (Erweichungsherd)	**Embolie**	**Arachnoidalblutung**
Prädilektionsalter	50–60 Jahre	über 60 Jahre	20–40 Jahre	20–35 (–50) Jahre
Anamnese	Hypertonie	Arteriosklerose des Gehirns (S. 346), Hypertonie-Hypotonie	Thrombose: paradoxe Embolie. Endocarditis verrucosa, ulcerosa	Kopfschmerzen, flüchtige Paresen der Hirnnerven
Vorboten	keine	flüchtige Herdsymptome	keine	keine
Insult	*plötzlich* bewußtlos, Puls gespannt, *Augen blicken zum Herd,* Mundwinkel hängt herab, schlaffe Hemiplegie	*plötzlich oder langsam* bewußtlos, Entwicklung *schubweise* ● Ödem: Rinde TIA** ein Tag, ● größere Durchblutungsstörung: 14 Tage = *voll reversibel* ● Infarkt (Nekrose) = nicht reversibel	plötzlich, *Krämpfe* häufig, *Teillähmung oft flüchtig*	*in rascher Folge: Heftige Kopfschmerzen,* Erbrechen, Bewußtlosigkeit, gespannter Puls, *Meningismus,* Lähmungen (oft wie Abb. 88, Nr. 4: homolateral: N. oculomotorius, kontralateral: Pyramidenbahn)
Augenhintergrund	*Fundus hypertonicus, Stauungspapille*	arteriosklerotische Zeichen	frei	evtl. frische Netzhautblutungen
Liquor	blutig: Ventrikeleinbruch = meist tödlich, ♦ Aneurysma	frei	frei	frisch: *stark blutig;* dann: xanthochrom, Zellvermehrung.
Prädilektionsstelle	⟵	Äste der A. cerebri media	⟶	*Hirnbasis*

* Häufigste Form: Enzephalomalazie. ♦ DD.: Blutung in Tumoren ausschließen! Angiographie!

** TIA = transitorische ischämische Attacke.

♦ DD.: Zerebrovaskuläre Insuffizienz/Tumor Apparative Diagnostik

● **Thrombozytenaggregation** erhöht bei Insult (Photometrie),
● **Fibrinogenspiegel** erhöht bei Insult (Koagulometer),
● **Viskosität** erhöht bei Insult und TIA
[TIA = transitorische ischämische Attacke],
● **Lipide:** erhöht bei Enzephalomalazie und TIA
● **Hämatokrit,** ● **Blutzucker,** ● **Herz/Kreislauf,**
■ **Echoenzephalographie,** o **Hirnszintigraphie:**
Ausfälle, Verschiebung des Ventrikelsystems?
● **Elektroenzephalographie:** Hirnströme, Potentialdifferenzen, Herde?
o **Clearance des Gehirns** mit ^{133}Xe: Aussage über Hirndurchblutung beider Hemisphären *und* fokal (Menge, Prognose, Verlauf).
o **Computertomographie:**
  o Messung der Dichteänderung des Gewebes.
  Hypo- und hyperdense Areale: Dichtesprung bei 3% Wasser.
  Bei Blutung Dichteerhöhung durch Hämoglobin.
  ♦ DD.: Blutung/Infarkt/Blutung in Infarkt.
o Verschiebung des Ventrikelsystems.
■ Doppler-Sonographie: ♦ DD.: Stenose/Verschluß Aa. vertebralis, subclavia, ophthalmica (supratrochleare und supraorbitale Äste).
o Angiographie nur bei chirurgischen Konsequenzen.
o Ventrikulographie nur bei chirurgischen Konsequenzen.

„Schlaganfall" bei Gefäßmißbildungen oder Karotisstenose

Verdacht bei Jugendlichen und bis 60. Lebensjahr: Angiogramm!

Aneurysma. *Kongenital* (seltener durch Arteriosklerose, Lues, Mykose, Trauma) infolge Medialücke (Verlust von Elastika und Muskularis), vorwiegend vorderer Teil des Circulus arteriosus cerebri: *Subarachnoidalblutung* prognostisch günstiger als *intrazerebrale Blutung.*

(Rezidiv innerhalb 3 Wochen!).

Paretischer oder paralytischer Typ: Volumenzunahme des Aneurysma,

apoplektischer Typ: Rupturblutung (klinisch = 90%).

Arteriovenöses Angiom (echte Geschwulst, dysontogenetische Hyperplasie?). Blutsog bewirkt Mangeldurchblutung der Umgebung: Krampfanfälle, Augenstörungen (Stauungspapille, Gesichtsfeldeinschränkung), später Blutung.

A. carotis interna: Einengung, Verschluß. Arteriosklerose und Thrombose, besonders 1–2 cm oberhalb Karotisgabel, in Atlashöhe und am Karotissyphon. Männer : Frauen = 3 : 1. *Akut* (apoplektisch) bis *chronisch* mit Halbseitensymptomatik und Stauungspapille. Bewußtseinsverlust bei Kompression der anderen Seite. (Abb. 28, S. 59.)

Anzapfeffekt (**Steal-Mechanismus**), **Abknickung elongierter Gefäße.**

⧫ DD.: u. a. Hirntumor.

Tabelle 37 **Hirninfarkt: zerebrale Gefäßsyndrome**

	homolateral	kontralateral	
A. carotis interna 50%		*Halbseitenlähmung,* *Aphasie* bei Rechtshändern mit linksseitiger Gefäßerkrankung, *Hemihypästhesie,* *homonyme Hemianopsie*	brachiofazial betont
A. cerebri 20%			halbseitig
A. cerebri anterior 5%		*Halbseitenlähmung,* *psychische Störungen*	beinbetont
A. cerebri posterior 10%		*Homonyme Hemianopsie*	
Aa. vertebrales und A. basilaris 15%	Hirnstamm: *Hirnnervenlähmung,* *zerebrelläre Ataxie,* *Nystagmus,* Hypotonie	*Hemiparese*	*Gesichtsfelddefekte,* *Pupillenstörung,* *Blicklähmung,* Erbrechen, *Puls- und Atemunregelmäßigkeit* (besonders bei Lagewechsel)
	Paraparese oder Tetraparese (beinbetont)		

Subdurales Hämatom

Nach Schädeltraumen (oft langes Intervall), evtl. auch bei chronischem Alkoholismus. Sickerblutung aus Brückenvenen:

- Zunehmende Kopfschmerzen, evtl. über Wochen und Monate,
- Schwindel – Erbrechen,
- motorische Reizerscheinungen: Krämpfe,
- motorische Lähmungserscheinungen,
- sensible Störungen,
- gespannter Puls,
- Stauungspapille,
- Mydriasis auf Herdseite.

⧫ DD.: **Epidurales Hämatom,** nach Trauma *kurzes Intervall* (Minuten bis Stunden) bis zur Bewußtlosigkeit; aus A. meningea-Ast.

Th.: Druckentlastung und Operation nach Angiographie lebensrettend.

Gehirnerschütterung

- Trauma, Frage: Schädigung der Hirnsubstanz:
  - **Commotio cerebri:** *keine* Schädigung,
  - **Contusio cerebri:** *Schädigung* (EEG: Herd, Liquor blutig).
- Bewußtlosigkeit: • **Kommotio:** *Sekunden,* max. 15 Minuten,
  - **Kontusio:** eine *Stunde* und länger,
- retrograde Amnesie: Kein Erinnerungsvermögen nach Erwachen an Ereignisse kurz vor dem Trauma,
- Erbrechen,
- vegetative Störungen: Kopfschmerzen, Vasolabilität usw. evtl. noch Monate andauernd.

♦ DD. nach Unfall:
Zunächst erhaltenes Bewußtsein: Subdurales Hämatom.
Sofort Bewußtlosigkeit: Kommotio, Kontusio, evtl. subdurales Hämatom.

Schock ausschließen (Körperschock oder psychischer Schock)!

Th.: Ruhe, evtl. Hirndruck herabsetzen, Kreislauf stützen. – Schonung, Schutz vor Sonnenbestrahlung.

Hirnabszeß

Ätiologie:

Metastatisch (arteriell-embolisch) aus:

- Bronchiektasen, • putrider Bronchitis,
- Lungenabszeß, • peripherer Eiterung.

Fortgeleitet (otogen, rhinogen):

- Otitis media, • Karies des Felsenbeins, • Sinusitis.

Traumatisch bei Schädelverletzungen.

Hirntumor (Initialsymptome)

Trias: • *Kopfschmerzen,* • *Erbrechen,* • *Stauungspapille;*

- Persönlichkeitsveränderung,
- langsam fortschreitende neurologische Ausfälle,
- Optikusatrophie.

Diagnostik: Neurologie, EEG, Tomometrie, Enzephalographie, Arteriographie, Isotopen: ^{99m}Tc, ^{131}J-Albumin u. a.

Migräne s. S. 61 f.

Epilepsie

Meist vor dem 20. Lebensjahr beginnende, periodisch auftretende Anfälle mit bis zu jahrelangen freien Intervallen. Oft Heredität.

- Im Schlaf, • beim Erwachen, • jede Tageszeit.

Großer Anfall, bestehend aus den 3 Phasen:

Aura (Vorwind):
- motorisch: Muskelzuckungen,
- sensibel: Parästhesien,
- sensorisch: Geschmacks- und Gesichtssensationen,
- vasomotorisch: Erblassen.

Iktus (Krampfanfall) hinstürzend:
- Bewußtlosigkeit,
- *tonische* Krämpfe: Streckung der Beine, Beugung der Arme,
- kurze Schreie (Krampf der Respirationsmuskulatur),
  nach 30 Sekunden dann:
- *klonische* Krämpfe,
- Verletzungen, *Zungenbiß,*
- Schaum vor dem Mund,
- Gesichtszyanose,
- Harn- (und Stuhl-)Abgang,
- Pupillen eng, starr,
- Sehnenreflexe erloschen,
- Babinski positiv,
- Anfallsdauer 1–5 min (Status epilepticus: bis Tage).

Postepileptisches Koma oder Schlaf, Kopfschmerzen, Erinnerungslosigkeit *(retrograde Amnesie),* evtl. Dämmerzustand.

Petit Mal: kurzer Dämmerzustand, Blässe, starrer Blick, gelegentlich einige Zuckungen. (Bis Pubertätsende.) EEG-Diagnose auch im Intervall!

Äquivalente: Verstimmungen, Dämmerzustände oder Migräne.

Jackson-Epilepsie durch Tumor, Hirnnarben nach Trauma, Abszeß, Enzephalitis: Krampf auf bestimmte Gebiete beschränkt, keine (oder späte) Bewußtlosigkeit.

♦ **Arteriovenöses Aneurysma (Angiom) im Gehirn** (S. 349),
♦ **Adams-Stokes-Anfälle** (S. 15), ♦ **Ohnmacht, Kollaps** (S. 53 f, 357),
♦ **Hyperinsulinismus** (S. 237), ♦ **Tetanie** (S. 235),
♦ **Schlafmittelabusus,** ♦ **Alkoholismus.**

Parkinson-Syndrom

Morbus Parkinson (idiopathischer Parkinsonismus, Paralysis agitans).

Symptomatischer Parkinsonismus (postenzephalitischer, zerebralvaskulär bedinger Parkinsonismus).

Hypokinetisches, hypertones (rigides) Syndrom.

Degenerativer Zellabbau im Pallidum und der Substantia nigra.

Primär bei Morbus Parkinson oder *sekundär* (nach Encephalitis lethargica) als postenzephalitischer Parkinsonismus, bei Arteriosklerose, nach CO-Vergiftung.

● Tremor, ● Rigor, ● Akinese:

● Tremor
- ● Frequenz 4–6/sec, Tremorregistrierung; EKG verzittert,
- ● zuerst und besonders der Hände,
- ● gesteigert bei psychischer Erregung,
- ● Ruhetremor sistiert bei aktiver Bewegung,

● Beugestellung des Körpers,

● Bewegungsarmut (Steifigkeit),

● Propulsion: Vorwärtsstürzen bei plötzlichem Anhalt des Ganges,

● Amimie, Salbengesicht, Hyperhidrosis, Speichelfluß.

⧫ DD.: *bei Neuroleptika* ähnliche Nebenerscheinungen.
Essentieller Tremor (extrapyramidal): oft ab Pubertät, Haltungs- und Bewegungstremor, kein Rigor, keine Akinese, Frequenz 7–9/sec.
Alterstremor ebenso, aber 4–5/sec.

Th.: Akineton, Artane (wirken zentral, anticholinergisch).

Choreatische Bewegungsstörung

Fortfall der Bremswirkung der Striatum (**Chorea minor:** rheumatische Enzephalitis; **Chorea Huntington:** dominantes Erbleiden; **Chorea gravidarum**): *Unwillkürliche, symmetrische Hyperkinesen.*

Rückenmark

Myelitis

Primär entzündliche Erkrankung des Rückenmarksgrau und der Marksubstanz, lokal oder – in Längsrichtung – fortschreitend, klinisch dann bei *Querschnittssyndrom,* meist mit *Blasenstörung.*

Tabes dorsalis

Infolge der guten Behandlungsmöglichkeiten der **Lues** ist die 5–10 Jahre nach der Infektion auftretende Tabes heute selten
= *graue Degeneration der Hinterstränge des Optikus, der Augenmuskelnerven und sensibler Hautnerven:*

● *Reflektorische Pupillenstarre,*

● *Patellarsehnenreflexe fehlen,*

- lanzinierende Schmerzen („wie Dolchstich"),
- Pupillendifferenz und -verziehung,
- Miosis („stechender Blick"),
- Sensibilitätsstörungen, auch der Tiefensensibilität,
- Koordinationsstörungen (Romberg u. a.),
- Lähmungen von Augen-, Blasen- und Mastdarmmuskeln,
- Atrophie des N. opticus,
- trophische Störungen: Malum perforans, Arthropathien u. a.,
- Liquorkurve (Abb. 90, S. 341), Luesreaktionen (S. 319).

♦ DD.: **Funikuläre Spinalerkrankung** (folgt), **Polyneuritis** (S. 342).

Funikuläre Spinalerkrankung (B_{12}-Avitaminose)

Nicht streng systemgebundener, herdförmiger Markscheidenschwund, besonders der Hinterstränge, häufig kombiniert mit **Morbus Biermer** (S. 78): meist genuiner Mangel an „intrinsic factor". B_{12}-Mangel.

- Parästhesien: „Ameisenlaufen",
- Epikritische Sensibilität: Zahlenschreiben auf Haut nicht zu lesen,
- Tiefensensibilität: Lageempfinden gestört; Ataxie,
- motorische Störungen: spastische Paraparesen der Beine,
- Areflexie,
- Babinski positiv (ein- oder doppelseitig).

♦ DD.: Kleinhirnbrückenwinkeltumor, Streptomyzinschaden.

Th.: B_{12}, aber keine Restitutio, nur Stillstand.

Spastische Spinalparalyse

Degeneration des 1. motorischen Neurons: Abb. 91. Sehr selten.

- Langsam progredient ab 20.–40. Lebensjahr mit Parese, später:
- Spastischer Symptomenkomplex:
  - gesteigerte Reflexe, Babinski usw.,
  - spastischer Gang;
- keine Muskelatrophie,
- normale elektrische Erregbarkeit.

♦ DD.: **Rückenmarktumor** (Liquor: Kompressionssyndrom).

Progressive spinale Muskelatrophie

Degeneration des 2. motorischen Neurons, evtl. mit motorischer Hirnnervenbeteiligung: Abb. 91.

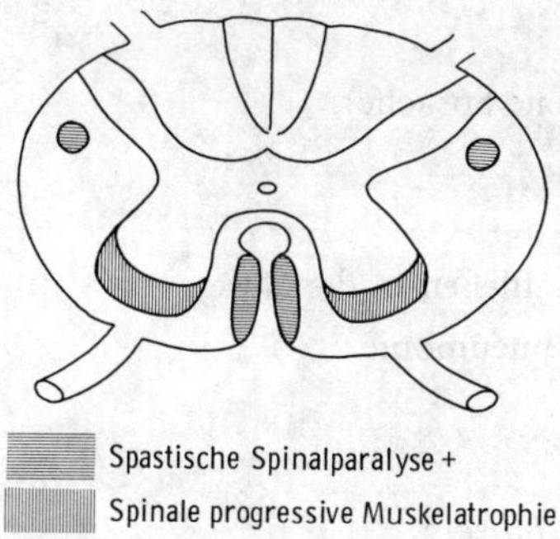

Abb. 91

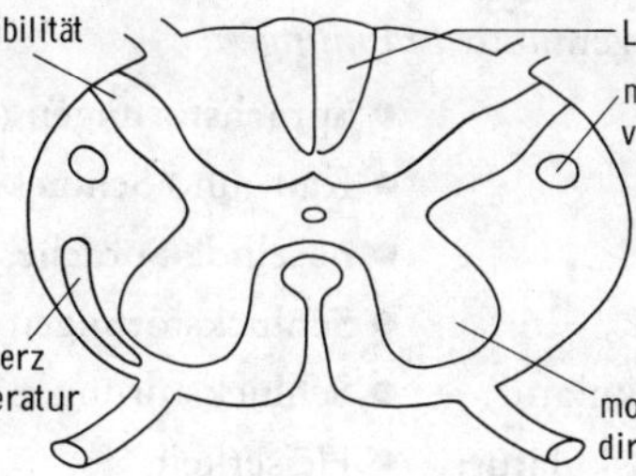

Abb. 92

Abb. 91 *Rückenmarkleiden.* Spielarten *einer* Krankheit. Viertens: **Progressive Bulbärparalyse** wie myatrophische Lateralsklerose *und* Degeneration der beidseitigen Hirnnervenkerne in der Medulla oblongata (= Bulbus) und im Pons.

Abb. 92 Zur Lokalisation der Störungen im Rückenmark.

- Faszikuläre Zuckungen,
- progrediente nukleäre Muskelatrophien:
  - *Beginn an kleinen Handmuskeln oder Schultern,*
- schlaffe Lähmungen (als Folge),
  - später Atemlähmung, • Tod.

Myatrophische Lateralsklerose

Degeneration des 1. und 2. motorischen Neurons ergibt Kombination der beiden vorstehenden Erkrankungen: Abb. 91.

- Fibrilläre Zuckungen,
- atrophische Paresen,
- spastische Zeichen: Hyperreflexie (Babinski, Oppenheim usw. – fehlen aber bei Degeneration extrapyramidaler Bahnen!),
- Kontrakturen, beginnend: Hand, obere Extremität.

♦ DD.: Spinale progressive Muskelatrophie und myatrophische Lateralsklerose sind zwei sich *oft überschneidende Spielarten* derselben Erkrankung.

Progressive Bulbärparalyse

Entsprechend der myatrophischen Lateralsklerose, jedoch *Degeneration der beidseitigen Hirnnervenkerne in der Medulla oblongata (= Bulbus) und im Pons.* Auch kombiniert mit myatrophischer Lateralsklerose.

- Ab 5.–6. Dezennium *Lähmungen:*
- Zunge: • Sprachstörungen (verwaschene Sprache),
  • Kau- und Schluckstörungen,
- Gaumensegel: • näselnde Sprache,
  • Schluckstörungen (Getränke fließen in die Nase),
- Schlundmuskulatur: • Schluckstörungen – Schluckpneumonie,
- Kehlkopfmuskulatur: • Heiserkeit,
- Fazialismuskulatur,
- Atemmuskulatur: • Tod *(Lebenserwartung 1–3 Jahre).*

♦ DD.: **Pseudobulbärparalyse bei Arteriosklerose.**

Muskeldystrophie (Dystrophia musculorum progressiva)

Erbliche Muskelfaserdegeneration.

- Elektr. Muskelerregbarkeit vermindert, keine Entartungsreaktion,
- CK und Aldolase erhöht.

Typ Duchenne:
geschlechtsgebunden rezessiv erblich (X-chromosomal);
Beginn 4. Lebensjahr (nur Knaben).

Typ Becker-Kiener:
Beginn 10.–25. Lebensjahr (benigner).

- Progressiver symmetrischer Muskelschwund: Becken, Schulter,
- Muskelschwäche → schlaffe Lähmung (als Folge).

Syringomyelie

Röhrenförmige Höhlenbildung im Rückenmark, bes. Hals- und Brustanteil (σῦριγξ = Röhre):dysraphische Störung, auch posttraumatisch.

- *Dissoziierte Empfindungen* der oberen Extremitäten: Schmerz- und Temperaturempfindungen fehlen, Berührungs- und Lageempfinden normal.
- *Symmetrisch fortschreitende Muskelatrophie,*
  - Beginn: Kleine Handmuskulatur = *Krallhand* →
  - *Syringobulbie* (Zunge, Gaumen) →
  - später spastische Paresen der Beine,
- *trophische Störungen* und Mutilationen durch Verletzungen,
- *Hornerscher Symptomenkomplex* (S. 338).

Multiple Sklerose (MS)

= **Enzephalomyelitis disseminata.** Autoimmunkrankheit?
Disseminierte Entzündung → Sklerotische Herde, verstreut im ganzen ZNS, besonders Rückenmark, bevorzugt um Gefäße.

- Manifestation vorwiegend in 3.–4. Dekade,
- *plötzliche,* flüchtig-wechselnde Lähmungen, Gehschwierigkeiten,
- Parästhesien oder Sensibilitätsausfälle,
- lange freie Intervalle.

Im Vollbild dann:
- Progredient (Verlauf in Schüben),
- *wesensverändert:* kritiklos, euphorisch → geistig abgebaut,
- *Nystagmus,* bes. bei seitlichem Blick,
- *skandierende Sprache* („Fischers Fritz fischt frische Fische"),
- *Intentionstremor:* Fehlt in Ruhe, nimmt am Ende aktiver Bewegung zu (Finger-Nasen-Versuch, Hacken-Knie-Versuch),
- Ataxie, spastische Paraparese der Beine wechselnder Intensität,
- *spastische Zeichen: Hyperreflexie,* Babinski usw.,
- *Fehlen der Bauchdeckenreflexe,*
- *retrobulbäre Neuritis* → temporale Abblassung der Papille:
- kurze Amaurose → Sehverlust,
- Doppelbilder,
- Blasen-Mastdarm-Störungen; • *Tod* innerhalb 10–15 Jahren.

Th.: Keine kausale Therapie.

Seelische Störungen*

Krankhafte seelische Störungen, Psychosen.
- Körperlich begründbare Psychosen:
  reversible Syndrome:
  - Durchgangssyndrom,
  - Bewußtseinstrübung – Bewußtlosigkeit – Koma,

  irreversible Syndrome:
  - Persönlichkeitsabbau – Demenz,
  - frühkindliche Hirnschäden: Tiefstand der Persönlichkeit und Intelligenz.
- Körperlich noch nicht begründete (endogene) Psychosen:
  - Schizophrenie,
  - endogene Depression.

Nicht krankhafte seelische Störungen (**Varianten des normalen seelischen Seins**)
- Abnorme Erlebnisreaktionen,
- Abnorme erlebnisreaktive Entwicklungen = Neurosen,
- Abnorme Persönlichkeiten:
  Plusvarianten (Genies = ärztlich irrelevant),
  Minusvarianten (Psychopathen = leiden selbst / Umwelt leidet unter ihrer Persönlichkeitsstruktur).

---
* Zusammengestellt von Dr. W. Klenk, Univ.-Nervenklinik Köln.

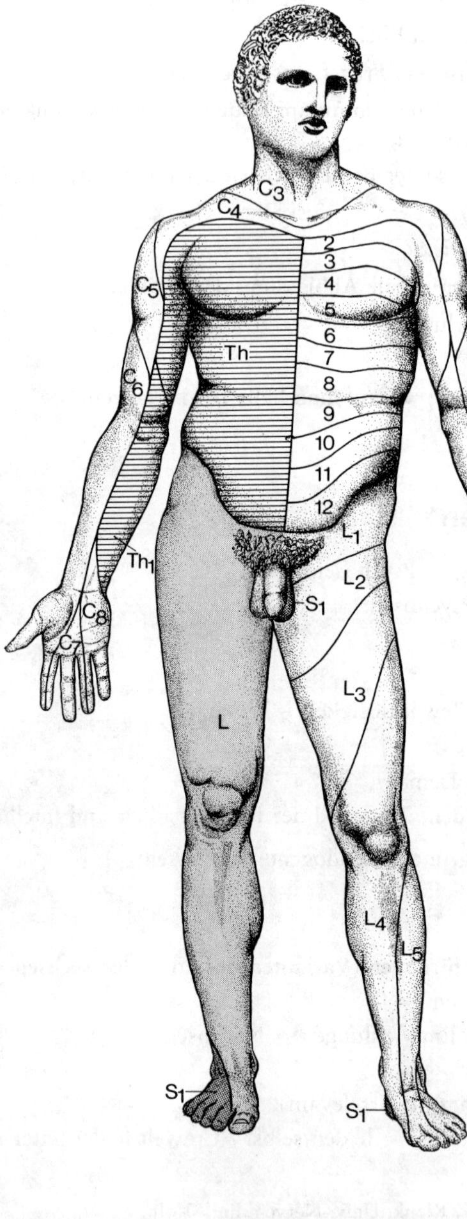

Abb. 93

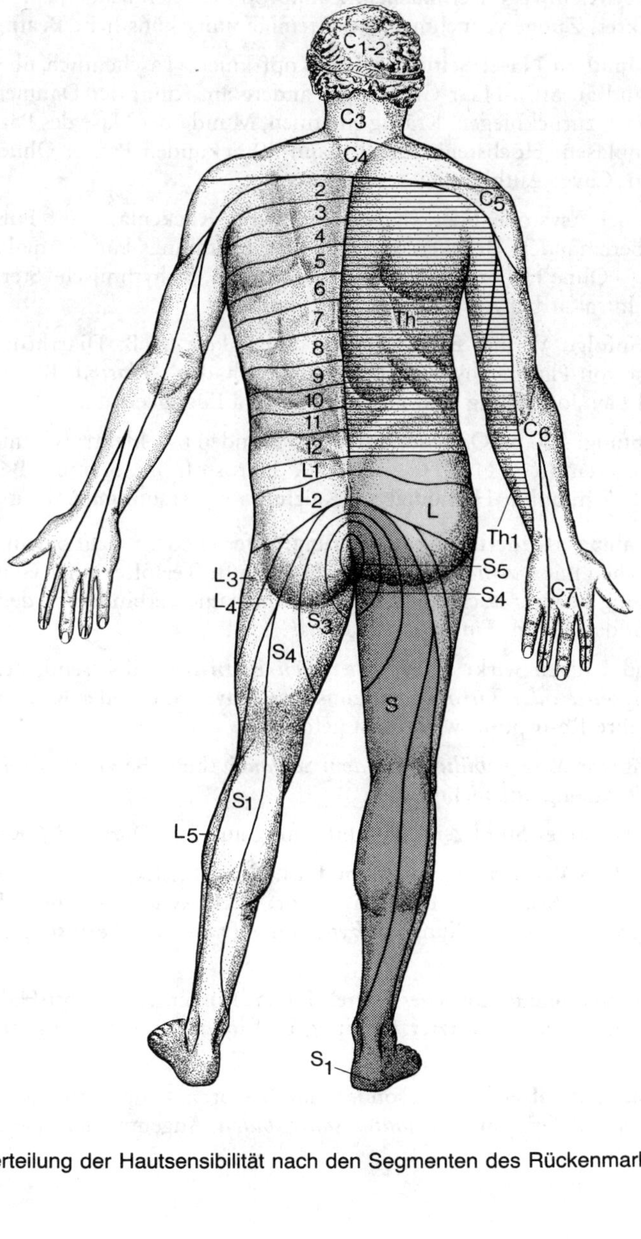

Abb. 93 Verteilung der Hautsensibilität nach den Segmenten des Rückenmarks.

Vergiftungen

Verdächtig auf Vergiftungen ist bei *Bewußtlosen die Trias:*
Miosis – Lungenödem – Krämpfe!

Soforthilfe (telefonische Anweisung): Bewußtlosen nichts einflößen: Gefahr der Aspirationspneumonie! Atemwege frei machen, Zahnprothesen herausnehmen, Seitenlage zum Abfluß von Sekret, Zunge vornehmen. Bei Atemlähmung künstliche Beatmung:

Atemspende Mund zu Nase: Seitlich neben Kopf knien. Taschentuch über das Gesicht legen. Eine Hand an Stirn-Haar-Grenze, die andere am Kinn; der Daumen schließt den Mund. Kopf stark zurückbiegen. Kräftig einatmen, Mund über Nase des Patienten stülpen und kräftig einblasen. Höchstens 20mal, dann 30 Sekunden Pause. Ohne Anstrengung weiter beatmen. Cave: Aufblähung des Magens.

Herzmassage: bei Asystolie oder Kammerflimmern. Rückenlage auf Fußboden. Beide Handteller (übereinander) drücken während der Beatmungs-Pause 1mal/s auf unteren Sternumanteil. – Ohne Helfer: 2 tiefe Lufteinblasungen, 8 rhythmische Sternumkompressionen usw. – Intrakardial Alupent, Elektrostimulation.

Hypovolämie infolge Verlust extrazellulärer Flüssigkeit (z. B. Diarrhö): *isotone Salzlösung;* Verlust von Plasma (hypoxischer Kapillarschaden): *Plasma;* Blutverlust: *Blut.* – (Glukose- und Lävuloselösung sind nur Wasser- und Energieersatz.)

Schockbekämpfung: 500 ml Osmofundin in 2–5 Stunden i.v., Elektrolyt- und Flüssigkeitshaushalt bilanzieren (K^+, Na^+, Cl^-, HCO_3^-, Harnstoff im Serum). Bei Anstieg des Serumkalium $>$ 7 mmol/h: Hämodialyse (Kalzium i.v.; Resonium-A 15 g 3 x tgl.).

Orale Giftaufnahme erfordert Magenentleerung: Sofern Patient nicht bewußtlos, Provokation von Erbrechen mit *warmem Salzwasser* (3 gehäufte Teelöffel auf 1 Glas Wasser). Die hypertone Lösung bewirkt auch einen Pylorospasmus und verhindert so den Übertritt von Mageninhalt in den Darm. *Finger in den Hals!*

Bei Säuren und Laugen wirkt *Milch mit rohen Eiern* neutralisierend, bei Laugen sind verdünnte *Essigsäure oder Zitronensaft* günstiger. Cave Milch oder Rizinusöl bei fettlöslichen Giften; ihre Resorption wird sonst gefördert!

Der Arzt macht eine *Magenspülung mit dem Schlauch* (beim Bewußtlosen in Bauchlage!), sofern keine Verätzung anzunehmen ist.

Kohle geben: schwarzer Stuhl zeigt Giftentfernung aus dem Darm an *(„Kohlezeit“).*

Atemgifte erfordern Verbringung in frische Luft. Vorsicht: Explosionsgefahr bei Leuchtgas u. a. *Künstliche Beatmung.* Phosgen, Chlor, Stickoxyde u. a. spezielle Lungengifte führen zu Lungenödem: Behandlung mit *hypertoner Traubenzuckerlösung* und *Kortikoide i.v., O_2-Beatmung.*

Perkutane Giftaufnahme fettlöslicher Mittel (E 605, Kohlenwasserstoff-Halogene, Anilin) erfordert Entfernung verschmutzter Kleidung und intensive Waschung mit Wasser und Seife.

Augen und Konjunktivalsack sind besonders durch Säuren, Laugen und ungelöschten Kalk gefährdet: Unter Wasserhahn *10 Minuten sanft spülen,* Augentropfen (z. B. Combiamid), *Augenarzt.*

Injektionen, tierische Giftbisse oder -stiche zentralwärts abschnüren, *mit verdünnter Adrenalin-Lösung umspritzen, evtl. exzidieren. – Seruminjektionen, Gegengifte.*

Giftnachweis: Urin (Gesamtmenge), Venenblut (30 ml), Erbrochenes, Stuhl, vorgefundene Giftreste.

Vergiftung mit Schädlingsmitteln

Insektengifte: Die gebräuchlichen **Alkylphosphate** (z. B. E 605, Folidol, Methasystox) können schon in kleinsten Mengen per os, evtl. perkutan oder inhaliert, tödlich wirken. Durch Cholinesteraseblockierung entsteht das Bild der endogenen *Azetylcholinvergiftung:*

Muskelschwäche, fibrilläre Zuckungen, tonisch-klonische Krämpfe infolge Azetylcholinanreicherung an den Muskelendplatten (neuromuskulärer Block),

Bradykardie, Miosis, Tränenfluß, Schweißausbruch, Erbrechen, Durchfall, Lungenödem infolge Azetylcholinanreicherung an den postganglionären cholinergischen Nervenendigungen der glatten Muskulatur,

Angst, Kopfschmerzen, Krämpfe, Koma zentralnervös.

Th.: 2–5 mg Atropin. sulfuric. im Abstand von 5 Min. i.v., dann s.c., evtl. bis 200 mg am 1. Tag. PAM „Bayer" (Pyridin-aldoxim-methojodid) 50 ml = 500 mg i.v., Toxogonin 1–3 Amp. zu 1 ml/0,25 g; Kortikoide und hypertone Traubenzuckerlösung mehrfach i.v., Intubation, O_2-Beatmung und Sedierung. Antibiotika zur Pneumonieprophylaxe.

Ratten- und Mäusegifte: Thallium macht *Obstipation, schmerzhafte (!) Polyneuritis, Haarausfall und Tachykardie* (mit T-Negativierung im EKG). Nachweis im Harn ist noch nach Monaten möglich. Ausgelegtes Thallium zersetzt sich nicht!

Th.: Magenspülung, Abführmittel, *Neutralisation mit stabilisiertem Schwefelwasserstoffpräparat* „Antidotum metallorum Sauter" (Genf) durch Magenschlauch. – BAL streng kontraindiziert!

Schneckengifte: Metaldehyd, auch als Trockenspiritus gebraucht, bedingt *Erbrechen, epileptiforme Krämpfe, Trismus, Zungenbiß und Reflexsteigerung.*

Th.: Magenspülungen mit isotoner *Natriumbikarbonatlösung,* Abführmittel, Sedierung.

Herbizide Bipyridiniumverbindungen (Paraquat, Deiquat): Extrem hohe Letalität (kardiogener Schock, Lungenödem, akute Leberatrophie, Nierenversagen). Ab 8. Tag progrediente Lungenfibrose.

Th.: *Sofort* Darmspülungen (Absorbentien: Fuller-Erde, Bentonit); dann Hämoperfusion mit beschichteter Aktivkohle. Kein Antidot. Leber- und Nierenschäden, *später Folgen von proliferativen Zellwucherungen in Bronchiolen und Alveolen.*

Verätzungen

Laugenverätzungen durch **Natron- oder Kalilauge, Salmiak oder Möbelpolitur.**

Kolliquationsnekrose. Glasig-sulzige Verätzung der Speiseröhre usw. Schmerz hinter Sternum und im Magen. Bräunlich-alkalisches Erbrechen, evtl. blutiger Durchfall, alkalisch-blutiger Harn, Kollaps.

Th.: *Verdünnten Essig* oder Zitronensaft trinken lassen, evtl. sofort (!) Magenspülung (kontraindiziert, wenn bereits Ödem oder Verätzung vorhanden); *Kortikoide* i.v. und *Noradrenalin.* Blut- bzw. Plasmainfusion gegen Schock; *Schmerzbekämpfung* (auch 1%ige Stadacainlösung trinken); bei Glottisödem: *Tracheotomie.* Weitere Behandlung: Kortikoide und Antibiotika zur Vermeidung von Strikturen, Puffer zur Neutralisierung der Magensäure, Schleim- und Milchsuppen.

Säureverätzungen durch **Schwefel-, Salz- oder Salpetersäure.**

Koagulationsnekrose. Verätzung der Speiseröhre usw., brennender Schmerz, Kaffeesatzerbrechen, resorptive Azidose, Hämolyse, Glottisödem, Kreislaufkollaps, Schocktod.

Th.: *Neutralisation* mit Milch oder rohen Eiern, Magnesia usta; bei Azidose: $\frac{1}{6}$ $_{\text{molare}}$ Natriumazetatinfusion. Sonst wie bei Laugen.

Kohlenoxydvergiftung

CO aus Leuchtgas und Autoabgasen – seltener schlecht ziehende Öfen – bedingt *Kopfschmerzen, Übelkeit, Bewußtlosigkeit, rosarote Lippen- und Hautfarbe.* Nachweis spektrometrisch im Blut.

Th.: Frische Luft. *Künstliche Beatmung mit O_2 unter CO_2-Zusatz,* möglichst bei Überdruck (das sehr stark hämoglobinaffine CO wird hierdurch schneller ausgeschieden). Thionin (Katalysin) 10 ml i.v. und i.m.

Rauchvergiftung: Stunden später *Lungenödem* durch Reizstoffe.

Vergiftung mit Schlafmitteln und Tranquillizern (Tab. 38)

Nach Toxizität und Ausscheidungsgeschwindigkeit sehr verschieden. Von den Barbituraten wirkt Luminal am längsten. – Symptome: *oberflächliche Atmung und Areflexie,* evtl. auch Hyperreflexie und Krämpfe, CK ↑, LDH > 1200 mU/ml; Liquor: Gesamt-EW auf 4,5–7,0 g/l erhöht. Luminal: Wasserblasen der Haut. Später oft cholestatische Hepatose.

Th.: Magenspülung, *Perfusion* (mit $NaHCO_3$-Zusatz zur Anregung der Diurese) unter Ionenkontrolle (K^+-Zusatz), *Analeptika und künstliche Beatmung, Kreislaufbehandlung,* künstliche Niere, Antibiotika.

Schwermetallvergiftungen

As: Enzymstörungen, Verätzung. Zusammenschnüren der Kehle, Kopfschmerzen, Schwindel, Erbrechen, Bauchkoliken, wäßrige Durchfälle, Wadenkrämpfe, Anurie, Kollaps. Polyneuritische Spätphase.

Th.: Sulfactin 3 mg/kg Körpergewicht i.m., Magenspülung mit Kohle oder 1%igem Natriumthiosulfat (auch nach Erbrechen). Kreislauf! Leber! Dialyse.

Hg^{2+} (Sublimat $HgCl_2$) mehrfach toxischer als Hg^+, metallisches Hg nur als Dampf. Stomatitis mit Metallgeschmack, Salivation, hämorrhagische Gastroenterokolitis, Koliken, Kollapstod oder später Nierenschädigung: Polyurie → Anurie → Urämietod.

Tabelle 38 **Schweregrade der Schlafmittelvergiftung:** *Diagnose und Therapie*

	I.	II.	III.	IV.	V.
Bewußtsein	Antworten	einzelne Antworten		ohne	
Atmung:	frei	mitteltief	oberflächlich	langsam	Zyanose
Verlegung		?	??	Bronchial-Sekretion	+ Zunge in Rückenlage
				Pneumoniegefahr	
Kreislauf:				Vasomotoren-Kollaps	Hypovolämischer Schock
Blutdruck		normal		niedrig (Diastole) Amplitude normal	niedrig, Amplitude klein
Puls				schnell	schnell, flach
Reflexe:		erhalten		Sehnen $\varnothing$ Pupillen? Kornea +	Sehnen $\varnothing$ Pupillen weit Kornea $\varnothing$
Schmerz-Reaktion		gezielte Abwehr	ungezielte Abwehr	fehlt	
Temperatur	normal			niedrig	oder erhöht
Blutbild		normal		Leukozytose	mit Linksverschiebung, Hb $\uparrow$, Ery $\uparrow$
Therapie:		Bauchlage		mit	Lagewechsel
Magen-			O_2	Beatmung	Intubation, Beatmung
spülung und . . .	Flüssigkeit per os		Dauertropf		Plasma-expander
		Novadral?		Novadral, Hypertensin, Kortikoide	
		evtl. Katheterisieren	Dauer-Katheter		
				Antibiotika	

Th.: Milch mit Eiereiweiß, Magenspülung, BAL (nicht bei Fe, Pb und Cd!) als Sulfactin-Homburg i.m., künstliche Niere, Antibiotika.

Metalldampf eingeatmet bedingt: Müdigkeit, Kopfschmerzen, Gliederschwere, Muskelschmerzen, „Metalldampffieber" bis 40 °C. Keine Folgen.

Th.: Sulfactin i.m.

Vergiftung durch Pilze

Pantherina-Syndrom, *kurz* (1–2 h) nach *Panther- oder Fliegenpilzgenuß* atropinartiges Vergiftungsbild: Schwindel, Mydriasis, Muskelzuckungen, Rausch, Halluzinationen, Atemlähmung.

Muskarin-Syndrom, *kurz* (1–2 h) nach Genuß von *Röhrlingen, (Satanspilz), Rißpilzen, Trichterlingen.* Parasympatikus-Erregung: Sehstörungen, Miosis, bradykarde Hypotonie, Schwindel, Schweiß trotz Frieren, Atemnot, Tenesmen, Diarrhöen.

Gastroenteritisches Syndrom ½–2 h nach *schwach giftigen Pilzen* (Kartoffelbovist, Ritterling, Schwefelkopf): Brechdurchfall, Kollaps. Keine zentralen Störungen.

Zweiphasen-Syndrom bei *Knollenblätterpilzen* (Amanita phalloides). Häufigste Pilzvergiftung (Verwechseln mit Wiesenchampignon). Erscheinungen *erst nach Latenzzeit* von 8–12–24 h, oft verkannt, da Sensorium am ersten Tag ungetrübt:

- Erbrechen, Durchfall, hierdurch:
- Wasser- und Kochsalzverarmung. –
- 2 Tage Latenz („Zweiphasensyndrom"), dann
- Ikterus: Leberschaden (γ-GT, -GOT, -GPT erhöht). ● Heilung.

Oder aus der Latenz Übergang in hochdramatisches Bild mit

- Brechdurchfall,
- Wasser-, Kochsalz- und K^+-Verlust (EKG! S. 11, 22 f):
- Extrarenales Syndrom und
- schwere Kreislaufschäden (auch Toxinwirkung auf Herzmuskel),
- Coma hepaticum (Leberzerfallskoma), ● Tod.

Toxizität der Pilze nach Standort und Jahrgang verschieden.

Th.: Prophylaktische Entleerung des Magendarmtraktes *aller* am Essen beteiligten Personen. Adsorbantien (Tierkohle), Wasser- und Elektrolytausgleich, Kreislaufbehandlung, „antitoxisches Serum" des Pasteurinstituts (Paris), *Leberschutz:* Kortikoide, Zucker, Glutaminsäure, Vitamin K_1. Leberschonkost (KH-reich, fettfrei, EW-arm).

♦ DD.: **„Falsche Pilzvergiftung":** Unverträglichkeitserscheinungen durch schwer verdauliches Eiweiß eßbarer Pilze,

♦ **Botulismus** S. 119, 123, ♦ **Paratyphus** S. 315, 328.

♦ **Staphylokokkenenterotoxinvergiftung** S. 316.

Haschisch-Marihuana, LSD

Aus (weiblichem) indischen Hanf, Cannabis sativa:

Haschisch: Harz der Blüte, Rauschdosis ≈ 200 mg.

Marihuana: getrocknete Blütenblätter, Rauschdosis ≈ 1 g.

Anwendung: Meist *geraucht,* Wirkungsbeginn nach ½ Std., Dauer 2–3 Std. Gekocht: später, länger, gefährlicher.

Wirkung: *Erregung (Spannung)* → *Angst* → *Fröhlichkeit* → *Gefühl erhöhte Wahrnehmung* (Farben, Geräusche, gesellschaftliche Kontakte) → *Wohlbefinden* → *Besinnlichkeit.*

> *Drogenabhängigkeit vom Kannabistyp:* „mäßige bis deutliche Abhängigkeit bei weitgehendem Fehlen von körperlicher Abhängigkeit und Fehlen typischer Abstinenzsymptome sowie geringer Tendenz zur Dosissteigerung" (WHO).

Kopfschmerzen, Konjunktivitis, Pharyngitis, (asthmatoide) Bronchitis, trockener Mund, Übelkeit, Erbrechen, Tachykardie, Hypoglykämie, Durst.

Verdacht bei „Trunkenheit ohne Alkohol", Injektionsstellen? Vernachlässigung von Pflichten und Körperpflege.

Rohopium oder Heroin oft dem Haschisch-Marihuana beigemischt: erhöht Suchtgefahr!!

LSD: Rauschdosis 10–25 μg schwer dosierbar! Oft psychotische Zustände. Chromosomenbrüche.

Opiatvergiftung

Heroin, Codein, Eukodal, Pantopon, Dolantin, Polamidon, Ticarda, Dromoran usw. machen
Atemdepression! Miosis, Kopfschmerzen, Erbrechen, Harn- und Stuhlverhaltung; später Zyanose, Kreislaufkollaps, dann (O_2-Mangel)-Koma, Areflexie, Atemlähmung. – Heroin verursacht besonders Lungenödem.

Herzglykoside s. S. 45.

Laborwerte (Übersicht)*

Blut

Erythrozyten 4,6–5,0 10^{12}/l = pl (Pikoliter)

Hämoglobin 9,4–10,1 mmol/l Hb (Fe)
Mittleres Zellvolumen 92–94 fl
Hb_E = 1,86–1,99 f mol Hb (Fe)

Leukozyten 5–8 × 10^9/l = nl (Nanoliter)
Neutrophile 0,5–0,7, Eosinophile 0,02–0,04, Basophile 0–0,01,
Lymphozyten 0,20–0,30, Monozyten 0,04–0,10, [Einheit = 1 = absolute Werte/l]
Kerngeschlechtsdiagnostik: Chromatin-positiv (1 bis) ~ 12 Trommelschlegel auf 500 polymorphkernige neutrophile Leukozyten. (S. 219 und Tafel II, $_{22}$ nach S. 83.)

Thrombozyten 200–300 10^9/l = nl (Nanoliter)
Retikulozyten 0,010 [1]

Entwicklungsreihen im Knochenmark** (Tafel II nach S. 83)

Myeloblasten	(1,2–1,70%)	Lymphoblasten	
Promyelozyten	(1,1–3,80%)	Junge Lymphozyten	
neutr. Myelozyten	(9,5–15,0%)	Lymphozyten	(10,0–15,0%)
eos. Myelozyten	(0,5–1,70%)		
baso. Myelozyten	(0,05–1,18%)	Plasmoblasten	
neutr. Metamyelozyten	(1,5–16,5%)	Plasmazellen	(0,5–2,0%)
eos. Metamyelozyten	(0,4–1,5%)		
baso. Metamyelozyten	(0,0–0,2%)	Proerythroblasten	(0,01–1,9%)
neutr. Stabkernige	(9,7–16,8%)	Makroblasten	(2,0–10,0%)
eos. Stabkernige	(0,2–1,0%)	Normoblasten	(10,0–25,0%)
baso. Stabkernige	(0,1–0,2%)	Retikulumzellen	(1,0–2,0%)
neutr. Segmentkernige	(17,0–30,0%)		
eos. Segmentkernige	(0,8–2,0%)		
baso. Segmentkernige	(0,1–0,3%)	Megakaryozyten	(0,1–1,0%)

Alkalische Leukozytenphosphatase** Norm 80 bis 150

Hämatokrit 0,35–0,55 [1]

Osmotische Resistenz** der Ery min. 0,42–0,46% NaCl,
max. 0,30–0,34% NaCl

Thromboplastinzeit (sog. Prothrombinzeit nach **Quick**) 100%

Blutungszeit 2–3 min
Rekalzifizierungszeit bis 3 min
Gerinnungszeit 5 min
Heparin–Toleranztest 2′ 15″

Thrombelastogramm (TEG) R Reaktionszeit 4–6′
K Thrombusbildungszeit 6′
Thrombuselastizität 90–150

Blutsenkungsgeschwindigkeit (BSG nach Westergren) 3–5 mm/h

---

* Siehe H. LIPPERT: SI-Einheiten in der Medizin. 2. Aufl. Urban & Schwarzenberg, München 1978.
** nicht bei LIPPERT

Elektrophorese (Blut)		mit Azetatfolie
Albumin		50–64 g/l
Globuline α_1		2,5–4,0 g/l
α_2		7,0–10,0 g/l
β		8,3–12,5 g/l
γ		14–20g/l

Gesamteiweiß (Blut) 67–75 g/l

Bilirubin	gesamt	9–15 µmol/l
	direkt	0,9–4,3 µmol/l
	indirekt	8,1–10,7 µmol/l

Bromthaleintest (BSP) 0,01–0,24 µmol/l

Kreatinin	61,9–76,0 µmol/l
Harnstoff (U^+)	3,8–5,8 mmol/l
Harnsäure (U^-)	226–268 µmol/l

Clearance:

Plasmadurchströmung PAH-Clearance 10,7–12,0 ml/s

Filtrierter Plasmaanteil FF $\frac{C_{In}}{C_{PAH}}$ $\frac{1,8}{11} = 0,16$

Glomerulusfiltrat Inulinclearance 1,67–1,98 ml/s

Endogene Kreatinin-Clearance 1,3–2,7 ml/s

GOT*	(Glutamat-Oxalazetat-Transaminase) opt. bis 18	(5–19 U/l)
GPT	(Glutamat-Pyruvat-Transaminase) opt. bis 20	(5–19 U/l)
SDH	(Sorbit-Dehydrogenase)	bis 10 U/l
LAP	(Leuzinaminopeptidase)	8–20 U/l
CK	(Kreatinin-Phosphokinase)	bis 160 U/l
CK-MB	herzmuskeltypisch	unter 10 U/l
LDH	(Laktat-Dehydrogenase)	150–250 U/l
HBDH	(α-Hydroxybutyrat-Dehydrogenase)	60–120 U/l
HBDH:LDH	= 0,63–0,81	
GLDH	(Glutamat-Dehydrogenase) ♀ bis 3, ♂ 4 U/l	(bis 1 U/l)
α-Amylase	im Serum	80–385 U/l
Lipase	im Serum	bis 70 U/l
AP	(alkalische Phosphatase: kinetisch)	60–370 U/l
SP	(saure Phosphatase)	bis 11 U/l
„Prostata"-Phosphatase		bis 4 U/l
Lipase		140 U/l
γ-GT	(γ-Glutamyl-Transpeptidase)	♂ 6–28, ♀ 4–18 U/l
Cholinesterase		3000–8000 U/l

* Nicht bei LIPPERT. Die Kohärente SI-Einheit für Enzyme wäre theoretisch das Katal. Die Umstellung wird noch nicht durchgeführt, da die Umstellung auf Units/l noch nicht abgeschlossen ist.

Natrium	137–138,8 mmol/l
Kalium	4,09–4,73 mmol/l
Kalzium	2,05–2,89 mmol/l
Magnesium	0,8–0,9 mmol/l
anorg. Phosphat	0,97–1,13 mmol/l
HCO_3^-	24,0 mmol/l
Eisen im Serum (± 20%)	17,9 µmol/l
Eisenbindungskapazität (EBK) total	54–63 µmol/l
latente EBK	54–63 µmol/l
Zäruloplasmin im Serum	300–380 mg/l
Kupfer im Serum	13,4–21,1 µmol/l
PBI (Protein Bound Iodine)	315–441 nmol/l
BEI (Butanol Extractable Iodine)	240–550 nmol/l

Blutzucker (nüchtern) 4,16–5,27 mmol/l (s. S. 237)
(postprandial) < 6,66 mmol/l

Glukose-Toleranztest (GTT)*
100 g oral: nach 60′ BZ max. 10 mmol/l
nach 120 ′ BZ max. 7,1 mmol/l

Gesamtlipide	3,0–11,0 g/l
Cholesterin, gesamt im Serum	5,2–6,5 mmol/l
Neutralfette	0,84–1,36 mmol/l
Phospholipide	2,6–2,8 mmol/l
veresterte Fettsäuren*	1,50–3,50 g/l
pH arteriell	7,37–7,42
pO_2	10,0–12,80 kPa
pCO_2	5,07–5,33 kPa
Base-Excess	–2,0 bis +1,2 mmol/l
Standardbikarbonat*	21,3–24,8 mmol (= mval/l)
Pufferbasen*	46,1 mmol (= mval/l)

Harn

spezifisches Gewicht 1001 ~ 1030

Reaktion 5,5–7,0 pH

Harn-Status	Eiweiß	Ø	Bilirubin	Ø
	Zucker	Ø	Azeton/Azetessigsäure	Ø
	Urobilinogen	–/+	Sediment: *ganz vereinzelt* Ery und Leuko	
	Urobilin	Ø		

Kreatinin	3,54–18,48 mmol/d
Harnstoff (U^+)	333–416 mmol/d
Harnsäure (U^-)	2,4–3,0 mmol/d
Kreatin	negativ
anorg. Phosphate	25,8–48,4 mmol/d
Chlorid	169–178 mmol/d

* nicht bei LIPPERT

Natrium	174–222 mmol/d
Kalium	60–80 mmol/d
Kalzium	4,02–4,99 mmol/d
Magnesium	1,69–8,2 mmol/d
Eisen	7,2–27,0 μmol/d
α-Amylase	bis 1500 μ/l
Koproporphyrin	9–458 nmol/d
Uroporphyrine	1–120 nmol/d
Porphobilinogen	6,2–7,5 μmol/d

Liquor

Aussehen*	klar, farblos
Druck	6,14–16,3 Pa
Zellzahl	~ 8/3 Zellen
Gesamteiweiß	bis 0,28 g/l
Albumine	bis 0,25 g/l
Globuline	bis 0,08 g/l
Glob.: Alb.-Quotient	1:4
Glukose	2,5–4,5 mmol/l
Chlorid	120–130 mmol/l

Glukosetabelle

mg/100 ml	mmol/l	mg/100 ml	mmol/l	mg/100 ml	mmol/l	mg/100 ml	mmol/l
30	1,66	140	7,77	250	13,8	450	25,0
40	2,22	150	8,32	260	14,4	500	27,8
50	2,77	160	8,88	270	14,9	550	30,5
60	3,33	170	9,43	280	15,5	600	33,3
70	3,88	180	9,99	290	16,0	650	36,1
80	4,44	190	10,5	300	16,6	700	38,9
90	4,99	200	11,1	320	17,8	750	41,6
100	5,55	210	11,6	340	18,9	800	44,4
110	6,10	220	12,2	360	20,0	850	47,2
120	6,66	230	12,7	380	21,1	900	50,0
130	7,21	240	13,3	400	22,2	950	52,7

* nicht bei LIPPERT

Blutdruckwerte*

10 kPa = 75 mmHg	16 kPa = 120 mmHg	22 kPa = 165 mmHg
10,5 kPa = 79 mmHg	16,5 kPa = 124 mmHg	22,5 kPa = 169 mmHg
11 kPa = 83 mmHg	17 kPa = 128 mmHg	23 kPa = 173 mmHg
11,5 kPa = 86 mmHg	17,5 kPa = 131 mmHg	23,5 kPa = 176 mmHg
12 kPa = 90 mmHg	18 kPa = 135 mmHg	24 kPa = 180 mmHg
12,5 kPa = 94 mmHg	18,5 kPa = 139 mmHg	24,5 kPa = 184 mmHg
13 kPa = 98 mmHg	19 kPa = 143 mmHg	25 kPa = 188 mmHg
13,5 kPa = 101 mmHg	19,5 kPa = 146 mmHg	25,5 kPa = 191 mmHg
14 kPa = 105 mmHg	20 kPa = 150 mmHg	26 kPa = 195 mmHg
14,5 kPa = 109 mmHg	20,5 kPa = 154 mmHg	26,5 kPa = 199 mmHg
15 kPa = 113 mmHg	21 kPa = 158 mmHg	27 kPa = 203 mmHg
15,5 kPa = 116 mmHg	21,5 kPa = 161 mmHg	27,5 kPa = 206 mmHg
		28 kPa = 210 mmHg

Idealgewicht**

25. Lebensjahr und älter, gewogen in Kleidern

Männer				*Frauen*			
cm	kg	cm	kg	cm	kg	cm	kg
160	57,6	178	69,1	150	47,2	168	58,1
161	58,1	179	70,2	151	47,8	169	58,3
162	58,6	180	71,1	152	48,3	170	59,5
163	59,2	181	71,9	153	48,8	171	60,2
164	59,7	182	72,7	154	49,4	172	60,9
165	60,3	183	73,5	155	49,8	173	61,7
166	60,9	184	74,4	156	50,4	174	62,4
167	61,5	185	75,2	157	50,9	175	63,1
168	62,1	186	76,0	158	51,5	176	63,8
169	62,8	187	76,8	159	52,0	177	64,4
170	63,6	188	77,6	160	52,6	178	65,2
171	64,4	189	78,5	161	53,2	179	65,9
172	65,2	190	79,4	162	53,9	180	66,7
173	65,9	191	80,3	163	54,5	181	67,4
174	66,7	192	81,2	164	55,1	182	68,1
175	67,4	193	82,0	165	55,7	183	68,8
176	68,1	194	82,9	166	56,5	184	69,5
177	68,8	195	83,8	167	57,3	185	70,2

Broca-Formel: Maßzahl für Sollgewicht = Körperlänge in cm –100.

---

* Seit 1980 sind Kilopascal (kPa)-Werte vorgeschrieben. Um bei den neuen kPa-Werten gerade Zahlen zu erhalten, mußten bei den mmHg-Werten unübliche Zwischenwerte gewählt werden.

Umrechnung: (mmHg) × 0,1333 = (kPa)
(kPa) × 7,501 = (mmHg)

** = *Gewicht der höchsten Lebenserwartung* nach Metropolitan Life Insurance Company Statistical Bulletin 40 (1959). – Das *Normalgewicht* liegt mit dem Alter ansteigend bis 10% höher.

Literatur

Bartelheimer, H.: Klinische Funktionsdiagnostik, 4. Aufl. Thieme, Stuttgart 1973

Bauer, R.: Einführung in die Röntgendiagnostik innerer Organe. Urban & Schwarzenberg, München 1971

Begemann, H.: Praktische Hämatologie, 7. Aufl. Thieme, Stuttgart 1977

Bock, H. E.: Pathophysiologie, Bd. I u. II. Thieme, Stuttgart 1972

Bock, K. D.: Hochdruck, 2. Aufl. Thieme, Stuttgart 1975

Bösel, B., K. Hartung (Hrsg.): Praktikum des Infektions- und Impfschutzes, 4. Aufl. Hildegard Hoffmann, Berlin 1976

Brühl, W.: Leber- und Gallenwegserkrankungen, 4. Aufl. Thieme, Stuttgart 1970

Buchborn, E., u. Mitarb.: Therapie innerer Krankheiten, 3. Aufl. Springer, Berlin 1977

Comroe, J., R. E. Forster, A. B. Dubois, W. A. Briscoe, E. Carlsen: Die Lunge, 3. Aufl. Schattauer, Stuttgart 1972

Dahmer, J.: Anamnese und Befund, 3. Aufl. Thieme, Stuttgart 1978

Eberhagen, D.: Klinische Chemie und Hämatologie, 3. Aufl. Urban & Schwarzenberg, München 1973

Ehrengut, W.: Impfschutz für Auslandsreisen. Schattauer, Stuttgart 1975

Falke, D.: Virologie, 2. Aufl. Heidelb. Taschenbücher Bd. 178. Springer, Berlin 1977

Feine, U., K. zum Winkel: Nuklearmedizin – Szintigraphische Diagnostik, 2. Aufl. Thieme, Stuttgart 1979

Frick, P.: Blut- und Knochenmarksmorphologie, 15. Aufl. Thieme, Stuttgart 1979

Gersmeyer, E. F., E. C. Yasargil: Schock und hypotone Kreislaufstörungen, 2. Aufl. Thieme, Stuttgart 1978

Gross, R., K. D. Grosser, H. G. Sieberth: Der internistische Notfall. Schattauer, Stuttgart 1976

Hadron, W.: Lehrbuch der Therapie, 5. Aufl. Huber, Bern 1971

Hallmann, L.: Klinische Chemie und Mikroskopie, 11. Aufl. Thieme, Stuttgart 1979

Haubrich, R.: Klinische Röntgendiagnostik, innerer Krankheiten, Bd. I–III. Springer, Berlin 1963–1972

Hegglin, R., W. Siegenthaler (Hrsg.): Differentialdiagnose innerer Krankheiten, 14. Aufl. Thieme, Stuttgart 1980

Heilmeyer, L., A. Hittmair: Handbuch der gesamten Hämatologie, Bd. I–V. Urban & Schwarzenberg, München 1957–1969

Heinecker, R.: EKG in Praxis und Klinik, 10. Aufl. Thieme, Stuttgart 1975

Heintz, R.: Nierenfibel, 2. Aufl. Thieme, Stuttgart 1968

Herman, E. J., A. Prusinski: Neurologische Syndrome bei inneren Krankheiten. Schattauer, Stuttgart 1973

Holldack, K.: Lehrbuch der Auskultation und Perkussion, 9. Aufl. Thieme, Stuttgart 1979

Holldack, K., H.-W. Rautenburg: Phonokardiographie. Thieme, Stuttgart 1979

Holldack, K., D. Wolf: Atlas und kurzgefaßtes Lehrbuch der Phonokardiographie, 4. Aufl. Thieme, Stuttgart 1974

Holzmann, M.: Klinische Elektrokardiographie, 5. Aufl. Thieme, Stuttgart 1965

Hornbostel, H., W. Kaufmann, W. Siegenthaler: Innere Medizin in Praxis und Klinik, Bd. I–IV, 2. Aufl. Thieme, Stuttgart 1977/78

Jores, A., H. Nowakowski: Praktische Endokrinologie, 4. Aufl. Thieme, Stuttgart, 1976

Klepzig, H.: Herz- und Gefäßkrankheiten, 3. Aufl. Thieme, Stuttgart 1972

Koelsch, F.: Handbuch der Berufskrankheiten, 3. Aufl. Fischer, Stuttgart 1962

Koller, F., G. A. Nagel, K. Neuhaus: Internistische Notfallsituationen, 2. Aufl. Thieme, Stuttgart 1976

Krüskemper, H. L.: Therapie, 2. Aufl. Schattauer, Stuttgart 1978

Kühn, H. A., H. G. Lasch: Untersuchungsmethoden und Funktionsprüfungen in der inneren Medizin, Bd. I u. II. Thieme, Stuttgart 1977

Kuschinsky, G.: Taschenbuch der modernen Arzneibehandlung, 8. Aufl. Thieme, Stuttgart 1980

Labhart, A.: Klinik der inneren Sekretion, 3. Aufl. Springer, Berlin 1978

Leiber, B., G. Olbrich: Die klinischen Syndrome, 6. Aufl. Urban & Schwarzenberg, München 1979

Lippert, H.: SI-Einheiten in der Medizin, 2. Aufl. Urban & Schwarzenberg, München 1978

Losse, H., E. Wetzels: Rationelle Diagnostik in der inneren Medizin, 2. Aufl. Thieme, Stuttgart 1976

McDonald, G. A., C. Dodds, B. Cruickshank: Atlas der Hämatologie, 3. Aufl. Thieme, Stuttgart 1979

Mehnert, H., H. Förster: Stoffwechselkrankheiten, 2. Aufl. Thieme, Stuttgart 1975

Moeschlin, S.: Klinik und Therapie der Vergiftungen, 6. Aufl. Thieme, Stuttgart 1980

Moeschlin, S.: Therapie-Fibel der inneren Medizin, 5. Aufl. Thieme, Stuttgart 1976

Mohr, L., R. Staehelin: Handbuch der inneren Medizin; hrsg. von H. Schwiegk, Bd. I–IX. Springer, Berlin 1952–1979

Musshoff, K., J. Weinreich, H. Willmann: Differentialdiagnose seltener Lungenerkrankungen im Röntgenbild, 3. Aufl. Springer, Berlin 1979

Niesen, M., R. Scheier: Infektionsschutz in der Schwangerschaft (Aktive und passive Immunisierung). Gynäkologe 10 (1977) 211–221

Nusser, E., G. Trieb: Herzrhythmusstörungen. Schattauer, Stuttgart 1979

Overzier, C.: Die Intersexualität. Thieme, Stuttgart 1961

Petrides, P., G. Löffler, L. Weiss, O. Wieland: Diabetes mellitus, 3. Aufl. Urban & Schwarzenberg, München 1976

Prellwitz, W.: Klinisch-chemische Diagnostik, 2. Aufl. Thieme, Stuttgart 1976

Pschyrembel, W.: Klinisches Wörterbuch mit klinischen Syndromen, 252. Aufl. de Gruyter, Berlin 1975

Sarre, H.: Nierenkrankheiten, 4. Aufl. Thieme, Stuttgart 1976

Scherf, D., L. Boyd: Klinik und Therapie der Herzkrankheiten und der Gefäßerkrankungen, 6. Aufl. Springer, Berlin 1955

Schinz, H. R., W. E. Baensch, W. Frommhold, R. Glauner, E. Uehlinger, J. Wellauer: Lehrbuch der Röntgendiagnostik, 6. Aufl. Thieme, Stuttgart 1965–1973

Schlayer, C. R., J. Prüfer: Lehrbuch der Krankenernährung, 6. Aufl. Urban & Schwarzenberg, München 1964–1971

Schoop, W.: Praktische Angiologie, 3. Aufl. Thieme, Stuttgart 1975

Siegenthaler, W. (Hrsg.): Klinische Pathophysiologie, 4. Aufl. Thieme, Stuttgart 1979

Spiess, H.: Impfkompendium, 2. Aufl. Thieme, Stuttgart 1976

Stauch, M.: Kreislaufstillstand und Wiederbelebung, 4. Aufl. Thieme, Stuttgart 1977

Stickl, H., F. Schmid: Impfprobleme – Problemimpfungen. Ärzteverlag, Köln-Löwenich 1975

Thurn, P., E. Bücheler: Einführung in die Röntgendiagnostik, 6. Aufl. Thieme, Stuttgart 1979

Tischendorf, F.: Der diagnostische Blick, 3. Aufl. Schattauer, Stuttgart 1979

TNM: Klassifizierung der malignen Tumoren, 3. Aufl. Springer, Berlin 1979

Truniger, B.: Wasser- und Elektrolythaushalt, 4. Aufl. Thieme, Stuttgart 1974

Welsch, A.: Krankenernährung, 3. Aufl. Thieme, Stuttgart 1975

Wirths, W.: Kleine Nährwerttabelle der Dtsch. Ges. f. Ernährung e.V., 19. Aufl. Umschau, Frankfurt 1969

Schlüssel zum Gegenstandskatalog

Herz und Gefäße

Blut- und Lymphsystem

Atmungsorgane

Verdauungsorgane

Endokrine Organe, Stoffwechsel und Ernährung

Niere und ableitende Harnwege

Bewegungsapparat

Wasser-, Elektrolyt- und Säure-Basen-Haushalt

Infektionskrankheiten

Psychosomatische Krankheiten 357

Sachverzeichnis

Weitere **Untersuchungsmethoden** am Anfang der zuständigen Kapitel; siehe auch **Laborwerte** (Übersicht) S. 366 ff.
Halbfette Ziffern sind **Haupthinweise,** *kursiv* gesetzte *Abbildungen.*

A

F

G

H

N

O

U

V

W

X

Y

Z